Mathias Plauth (Hrsg.)
Ernährungsmedizin in der Gastroenterologie

Mathias Plauth (Hrsg.)

Ernährungsmedizin in der Gastroenterologie

—

DE GRUYTER

Herausgeber
Prof. Dr. med. Mathias Plauth
Hardenbergstraße 7
06846 Dessau-Roßlau
E-Mail: mathias.plauth@icloud.com

ISBN: 978-3-11-063051-0
e-ISBN (PDF): 978-3-11-063269-9
e-ISBN (EPUB): 978-3-11-063063-3

Library of Congress Control Number: 2020950598

Bibliografische Information der Deutschen Nationalbibliothek
Die Deutsche Nationalbibliothek verzeichnet diese Publikation in der Deutschen Nationalbibliographie; detaillierte bibliografische Daten sind im Internet über http://dnb.d-nb.de abrufbar.

© 2021 Walter de Gruyter GmbH, Berlin/Boston
Einbandabbildung: Visivasnc/iStock/Getty Images Plus
Satz/Datenkonvertierung: L42 AG, Berlin
Druck und Bindung: CPI books GmbH, Leck

www.degruyter.com

Für Isabel, in Dankbarkeit für Deine Geduld.

Geleitwort

Ernährungsmedizinische Fragen stellen sich den in der Gastroenterologie tätigen Ärztinnen und Ärzten tagtäglich. Das Spektrum reicht von Krankheitsentstehung durch Nahrungsbestandteile wie dem Gliadin bei der Zöliakie und Fehlernährung beim Diabetes mellitus oder der Zirrhose bis hin zum Einsatz von Pro- und Präbiotika bei Magen- und Darmkrankheiten. Die Bedeutung der Ernährung für die Entstehung und für die Heilung von Krankheiten spiegelt sich in den aktualisierten Gegenstandskatalogen für das Medizinstudium und den Weiterbildungsordnungen heute stärker wider als zuvor, dennoch ist es wichtig, dass alle Gastroenterologen darüberhinausgehende Kenntnisse in der Ernährungsmedizin erwerben und nachweisen.

Die Deutsche Gesellschaft für Gastroenterologie, Verdauungs- und Stoffwechselkrankheiten (DGVS) veranstaltet neben ihrer Jahrestagung regelmäßige Fortbildungsseminare zu zentralen Themen in der Gastroenterologie. Durch die Teilnahme an diesen Seminaren können Gastroenterologen ein entsprechendes DGVS-Zertifikat erlangen (http://www.dgvs.de/). Diese DGVS-Zertifikatsseminare sind eine Erfolgsgeschichte. Daher hat die DGVS es außerordentlich begrüßt, dass unter der wissenschaftlichen Leitung von Prof. Mathias Plauth das etablierte DGVS-Zertifikatsprogramm um den Schwerpunkt Ernährungsmedizin erweitert werden konnte. Ziel des DGVS-Seminars „Ernährungsmedizin" ist es, Gastroenterologen den aktuellen Wissensstand der modernen Ernährungsmedizin zu vermitteln, so dass sie in ihrer Tätigkeit in Praxis oder Klinik das gesamte Repertoire der Ernährungstherapie einsetzen können.

Basierend auf diesen bisher 11 Seminaren ist das Buch „Ernährungsmedizin in der Gastroenterologie" entstanden. Dieses deckt die Schwerpunkte Mangelernährung, Sarkopenie und Kachexie, Ernährung bei Verdauungs- und Stoffwechselkrankheiten, Adipositas-assoziierte Krankheiten sowie die Ernährungstherapie in der Intensivmedizin, Onkologie, Geriatrie und Palliativmedizin ab. Die interdisziplinäre Zusammenstellung der vielfältigen Themen in einem Handbuch ist bemerkenswert. Das Buch gibt jeder Kollegin und jedem Kollegen vor und nach Abschluss der Weiterbildung vielfältige Hilfestellungen und wird allen Teilnehmerinnen und Teilnehmern der Zertifikatsseminare ausdrücklich empfohlen.

Allen Autoren sowie Herrn Kollegen Plauth dankt der Vorstand der DGVS ausdrücklich für ihr außergewöhnliches Engagement. Wir sind sicher, dass ihre Arbeit, die sich im Buch „Ernährungsmedizin in der Gastroenterologie" widerspiegelt, den uns anvertrauten Patienten zugutekommt.

Prof. Dr. med. Dipl.-Kfm. Dipl.-Volksw. Frank Lammert
Präsident der DGVS
Berlin, im Juli 2020

https://doi.org/10.1515/9783110632699-201

Vorwort

Wohl kaum einem anderen Fach steht die Ernährungsmedizin näher als der Gastro-enterologie, die sich seit je her mit den Verdauungs- und Stoffwechselkrankheiten befasst. Dem Präsidium der Deutschen Gesellschaft für Gastroenterologie, Verdau-ungs- und Stoffwechselkrankheiten (DGVS) ist es zu verdanken, dass das Seminar „Ernährungsmedizin in der Gastroenterologie" im Jahr 2009 in den Fundus der DGVS Zertifikatsseminare aufgenommen wurde. Seither hat sich das Seminar zu ei-ner geschätzten und nachgefragten Veranstaltung entwickelt.

Viele Kollegen und Freunde haben mit ihrer verlässlichen und engagierten Mit-arbeit meist schon vom ersten Seminar an und schließlich bei der Abfassung ihrer Buchkapitel beides erst möglich gemacht – ein erfolgreiches Seminar und jetzt das Buch. Ihnen gilt mein ganz besonderer und tief empfundener Dank. Ich fühle mich ausgezeichnet, mit ihnen zusammenarbeiten zu dürfen und würde mich glücklich schätzen, auch die künftigen Seminare mit ihnen gestalten zu können.

Die moderne Ernährungsmedizin hat sich von der heute angestaubt anmutenden Diätetik zum wissenschaftlich begründeten „metabolic management" entwickelt. In diesem Sinne ist sie integraler Bestandteil im Verständnis und in der Behandlung vieler, keineswegs nur gastroenterologischer Erkrankungen. Die Ernährungsmedizin hat in der novellierten Weiterbildungsordnung inzwischen ihren Platz erhalten. Von der Ausbildung der Medizinstudenten bis hin zur Einrichtung ernährungsmedizi-nischer Lehrstühle sollten nun die Strukturen geschaffen werden, die zur Realisie-rung einer modernen Ernährungsmedizin zum Wohle unserer Patienten überfällig sind.

In diesem Buch soll der interessierte Leser alle relevanten Informationen für die optimale Stoffwechselführung gastroenterologischer und hepatologischer Patienten von der Pathophysiologie bis zum Entlassungsmanagement finden. In vielen Klini-ken und auch in der Niederlassung ist der Gastroenterologe oft als der Konsiliar und Fachmann für ernährungsmedizinische und metabolische Probleme gefragt. Dem Morbiditäts- und Altersspektrum unserer Patienten entsprechend sind deshalb ganz bewusst auch Intensivmedizin, Geriatrie und Onkologie ebenso wie Nahrungsmittel-unverträglichkeiten oder Nahrungsmittelallergien in das Spektrum dieses Buches in-tegriert; zu Fragen der diabetologischen Stoffwechselführung sei auf die vorhandene einschlägige Literatur verwiesen.

Ich danke dem Verlag De Gruyter für die Anregung und stets geduldige För-derung, die Inhalte dieses Seminars als Buch sowohl den Seminarteilnehmern als auch einem größeren Kreis ernährungsmedizinisch interessierter Gastroenterologen zugänglich zu machen. Mein großer Dank gilt dabei Frau Simone Witzel und Frau Jessika Kischke für ihre umsichtige und tatkräftige Hilfe bei der Realisierung dieses Buchprojekts.

https://doi.org/10.1515/9783110632699-202

Möge dieses Buch dabei helfen, in der Gastroenterologie und Hepatologie den Beitrag zu nutzen, den die Ernährungsmedizin mit einem wissenschaftlich begründeten metabolischen Management bietet.

Mathias Plauth
Dessau, im Juni 2020

Für alle Personen- und Funktionsbezeichnungen wird generell das generische (geschlechtsneutrale) Maskulinum verwendet, das die weibliche Form einschließt.

Inhalt

Verzeichnis der Autoren

Dr. med. Jann Arends
Universitätsklinikum Freiburg
Klinik für Innere Medizin I
Hugstetter Straße 55
79106 Freiburg
E-Mail: jann.arends@uniklinik-freiburg.de
Kapitel 22

Dr. Gert Bischoff
Zentrum für Ernährungsmedizin und Prävention
Department der Inneren Medizin I
am Krankenhaus Barmherzige Brüder
Romanstr. 93
80639 München
E-Mail: gert.bischoff@barmherzige-muenchen.de
Kapitel 7

Caroline Girsemihl
Zentrum für Ernährungsmedizin
Vivantes Humboldt Klinikum
Am Nordgraben 2
13509 Berlin
E-Mail: Caroline.Girsemihl@vivantes.de
Kapitel 21

Ulrike Haß, MSc.
Deutsches Institut für Ernährungsforschung
Potsdam-Rehbrücke (DIfE)
Abt. Ernährung und Gerontologie
Arthur-Scheunert-Allee 114–116
14558 Nuthetal (OT Bergholz-Rehbrücke)
E-Mail: ulrike.hass@dife.de
Kapitel 3

Prof. Dr. med. Georg Lamprecht
Universität Rostock
Abteilung für Gastroenterologie,
Endokrinologie und Stoffwechselkrankheiten
Ernst-Heydemann-Str. 6
18057 Rostock
E-Mail: georg.lamprecht@med.uni-rostock.de
Kapitel 18

Prof. Dr. med. Christian Löser
DRK-Kliniken Nordhessen
Hansteinstr. 29
34121 Kassel
E-Mail: chr.loeser@gmx.eu
Kapitel 9

Prof. Dr. med. Rémy Meier
Kantonsspital Liestal
Breinlichenstrasse 14
CH – 4416 Bubendorf
E-Mail: meier.remy@outlook.com
Kapitel 17

Prof. Dr. rer. medic. Kristina Norman
Charité – Universitätsmedizin Berlin
Klinik für Geriatrie und Altersmedizin
Reinickendorfer Str. 63
13347 Berlin
E-Mail: kristina.norman@charite.de
Kapitel 3

Dr. med. Nadine Oberänder
Adipositaszentrum
Klinikum St. Georg gGmbH
Delitzscher Str. 141
04129 Leipzig
E-Mail: Nadine.Oberaender@SanktGeorg.de
Kapitel 20

Prof. Dr. med. Johann Ockenga
Klinikum Bremen-Mitte gGmbH
Medizinische Klinik II
St.-Jürgen-Str. 1
28205 Bremen
E-Mail:
johann.ockenga@klinikum-bremen-mitte.de
Kapitel 10

Dr. med. Julia Pilz
AMB – Arztpraxis MagenDarm Basel
Aeschenvorstadt 37
CH-4051 Basel
E-Mail: jp@magendarmbasel.ch
Kapitel 17

Prof. Dr. med. Mathias Plauth
Hardenbergstraße 7
06846 Dessau-Roßlau
E-Mail: mathias.plauth@icloud.com
Kapitel 1, 2, 5, 6, 8, 11, 12, 13, 23

Prof. Dr. med. Martin Raithel
Medizinische Klinik II Waldkrankenhaus
St. Marien gGmbH Erlangen
Rathsberger Str. 57
91054 Erlangen
E-Mail: martin.raithel@waldkrankenhaus.de
Kapitel 15

Dr. Volker Rödl
Med. Klinik II Malteser Waldkrankenhaus
St. Marien, Erlangen
Gastroenterologie, Interventionelle Endoskopie,
Hämato-Onkologie, Diabetes- und
Stoffwechselerkrankungen
Rathsberger Str. 57
91054 Erlangen
E-Mail: volker.roedl@waldkrankenhaus.de
Kapitel 15

Dr. med. Diana Rubin
Zentrum für Ernährungsmedizin
Vivantes Klinikum Spandau
Neue Bergstraße 6
13585 Berlin
und
Vivantes Humboldt Klinikum
Am Nordgraben 2
13509 Berlin
E-Mail: diana.rubin@vivantes.de
Kapitel 21, 24

Prof. Dr. med. Wolfgang Scheppach
Juliusspital Würzburg
Medizinische Klinik m. S.
Gastroenterologie und Rheumatologie
Juliuspromenade 19
97070 Würzburg
E-Mail: w.scheppach@juliusspital.de
Kapitel 14

Prof. Dr. rer. nat. Peter Stehle
Universität Bonn
Ernährungsphysiologie
Nußallee 9
53115 Bonn
E-Mail: p.stehle@uni-bonn.de
Kapitel 4

PD Dr. med. Michael Schumann
Medizinische Klinik für Gastroenterologie,
Rheumatologie und Infektiologie
Campus Benjamin Franklin
Charité – Universitätsmedizin Berlin
Hindenburgdamm 30
12203 Berlin
E-Mail: michael.schumann@charite.de
Kapitel 16

Prof. Dr. med. Arved Weimann
Klinikum St. Georg gGmbH
Klinik für Allgemein- u. Viszeralchirurgie
Delitzscher Str. 141
04129 Leipzig
E-Mail: arved.weimann@sanktgeorg.de
Kapitel 20

Dr. med. Klaus Winckler
Schwerpunktpraxis Ernährungsmedizin BDEM
Hölderlinstraße 10
60316 Frankfurt am Main
E-Mail: info@hausarzt-am-zoo.de
Kapitel 19

Teil I **Grundlagen – Pathophysiologie**

1 Mangelernährung – Bedeutung für Organfunktion und Refeeding-Syndrom

Mathias Plauth

1.1 Einleitung

Der Begriff Mangelernährung wurde initial im Sinne der Unterernährung verwendet, die infolge von Hunger und Lebensmittelknappheit entsteht. Inzwischen ist aber erkannt, dass eine Mangelernährung auch krankheitsassoziiert eintreten und sogar bei Übergewicht oder Adipositas vorliegen kann. Essenzielle Merkmale dieser Mangelernährung sind eine veränderte Körperzusammensetzung und ein inflammatorisches Geschehen.

> **Merke:** Mangelernährung ist ein subakuter oder chronischer Zustand, der aus der Kombination von unterschiedlichen Graden von Unter- oder Überernährung und einer Entzündungsaktivität resultiert und zu einer abnormen Körperzusammensetzung und gestörten Organfunktion geführt hat [1].

Die krankheitsassoziierte Mangelernährung verschlechtert Autonomie und Lebensqualität sowie die Prognose der Patienten bei allen diesbezüglich untersuchten Krankheiten als ein unabhängiger Risikofaktor; sie erhöht den Ressourcenverbrauch und die Behandlungsdauer. Mangelernährung betrifft 20 % aller Krankenhauspatienten und in weitaus höherem Maße ältere Menschen [2]. Dieses aktuelle Konzept der Mangelernährung krankte allerdings an einem Mangel an allgemein konsentierten und universell einsetzbaren diagnostischen Kriterien. Dieses Defizit soll nun durch global konsentierte Kriterien einer Initiative der großen wissenschaftlichen Fachgesellschaften behoben werden [3] (vgl. Kap. 2.1).

Mangelernährung beeinträchtigt die Funktion aller Organe, auch des Gastrointestinaltraktes und der Leber. Ihre erfolgreiche Behandlung schlägt sich in einer Wiederherstellung der Organfunktion nieder, allerdings liegen erstaunlich wenig systematische Untersuchungen dazu vor. Die Behandlung einer Mangelernährung birgt allerdings auch Risiken, die umso größer sind, je ausgeprägter die Mangelernährung ist.

1.2 Mangelernährung und GI-Funktion

1.2.1 Magenfunktion

Gilman und Mitarbeiter [4] untersuchten die basale und die mit Betazol stimulierte Magensekretion bei 35 schwer mangelernährten und 20 normal ernährten Kindern in

https://doi.org/10.1515/9783110632699-001

Bangladesch. Bei den Mangelernährten waren trotz vergleichbarer Gastrinspiegel die basale und die stimulierte Säuresekretion vermindert. Bei keinem der normalernährten, aber bei 81 % der mangelernährten Kinder konnte eine Magenbesiedlung mit gramnegativen Bakterien nachgewiesen werden. Eine dreiwöchige Ernährungstherapie mit Gewichtszuwachs und Verbesserung von Serumprotein und -albumin war mit einer Normalisierung der basalen und stimulierten Volumen- und Säuresekretion, nicht aber der Säurekonzentration und der bakteriellen Besiedlung verbunden. Auch bei Erwachsenen in Ländern mit hohem Lebensstandard wurde eine reduzierte Magensekretionsleistung bei Mangelernährung beschrieben. Die Arbeitsgruppe um O'Keefe untersuchte die basale und die nahrungs- bzw. hormonstimulierte Magensäuresekretion bei 19 mangelernährten Patienten mit verschiedenen chronischen Krankheiten und 17 gesunden Kontrollen vor und nach einer mehrwöchigen Ernährungsintervention [5]. Dabei fanden sie bei den Mangelernährten eine verminderte basale und stimulierte Säuresekretion. Nach der Ernährungstherapie zeigte sich die stimulierte Säuresekretion signifikant verbessert, aber noch nicht auf normalem Niveau. In einer nachfolgenden Studie untersuchten sie 8 mangelernährte Patienten mit Morbus Crohn in Remission vor und nach einer im Median 6,7 Wochen dauernden Ernährungstherapie [6]. Auch bei diesen Patienten lag die basale ebenso wie die Pentagastrin-stimulierte Säuresekretion signifikant unter der von gesunden Kontrollen. Außerdem waren Proteinumsatz und Proteinsynthese signifikant niedriger als bei den Kontrollen. Nach der Ernährungstherapie waren basale und stimulierte Säuresekretion deutlich verbessert und unterschieden sich nicht mehr von den Kontrollen; gleiches traf für Proteinumsatz und -synthese zu.

Merke: Mangelernährung geht mit einer verminderten Säuresekretion des Magens einher.

1.2.2 Pankreasfunktion

Pimparkar und Mitarbeiter [7] untersuchten gastrointestinale Funktionen bei 70 schwer mangelernährten Kindern und 35 Kontrollen drei Wochen nach stationärer Aufnahme sowie ein und zwei Jahre danach. Bei Aufnahme waren die Amylase- und die Lipaseaktivität im Serum und im Duodenalsekret grenzwertig bzw. eindeutig vermindert. Drei Wochen nach Beginn der Ernährungstherapie war die Enzymaktivität im Duodenalsekret bei allen Patienten und im Serum bei den marantischen Kindern im Normalbereich. Ein und zwei Jahre nach der Intervention zeigten sich alle untersuchten Materialien normwertig. Bezüglich der exokrinen Pankreasfunktion fand die schon vorgehend erwähnte Arbeitsgruppe in Kapstadt [5,6] in der gemischten Patientengruppe wie auch bei den Morbus Crohn Patienten eine signifikant verminderte Sekretion von Amylase, Lipase und Trypsin nach Stimulation sowohl durch Nahrung als auch durch Cholezystokinin. Bei den Mangelernährten mit unterschiedlichen

Grundkrankheiten fand sich nach der Ernährungsintervention eine normalisierte Sekretion von Amylase und Lipase, während die Trypsinsekretion sich zwar signifikant verbessert, aber noch nicht auf normalem Niveau zeigte [5]. Nach der Ernährungstherapie war bei den Morbus Crohn Patienten die Sekretion aller drei Enzyme auf dem Niveau der Kontrollen. Nicht nur die stimulierte Sekretion, sondern auch die Synthesekapazität für diese Enzyme zeigte sich signifikant verbessert [6].

> **Merke:** Mangelernährung ist mit einer eingeschränkten Pankreasfunktion assoziiert, die durch eine Ernährungstherapie behoben werden kann.

1.2.3 Dünndarmfunktion

In der schon vorgehend erwähnten Untersuchung von schwer mangelernährten Kindern drei Wochen nach stationärer Aufnahme sowie ein und zwei Jahre danach untersuchten die Autoren auch die Kohlenhydratabsorption anhand der renalen D-Xylose Exkretion und die Fettassimilation mittels Bestimmung des Stuhlfetts [7]. Bei Aufnahme fanden sie eine subnormale D-Xyloseexkretion als Indikator einer verminderten Kohlenhydratabsorption, die sich nach dreiwöchiger Ernährungstherapie wie auch ein und zwei Jahre später normalisiert zeigte. In gleicher Weise konnte die initial gestörte Fettassimilation unter der Ernährungsintervention verbessert werden. Diese Befunde werden gestützt durch die Beschreibung einer gestörten Fett- und Stickstoffassimilation bei 50 marantischen Kindern [8]. Die Intervention mittels proteinreicher Ernährung verbesserte die Absorptionsleitung für Kohlenhydrate sowie die Fett- und Stickstoffassimilation, während kohlenhydrat- bzw. fettreiche Ernährung jeweils nur die D-Xyloseabsorption bzw. die Fettassimilation verbesserten [9].

Die Kapstadter Arbeitsgruppe beobachtete sowohl in der gemischten Patientengruppe wie auch bei den Morbus Crohn Patienten eine reduzierte D-Xyloseexkretion und eine erhöhte fäkale Fettausscheidung [5,6]. In der gemischten Patientengruppe bestand bei gut der Hälfte eine Villusatrophie. Befunde an mangelernährten Kleinkindern sprechen dafür, dass die Mangelernährung mit einer Villusatrophie einhergeht, wobei der Disaccharidasebesatz der einzelnen Villi offenbar normal bleibt [10,11]. Nach der Ernährungsintervention zeigte sich bei den Mangelernährten mit unterschiedlichen Grundkrankheiten eine Normalisierung der Kohlenhydratabsorption, bezüglich der Fettassimilation jedoch nur eine Verbesserung und keine Normalisierung [5]. Bei Morbus Crohn Patienten erreichte sowohl die D-Xyloseexkretion als auch das Stuhlfett wieder das Niveau der Kontrollen [6].

> **Merke:** Mangelernährung ist mit einer Störung der absorptiven Leistung des Dünndarms verbunden und wahrscheinlich auch einer Störung der Darmpermeabilität.

Die Autoren einer Fall-Kontroll-Studie untersuchten die Darmpermeabilität bei 149 Kwashiorkor Kindern in Malawi mittels Rhamnose-Lactulose-Test [12]. Abhängig von der Schwere der Erkrankung fanden sie eine Störung von Absorptionsleistung und Permeabilität, die sich unter Ernährungsintervention nur langsam zurückbildeten. Diese Ergebnisse sind wegen Komorbiditäten und medikamentöser Therapie allerdings nicht einfach zu interpretieren.

1.2.4 Leberfunktion

Bei Kindern kann die schwere Mangelernährung eine Fettleber verursachen [13–15], die sich bei erfolgreicher Ernährungsintervention grundsätzlich vollständig zurückbildet [15]. Histologisch findet sich eine panlobuläre fettige Metamorphose mit auffälligem Fehlen einer entzündlichen Reaktion und hepatozellulärer Nekrosen [15,16]. Bei Kwashiorkor Kindern liegt offenbar eine Fehlanpassung dergestalt vor, dass Lipolyse und Fettsäureoxidation weniger effizient ablaufen als bei marantischen Kindern [17,18]; eine Störung in der hepatischen Fettsäureabgabe liegt offenbar nicht vor [19]. Bei Patientinnen mit Anorexia nervosa wurde inzwischen mehrfach eine schwere Störung der Leberfunktion unter dem Bild eines akuten Leberversagens beschrieben [20–22].

Merke: Mangelernährung und schwere Anorexia nervosa können eine prinzipiell völlig reversible Fettleber verursachen, in Einzelfällen aber auch ein Leberversagen.

Mangelernährung, insbesondere eine Eiweißmangelernährung, beeinträchtigt Leberfunktionen wie den Phase-I-Stoffwechsel von Xenobiotika. In dieser Situation wurde eine Verbesserung von Antipyrin-Clearance bzw. seiner Halbwertszeit nach Ernährungstherapie beschrieben [23,24]. Auch bei mangelernährten Patienten mit chronischer Leberkrankheit zeigten Interventionsstudien eine Verbesserung der Aminopyrin- bzw. Antipyrin-Clearance [25–27] und der Galaktose Eliminationskapazität [26,27] unter Ernährungstherapie. In der Akutphasereaktion im Rahmen einer Infektion stimuliert IL-6 die hepatische Synthese von C-reaktivem Protein (CRP). Bei einer Infektion bringen mangelernährte Kinder im Vergleich mit normal ernährten bezogen auf das IL-6 Signal nur eine attenuierte hepatische CRP-Synthese zu Stande [28,29].

Merke: Vielfältige Leberfunktionen wie Phase-I Metabolismus, Galaktoseelimination oder CRP-Synthese sind bei Mangelernährten eingeschränkt und können durch eine Ernährungstherapie verbessert werden.

1.3 Refeeding-Syndrom

1.3.1 Epidemiologie und Diagnose

Die ersten wissenschaftlichen Berichte zum Refeeding-Syndrom (RFS) stammen aus der Zeit nach dem Zweiten Weltkrieg. Überlebende japanischer Kriegsgefangenenlager und aus Konzentrationslagern in Holland entwickelten unerwartet schwere, in 20 % sogar tödlich verlaufende Krankheitsbilder mit Herzinsuffizienz, peripheren Ödemen und neurologischen Symptomen, nachdem sie wieder normalen Zugang zu Lebensmitteln hatten [30,31].

Merke: Bei dem RFS handelt es sich um eine an sich physiologische anabole Reaktion auf die wieder begonnene Ernährung eines mangelernährten und depletierten Organismus.

Bei dieser Stoffwechselumstellung kommt es üblicherweise in den ersten drei Tagen nach Ernährungsbeginn zu Imbalanzen durch Elektrolyt- und Wasserverschiebungen, die im günstigsten Fall asymptomatisch bleiben, in schweren Fällen aber zu ausgeprägten peripheren Ödemen und Multiorganversagen mit tödlichem Ausgang führen können. Nach den aktuellen Konsensuspapieren [32,33] ergeben sich daraus die nachfolgend aufgelisteten diagnostischen Kriterien (Tab. 1.1).

Tab. 1.1: Diagnostische Kriterien des Refeeding-Syndroms (RFS):

---

1. Laborkriterien
– Abfall des Serumphosphats > 30 % oder < 0,6 mmol·l^{-1}
– mindestens zwei Elektrolyte unter Normwert (Magnesium < 0,75 mmol·l^{-1}, Kalium < 3,5 mmol·l^{-1}, Phosphat < 0,80 mmol·l^{-1})

2. Klinische Kriterien
– Ödeme
– Tachykardie
– Tachypnoe

Manifestes RFS: Mindestens ein Labor- und ein klinisches Kriterium vorhanden
Drohendes RFS: Mindestens ein Laborkriterium vorhanden

Das RFS tritt prinzipiell unabhängig von der Art der Ernährung auf, das Risiko ist aber höher bei enteral oder parenteral ernährten Patienten. Für Mangelernährte sind Inzidenzraten von fast 50 % publiziert [33]. Darüber hinaus sollte man auf Inzidenzraten von 14 % bei geriatrischen und 25 % bei onkologischen Patienten sowie 28 % bei Anorexia nervosa Patientinnen vorbereitet sein [32].

Merke: Ausgeprägte Mangelernährung und schneller Ernährungsaufbau begünstigen ein schwer verlaufendes RFS.

Vor Beginn der Ernährungstherapie sollte daher eine Risikobeurteilung erfolgen. Die neuen Konsensuspapiere schlagen dazu nicht völlig übereinstimmend eine dreistufige Stratifizierung vor [32,33]. Die britischen NICE Leitlinien geben Kriterien zur Identifizierung von Patienten mit einem hohen RFS-Risiko [34] (Tab. 1.2).

Tab. 1.2: NICE Kriterien für ein hohes RFS Risiko [34].

---

1. Mindestens eins der folgenden Kriterien liegt vor
 - BMI < 16 kg·m^{-2}
 - ungewollter Gewichtsverlust > 15 % in den vergangenen 3–6 Monaten
 - geringer oder kein Nahrungsverzehr über > 10 Tage
 - subnormale Serumspiegel von Kalium, Phosphat oder Magnesium

2. Zwei oder mehr der folgenden Kriterien liegen vor
 - BMI < 18,5 kg·m^{-2}
 - ungewollter Gewichtsverlust > 10 % in den vergangenen 3–6 Monaten
 - geringer oder kein Nahrungsverzehr über > 5 Tage
 - Anamnese: Alkoholabusus, Medikamente wie Insulin, Chemotherapie, Antazida, Diuretika

---

1.3.2 Pathophysiologie

Infolge längerdauerndem Hungern mit ausbleibender Zufuhr von Makro- und Mikronährstoffen gewinnt der Körper nach Aufbrauchen der Glykogenreserven seine Energie aus den endogenen Substraten Eiweiß und Fett durch Verbrennung von Fettsäuren (aus der gesteigerten Lipolyse) und Aminosäuren (aus der gesteigerten Glukoneogenese). Dies führt nicht nur zum Verlust an Körperfett und -eiweiß, sondern auch zum Verlust von Vitaminen, Elektrolyten und Wasser.

Merke: Wird in dieser Situation der Depletion die Ernährung mit Zufuhr von Kohlenhydraten bzw. Glukose begonnen, kommt es unter der damit ausgelösten Insulinantwort nicht nur zu einer Glukoseaufnahme in die Zellen, sondern auch zu einer Elektrolytverschiebung von Kalium, Phosphat und Magnesium nach intrazellulär sowie einer renalen Natriumretention.

Aus diesen Veränderungen erklärt sich die klinische Symptomatik [35] (Abb. 1.1). Hypokaliämie und Hypomagnesiämie können, insbesondere, wenn sie gemeinsam auftreten, Herzrhythmusstörungen und neuromuskuläre Symptome verursachen. Der Phosphatdepletion kommt eine besondere Bedeutung zu, da Glukose zunächst phosphoryliert werden muss bevor sie in der Glykolyse bzw. der Glukoseoxidation als

Brennstoff verwertet werden kann. Thiaminmangel führt zum Stopp der Glukoseutilisation auf der Stufe von Laktat, so dass die Einschleusung in den Citratzyklus zur vollständigen Glukoseoxidation blockiert ist und eine Laktatazidose entsteht. Phosphat ist außerdem essenziell für die Funktion der ATPase-abhängigen Membranpumpen und eine ungestörte Sauerstoffabgabe der Erythrozyten an alle Organe. Die renale Natriumretention bewirkt eine Flüssigkeitsretention und konsekutive Ödembildung. Aus diesem Geschehen ergeben sich mit Tachykardie, Tachypnoe und peripheren Ödemen drei handlungsrelevante Leitsymptome des RFS [32,33].

1.3.3 Prävention und Management

Prävention und Management des RFS erfolgen über den kontrollierten Einsatz der Komponenten Flüssigkeit, Elektrolyte, Mikronährstoffe, Makronährstoffe und Monitoring.

Flüssigkeit
Im Flüssigkeitsmanagement gilt es einerseits ein bestehendes Defizit zu korrigieren sowie Verluste zu kompensieren und andererseits eine Überwässerung zu vermeiden.

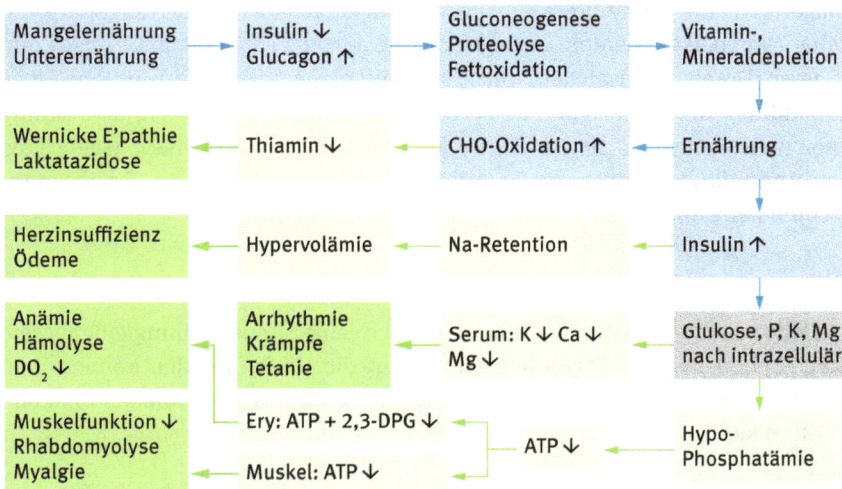

Abb. 1.1: Flussdiagramm zur Pathogenese des Refeeding-Syndroms und der resultierenden klinischen Symptome. ATP = Adenosintriphosphat, Ca = Calcium, CHO = Kohlenhydrat, DO_2 = Sauerstoffabgabe an Organe, 2,3-DPG = 2,3-Diphosphoglyzerat, E'pathie = Enzephalopathie, K = Kalium, Mg = Magnesium, P = Phosphat.

> **Merke:** Bei Verordnung einer Infusionstherapie ist insbesondere bei Hochrisikopatienten auf den Natriumgehalt der Flüssigkeit (z. B. balancierte Voll- oder Halbelektrolytlösung) zu achten, da es mit Beginn der Ernährungstherapie initial zu einer insulinbedingten Natriumretention kommen kann.

Zu beachten ist auch der Natriumgehalt parenteral verabreichter Medikamente (z. B. Antibiotika) oder ihrer Trägerlösungen sowie der Natriumgehalt der (parenteralen) Ernährung [33]. Bei einer Überwässerung bietet sich der Einsatz kaliumsparender Diuretika wie Spironolacton an.

Elektrolyte

Unter den Elektrolyten hat das Phosphat bei RFS eine zentrale Position.

> **Merke:** Nach der Studienlage hat die Aufrechterhaltung eines normalen Serumphosphats eine Schlüsselrolle in der Prävention und Therapie des RFS.

Manche Experten empfehlen daher bei Risikopatienten eine prophylaktische Gabe von Phosphat (und Thiamin) vor Beginn der Ernährungstherapie auch bei zunächst normalen Spiegeln [32,33] (vgl. Abb. 1.2). Eine besondere Herausforderung stellt die Phosphatsubstitution bei Patienten mit Niereninsuffizienz dar. Bei chronischer Niereninsuffizienz ist eine verminderte Substitution angebracht, bei Patienten unter kontinuierlicher Nierenersatztherapie ist dagegen eine ausreichende Substitution oft nur unter höheren Dosen zu erreichen. Die Verordnung der anderen Elektrolyte, insbesondere Kalium und Magnesium, ist nach Serumspiegeln zu dosieren. Eine simultane Hypomagnesiämie und Hypokaliämie können sich in ihren Folgen gegenseitig verstärken und müssen konsequent korrigiert werden. Vor Beginn der Ernährungstherapie sollten alle abnormen Elektrolytspiegel korrigiert werden.

Mikronährstoffe

Unter den Mikronährstoffen nimmt Thiamin insofern eine Sonderstellung ein, als seine Reserven schon nach 14 Tage ohne Zufuhr auf die Hälfte abfallen können und sein Mangel zu medizinischen Notfällen wie Wernicke-Enzephalopathie oder Laktatazidose führen kann.

> **Merke:** Thiamin sollte deshalb mindestens 30 min vor der ersten Kohlenhydratgabe verabreicht werden.

Alle übrigen Vitamine sollten in den ersten 10 Tagen der Ernährungstherapie als Multivitaminpräparat mindestens in Höhe der empfohlenen Tageszufuhr

Risikopatient

Kontrolle von Phosphat, K$^+$, Ca^{++}, Mg^{++}

vor Beginn der Ernährung und dann täglich:
Thiamin 300 mg i. v. (ab d3 p. o.),
Multivitamin- und Spurenelement p. o. (Tagesbedarf)

Ernährungsbeginn mit 10 kcal · kg^{-1}· d^{-1}
Energiezufuhr langsam in 5–10 Tagen steigern

vorsichtige Rehydratation und prophylaktische Substitution von
Phosphat (0,5–0,8 mmol· kg^{-1}· d^{-1}), K$^+$ (1–3 mmol· kg^{-1}· d^{-1}),
Mg^{++} (0,3–0,4 mmol· kg^{-1}· d^{-1}), Na$^+$-Restriktion (1 mmol· kg^{-1}· d^{-1})

6 h nach Ernährungsbeginn, danach tägliche Kontrolle von Phosphat,
K$^+$, Ca^{++} und Mg^{++} zwecks Ausgleich von Defiziten

Abb. 1.2: Flussdiagramm zu Prävention bzw. Management des Refeeding-Syndroms bei einem Risikopatienten.

(vgl. Kap. 4.4.1) verabreicht werden [32–34]. Spurenelemente sollten mit Ausnahme von Eisen in analoger Weise verabreicht werden [32–34]. Vor einer frühen (< Tag 7) Eisensubstitution wird gewarnt, da sie im Rahmen der angestoßenen Erythropoese zu einer Hypokaliämie führen kann; die parenterale Eisensubstitution sollte wegen der Gefahr einer prolongierten Hypophosphatämie bei Mangelernährten nur mit Vorsicht eingesetzt werden [33].

Makronährstoffe
Die britischen NICE Leitlinien und die neuen Konsensuspapiere empfehlen eine reduzierte Energiezufuhr in der Anfangsphase des Ernährungsbeginns [32–34]. Die Ergebnisse der randomisierten Studie von Doig et al. [36] stützen dieses Konzept. In dieser Studie an kritisch Kranken wies die Gruppe mit vorsichtigem Nahrungsaufbau eine niedrigere Sterblichkeit und Infektionsrate auf.

Merke: Je nach Risiko soll eine bedarfsdeckende Ernährung nach einer langsamen Steigerung der Energiezufuhr erst nach 5–10 Tagen angesteuert werden.

Zur Zusammensetzung der Makronährstoffe wird ein Energiemix von 40–60 % Kohlenhydraten, 30–40 % Fett und 15–20 % Eiweiß bzw. Aminosäuren empfohlen [33]. Bei Hochrisikopatienten soll mit einer niedrigen Energiezufuhr von 10 kcal·kg^{-1}·24h^{-1} begonnen werden [32–34] (vgl. Abb. 1.2). Systematische Untersuchungen zu dieser Dosisempfehlung liegen allerdings nicht vor und es wird von Zentren berichtet, die mit einer initialen Zufuhrrate von 20 kcal·kg^{-1}·24h^{-1} gute Erfahrungen haben [33]. Die weitere Steigerungsrate ist von Fall zu Fall nach individueller klinischer Beurteilung festzulegen.

Monitoring

In der Regel treten die Symptome des RFS in der vulnerablen Phase der Umstellung von Katabolie zu Anabolie auf und betreffen daher meist das Zeitfenster der ersten drei Tage nach Beginn der Ernährungstherapie. Deshalb empfiehlt sich in diesen Tagen ein enges, mindestens tägliches Monitoring des klinischen Bildes (Organfunktion, Gewichtsverlauf, Flüssigkeitsbilanz), des EKG (Arrhythmien, QT-Verlängerungen) und der Laborbefunde. Abhängig von der Risikoeinschätzung und dem Schweregrad kann in der Regel nach dem dritten Tag die Intensität des Monitorings deeskaliert werden [32,33].

1.4 Expertenempfehlungen in der Nussschale

– Mangelernährung kann die Funktion aller Organe des Gastrointestinaltrakts und der Leber beeinträchtigen. Eine erfolgreiche Ernährungstherapie kann diese Funktionseinbuße beheben und ist daher als Therapie der ersten Wahl zu betrachten.
– Das Refeeding-Syndrom (RFS) ist eine potenziell tödliche Komplikation einer zu schnellen Ernährung nach einer Periode von Mangel- bzw. Unterernährung.
– Die charakteristische Hypophosphatämie und Flüssigkeits- und Elektrolytverschiebungen sind verantwortlich für klinische Symptomatik des RFS.
– Problembewusstsein und schnelle Identifikation von Risikopatienten sind entscheidend für die Vermeidung eines RFS.
– Ein hohes RFS Risiko besteht bei chronisch Mangelernährten und Patienten, die in den letzten 10 Tagen nichts gegessen haben.
– Das Behandlungskonzept des RFS besteht in einer vorsichtigen Ernährungstherapie mit initial niedriger Energiezufuhr nach vorheriger Thiamingabe und Ausgleich von Elektrolytdefizite und -verschiebungen und einer langsamen Steigerung der Ernährung auf das kalorische Ziel in 5–10 Tagen.

Literatur

[1]   Soeters PB, Reiven PLM, van Bokhorst-de van der Schueren MAE, et al. A rational approach to nutritional assessment. Clin Nutr. 2008;27:706–716.

[2]   Pirlich M, Schütz T, Norman K, et al. The German hospital malnutrition study. Clin Nutr. 2006;25:563–572.

[3]   Cederholm T, Jensen GL, Correia MITD, et al. GLIM criteria for the diagnosis of malnutrition – A consensus report from the global clinical nutrition community. Clin Nutr. 2019;38:1–9.

[4]   Gilman, RH, Partanen R, Brown KH, et al. Decreased Gastric Acid Secretion and Bacterial Coloni-zation of the Stomach in Severely Malnourished Bangladeshi Children. Gastroenterology. 1988;94:1308–1314.

[5]   Winter TA, Marks T, Callanan M, O'Keefe SJD, Bridger S. Impaired Pancreatic Secretion in Sever-ely Malnourished Patients Is a Consequence of Primary Pancreatic Dysfunction. Nutrition. 2001;17:230–235.

[6]   Winter TA, O'Keefe SJD, Callanan M, Marks T. Impaired Gastric Acid and Pancreatic Enzyme Se-cretion in Patients With Crohn's Disease May be a Consequence of a Poor Nutritional State. In-flamm Bowel Dis. 2004;10:618–625.

[7]   Pimparkar BD, Donde UM, Ambegaonkar SD, Bharucha PE. Malnutrition and Malabsorption. Am J Gastroenterol. 1977;67:580–588.

[8]   Mehta HC, Saini AS, Singh H, Dhatt PS. Biochemical aspects of malabsorption in marasmus. Br J Nutr. 1984;51:1–6.

[9]   Mehta HC, Saini AS, Singh H, Dhatt PS. Biochemical aspects of malabsorption in marasmus: effect of dietary rehabilitation. Br J Nutr. 1985;54:567–75.

[10] Nichols BL, Dudley MA, Nichols VN, et al. Effects of malnutrition on expression and activity of lactase in children. Gastroenterology. 1997;112:742–51.

[11] Nichols BL, Nichols VN, Putman M, et al.Contribution of villous atrophy to reduced intestinal maltase in infants with malnutrition. J Pediatr Gastroenterol Nutr. 2000;30:494–502.

[12] Brewster DR, Manary MJ, Menzies IS, O'Loughlin EV, Henry RL. Intestinal permeability in kwas-hiorkor. Arch Dis Child. 1997;76:236–241.

[13] McLean AE. Hepatic failure in malnutrition. Lancet. 1962;II:1292–4.

[14] Webber BL, Freiman I. The liver in kwashiorkor. A clinical and electron microscopical study. Arch Pathol. 1974;98:400–8.

[15] Waterlow JC. Amount and rate of disappearance of liver fat in malnourished infants in Jamaica. Am J Clin Nutr. 1975;28:1330–6.

[16] Webber BL, Freiman I. The Liver in Kwashiorkor. A clinical and electron microscopic study. Arch Pathol. 1974;98:400–408.

[17] Manary MJ, Broadhead RL, Yarasheski KE. Whole-body protein kinetics in marasmus and kwas-hiorkor during acute infection. Am J Clin Nutr. 1998;67:1205–9.

[18] Badaloo AV, Forrester T, Reid M, Jahoor F. Lipid kinetic differences between children with kwas-hiorkor and those with marasmus. Am J Clin Nutr. 2006;83:1283–8.

[19] Badaloo A, Reid M, Soares D, Forrester T, Jahoor F. Relation between liver fat content and the rate of VLDL apolipoprotein B-100 synthesis in children with protein-energy malnutrition. Am J Clin Nutr. 2005;81:1126–32.

[20] De Caprio C, Alfano A, Senatore I, et al. Severe acute liver damage in anorexia nervosa: two case reports. Nutrition. 2006;22:572–575.

[21] Rautou PE, Cazals-Hatem D, Moreau R, et al. Acute liver cell damage in patients with anorexia nervosa: a possible role of starvation-induced hepatocyte autophagy. Gastroenterology. 2008;135:840–848,848.e1-3.

[22] Hanachi M, Melchior JC, Crenn P. Hypertransaminasemia in severely malnourished adult anorexia nervosa patients: risk factors and evolution under enteral nutrition. Clin Nutr. 2013;32:391–5.

[23] Pantuck EJ, Pantuck CB, Weissman C, Gil KM, Askanazi J. Stimulation of oxidative drug metabolism by parenteral refeeding of nutritionally depleted patients. Gastroenterology. 1985;89:241–5.

[24] Tranvouez JL, Lerebours E, Chretien P, Fouin-Fortunet H, Colin R. Hepatic antipyrine metabolism in malnourished patients: influence of the type of malnutrition and course after nutritional rehabilitation. Am J Clin Nutr. 1985;41:1257–64.

[25] Kearns PJ, Young H, Garcia G, et al. Accelerated improvement of alcoholic liver disease with enteral nutrition. Gastroenterology. 1992;102:200–205.

[26] Bonkovsky HL, Fiellin DA, Smith GS, et al. A randomized controlled trial of treatment of alcoholic hepatitis with parenteral nutrition and oxandrolone.I. Short-term effects on liver function. Am J Gastroenterol. 1991;86:1200–1208.

[27] Achord JL. A prospective randomized clinical trial of peripheral amino acid-glucose supplementation in acute alcoholic hepatitis. Am J Gastroenterol. 1987;82:871–875.

[28] Reid M, Badaloo A, Forrester T, et al. The acute-phase protein response to infection in edematous and nonedematous protein-energy malnutrition. Am J Clin Nutr. 2002;76:1409–15.

[29] Manary MJ, Yarasheski KE, Berger R, et al. Whole-body leucine kinetics and the acute phase response during acute infection in marasmic Malawian children. Pediatr Res. 2004;55:940–6.

[30] Schnitker MA, Mattman PE, Bliss TL. A clinical study of malnutrition in Japanese prisoners of war. Ann Intern Med. 1951;35:69–96.

[31] Burger GC, Drummond J, Sandstead HR. Appendices to malnutrition and starvation in Western Nederland September 1944–July 1945 (part II). The Hague, Nederland: The Hague General State Printing Office; 1948.

[32] Friedli N, Stanga Z, Culkin A, et al. Management and prevention of refeeding syndrome in medical inpatients: An evidence-based and consensus-supported algorithm. Nutrition. 2018;47:13–20.

[33] Aubry E, Aeberhard C, Leuenberger MS, et al. Refeeding-Syndrom: Ein konsensusbasierter Algorithmus für stationäre Patienten. Aktuel Ernahrungsmed. 2019;44:33–42.

[34] National Institute for Health and Clinical Excellence. Nutrition support in adults. Clinical guideline CG32. 2006. www.nice.org.uk/page.aspx?o=cg032 [letzter Zugriff: 27.09.2016].

[35] Boateng AA, Sriram K, Meguid MM, Crook M. Refeeding syndrome: Treatment considerations based on collective analysis of literature case reports. Nutrition. 2010;26:156–167.

[36] Doig GS, Simpson F, Heighes PT, et al. Restricted versus continued standard caloric intake during the management of refeeding syndrome in critically ill adults: a randomised, parallel-group, multicentre, single-blind controlled trial. Lancet Respir Med. 2015;3:943–952.

2 Wie wird der Ernährungszustand bestimmt?

Mathias Plauth

2.1 Einleitung

Eine aussagefähige Bestimmung des Ernährungszustandes erfordert die integrale Erfassung der metabolischen Leistungsfähigkeit des Patienten durch Bewertung der Komponenten Nährstoffbilanz, Körperzusammensetzung, Entzündungsaktivität und Organfunktion [1]. Der so erfasste Ernährungszustand bestimmt das Potenzial des Körpers, sich mit Krankheit oder (Operations)Trauma auseinanderzusetzen. Für mangelernährte Patienten mit einer abnormen Körperzusammensetzung und gestörten Organfunktion (vgl. Kap. 1.1) ist das ernährungsbedingte Risiko (Nutrition Risk) für einen ungünstigen Krankheitsverlauf bzw. ein schlechtes Behandlungsergebnis und den Ressourcenverbrauch erhöht und Autonomie sowie Lebensqualität des Patienten sind herabgesetzt. Mangelernährung betrifft 20 % aller Krankenhauspatienten und in weitaus höherem Maße ältere Menschen [2]. Es gilt daher, diesen Patienten die benötigten ernährungsmedizinischen Maßnahmen zielsicher zukommen zu lassen.

Merke: Durch Mangelernährung gefährdete Patienten müssen durch ein Screening identifiziert werden, um dann Ernährungsfachkräfte ressourceneffizient in der Sicherung der Diagnose und ggf. Therapie der Mangelernährung einzusetzen.

Nach den Leitlinien der Deutschen Gesellschaft für Ernährungsmedizin (DGEM) e. V. soll die Erfassung des Ernährungszustandes Bestandteil jeder medizinischen Untersuchung sein [3]. Diese Vorgabe krankt allerdings am Mangel allgemein konsentierter und universell einsetzbarer diagnostischer Kriterien der Mangelernährung [1]. Auf Initiative der *Global Leadership Initiative on Malnutrition* (GLIM) wurde ein globaler Konsens der ernährungsmedizinischen Fachgesellschaften gefunden, wie die Diagnose einer Mangelernährung erfolgen soll [4]. Es wird ein zweistufiges Vorgehen vorgeschlagen, bei dem zunächst ein generelles Screening auf das Vorliegen eines durch Mangelernährung bedingten Risikos mit einem validierten Screeninginstrument (vgl. Kap. 2.2) erfolgt. Bei positivem Screeningresultat wird dann ein diagnostisches Assessment vorgenommen. Dabei sind die Komponenten Nährstoffbilanz (Gewichtsverlust), Körperzusammensetzung und Organfunktion (Sarkopenie) als phänotypische Kriterien und als ätiologische Kriterien das Vorliegen von reduzierter Nahrungsaufnahme und Entzündungsaktivität zu bewerten. Mit diesem Assessment wird die Diagnose Mangelernährung und ihr Schweregrad gesichert. (Abb. 2.1)

https://doi.org/10.1515/9783110632699-002

Risiko-Screening   **Risiko für eine Mangelernährung**
↓   · validierte Screeninginstrumente verwenden

diagnostisches   **Kriterien für das Assessment**
Assessment   · phänotypisch
                · unbeabsichtigter Gewichtsverlust
                · niedriger Body-Mass-Index
                · reduzierte Muskelmasse
             · ätiologisch
                · reduzierte Nahrungszufuhr oder -verwertung
                · Krankheitslast/Entzündungserkrankungen

Diagnose   **Kriterien für Mangelernährungsdiagnose**
↓   · mindestens 1 phänotypisches **und** 1 ätiologisches
             Kriterium liegen vor

Schweregrad   **Bewertung der Schwere der Mangelernährung**
           · basierend auf Schweregrad eines phänotypischen
           Kriteriums

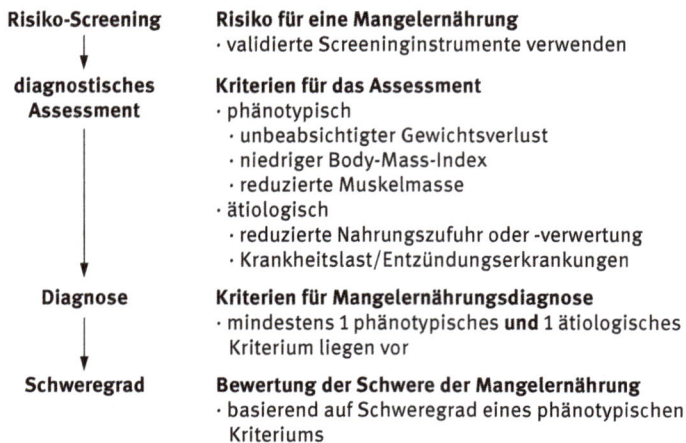

Abb. 2.1: GLIM Kriterien zur Diagnose einer Mangelernährung [4].

2.2 Methoden zum Screening auf Mangelernährung

Unter Screening versteht man eine Reihenuntersuchung, die schnell und einfach bei allen Patienten zum Zeitpunkt des Arztbesuches oder der Aufnahme in das Kranken- haus beziehungsweise das Pflegeheim durchgeführt werden kann. Ziel des systema- tischen Ernährungsscreenings ist es, auffällige Patienten frühzeitig zu erkennen, um sie dann unter effizientem Ressourceneinsatz einer gezielten Maßnahme zuzuführen. Bereits im Jahr 2003 legte der Europarat in seiner Resolution über die Verpflegung und Ernährungsversorgung in Krankenhäusern die Anforderungen an ein Ernäh- rungscreenings fest [5]:

- Screening als erster Schritt bei der Behandlung der krankheitsbedingten Mangel- ernährung,
- regelmäßige Wiederholung,
- Berücksichtigung von Ernährungszustand und Krankheitsschwere.

Merke: Zur Abschätzung des ernährungsbedingten Risikos erfassen Screeninginstrumente den aktuellen Ernährungszustand als Abbild der patientenseitig vorhandenen Ressourcen einerseits und das Gefährdungspotenzial durch die Schwere von Krankheit, Trauma oder bevorstehender Operation andererseits.

Dies erfolgt mit wenigen Maßnahmen, die schnell und einfach zu erlernen und anzu- wenden, nicht-invasiv und ohne Labordiagnostik durchführbar sind. Für das Screen- ing werden keine ernährungsmedizinischen Fachkräfte benötigt; es kann beispiels- weise von Pflegekräften im Rahmen der Aufnahmeprozeduren ohne große zeitliche Mehrbelastung erfolgen (vgl. Kap. 7.4.1).

Trotz der einfachen Durchführung und der Verfügbarkeit von validierten Instrumenten wird das Screening auf Mangelernährung häufig nicht durchgeführt, so dass in Deutschland ein systematisches Screening bezüglich eines Mangelernährungsrisikos bisher nur sporadisch erfolgt. Die Erhebungen des NutritionDay zeigen eine Screeningrate von < 30 % in Deutschland [6], andere Quellen eine Spanne von 30 % in der Aufbauphase des Ernährungsmanagements an einem Universitätsklinikum [7] bis zu über 90 % [8]. In Großbritannien und Holland ist das Screening inzwischen obligat. In Holland wurde für die Jahre 2007 bis 2014 eine Screeningrate von 74 % an einer Stichprobe von 564.063 Patienten ermittelt, wobei die Raten je nach Fachabteilung zwischen 30 % und 92 % lagen [9]. Eine ähnliche Streuung findet sich mit 21 % bis 73 % auch in den NutritionDay-Daten der Jahre 2007–2008 für Europa [7].

Aus der Vielzahl von Instrumenten zum Screening auf Mangelernährung werden im Folgenden die häufig verwendeten und validierten [10,11] vorgestellt.

2.2.1 Malnutrition Universal Screening Tool (MUST)

Das von der Europäischen Gesellschaft für Klinische Ernährung und Stoffwechsel (ESPEN) empfohlene *Malnutrition Universal Screening Tool* [12,13] wurde in Großbritannien ursprünglich für den ambulanten Bereich entwickelt, ist jedoch mittlerweile auch für den stationären Bereich validiert [11]. Die Parameter
- Body-Mass-Index (Ernährungszustand), 0–2 Punkte
- ungewollter Gewichtsverlust in den vergangenen 3–6 Monaten (Vorgeschichte), 0–2 Punkte
- erwartete Nahrungskarenz von mehr als fünf Tagen (Erkrankungsschwere), 0 oder 2 Punkte,

werden klassifiziert und anhand eines Punkteschemas bewertet. Aus der Punktsumme ergibt sich das Risiko für das Vorliegen einer Mangelernährung und eine Empfehlung zum weiteren Vorgehen (Abb. 2.2). Die Summe von 0 steht für ein geringes, 1 für ein mittleres Risiko. Werte ≥ 2 entsprechen einem hohen Risiko und sollten zu einer ernährungstherapeutischen Betreuung des Patienten führen. In einer systematischen Analyse von 83 Studien, in denen 32 Screeninginstrumente eingesetzt wurden, kommen die Autorinnen zu der Einschätzung, dass bei stationären erwachsenen Patienten ein MUST Score ≥ 2 eine mäßige bis gute prädiktive Validität bezüglich Krankenhausverweildauer und Sterblichkeit hat [11]; bei älteren Menschen liefert er weniger gute Ergebnisse. In der ASPEN-Analyse erhielt das MUST bezüglich Validität und Reliabilität die zweithöchste Bewertung [10].

Bei Anwendung des MUST können Hindernisse vorliegen wie nicht messbare Körpergröße oder -gewicht, fehlende Gliedmaßen oder Gipsschienen, die besondere Maßnahmen bzw. Korrekturen erfordern [13].

Malnutrition Universal Screening Tool (MUST)						
Body-Mass-Index (BMI)			**Gewichtsverlust**			**akute Erkrankung**
			ungeplant, in den letzten 3–6 Monaten			
BMI (kg·m⁻²)	**Punkte**	**+**	**Prozent**	**Punkte**	**+**	Nahrungskarenz von (voraussichtlich) mehr als fünf Tagen
≥ 20	0		≤ 5 %	0		
18,5–20,0	1		5–10 %	1		
≤ 18,5	2		≥ 10 %	2		**2 Punkte**

Gesamtrisiko für das Vorliegen einer Mangelernährung			
Summe	**Risiko**	**Maßnahme**	**Durchführung**
0	**gering**	→ Wiederhole Screening!	*Klinik:* wöchentlich *Heim:* monatlich *ambulant:* jährlich bei bestimmten Gruppen, z. B. Alter > 75 Jahre
1	**mittel**	→ Beobachte!	*Klinik und Heim:* Ernährungs- und Flüssigkeitsprotokoll über 3 Tage *ambulant:* erneutes Screening in 1 bis 6 Monaten, ggf. EZ-Bestimmung (z. B. SGA) und Diätberatung
≥ 2	**hoch**	→ Behandle!	*Klinik/Heim/ambulant:* EZ-Bestimmung (z. B. SGA), Ernährungstherapie beginnen (Diätassistenz bzw. hauseigene Protokolle). Abfolge: 1. Nahrungsmittel, 2. angereicherter Nahrung, 3. orale Supplemente

EZ = Ernährungszustand; SGA = sujective global assessment; EZ = Ernährungszustand

Abb. 2.2: Screening auf Mangelernährung. *Malnutrition Universal Screening Tool* (MUST) [13].

2.2.2 Nutritional Risk Screening (NRS-2002)

Das *Nutritional Risk Screening* 2002 wurde für die Anwendung im Klinikbereich konzipiert und validiert [10,11,14]. Es besteht aus zwei Teilen, dem Vorscreening und dem Hauptscreening (Abb. 2.3).

Das Vorscreening besteht aus vier Fragen:

– Ist der Body-Mass-Index < 20,5 kg·m⁻² (Ernährungszustand)?
– Liegt ein ungewollter Gewichtsverlust in den vergangenen drei Monaten vor (Vorgeschichte)?
– War die Nahrungszufuhr in der vergangenen Woche vermindert (Vorgeschichte)?
– Ist der Patient schwer erkrankt (Metabolisches Trauma durch Krankheitsschwere)?

Nutritional Risk Screening (NRS 2002)

Vorscreening:

· Ist der Body-Mass-Index < 20,5 kg·m^{-2}?	☐ ja	☐ nein
· Hat der Patient in den vergangenen 3 Monaten an Gewicht verloren?	☐ ja	☐ nein
· War die Nahrungszufuhr in der vergangenen Woche vermindert?	☐ ja	☐ nein
· Ist der Patient schwer erkrankt? (z. B. Intensivtherapie)	☐ ja	☐ nein

▸ Wird *eine* dieser Fragen mit „**Ja**" beantwortet, wird mit dem Hauptscreening fortgefahren
▸ Werden alle Fragen mit „**Nein**" beantwortet, wird der Patient wöchentlich neu gescreent.

Hauptscreening:

Störung des Ernährungszustands	Punkte		Krankheitsschwere	Punkte
keine	0		keine	0
mild Gewichtsverlust > 5 %/3 Mo. oder Nahrungszufuhr < 50–75 % des Bedarfes in der vergangenen Woche	1		**mild** z. B. Schenkelhalsfraktur, chron. Erkrankungen bes. mit Komplikationen: Leberzirrhose, chron. obstruktive Lungenerkrankung, chron. Hämodialyse, Diabetes, Krebsleiden	1
mäßig Gewichtsverlust > 5 %/2 Mo. oder BMI 18,5–20,5 kg·m^{-2} und reduzierter Allgemeinzustand oder Nahrungszufuhr 25–60 % des Bedarfes in der vergangenen Woche	2	+	**mäßig** z. B. große Bauchchirurgie, Schlaganfall, schwere Pneumonie, hämatologische Krebserkrankung	2
schwer Gewichtsverlust > 5 %/1 Mo. (> 15 %/ 3 Mo.) oder BMI < 18,5 kg·m^{-2} und reduzierter Allgemeinzustand oder Nahrungszufuhr 0–25 % des Bedarfes in der vergangenen Woche	3		**schwer** z. B. Kopfverletzung, Knochenmarkstransplantation, intensivpflichtige Patienten (APACHE-II > 10)	3

+ 1 Punkt, wenn Alter ≥ 70

≥ 3 Punkte Ernährungsrisiko liegt vor, Erstellung eines Ernährungsplanes

< 3 Punkte wöchentlich wiederholtes Screening. Wenn für den Patienten z. B. eine große Operation geplant ist, sollte ein präventiver Ernährungsplan verfolgt werden, um das assoziierte Risiko zu vermeiden.

Abb. 2.3: Screening auf Mangelernährung. *Nutritional Risk Screening* (NRS-2002) [13].

Wird eine dieser Fragen mit „ja" beantwortet, wird das Hauptscreening durchgeführt. Im Hauptscreening werden die metabolische Leistungsfähigkeit des Patienten und die metabolische Belastung durch Erkrankung, Trauma oder den bevorstehenden Eingriff detaillierter als im Vorscreening abgeschätzt. Dafür werden keine ernährungsmedizinischen Fachkräfte benötigt. Die Durchführung des NRS-2002 nimmt wenig Zeit in Anspruch und kann nach entsprechender Schulung vom Pflege- bzw.

Praxispersonal bei jeder Patientenaufnahme durchgeführt werden. Neben der initialen Schulung empfiehlt sich die begleitende Betreuung durch das Ernährungsteam (vgl. Kap. 7.4).

Für die Auswertung werden die ermittelten Punkte in den Rubriken Ernährungszustand und Krankheitsschwere addiert, und für Patienten älter als 70 Jahre wird ein zusätzlicher Punkt vergeben. Eine Summe von ≥ 3 Punkten identifiziert Patienten mit einem ernährungsbedingten Risiko und sollte zu einem nachfolgenden Assessment des Ernährungszustandes und ggf. Erstellung eines Ernährungsplans führen. Bei allen Patienten mit einem Punktwert < 3 Punkte ist das aktuelle Krankheitsrisiko in Folge einer Mangelernährung gering und das Screening sollte bei stationären Patienten nach einer Woche wiederholt werden.

Nach Einschätzung des schon oben erwähnten systematischen Reviews kommt dem NRS-2002 bei Erwachsenen eine mäßig bis gute prädiktive Validität bezüglich Krankenhausverweildauer, Sterblichkeit und Komplikationsrate zu [11]; bei älteren Menschen waren die Ergebnisse des NRS-2002, gemessen an der Krankenhausverweildauer, weniger überzeugend. In der ASPEN-Analyse erhielt das NRS-2002 bezüglich Validität und Reliabilität die höchste Bewertung [10].

2.2.3 Mini Nutritional Assessment (MNA)

Das *Mini Nutritional Assessment* ist ein Instrument, das aus einem Screening- und einem Assessmentteil besteht. Es wurde für ältere Menschen in geriatrischen Einrichtungen, in der Klinik und im ambulanten Bereich entwickelt und validiert [15] und ist ein urheberrechtlich geschütztes Instrument der Firma Nestlé. Der Screeningteil umfasst sechs Fragen, für die maximal 14 Punkte vergeben werden können. Für das Vorliegen einer Mangelernährung sprechen 0–7 Punkte, für einen normalen Ernährungszustand 12–14 Punkte. Erfragt werden
- verminderte Nahrungsaufnahme in den vergangenen 3 Monaten?
- Gewichtsverlust in den vergangenen 3 Monaten?
- Mobilität?
- Akute Krankheit in den vergangenen 3 Monaten?
- Neuropsychologische Probleme?
- Body-Mass-Index?

Eine isolierte Validierung des Screeningteils liegt nicht vor. Das MNA ist zwar bei geriatrischen Patienten häufig eingesetzt, aber nur wenig validiert; in seiner Kurzform MNA-SF® wird die Rate der mangelernährten Patienten überschätzt [11]. In der ASPEN-Analyse erhielt das MNA-SF® bezüglich Validität und Reliabilität die zweithöchste Bewertung [10].

Der Assessmentteil beinhaltet 12 zusätzliche Fragen. Im Gegensatz zum MUST- und NRS Score umfasst der MNA®-Bogen mehrere Dimensionen des Ernährungsstatus, wie Anthropometrie, Allgemeinzustand, Ernährungsgewohnheiten und Selbsteinschätzung. Der Gesamtindex erlaubt die Einstufung in eine der folgenden drei Klassen: ≥ 24 Punkte: zufriedenstellender Ernährungszustand; 17–23,5 Punkte: Risikobereich für eine Mangelernährung; < 17 Punkte: schlechter Ernährungszustand oder bereits bestehende Mangelernährung. Das MNA® ist nur bedingt einsetzbar bei Patienten, die aufgrund von Sprachproblemen, geistiger Verwirrtheit oder Demenz keine verlässlichen Angaben machen können, nicht kommunizieren können oder die nicht ansprechbar sind. Um die Anwendbarkeit des MNA® auch bei Patienten zu ermöglichen, bei denen der Body-Mass-Index nicht verfügbar ist, wurde die MNA Kurzform als schnell durchzuführendes Screening-Tool entwickelt und validiert [16]. Hier wird der Body-Mass-Index durch den Wadenumfang ersetzt.

2.3 Methoden zur Bestimmung des Ernährungszustandes (Assessment)

Nicht bei jedem im Screening als Risikopatient Identifizierten besteht tatsächlich eine Mangelernährung.

Merke: Die ggf. auch abrechnungsrelevante Diagnose Mangelernährung muss nun in einem zweiten Schritt, der Beurteilung des Ernährungsstatus, gesichert werden.

Dieses Assessment beinhaltet eine anamnestische Befragung und körperliche Untersuchung und wird durch die Bestimmung der Körperzusammensetzung, funktionelle Tests, Laborwerte, die Dokumentation der Nahrungs- und Flüssigkeitszufuhr und die Erfassung der Lebensqualität ergänzt. Für das Assessment ist also ernährungsmedizinisch ausgebildetes Fachpersonal erforderlich, wie es ein multidisziplinäres Ernährungsteam bietet.

Merke: Ein präzises initiales Assessment ist außerdem für die spätere Erfolgskontrolle einer Ernährungstherapie unverzichtbar.

Hier sind quantifizierende Instrumente erforderlich, wie beispielsweise die Bestimmung der Handkraft (vgl. Kap. 3.4.1) oder des Phasenwinkels (vgl. Kap. 3.4.3).

2.3.1 Ungewollter Gewichtsverlust

In fast allen Assessmentinstrumenten zur Diagnose der Mangelernährung ist der ungewollte Gewichtsverlust ein integraler Bestandteil [17]. Im klinischen Alltag wird dieses Kriterium von den Kostenträgern vielfach nicht akzeptiert, weil der angegebene Gewichtsverlust nicht objektivierbar sei. Die ernährungsmedizinische Praxis belegt aber den hohen Stellenwert des ungewollten Gewichtsverlusts: In der Nutrition-Day-Erhebung 2006 [18] war ein unbeabsichtigter Gewichtsverlust in den drei Monaten vor Krankenhausaufnahme mit einer mehr als doppelt so hohen 30-Tage-Sterblichkeit assoziiert.

Merke: Der ungewollte Gewichtsverlust hat eine hohe prognostische Relevanz im Hinblick auf den weiteren klinischen Verlauf.

Deshalb sollte in der Klinik das Körpergewicht bei akuter Erkrankung wöchentlich, bei Hydratationsstörungen kurzfristiger bestimmt werden. In der Literatur werden unterschiedliche Grenzwerte für eine auffällige Gewichtsabnahme angegeben. Nach DGEM-Leitlinien [17] ist ein ungewollter Gewichtsverlust > 5 % oder > 10 % des Körpergewichts in den letzten drei bis sechs Monaten diagnostisch; nach den ESPEN-Kriterien trifft dies für einen ungewollten Gewichtsverlust von > 5 % in den letzten drei Monaten oder > 10 % unabhängig vom Zeitraum zu [19]; in den GLIM-Kriterien wird ein ungewollter Gewichtsverlust > 5 % innerhalb der vergangenen sechs Monate oder > 10 % in mehr als sechs Monaten als entscheidend angesehen [4]. Bei älteren Menschen sollte jeglicher ungewollte Gewichtsverlust abgeklärt werden.

2.3.2 Body-Mass-Index (BMI)

Obwohl Körperlänge und Körpergewicht (Tab. 2.1) beim Erwachsenen in einer annähernd linearen Beziehung stehen, eignet sich das Broca-Gewicht (Broca-Gewicht [kg] = Körperlänge [cm] – 100) nicht zur rechtzeitigen Erkennung einer Mangelernährung, da es keinen Aufschluss über die Körperzusammensetzung und seine wesentliche Kenngröße Körperzellmasse erlaubt.

Auch die Errechnung des Body-Mass-Index (BMI = Körpergewicht [kg] · Körperlänge^{-2} [m^{-2}]) und seine Klassifizierung in Unter-, Normal- und Übergewicht (Tab. 2.2) führt nicht weiter. Für einen BMI von 27 kg·m^{-2} kann beispielsweise der Körperfettanteil eines Mannes zwischen 10 % und 31 % liegen [20]. Außerdem ist die klinische Anwendbarkeit der in Tab. 2.2 angegebenen WHO Referenzwerte nicht für alle Bevölkerungsgruppen validiert [4]. Für China wird beispielsweise eine Klassifikation in Normalgewicht (BMI < 24 kg·m^{-2}), Übergewicht (BMI 24–28 kg·m^{-2}) und Adipositas (BMI ≥ 28 kg·m^{-2}) vorgeschlagen [21].

Tab. 2.1: Standardisierte Messung von Körpergewicht und Körpergröße.

Messung Körpergewicht:
- geeichte Waage auf ebenem, festem Untergrund
- in leichter Hauskleidung
- morgens nüchtern nach Entleerung der Blase
- Messgenauigkeit 0,1 kg

Messung Körpergröße:
- Stadiometer mit variabler Messlatte
- aufrechtstehend in gestreckter Körperhaltung mit entspannt hängenden Armen
- ohne Schuhe mit den Fersen zusammen und am Boden auf ebenem, festem Untergrund
- Blick geradeaus
- Messgenauigkeit 0,5 cm

Tab. 2.2: BMI-Kategorien nach WHO [22].

BMI-Bereich	Ernährungszustand
$< 18,5$ kg·m^{-2}	Untergewicht
$18,5-24,9$ kg·m^{-2}	Normalgewicht
$\geq 25,0$ kg·m^{-2}	Übergewicht
$25,0-29,9$ kg·m^{-2}	Prä-Adipositas
$30,0-34,9$ kg·m^{-2}	Adipositas Grad I
$35,0-39,9$ kg·m^{-2}	Adipositas Grad II
$\geq 40,0$ kg·m^{-2}	Adipositas Grad III

Bei Kaukasiern weist ein BMI unter 18,5 kg·m^{-2} auf eine Mangelernährung hin. Bei Patienten mit Übergewicht und Adipositas und bei Patienten, die unter Hydrations-störungen (Ödeme, Aszites) leiden, kann trotz eines normwertigen oder gar erhöhten BMI eine Mangelernährung vorliegen. Inzwischen ist gut belegt, dass ein normaler BMI (18,5–24.9 kg·m^{-2}) eine schwere Mangelernährung keineswegs ausschließt und bei über 64-Jährigen die Sterblichkeit (*all-cause mortality*) bereits ab einem BMI < 23 kg·m^{-2} zunimmt [23]. Allerdings erkennen die Kostenträger trotz evidenter Mangelernährung diese Diagnose aufgrund eines normalen BMI häufig nicht an.

Merke: Der BMI sollte nie als einziger Parameter zur Beurteilung des Ernährungszustandes ver-wendet werden.

2.3.3 Körperzusammensetzung und Organfunktion

Die simultane Erfassung aller Kompartimente des Körpers gelingt mit keiner Methode allein; häufig wird mit einem Verfahren nur ein Parameter als Marker für ein einziges Kompartiment gemessen. Die exakte Messung der Körperzusammensetzung erfordert entweder hohe technische und finanzielle Voraussetzungen, die in der Arztpraxis und in vielen Krankenhäusern nicht zur Verfügung stehen, oder ist an invasive Verfahren gebunden. Erfreulicherweise sind mit der Bioimpedanzanalyse und der Verwendung von Schnittbildern, die aus anderer Indikation angefertigt wurden, neue leistungsfähige Methoden zur Analyse der Körperzusammensetzung verfügbar (vgl. Kap. 3.4).

Sarkopenie
Sowohl die Geschwindigkeit als auch das Ausmaß des Verlustes an Körperzellmasse sind unabhängige und entscheidende Prädiktoren hinsichtlich des Überlebens.

Merke: Für eine aussagefähige Klassifizierung der Mangelernährung muss das Kompartiment Körperzellmasse oder eine damit korrelierte Variable bewertet werden.

Damit kommt der Skelettmuskulatur eine dominierende Bedeutung zu, da sie 80 % der Körperzellmasse ausmacht [24]. Deshalb ist die Sarkopenie, also der Verlust an Muskelmasse und -funktion auch als ein phänotypisches Kriterium in den diagnostischen GLIM-Algorithmus der Mangelernährung aufgenommen [4]. Bezüglich der damit verbundenen pathophysiologischen und modernen diagnostischen Konzepte sowie der Referenzwerte sei auf das entsprechende Kap. 3 verwiesen.

Anthropometrie
Die anthropometrischen Verfahren zur Analyse der Körperzusammensetzung durch Bestimmung der Fett- und Muskelmasse mittels Messung von Trizepshautfaltendicke und Oberarmumfang bildeten über viele Jahre die Basis für eine klinisch anwendbare Klassifizierung des Ernährungszustands [24]. Inzwischen sind sie wegen Problemen der Interobserver-Varianz und fehlender Empfindlichkeit in der kurzfristigen Verlaufskontrolle weitgehend verlassen zu Gunsten präziserer und aussagekräftigerer Methoden (vgl. Kap. 3.4).

Bei Messung der Trizepshautfaltendicke wird zunächst der Mittelpunkt der Verbindungslinie zwischen Akromion und Olekranon ermittelt. Dann wird am entspannt hängenden Arm eine senkrechte Hautfalte über dem Trizeps-Muskel zwischen Finger und Daumen gefasst und von der Muskelfaszie abgehoben. Anschließend werden nun mit dem Kaliper (Abb. 2.4) Haut und Unterhautfettgewebe „gefasst". Die Messung erfolgt innerhalb von 5 s nach Schließen der Zange, und der Mittelwert aus 3(–5) Messungen

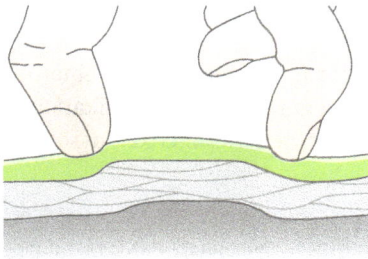

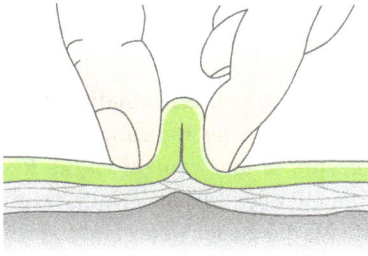

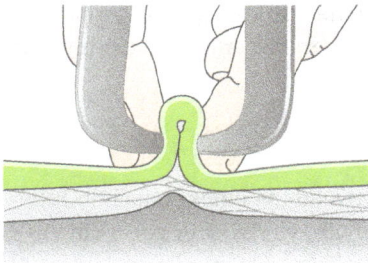

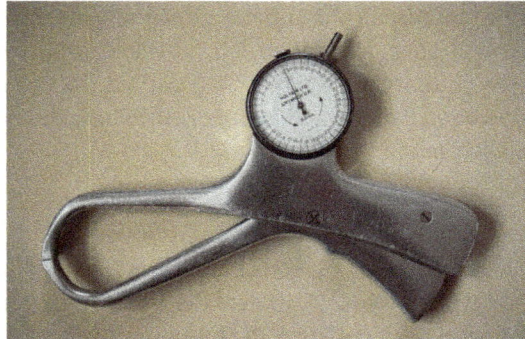

(a)   (b)

Abb. 2.4: Darstellung der Messung der Hautfaltendicke (a) und eines dafür benötigten Messinstruments, z. B. Harpenden Kaliper (b).

wird berechnet. Die Messung des Oberarmumfangs erfolgt an der identischen Stelle mit einem flexiblen, nicht dehnbaren Maßband.

Aus den gemessenen Werten kann nun unter Verwendung der Formeln von Heymsfield et al. [25] die Armmuskelfläche und die Armfettfläche errechnet und mit alters- und geschlechtsspezifischen Referenzwerten aus Perzentilentabellen [26] verglichen werden. Werte unterhalb der 5. (10.) Perzentile gelten als pathologisch.

2.3.4 Reduzierte Nahrungsaufnahme

Bei Krankenhauspatienten ist eine ungenügende Nahrungsaufnahme mit einer erhöhten Rate an Infektionen, Wundheilungsstörungen und kardialen Komplikationen sowie längerer Krankenhausverweildauer und einer erhöhten Sterblichkeit assoziiert [18].

Merke: Die NutritionDay-Erhebung 2006 zeigte, dass eine auf 25 % verminderte Nahrungszufuhr in der letzten Woche die 30-Tage-Sterblichkeit verdoppelt und eine vollständige Einstellung der Nahrungszufuhr sogar verdreifacht [18].

Ungenügende Nahrungsaufnahme oder Störungen der Nährstoffassimilation sind ätiologische Kriterien des GLIM-Algorithmus [4]. Dabei gilt eine Nahrungsaufnahme ≤ 50 % des Energiebedarfs über > 1 Woche oder eine schon weniger starke Reduktion über > 2 Wochen als Grenzwert. Das Kriterium gilt ebenfalls als erfüllt, wenn eine chronische Störung des Verdauungstraktes vorliegt, die zu schwerer Maldigestion und/oder -absorption führt, beispielsweise ein Kurzdarmsyndrom (vgl. Kap. 18), eine chronische Pankreatitis (vgl. Kap. 10.5) oder eine zurückliegende bariatrische Operation (vgl. Kap. 20.2). Die Beurteilung des Schweregrades erfolgt nach klinischer Einschätzung.

Tellerprotokoll

Die NutritionDay-Erhebung 2006 zeigte, dass die Verwendung eines einfachen Tellerprotokolls (Abb. 2.5), in dem der Verzehr als ganz, halb, viertel oder gar nicht zugeordnet wird, eine klare Risikozuordnung bei hospitalisierten Patienten erlaubt [18]. Dabei zeigt sich eine hohe Übereinstimmung zwischen den drei Hauptmahlzeiten Frühstück, Mittagessen und Abendessen, so dass es ausreicht, eine Hauptmahlzeit – beispielsweise das Mittagessen – als repräsentativen Indikator der Nahrungsaufnahme zu benutzen.

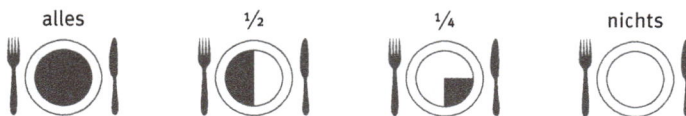

Abb. 2.5: Tellerprotokoll (in Anlehnung an die NutritionDay-Protokolle [18] zur Abschätzung der aktuellen Nahrungsaufnahme.

Ernährungsprotokoll

Eine Mangelernährung ist zu erwarten bei Angaben, die ein Eiweiß- und/oder Energiedefizit aufzeigen. Am wirkungsvollsten können solche Daten in Form von strukturierten Interviews zur Ernährung in einem kurzen (letzte 24 h) oder zu Ernährungsgewohnheiten in einem längeren Zeitraum (letzte 6 Monate) als retrospektive Erhebung (*recall history*) erhoben werden. Mittels Nährstofftabellen kann die Aufnahme von Energie und Eiweiß ermittelt werden, was durch den Einsatz von rechnergestützten Programmen erleichtert wird. Vorteile eines solchen 24 h Recalls sind einfache und schnell Durchführbarkeit; Probleme sind oft unpräzise Angaben, Kooperationsmangel seitens des Patienten oder eine zufällig nicht-repräsentative Ernährung für den abgefragten Zeitraum.

In der klinischen Praxis ist die erfolgreiche Durchführung eines Ernährungsinterviews nur durch Einsatz dafür geschulter Ernährungsfachkräfte (Diätassistenz, Ernährungswissenschaftler) zu erreichen, erfordern also entsprechende strukturelle Voraussetzungen, wie sie im interdisziplinären Ernährungsteam gegeben sind.

2.3.5 Metabolisches Trauma durch Krankheit oder Verletzung

Neben der Mangelernährung, die allein aus Unterernährung durch fehlende Nahrung resultiert, spielen bei der krankheitsassoziierten Mangelernährung entzündliche und andere metabolische Prozesse eine bedeutende Rolle.

Ätiologische Einteilung der Mangelernährung nach GLIM-Algorithmus [4]:
– chronische Krankheit mit Entzündung
– chronische Krankheit mit minimaler oder fehlender Entzündung
– akute Erkrankung oder (Operations)Trauma mit starker Entzündung
– Unterernährung durch Nahrungsmangel

Bei dieser Form der Mangelernährung führt die Kombination von verminderter Nahrungsaufnahme oder Nährstoffassimilation und unterschiedlicher Grade einer akuten oder chronischen Entzündung zu einer Störung von Körperzusammensetzung und Organfunktion [1,4].

Merke: Die Entzündung verstärkt die Mangelernährung durch Inappetenz und Stoffwechseländerungen mit Erhöhung von Ruheumsatz (vgl. Kap. 4.1) und Muskelkatabolie (vgl. Kap. 3.3.3).

Im GLIM-Algorithmus ist das ätiologische Kriterium Krankheitslast bzw. Entzündungskonstellation erfüllt, wenn akute Krankheitsbilder vorliegen, die typischerweise mit einer starken Entzündungsreaktion einhergehen, wie beispielsweise schwere Infektionen, Verbrennungen, Trauma oder geschlossenes Schädel-Hirn-Trauma [4]. Bei chronischen Erkrankungen reicht dagegen eine chronische oder rekurrierende leichte bis moderate entzündliche Konstellation aus. Die klinische Einschätzung ist ausreichend; labordiagnostische Entzündungsmarker wie CRP können herangezogen werden. Ein gut validiertes Beispiel für einen einfachen labordiagnostischen Entzündungsmarker mit hoher prognostischer Bedeutung bezüglich einer Tumorkachexie ist der modifizierte *Glasgow-Prognostic-Score* mit den Messgrößen Serumalbumin und CRP [27] (vgl. Kap. 22.1.3)

2.3.6 Subjective Global Assessment (SGA)

Als einfaches, gut validiertes und vom MDK überwiegend akzeptiertes Assessment-instrument eignet sich das *Subjective Global Assessment* (SGA) [28]. In einer kurzen standardisierten Ernährungsanamnese werden Gewichtsverlust, Veränderung in der Nahrungszufuhr, signifikante gastrointestinale Symptome, Leistungsfähigkeit und der metabolische Bedarf der zugrundeliegenden Erkrankung erfasst. Als objektive Befunde werden der Verlust an subkutanem Fettgewebe, Muskelschwund und das Vorliegen von Ödemen und Aszites je nach Schweregrad als normal, leicht, mäßig und stark bewertet (Tab. 2.3).

Tab. 2.3: Subjective Global Assessment (SGA) [28].

Anamnese
- Änderung des Gewichts
  - in den vergangenen 6 Monaten
  - in den vergangenen 2 Wochen
- Nahrungsaufnahme im Vergleich zur Normalsituation
  - unverändert
  - verändert, seit ... Wochen
- Gastrointestinale Symptome > 2 Wochen
  - ja
  - nein
- Körperliche Leistungsfähigkeit
  - unverändert
  - verändert, seit ... Wochen

Befund
- Verlust von subkutanem Fett
- Muskelatrophie
- Knöchelödeme, Anasarka, Aszites

Auf Basis der so erhobenen Informationen weist der Untersucher den Patienten einer der folgenden Gruppen zu: A: gut ernährt; B: mäßig mangelernährt bzw. mit Verdacht auf Mangelernährung; C: schwer mangelernährt. In der deutschen Mangelernährungsstudie und anderen Studien wurden Patienten der Gruppen SGA B oder C als mangelernährt klassifiziert [2].

Patienten fallen in die Gruppe B, wenn sie einen Gewichtsverlust von mindestens 5 % in den beiden Wochen vor Untersuchung ohne Gewichtsstabilisierung oder Gewichtszunahme und außerdem eine Reduzierung der Nahrungsaufnahme und einen leichten Verlust an subkutanem Fettgewebe aufweisen. Eine Klassifizierung als SGA C erfolgt bei deutlichen Zeichen einer Mangelernährung im Sinne eines anhaltenden Gewichtsverlustes mit einer Gewichtsabnahme von mindestens 10 % des Körpergewichtes und einer Veränderung in den anderen Parametern.

Merke: Die Entwickler des SGA verzichteten bewusst auf eine numerische Gewichtung der Einzelparameter des SGA im Sinne eines Summen-Scores mit der Intention, dem Untersucher das SGA als Checkliste für seine subjektive Einschätzung an die Hand zu geben.

Dies ist besonders dann von Nutzen, wenn z. B. der Gewichtsverlauf wegen Wassereinlagerungen nicht aussagekräftig ist oder andere im SGA enthaltene Parameter aufgrund der Erkrankung oder unpräziser Angaben des Patienten nur bedingt verwertbar erscheinen. Trotz seiner Einfachheit gilt das SGA noch immer als Goldstandard bei der Ermittlung des Ernährungsstatus; es ist allerdings zu erwarten, dass nach Vorliegen von Validierungsstudien der GLIM-Algorithmus an seine Stelle tritt.

Der SGA ist allerdings nicht zur Verlaufskontrolle einer Ernährungstherapie geeignet. Das SGA muss von ernährungsmedizinisch qualifiziertem Personal (z. B. Ernährungsteam) vorgenommen werden, was zur Folge hat, dass es in Deutschland im klinischen Alltag nicht regelmäßig zum Einsatz kommt [8].

2.3.7 Andere Methoden

Neben den vorgehend abgehandelten Methoden zur Bestimmung des Ernährungszustandes ist eine Vielzahl von invasiven und nicht-invasiven Methoden beschrieben [24] die teils schlecht oder gar nicht validiert sind oder invasiv und/oder aufwändig sind, so dass sie für klinische Belange nicht relevant sind oder aber durch neue Methoden ersetzt wurden.

2.4 Leitlinienempfehlungen in der Nussschale

- Durch Mangelernährung gefährdete Patienten müssen durch ein systematisches Screening identifiziert werden.
- Bei positivem Screening-Resultat wird dann ein diagnostisches Assessment zur Bestimmung des Ernährungszustands vorgenommen.
- Eine valide Bestimmung des Ernährungszustandes erfordert die integrale Erfassung der metabolischen Leistungsfähigkeit des Patienten und des krankheitsbedingten metabolischen Traumas durch Bewertung der Komponenten Nährstoffbilanz, Körperzusammensetzung, Entzündungsaktivität und Organfunktion.
- Ein präzises initiales Assessment ist für die spätere Erfolgskontrolle einer Ernährungstherapie unverzichtbar.
- Der BMI sollte nie als einziger Parameter zur Beurteilung des Ernährungszustandes verwendet werden.

Literatur

[1] Soeters PB, Reijven PLM, van Bokhorst-de van der Schueren MAE, et al. A rational approach to nutritional assessment. Clin Nutr. 2008;27:706–716.

[2] Pirlich M, Schütz T, Norman K, et al. The German hospital malnutrition study. Clin Nutr. 2006;25:563–572.

[3] Pirlich M, Schwenk A, Müller MJ, et al. DGEM-Leitlinie Enterale Ernährung: Ernährungsstatus. Aktuel Ernaehr Med. 2003;28(Suppl.1):S10-S25.

[4] Cederholm T, Jensen GL, Correia MITD, et al. GLIM criteria for the diagnosis of malnutrition – A consensus report from the global clinical nutrition community. Clin Nutr. 2019;38:1–9.

[5] Council of Europe, Committee of Ministers. Resolution ResAP(2003)3 on food and nutritional care in hospitals. https://wcm.coe.int/rsi/CM/index.jsp [letzter Zugriff: 27.10.2020].

[6] Schindler K, Pernicka E, Laviano A, et al. How Nutritional Risk Is Assessed and Managed in European Hospitals: A Survey of 21,007 Patients Findings From the 2007–2008 Cross-Sectional nutritionDay Survey. Clin Nutr. 2010;29:552–559.

[7] Marienfeld S, Wojzischke J, Zeuzem S, Bojunga J. Erfassung krankheitsbedingter Mangelernährung und Abbildung der Nebendiagnose Mangelernährung im DRG-System. Aktuel Ernahrungsmed. 2013;38:18–23.

[8] Wäsch M, Dammann I, Weiss H, et al. Obligates Screening auf Mangelernährung im Klinikalltag. Eine prospektive Evaluation. Aktuel Ernahrungsmed. 2016;41:232(abstract).

[9] Kruizenga H, van Keeken S, Weijs P, et al. Undernutrition screening survey in 564,063 patients: patients with a positive undernutrition screening score stay in hospital 1.4 d longer. Am J Clin Nutr. 2016;103:1026–32.

[10] Skipper A, FergusonM, Thompson K, Castellanos VH, Porcari J. Nutrition screening tools: an analysis of the evidence. J Parenter Enter Nutr. 2012;36:292–8.

[11] van Bokhorst-de van der Schueren MAE, Guaitoli PR, Jansma EP, de Vet HCW. Nutrition Screening Tools: Does One Size Fit All? A Systematic Review of Screening Tools for the Hospital Setting. Clin Nutr. 2014;33:39–58.

[12] Kondrup J, Allison SP, Elia M, Vellas B, Plauth M. Educational and Clinical Practice Committee, European Society of Parenteral and Enteral Nutrition (ESPEN). ESPEN guidelines for nutrition screening 2002. Clin Nutr. 2003;22:415–21.

[13] Schütz ET, Valentini L, Plauth M. Screening auf mangelernährung nach dem ESPEN-Leitlinien2002. Aktuel Ernahrungsmed. 2005;30:99–103.

[14] Kondrup J, Rasmussen HH, Hamberg O, Stanga Z. Nutritional risk screening (NRS 2002): a new method based on an analysis of controlled clinical trials. Clin Nutr. 2003;22:321–36.

[15] Guigoz Y, Vellas B, Garry PJ. Mini Nutritional Assessment: a practical assessment tool for grading the nutritional state of elderly patients. Facts and Research in Gerontology. Nutrition. 1994;Supplement:15–58

[16] Kaiser MJ, Bauer JM, Ramsch C, et al. Validation of the Mini Nutritional Assessment short-form (MNA-SF): a practical tool for identification of nutritional status. J Nutr Health Aging. 2009;13:782–8.

[17] Valentini L, Volkert D, Schütz T, et al. Leitlinie der Deutschen Gesellschaft für Ernährungsmedizin (DGEM). DGEM-Terminologie in der Klinischen Ernährung. Aktuel Ernahrungsmed. 2013;38:97–111.

[18] Hiesmayr M, Schindler K, Pernicka E, et al. Decreased food intake is a risk factor for mortality in hospitalised patients: the NutritionDay survey 2006. Clin Nutr. 2009;28:484–491.

[19] Cederholm T, Bosaeus I, Barazzoni R, et al. Diagnostic criteria for malnutrition – An ESPEN Consensus Statement. Clin Nutr. 2015;34:335–340.

[20] Leweling H. Zusammensetzung des Körpers, in Biesalski HK, ed., Ernährungsmedizin, Stuttgart, Thieme, 1995,3–12.

[21] Zhou BF, Cooperative Meta-Analysis Group of the Working Group on Obesity in C. Predictive values of body mass index and waist circumference for risk factors of certain related diseases in Chinese adults–study on optimal cut-off points of body mass index and waist circumference in Chinese adults. Biomed Environ Sci. 2002;15:83–96.

[22] WHO Technical Report Series 894. Obesity: Preventing and managing the global epidemic. Genf, 2000. https://www.who.int/nutrition/publications/obesity/WHO_TRS_894/en/ [letzter Zugriff: 24.09.19].

[23] Winter JE, MacInnis RJ, Wattanapenpaiboon N, et al. BMI and all-cause mortality in older adults: a meta-analysis. Am J Clin Nutr. 2014;99:875–90.

[24] Plauth M. Sinnvolle Meßgrößen zur Erfassung von Mangel- und Fehlernährung. In: Klinik der Gegenwart (Eds. Peter H-H, Pfreundschuh M, Philipp T, Schölmerich J, Schuster H-P, Sybrecht GW). München,Urban und Schwarzenberg,1997,XV,8,1–15.

[25] Heymsfield SB, McManus C, Smith J, Stevens V, Nixon DW. Anthropometric measurement of muscle mass: revised equations for calculating bone-free arm muscle area. Am J Clin Nutr. 1982;36:680–690.

[26] Frisancho AR. New norms of upper limb fat and muscle areas for assessment of nutritional status. Am J Clin Nutr. 1981;34:2540–5.

[27] McMillan DC. The systemic inflammation-based glasgow prognostic score: a decade of experience in patients with cancer. Cancer Treat Rev. 2013;39:534–40.

[28] Schütz T, Plauth M. Subjective Global Assessment – eine Methode zur Erfassung des Ernährungszustandes. Aktuel Ernahrungsmed. 2005;30:43–48.

3 Sarkopenie und Kachexie

Ulrike Haß, Kristina Norman

3.1 Vorbemerkung

Die Muskelatrophie steht sowohl bei der primären als auch bei der sekundären Sarkopenie im Rahmen einer Kachexie im Vordergrund und wird nebst einem Muskelmasseverlust vor allem anhand der eingeschränkten Muskelkraft und Funktion definiert. Zwar kann die Kachexie kombiniert mit einer Sarkopenie auftreten (zumal die pathophysiologischen Mechanismen teils sehr ähnlich sind) dennoch muss die Kachexie insbesondere vor dem Hintergrund der krankheitsbedingt oft hochgradigen Katabolie von den schleichenden altersassoziierten Muskelverlusten im Rahmen der primären Sarkopenie unterschieden werden.

3.2 Sarkopenie

3.2.1 Einführung

Bis zum Jahr 2060 wird bei einer sinkenden Geburtenrate und einer gleichzeitig steigenden Lebenserwartung ein demographischer Wandel in Deutschland erwartet, so dass der Anteil der älteren Bevölkerung (≥ 65-Jährige) dann ca. ein Drittel der Gesamtbevölkerung ausmachen wird. Im Sinne des *healthy* oder auch *active aging* soll den Senioren die Möglichkeit geboten werden, sich länger fit und gesund zu halten. Hierauf bezugnehmend, wird insbesondere der Erhalt der Magermasse und der Funktionsfähigkeit als relevant erachtet. Mit der steigenden Lebenserwartung wird ebenso ein Anstieg altersassoziierter Erkrankungen erwartet. Insbesondere wenn diese Erkrankungen mit entzündlichen Prozessen, vermehrter Immobilisation und verringerter Nahrungszufuhr oder Malabsorption einhergehen, ist der Muskelstatus im Sinne eines sekundären Muskelschwundes, sekundäre Sarkopenie, zusätzlich gefährdet [1]. Alles weist darauf hin, dass dieser Altersgruppe mit den zu beachtenden Komorbiditäten künftig eine besondere medizinische und pflegerische Stellung beigemessen werden muss.

3.2.2 Definition und Diagnosekriterien der Sarkopenie

Im Jahr 2016 wurde die Sarkopenie in den ICD-10 Katalog mitaufgenommen und wurde damit offiziell als Muskelerkrankung anerkannt. Die primäre Sarkopenie wird auch beschrieben als *„Hauptmerkmal der altersbedingten Mangelernährung"* [2] und ist definiert als progressiver und generalisierter Verlust an Skelettmuskelmasse und

https://doi.org/10.1515/9783110632699-003

-kraft, der sich erheblich auf die Funktionalität auswirkt [3]. Tatsächlich verläuft der Verlust von Muskelmasse nicht linear zur Muskelkraft und erklärt lediglich 5 % des Kraftverlustes im Alter [4]. Da der Kraftverlust einen größeren Einfluss auf die funktionellen Einbußen nimmt, ergibt sich auf Basis der *European Working Group on Sarcopenia in Older People* (EWGSOP2) folgende Empfehlung [3]:

> **Merke:** Die Sarkopenie ist in erster Linie anhand einer verminderten Muskelkraft festzustellen. Nach Möglichkeit wird die Sarkopenie zusätzlich anhand einer geringeren Muskelmasse und -qualität (im Sinne der Muskelarchitektur und -struktur) diagnostiziert.

Die diesbezüglichen diagnostischen Methoden werden weiter unten ausführlich abgehandelt (vgl. Kap. 3.4). Der Schweregrad der Sarkopenie lässt sich über die körperliche Leistungsfähigkeit (bspw. anhand des *Short Physical Performance Battery*, SPPB) differenzierter feststellen (Tab. 3.1).

Neben graduellen, altersbedingten Muskelmasse- und Funktionsverlusten kann außerdem eine sekundäre Sarkopenie auftreten, die einen krankheitsbedingten Muskelschwund beschreibt. Diese sekundäre Sarkopenie wird durch vermehrte Immobilität (bspw. Bettlägerigkeit), stärkere Ausschüttung pro-inflammatorischer Zytokine (z. B. bei chronisch-entzündlichen Erkrankungen) und unzureichende Nährstoffversorgung (z. B. Kauprobleme, Dysphagie, Maldigestion, Malabsorption) begünstigt [3]. Eine eindeutige Abgrenzung ist nicht immer möglich und erfordert eine stärkere Aufmerksamkeit für diese multifaktoriell bedingte, pathologische Muskel- und Funktionsabnahme.

> **Merke:** Je nach ihrer Entstehung kann die Sarkopenie entweder als primär (altersbedingt) oder sekundär (krankheitsbedingt) eingeordnet werden.

Im klinischen Alltag kann zunächst ein kurzer Screening-Fragebogen (SARC-F) bestehend aus fünf Fragen eingesetzt werden, um Risikogruppen frühzeitig identifizieren und ggf. behandeln zu können [3]. Jede Frage wird mit 0–2 Punkten bewertet, sodass eine Maximalpunktzahl von 10 Punkten erreicht werden kann. Eine Punktzahl von ≥ 4 wird als prädiktiv für die Sarkopenie angesehen.

Die Symptomatik der Sarkopenie überschneidet sich teilweise mit dem klinischen Bild des Frailty-Syndroms (Gebrechlichkeit). Dieses wird nach Fried et al. anhand eines ungewollten Gewichtsverlustes, einer verminderten Handgreifkraft, einer geringeren Ausdauer und Energie, einer verlangsamten Gehgeschwindigkeit bzw. einer reduzierten körperlichen Aktivität festgestellt [5]. Sobald drei oder mehr dieser Kriterien erfüllt sind, liegt ein Frailty-Syndrom vor (Tab. 3.1). Der Sarkopenie wird eine zentrale Rolle bei der Entstehung des Frailty-Syndroms zugeschrieben.

Tab. 3.1: Diagnosekriterien der Sarkopenie (EWGSOP2) [3] und Gebrechlichkeit (*Frailty*) nach Fried et al. [5] sowie Grenzwerte anhand der verschiedenen diagnostischen Methoden.

	Kriterien	Diagnostische Methode	Grenzwerte
Sarkopenie	verminderte Muskelkraft	Handgreifkraft	♀ < 16 kg ♂ < 27 kg
		Chair Rise Test	♀/♂ > 15 s
Bestätigung der Sarkopenie	verringerte Muskelqualität und -quantität	BIA – SMM·H^{-2}	♀ < 6,42 kg·m^{-2} ♂ < 8,87 kg·m^{-2}
		DXA – aLM – aLM·H^{-2}	♀ < 15 kg ♂ < 20 kg ♀ < 6,0 kg·m^{-2} ♂ < 7,0 kg·m^{-2}
Schweregrad der Sarkopenie	Evaluierung der körperlichen Leistungsfähigkeit	Gehgeschwindigkeit (4 m) SPPB TUG 400 Meter Gehtest	♀/♂ < 0,8 m·s^{-1} ♀/♂ ≤ 8 Pkt. ♀/♂ ≥ 20 s ♀/♂ nicht absolviert oder ≥ 6 min
Prefrail	**1–2 von 5 Kriterien:**		
Frailty	**≥ 3 von 5 Kriterien:**		
	1) anamnestisch ungewollter Gewichtsverlust		♀/♂ ≥ 5 % in 12 Monaten
	2) verminderte Handgreifkraft		♀ < 18 kg ♂ < 28 kg
	3) anamnestisch: subjektive Erschöpfung/geringere Energie		
	4) verlangsamte Gehgeschwindigkeit		♀/♂ < 0,8 m·s^{-1}
	5) anamnestisch: verminderte körperliche Aktivität		♀/♂ < 150 min·Woche^{-1}

aLM·H^{-2} = appendikuläre Magermasse bezogen auf die Körperlänge (H); BIA = Bioelektrische Impedanzanalyse; DXA = Dual X-Ray Absorptiometry; SMM·H^{-2} = Skelettmuskelmasse bezogen auf die Körperlänge (H); SPPB = Short Physical Performance Battery; TUG = Timed Up-and-Go.

3.2.3 Pathophysiologische Hintergründe

Es ist bekannt, dass die physiologischen Alterungsprozesse insgesamt mit einer Veränderung der Körperzusammensetzung einhergehen. Während die Fettmasse im Alter zunimmt, nimmt die Muskelmasse tendenziell ab. Dabei haben Frauen nach der Menopause aufgrund des erniedrigten Östrogenspiegels ein erhöhtes Risiko, an Fettmasse zuzunehmen. Männer sind hingegen stärker von einem Muskelmasse- und Muskelkraftverlust betroffen. Insgesamt wird ein schnellerer Verlust an Muskelkraft (ca. 3 % p. a.) als an Muskelmasse (ca. 1 % p. a.) beobachtet [4].

Neben genetischen Prädispositionen tragen sowohl pathophysiologische Faktoren wie endokrine Störungen, Komorbiditäten, Entzündungsreaktionen oder Insulinresistenz, als auch Lebensstilfaktoren wie Ernährung und Bewegungsmangel zur Pathogenese der Sarkopenie bei [6].

Merke: Bereits nach zwei Wochen reduzierter körperlicher Aktivität nimmt bei gesunden über 65-Jährigen die Muskelproteinsynthese um 26 % und daraus resultierend die Masse der Beinmuskulatur um 4 % ab [7].

Der Bewegungsmangel wird als eine Hauptursache für die Entwicklung der Sarkopenie angesehen. Geht diese mit dem altersbedingt erhöhten Auftreten von freien Radikalen und mitochondrialen Defekten einher, führt dies zusätzlich zu apoptotischem Muskelzellverlusten [6].

Auf Muskelfaserniveau erklärt insbesondere ein Verlust der kraftvollen Myosin-heavy chain (MyHC) Typ-2 Muskelfasern mit einer Verschiebung hin zu einem größeren Anteil an MyHC Typ-1 Fasern die Abnahme der Muskelkraft bei Senioren mit primärer Sarkopenie [8]. Im Zuge des Typ-2 Muskelfaserverlustes kommt es außerdem zu einem Untergang der Motoneurone, wodurch die Innervierung des Muskels gestört ist. Beachtenswert ist zudem die Myosteatose, eine Fettinfiltration des Muskelgewebes, die unabhängig von der subkutanen Fettmasse mit steigendem Lebensalter und Immobilität zunimmt und ebenso wie die veränderte Verteilung der Fasertypen die Muskelqualität negativ beeinflusst [9].

Verschiedene Studien zeigen übereinstimmend einen Zusammenhang zwischen erhöhten Entzündungsmarkern im Alter und dem Verlust von Muskelmasse und -kraft bei Senioren. Für diese durch die langfristig erhöhte Inflammation hervorgerufenen Alterungsprozesse ist unlängst der Begriff des *Inflamm-Aging* geprägt worden [10]. Die altersassoziierte Zunahme der viszeralen Fettmasse wird als eine Erklärung für diese altersbedingten, chronisch leicht erhöhten Entzündungsmarker herangezogen. In diesem Zustand werden verstärkt muskeleigene katabole Mediatoren wie Myostatin und pro-*Inflamm-Aging*nflammatorische Zytokine, insbesondere Tumor-Nekrose-Faktor alpha (TNFα), Interleukin (IL)-6 und C-reaktives Protein (CRP), ausgeschüttet. Diese stimulieren über den proteolytischen Ubiquitin-Proteasom-Signalweg (UPS) nicht nur den Proteinabbau im Muskel, sondern unterdrücken gleichzeitig die Proteinsynthese durch eine Hemmung von Initiationsfaktoren [11]. Unter physiologischen Verhältnissen entfaltet die Zufuhr von Aminosäuren zusammen mit endogenem Insulin eine anabole Wirkung auf den Proteinstoffwechsel. Eine Entzündungskonstellation begünstigt hingegen eine Insulinresistenz des Muskelgewebes, die außerdem durch die voranschreitende Myosteatose potenziert wird.

Merke: Bei der mit steigendem Alter beobachteten „anabolen Resistenz" zeigt sich eine herabgesetzte myofibrilläre Proteinsynthese als Antwort auf die alimentäre Zufuhr von Aminosäuren, sodass die Muskelzellen auf den anabolen Stimulus der Aminosäuren nur attenuiert ansprechen und deshalb eine erhöhte Proteinzufuhr notwendig wird.

Durch eine verminderte Produktion und Wirksamkeit von Wachstumshormonen (*growth hormone, insulin-like growth factor*) sowie eine verringerte Produktion von Sexualhormonen (Östrogen, Testosteron) gehen im Alter weitere anabole Stimuli verloren [6]. Hinzu kommt ein altersbedingter physiologischer Appetitverlust (*anorexia of aging*), dessen Entstehung teilweise, aber nicht allein mit den zirkulierenden proinflammatorischen Zytokinen in Zusammenhang gebracht wird [12]. Der Appetitverlust führt zu Nährstoffdefiziten und einer geringeren Energie- und Proteinaufnahme, wodurch dieser anabole Stimulus der Proteinsynthese in der Muskulatur abgeschwächt wird (Abb. 3.1).

Inzwischen wird zusätzlich ein verändertes Mikrobiom als mögliche Ursache für die altersbedingte Sarkopenie in Betracht gezogen und im Konzept einer „Darm-Muskel-Achse" diskutiert [13]. Hierbei scheinen insbesondere eine reduzierte körperliche Aktivität, (Mal-)Absorption und die Produktion verschiedener Metabolite (z. B. kurzkettige Fettsäuren wie Butyrat als muskuläre Energiequelle) eine Rolle zu spielen.

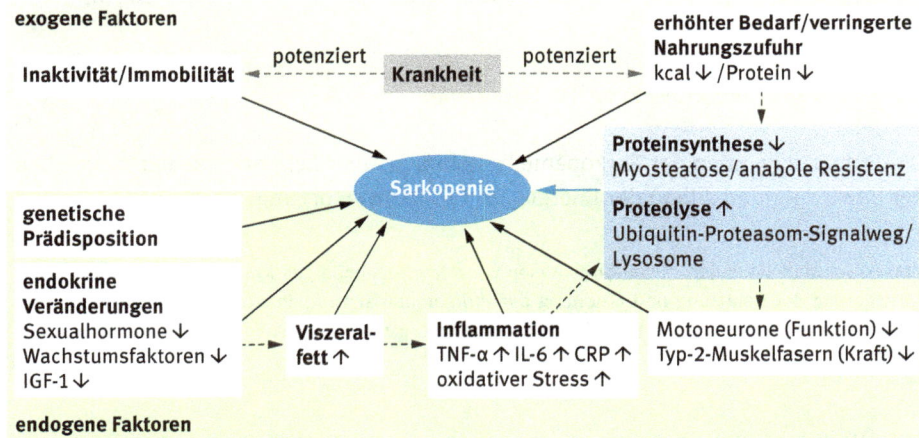

Abb. 3.1: Ursachen der Sarkopenie. CRP = C-reaktives Protein; IGF-1 = Insulin-like Growth Factor-1; IL-6 = Interleukin-6; kcal = Kilokalorien; TNF-α = Tumor Nekrose Faktor-α.

3.2.4 Prävalenz

Die beobachteten Prävalenzen hängen stark von den benutzten Messmethoden, Diagnosekriterien und der jeweiligen Population ab (vgl. Tab. 3.1). Weltweit betrachtet variiert die Prävalenz der Sarkopenie von 10 % bei selbstständig lebenden gesunden älteren Menschen über 23 % bei stationär aufgenommenen Patienten bis hin zu 38 % bei Pflegeheimbewohnern [14]. Unter gastroenterologischen Patienten kann eine substanzielle Sarkopenie laut EWGSOP Kriterien in bis zu 32 % der Fälle nachgewiesen werden [15].

3.2.5 Folgen und Auswirkungen der Sarkopenie

Die Muskelfunktion ist ausschlaggebend für die persönliche Autonomie und die damit verbundene Lebensqualität. Die Verschlechterung der körperlichen Funktionalität trägt nicht nur maßgeblich zu einer erhöhten Sturz- und Frakturinzidenz im Alter bei [16], sondern sie erhöht auch die Angst vor dem Hinfallen, welche abermals eine Minderung der Lebensqualität nach sich zieht [17]. Letztlich endet die Sarkopenie in einem Teufelskreis aus Mobilitätseinschränkungen und Stürzen, längeren Krankenhausaufenthalten und verzögerter Rekonvaleszenz in einem erhöhten Risiko für postoperative Komplikationen und Infektionen sowie erhöhten Morbiditäts- und Mortalitätsrisiken, die in summa auch das Gesundheitssystem finanziell belasten [18].

3.2.6 Therapie und Prävention der Sarkopenie

Die Primärprävention der Sarkopenie besteht aus einer Lebensweise mit ausreichender Bewegung und adäquater Energie- und Proteinversorgung.

Merke: In der Sekundärprävention kommen vor allem regelmäßiges Krafttraining mit moderater Steigerung der Belastung und Erhöhung der Proteinqualität zum Einsatz unter Verwendung von Aminosäuren, die wie Leuzin (vgl. Kap. 5.4.7) die Proteinbilanz der Skelettmuskulatur verbessern sollen.

Grundlage ist immer die optimale Kontrolle von akuten und chronischen, insbesondere mit anhaltender Entzündung einhergehenden, Krankheiten sowie eine konsequente Frühmobilisation und Ernährungstherapie [19].

3.3 Kachexie

3.3.1 Einführung

Wortwörtlich aus dem Griechischen übersetzt bedeutet Kachexie „schlechter Zustand". Weitere gängige aber eher veraltete Bezeichnungen sind „Wasting-Syndrom" bzw. „Auszehrungskrankheit". All diese Begrifflichkeiten sollen zum Ausdruck bringen, dass die Kachexie die ausgeprägteste Form einer krankheitsassoziierten Protein-Energie-Mangelernährung darstellt. Sie manifestiert sich in einem relevanten Verlust an (Fett- und) Skelettmuskelmasse, welcher zu voranschreitenden Muskelfunktionsverlusten führt [20]. Die Kachexie ist als chronisches und multifaktorielles *„komplexes metabolisches Syndrom"* anzusehen [21], das sich durch ein Zusammenspiel von Anorexie und früher Sättigung, Stoffwechsel- und Hormonstörungen, systemischer Inflammation und einem rapiden Proteinkatabolismus auszeichnet. Im Zuge einer differenzierteren Betrachtung der Sarkopenie abseits vom altersassoziierten Muskelschwund wird auch eine Überschneidung von sekundären (krankheitsbedingten) Muskelfunktionsverlusten mit präkachektischen Symptomen diskutiert [1].

3.3.2 Definition und Diagnosekriterien der Kachexie

Merke: Der abnorme ungewollte Gewichtsverlust ist das Leitsymptom der Kachexie und geht in vielen Fällen ihrer Diagnosestellung voraus.

Das Ausmaß des ungewollten Gewichtsverlustes in den vorangegangenen sechs Monaten hat eine große diagnostische Bedeutung. Ein Verlust von > 5 % wurde als Grenzwert gesetzt, um eine Differenzierung zur Präkachexie (≤ 5 %) vorzunehmen [20]. Der Gewichtsverlust kann durch Ödeme maskiert sein. Voraussetzung für eine manifeste Kachexie ist zudem der Nachweis von verminderter Nahrungszufuhr und systemischer Inflammation. Als refraktär und irreversibel wird die Kachexie bei einem Gewichtsverlust von > 25 % eingestuft; sie ist dann mit einer Lebenserwartung von weniger als drei Monaten verbunden [20]. Die *Cachexia Consensus Working Group* schlägt eine Klassifizierung je nach Gewichtsverlust in den vorangegangen 12 Monaten in milde (> 5 %), moderate (> 10 %) oder schwere Kachexie (> 15 %) vor, um das kontinuierliche Fortschreiten der Kachexie im Verlauf einer konsumierenden Krankheit zum Ausdruck zu bringen [21] (Abb. 3.2).

In einer zunehmend adipösen Gesellschaft sollte der ungewollte Gewichtsverlust auch bei adipösen Menschen ernst genommen werden. Denn Übergewicht oder Adipositas können einen relevanten Muskelverlust maskieren (sarkopene Adipositas) und schützen somit nicht vor der Entwicklung einer Kachexie mit ihrem erhöhten Sterblichkeitsrisiko [22].

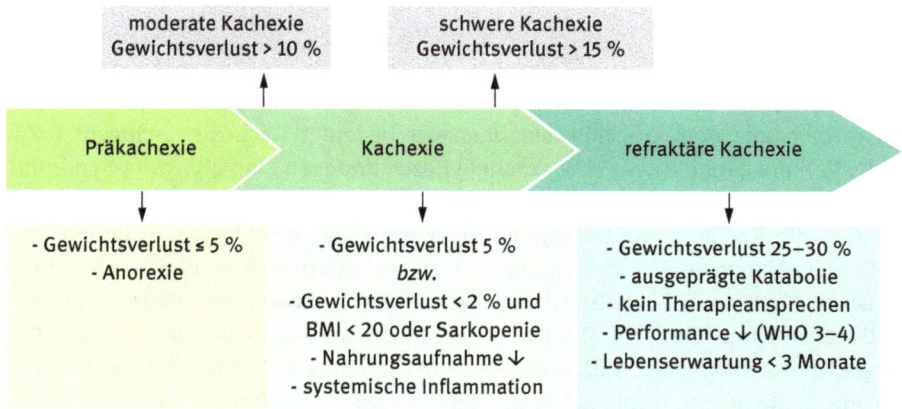

moderate Kachexie Gewichtsverlust > 10 %		schwere Kachexie Gewichtsverlust > 15 %	

Präkachexie	Kachexie	refraktäre Kachexie

| - Gewichtsverlust ≤ 5 %
- Anorexie | - Gewichtsverlust 5 %
bzw.
- Gewichtsverlust < 2 % und
BMI < 20 oder Sarkopenie
- Nahrungsaufnahme ↓
- systemische Inflammation | - Gewichtsverlust 25–30 %
- ausgeprägte Katabolie
- kein Therapieansprechen
- Performance ↓ (WHO 3–4)
- Lebenserwartung < 3 Monate |

Abb. 3.2: Das Kachexiekontinuum nach Fearon et al. [20] – Ein Syndrom, das im Vorstadium oft mit unbemerkten oder nicht ernstgenommenen Frühzeichen beginnt, sich im Verlauf manifestiert und auf verschiedene Dimensionen auswirkt, bis der Prozess irreversibel wird und schließlich tödlich endet. BMI = Body-Mass-Index; WHO = Weltgesundheitsorganisation.

Merke: Bei adipösen Krebspatienten erfordert die Kachexiediagnostik neben der Beurteilung des Gewichtsverlaufs auch die Evaluierung des Nahrungsverzehrs, der Körperzusammensetzung sowie der eingeschränkten körperlicher Funktionalität.

Für Patienten mit Tumorerkrankungen ist in dieser Hinsicht eigens das *Patient-Generated Subjective Global Assessment* als kombiniertes Instrument entwickelt worden [23].

3.3.3 Pathophysiologische Hintergründe

Im Vordergrund der Kachexie steht ein Ungleichgewicht zwischen pro-inflammatorischen (z. B. IL-6, TNF-α, Interferon-γ) und anti-inflammatorischen Zytokinen (z. B. IL-10, IL-12), das in einer systemischen Entzündungsreaktion resultiert. Diese wird für Stoffwechselveränderungen verantwortlich gemacht, die in einer krankheitsassoziierten Appetitlosigkeit und einem progressivem Gewichts- und Muskelmasseverlust münden [24]. Die Kachexie muss daher von der reinen Unterernährung (im Sinne einer umkehrbaren Fehlernährung) abgegrenzt werden und begründet, weshalb eine manifeste Kachexie nicht durch konventionelle Ernährungstherapie reversibel ist [20].

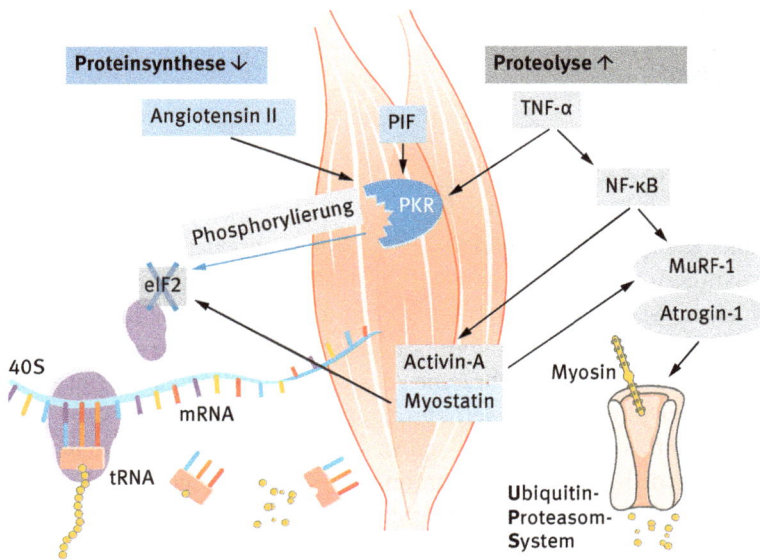

Abb. 3.3: Charakteristische Pathophysiologie der Kachexie. Der Verlust an Muskelmasse resultiert einerseits aus einer gehemmten Proteinsynthese (linke Seite) und andererseits aus einem gesteigerten Muskelproteinabbau (rechte Seite). eIF2 = eukaryotischer Initiationsfaktor 2; MuRF-1 = Muscle Ring Finger-1; NF-κB = nukleärer Faktor Kappa-beta; PIF = Proteolyse-induzierender Faktor; PKR = Protein Kinase R; TNF-α = Tumor Nekrose Faktor-α.

Merke: Der charakteristische massive Muskelmasseverlust im Rahmen der Kachexie ist zum einen durch eine unterdrückte Proteinsynthese und zum anderen durch eine verstärkte Proteolyse begründet (Abb. 3.3).

IL-6 gehört zum klassischen Bild der Tumorkachexie und wird auch als *end of stage*-Marker bezeichnet, da seine Plasmaspiegel in der terminalen Krankheitsphase überproportional ansteigen [25]. Als Myokin spielt es außerdem eine wesentliche Rolle beim Muskelverlust, da es nicht nur Ubiquitin-mRNA-Spiegel erhöht, sondern auch proteolytische lysosomale Signalwege aktiviert.

TNF-α, anfänglich *Kachektin* genannt, hemmt die Differenzierung von Adipozyten und Myozyten, fördert eine Fettzellatrophie bei gleichzeitiger Insulinresistenz und treibt den Muskelabbau über das UPS an [24]. Neben Glukokortikoiden, Interleukinen und TNF-α kann außerdem der tumorassoziierte und auf die Skelettmuskulatur zielende Proteolyse-induzierende Faktor (PIF) zum Tragen kommen. Als katabole Myokine hemmen Activin und Myostatin die Muskelproliferation und -differenzierung und stimulieren proteolytische Signalwege sowie die Produktion von Ubiquitin-Ligasen [24]. In summa bewirken die Prozesse der Kachexie eine Verminderung des Myosinanteils in den Muskelfasern und damit eine Abnahme ihrer Größe. Im Gegensatz zur Sarkopenie verschiebt sich das Verhältnis von den langsameren Typ-1 Muskelfasern zu den schnelleren MyHC Typ-2 Fasern; dieser Befund könnte einen Funktionserhalt erklären [26].

3.3.4 Prävalenz der Kachexie

Die infolge anaboler Resistenz und tumorinduzierter Stoffwechselveränderungen verminderte Proteinsynthese sowie die antineoplastische Therapie können einen negativen Effekt auf Muskelmasse und -funktion haben und werden zum Teil direkt mit einer Muskel- oder Nervenschädigung in Verbindung gebracht [27]. Demnach besteht insbesondere bei Patienten mit fortgeschrittenen malignen Tumoren ein erhöhtes Risiko für eine krankheitsbedingte Mangelernährung und Ausbildung einer Kachexie. Je nach Tumorentität und -stadium sowie diagnostischen Kriterien werden Prävalenzen dieser krankheitsassoziierten Mangelernährung von zum Teil über 80 % ermittelt [28]. Patienten mit Malignomen des Verdauungstrakts und mit fortgeschrittener Tumorerkrankung sind am häufigsten von einer Kachexie betroffen (Tab. 3.2). Neben Krebspatienten sind Patienten mit anderen chronisch konsumierenden Erkrankungen (Tuberkulose, AIDS, fortgeschrittene Leber-, Herz-, Nieren- und Lungeninsuffizienz) prädestiniert für die Entwicklung einer Kachexie [29].

Tab. 3.2: Kachexieprävalenz bei Patienten mit verschiedenen Krebserkrankungen nach Stewart et al. [28].

Krebserkrankung	Prävalenz
Magenkrebs	85 %
Pankreaskrebs	83 %
Nicht-kleinzelliger Lungenkrebs	61 %
Kleinzelliger Lungenkrebs	57 %
Prostatakrebs	56 %
Dickdarmkrebs	54 %
Hochmalignes Non-Hodgkin Lymphom	48 %
Sarkom	40 %
Akute, nicht-lymphatische Leukämie	39 %
Brustkrebs	36 %
Niedrigmalignes Non-Hodgkin Lymphom	31 %

3.3.5 Folgen und Auswirkungen der Kachexie

Ein Gewichtsverlust von mehr als 10–15 % geht bei onkologischen Patienten mit einem längeren Krankenhausaufenthalt und größeren postoperativen Komplikationen einher [30]. Im Zuge des vermehrten Proteinkatabolismus und des übermäßigen Muskelverlustes wirkt sich die Kachexie negativ auf die körperliche Funktionalität aus und reduziert nachweislich den Therapieerfolg [31]. Darüber hinaus nimmt mit zunehmendem Gewichtsverlust das als *Fatigue* bezeichnete Erschöpfungssyndrom zu und die Lebensqualität sowie die Lebenserwartung der Betroffenen zusehends ab [32].

> **Merke:** Bei Krebspatienten gehen schätzungsweise 20 % der Todesfälle allein auf die Tumorkachexie zurück. Weltweit wird die Kachexie für 1,5–2 Millionen Todesfälle jährlich verantwortlich gemacht.

3.4 Diagnostische Verfahren

3.4.1 Handgreifkraft

Mittels Zusammendrücken eines Dynamometers über die Dauer von 5 Sekunden kann die Handgreifkraft schnell und reproduzierbar als Bedside-Methode ermittelt werden. Eine standardisierte Messung in sitzender Position mit Ausrichtung des zu vermessenden Armes im 90° Winkel ist entscheidend für ein zuverlässiges Ergebnis. Üblicherweise werden drei Kraftmessungen der dominanten Hand ausgeführt und der Maximalwert zur Interpretation unter Benutzung von Referenzwerten verwendet [33]. Zur Diagnosestellung der Sarkopenie gibt die EWGSOP2 den Grenzwert einer Kraftleistung von < 16 kg für Frauen und < 27 kg für Männer an [3] (Tab. 3.1). Die *European Society for Clinical Nutrition and Metabolism* (ESPEN) empfiehlt dahingegen die Handgreifkraft im Verhältnis zum Body-Mass-Index (BMI) und in Bezug auf das Geschlecht differenzierter zu interpretieren [2].

Im Rahmen der großen *Established Population for the Epidemiological Study of the Elderly* (EPESE)-Langzeitstudie zeigte sich bei Senioren eine inverse Assoziation von Handgreifkraft und Gesamtmortalität mit einer höheren Überlebenswahrscheinlichkeit bei höherer Handgreifkraft [34].

> **Merke:** Bei Senioren ging die Zunahme der Handgreifkraft pro 1 kg mit einer Reduzierung des Mortalitätsrisikos um 3 % einher.

3.4.2 Short Physical Performance Battery (SPPB)

Im Zuge der EPESE-Studie publizierten Guralnik et al. erstmalig die SPPB, die drei bereits etablierte Tests kombiniert und sie durch die Ermittlung einer Gesamtpunktzahl (max. 12 Punkte) zusammenfasst [35]. Durch Evaluierung des Gleichgewichts, der Gehgeschwindigkeit und der Fähigkeit, wiederholt von einem Stuhl aufzustehen (*Chair Rise Test*), kann in 10–15 Minuten die Funktionalität der unteren Extremitäten ermittelt werden. Je höher die Punktzahl, desto geringer sind die Einschränkungen in der Mobilität und im alltäglichen Leben und umso kleiner ist das Risiko einer zukünftigen Hilfs- und Pflegebedürftigkeit [35]. Zur objektiven Verlaufsbeurteilung kann die SPPB einige Zeit später wiederholt werden. Die SPPB wird zur Feststellung des Schweregrades einer Sarkopenie empfohlen (EWGSOP2). Demnach gelten funktionelle Einschränkungen als schwer bei ≤ 6 Punkten, als moderat bei 7–9 Punkten und als leicht bzw. nicht vorhanden bei ≥ 10 Punkten [36]; der Grenzwert für die Sarkopenie liegt bei 8 Punkten (EWGSOP2).

Gleichgewicht

Für die Punktevergabe zur Bewertung des Gleichgewichts müssen drei Standpositionen jeweils für 10 Sekunden eingenommen werden. Es wird im geschlossenen Stand begonnen (Füße nebeneinander). Dann werden die Füße semi-tandem (Großzehe des hinteren Fußes auf Höhe der Ferse des vorderen Fußes) und schließlich hintereinander (tandem) positioniert (Abb. 3.4).

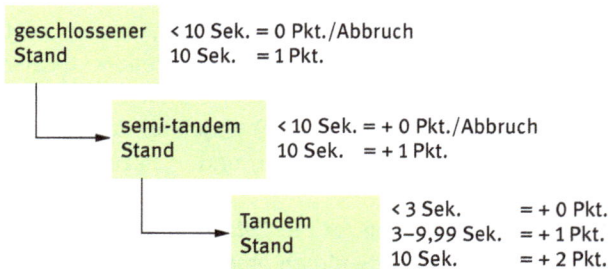

geschlossener Stand
< 10 Sek. = 0 Pkt./Abbruch
10 Sek. = 1 Pkt.

semi-tandem Stand
< 10 Sek. = + 0 Pkt./Abbruch
10 Sek. = + 1 Pkt.

Tandem Stand
< 3 Sek. = + 0 Pkt.
3–9,99 Sek. = + 1 Pkt.
10 Sek. = + 2 Pkt.

Abb. 3.4: Punktevergabe für den Gleichgewichtstest innerhalb des *Short Physical Performance Battery* nach Guralnik et al. [35]. Der Gleichgewichtstest wird schrittweise absolviert. Sobald eine Übung nicht innerhalb von 10 Sekunden oder ohne Hilfe ausgeführt werden kann, wird der Test abgebrochen und es werden keine (weiteren) Punkte vergeben.

Gehgeschwindigkeit

Zur Ermittlung der Gehgeschwindigkeit absolviert der Patient zweimal nacheinander eine Strecke von 4 Metern in seiner selbstgewählten normalen Laufgeschwindigkeit. Hierzu wird ein ruhiger, ebener Flur mit der abgesteckten Gehstrecke und eine Stoppuhr benötigt. Bei der Ausführung des Gehgeschwindigkeitstests darf der Patient seine üblichen Gehhilfen verwenden. Die für das Ablaufen der Strecke benötigte Zeit wird gestoppt; für die Punktevergabe innerhalb der SPPB wird der schnellere von beiden Durchläufen genutzt. Da stationär aufgenommene Patienten erwartungsgemäß eine herabgesetzte Leistungsfähigkeit aufweisen [37], kann für diese Population die auf 2,44 m verkürzte Gehstrecke mit entsprechend angepassten Grenzwerten benutzt werden (Tab. 3.3). Eine Gehgeschwindigkeit von < 0,8 m·s⁻¹ gilt als Kriterium einer Sarkopenie bzw. einer relevanten allgemeinen funktionellen Einschränkung [3] (Tab. 3.1).

Tab. 3.3: Grenzwerte und Punktevergabe innerhalb der *Short Physical Performance Battery* für die Gehgeschwindigkeit in der normalen Bevölkerung nach Guralnik et al. [35] und bei stationären Patienten nach Fisher et al. [37].

	Gehgeschwindigkeit über 4 m normale Bevölkerung	Gehgeschwindigkeit über 2,44 m stationäre Patienten
0 Punkte	nicht absolviert	nicht absolviert
1 Punkt	> 8,7 s (< 0,46 m·s⁻¹)	≥ 9,1 s (≤ 0,26 m·s⁻¹)
2 Punkte	6,21–8,7 s (0,47–0,64 m·s⁻¹)	6,8–9,0 s (0,27–0,35 m·s⁻¹)
3 Punkte	4,82–6,2 s (0,65–0,82 m·s⁻¹)	4,1–6,7 s (0,36–0,60 m·s⁻¹)
4 Punkte	< 4,82 s (≥ 0,83 m·s⁻¹)	≤ 4,0 s (≥ 0,61 m·s⁻¹)

Chair Rise Test (CRT)

Der CRT ist ein besonders einfacher, kostengünstiger und innerhalb der Gerontologie fest etablierter Test zur Ermittlung der Mobilität. Verwendet wird ein Stuhl ohne Armlehnen mit normaler Sitzhöhe (ca. 46 cm) und eine Stoppuhr. Für die Ausführung des Tests sind zwar in erster Linie Beinkraft und Muskelleistung nötig, aber auch Koordination und Gleichgewicht, so dass der CRT die globale körperliche Funktionalität abbilden kann.

Merke: Der Chair Rise Test kann sowohl als Komponente der SPPB als auch als singulärer Test eingesetzt werden.

Aus Sicherheitsgründen sollte zunächst ein Probelauf stattfinden, um Gleichgewichtsstörungen und ein damit einhergehendes Verletzungsrisiko während des Tests auszuschließen. Wenn es dem Patienten dabei gelingt, mit verschränkten Armen aus der sitzenden Position heraus vom Stuhl aufzustehen, findet anschließend die eigentliche Evaluierung statt. Hierzu wird entweder die Zeit gestoppt, die der Patient benötigt, um diesen Vorgang fünfmal nacheinander so schnell wie möglich zu wiederholen (Tab. 3.4) oder es wird die Anzahl der Wiederholungen gezählt, die der Patient innerhalb von 30 Sekunden absolviert. Je kürzer die gestoppte Zeit bzw. je höher die Anzahl der Wiederholungen, desto besser ist die Funktionalität des Patienten. Für stationär aufgenommene Patienten können abermals angepasste Grenzwerte benutzt werden [37] (Tab. 3.4).

Tab. 3.4: Grenzwerte der benötigten Zeit [s] und Punktevergabe für den Chair Rise Test innerhalb der *Short Physical Performance Battery* für die normale Bevölkerung nach Guralnik et al. [35] und für stationäre Patienten nach Fisher et al. [37].

	normale Bevölkerung	stationäre Patienten
0 Punkte	nicht absolviert	nicht absolviert
1 Punkt	≥ 16,7 s	≥ 27,3 s
2 Punkte	13,7–16,6 s	18,9–27,2 s
3 Punkte	11,2–13,6 s	16,8–18,8 s
4 Punkte	≤ 11,1 s	≤ 16,7 s

3.4.3 Körperzusammensetzung

Als Goldstandard zur Ermittlung der Skelettmuskelmasse gelten derzeit die Magnetresonanztomographie (MRT) oder die Computertomographie (CT). Der Einsatz beider Techniken ist allerdings durch hohe Kosten bzw. Strahlenbelastung (CT) limitiert, so dass sie allein aus der Indikation einer Körperzusammensetzungsanalyse außerhalb von Studien nicht zum Einsatz kommen. Wenn jedoch im Rahmen des Tumor-Stagings oder aus einer anderen Indikation ein abdominales CT oder MRT angefertigt wird, kann es ebenfalls zur Analyse der Körperzusammensetzung genutzt werden. Aufgrund ihrer kostengünstigen, schnellen und unkomplizierten Anwendung werden die Bioelektrische Impedanzanalyse (BIA) bzw. die Bioelektrische Impedanzvektoranalyse (BIVA) und die Dual X-ray Absorptiometry (DXA) sowohl im klinischen als auch wissenschaftlichen Alltag bevorzugt eingesetzt.

Computertomographie

Mit Hilfe einer speziellen Software kann aus Transversalschnitten in Höhe des 3. Lendenwirbelkörpers die Skelettmuskelfläche ermittelt und in Relation zur Körperlänge als Skelettmuskelindex (in $cm^2 \cdot m^{-2}$) angegeben werden. Sie ist repräsentativ für die Skelettmuskelmasse des gesamten Körpers [38]. Hierzu haben sich in der klinischen Diagnostik vor allem die Referenzwerte durchgesetzt, die bei Patienten mit Tumorerkrankungen hinsichtlich eines schlechteren Verlaufs bzw. einer erhöhten Mortalität prädiktiv sind (Tab. 3.5).

Tab. 3.5: Referenzwerte für den Skelettmuskelindex (cm²·m⁻²) im Querschnitt auf der Höhe des 3. Lendenwirbels mit Computertomographie, stratifiziert nach Body Mass Index (BMI) nach Martin et al. [39].

	Unter- und Normalgewicht (BMI: < 24,9 kg·m⁻²)	Übergewicht und Adipositas (BMI: > 25 kg·m⁻²)
Frauen	< 41 cm²·m⁻²	< 41 cm²·m⁻²
Männer	< 43 cm²·m⁻²	< 53 cm²·m⁻²

Dual X-ray Absorptiometry (DXA)

Die DXA ist ein radiologisches Verfahren, das ursprünglich zur Osteodensitometrie entwickelt wurde und eine geringe Strahlendosis für den Patienten (1030 µS) verursacht. Dabei wird die Strahlungsabsorption des durchstrahlten Körperteils gemessen und es können so die drei Kompartimente Fettmasse, fettfreie Masse und Knochenmineralmasse analysiert werden. Mit der DXA kann innerhalb weniger Minuten ein umfassendes Abbild der appendikulären Magermasse (aLM) (d. h. fettfreie Masse der Arme und Beine ohne Knochenmasse) erstellt werden. Die aLM dient hierbei als Indikator für die Muskelmasse und wird in Bezug auf die Körperlänge als Skelettmuskelindex angegeben (Tab. 3.6). Bei adipösen oder sehr alten Menschen reflektiert die Magermasse die Muskelmasse nicht im selben Maß, da der Muskelanteil an der Magermasse mit steigendem Lebensalter sinkt und bei Adipositas der Anteil an Bindegewebe zunimmt. Daher wird empfohlen, die Magermasse bei übergewichtigen und adipösen Menschen zur Diagnostik der Sarkopenie nicht allein anhand der Körperlänge zu standardisieren, sondern anhand des BMI (Tab. 3.6).

Tab. 3.6: Referenzwerte für die appendikuläre Magermasse (aLM) stratifiziert nach Körperlänge (H) nach Baumgartner et al. [40] und BMI nach NIH [41].

	aLM·H⁻²	aLM·BMI⁻¹
Frauen	5,45 kg·m⁻²	< 0,512
Männer	7,26 kg·m⁻²	< 0,789

BMI = Body Mass Index; NIH = National Institute of Health.

Bioelektrische Impedanzanalyse (BIA)

Das Prinzip der BIA beruht auf der Messung des Widerstandes (Impedanz Z) des menschlichen Körpers gegen einen schwachen elektrischen Wechselstrom (0,8 mA bei 50 Hz). Die einzelnen Körperbestandteile unterscheiden sich in ihrer Leitfähigkeit. Vereinfachend betrachtet, fungieren intra- und extrazelluläre Flüssigkeiten als Ohmsche Widerstände (Messgröße Resistanz R), während die Zellmembranen wie

Kondensatoren wirken (Messgröße Reaktanz Xc). Aus den gemessenen Impedanz-parametern Resistanz und Reaktanz können unter Berücksichtigung von Alter, Ge-schlecht, Körperlänge und Körpergewicht mit Hilfe von Regressionsformeln und ei-ner Reihe von Annahmen verschiedene Körperkompartimente wie Muskelmasse oder Körperzellmasse berechnet werden. Die BIA misst die Muskelmasse demnach nicht direkt. Für den Rückschluss auf fettfreie Masse und Fettmasse anhand der Hydrie-rung besteht beispielsweise die Annahme, dass der Wassergehalt der fettfreien Mas-se des menschlichen Körpers konstant bei 73 % liegt. Des Weiteren sollte der BMI zwischen 16 und 34 kg·m^{-2} liegen und es sollten keine extremen Körperzusammen-setzungen (z. B. Bodybuilder) oder größere Flüssigkeits- und Elektrolytverschiebun-gen vorliegen. Bei gewissen Krankheitsbildern bzw. Populationen sind nicht immer alle Voraussetzungen erfüllt, die zur validen Berechnung der Körperkompartimente gegeben sein müssten. Daher haben die Impedanzrohwerte, insbesondere der Pha-senwinkel, zunehmend an Bedeutung in der Forschung zur Körperzusammensetzung gewonnen. Der Phasenwinkel bildet das Verhältnis von Reaktanz zu Resistanz ab (Abb. 3.5) und liefert somit Informationen über den Zustand der Gewebshydratation sowie der Integrität von Zellmembranen und interzellulären Verbindungen.

Die Verwendung des Phasenwinkels hat den Vorteil, dass alle den Formeln zur Berechnung der Körperkompartimente inhärenten Fehlerquellen entfallen. Da der Phasenwinkel von Alter, Geschlecht und BMI abhängig ist, muss für seine Beurtei-lung auf entsprechend stratifizierte Referenzwerte zurückgegriffen werden [42].

Merke: Für den Phasenwinkel hat sich inzwischen der Grenzwert der 5. Perzentile als Outcome-relevantes Kriterium bewährt; Patienten mit Phasenwinkelwerten unterhalb der 5. Perzentile wei-sen ein bis zu 4-fach erhöhtes Mortalitätsrisiko auf [43].

Außerdem können die Referenzwerte zur Normalisierung individueller Phasenwinkel herangezogen werden. Derart standardisierte Phasenwinkelwerte (individueller Pha-senwinkel – Mittelwert des Referenzkollektives/Standardabweichung des Referenz-kollektives) erlauben eine Darstellung der Abweichung des individuellen Phasenwin-kels vom Referenzkollektiv und einen alters- und geschlechtsunabhängigen Ver-gleich zwischen Personen.

Eine weitere Betrachtungsweise der Impedanzparameter ist die der Bioelektri-schen Impedanzvektoranalyse (BIVA) [44]. Dabei werden Resistanz (R) und Reaktanz (Xc) ins Verhältnis zur Körperlänge (H) gesetzt (R/H und Xc/H) und als bivariater

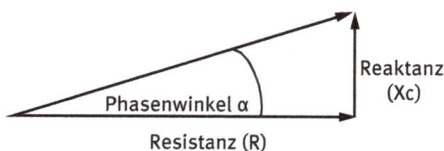

Abb. 3.5: Theoretische Herleitung des Phasenwinkels.

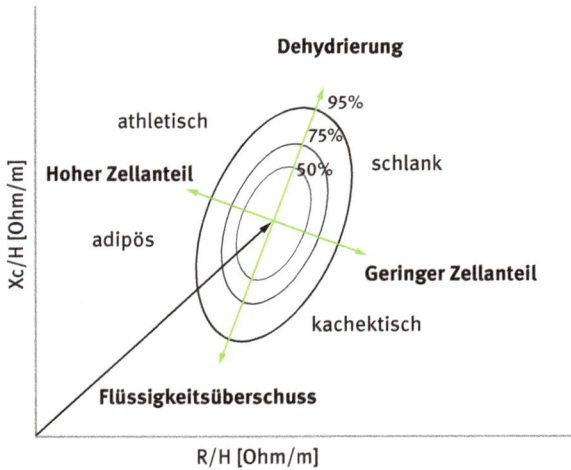

Abb. 3.6: Interpretation der individuellen Vektorposition nach Piccoli et al. [44]. Referenzwerte sind in Form von 50., 75. und 95. Referenz-Toleranzellipsen gesunder Populationen dargestellt; Xc = Reaktanz; R = Resistanz.

Vektor in einem zweidimensionalen Koordinatensystem aufgetragen (Abb. 3.6). Die Lage des Vektors gibt Aufschluss über Hydratationszustand und Körperzellmasse.

Vereinfacht erklärt führt eine höhere Resistanz zu einer Verlängerung des Vektors und spiegelt dabei eine verminderte Hydratation bis hin zur Exsikkose wider. Ein Flüssigkeitsüberschuss bewirkt hingegen einen kürzeren Vektor. Veränderungen der Reaktanz verursachen eine Wanderung des Vektors nach oben oder unten. Eine niedrigere Reaktanz ist als eine verminderte Körperzellmasse zu interpretieren, eine höhere Reaktanz lässt wiederum auf eine höhere Anzahl an Körperzellen schließen.

Merke: Die BIVA erlaubt eine differenzierte Betrachtung von Hydratationszustand (Exsikkose, Hyperhydration) und Körperzellmasse (reduziert, erhöht). Im Vektorgraph lassen sich einzelne Werte auch im Bezug zu Referenzkollektiven darstellen (Abb. 3.6), so dass eine Statusbestimmung jedes einzelnen Patienten möglich ist.

Da sowohl die Kachexie als auch die Sarkopenie mit veränderten Reaktanz- und Resistanzwerten einhergehen, lassen sich die Phänotypen im Vektorgraphen auf Gruppenebene gut darstellen. Es ist allerdings noch nicht abschließend beurteilbar, ob sich die BIVA für die Diagnosestellung im Einzelfall bewährt.

3.5 Expertenempfehlungen in der Nussschale

–   Ein systematisches Screening auf Sarkopenie und Kachexie bei hospitalisierten Kranken und Älteren sollte im klinischen Alltag etabliert werden.
–   Ein Verlust an Muskelfunktion sollte mittels Handgreifkraft, Gehgeschwindigkeit oder *Short Physical Performance Battery* im klinischen Alltag objektiviert werden, da er hinsichtlich Lebensqualität, Morbidität und Mortalität prognoserelevant ist.
–   Insbesondere die krankheitsbedingte sekundäre Sarkopenie bzw. Präkachexie ist bei frühzeitiger Erkennung und rechtzeitiger adäquater Behandlung potenziell reversibel.
–   Kachexie ist kein einfacher Gewichtsverlust und jeder fünfte Tumorpatient stirbt daran. Frühe Erkennung und Behandlung können den Eintritt in ein refraktäres Stadium prolongieren.
–   Die Therapie der Sarkopenie besteht in ausreichender Bewegung, regelmäßigem Krafttraining und einer adäquaten Energie- und Proteinversorgung sowie im Fall der sekundären Sarkopenie bzw. Kachexie auch der optimalen Kontrolle bzw. Behandlung der Grunderkrankung.

Literatur

[1]   Bauer J, Morley JE, Schols A, et al. Sarcopenia: A Time for Action. An SCWD Position Paper. Journal of cachexia, sarcopenia and muscle. 2019.
[2]   Biolo G, Cederholm T, Muscaritoli M. Muscle contractile and metabolic dysfunction is a common feature of sarcopenia of aging and chronic diseases: from sarcopenic obesity to cachexia. Clinical nutrition (Edinburgh, Scotland). 2014;33:5,737–48.
[3]   Cruz-Jentoft AJ, Bahat G, Bauer J, et al. Sarcopenia: revised European consensus on definition and diagnosis. Age and ageing. 2018.
[4]   Goodpaster BH, Park SW, Harris TB, et al. The loss of skeletal muscle strength, mass, and quality in older adults: the health, aging and body composition study. The journals of gerontology Series A, Biological sciences and medical sciences. 2006;61:10,1059–64.
[5]   Fried LP, Tangen CM, Walston J, et al. Frailty in older adults: evidence for a phenotype. The journals of gerontology Series A, Biological sciences and medical sciences. 2001;56(3):M146-56.
[6]   Rolland Y, Czerwinski S, Abellan Van Kan G, et al. Sarcopenia: its assessment, etiology, pathogenesis, consequences and future perspectives. The journal of nutrition, health & aging. 2008;12(7):433–50.
[7]   Breen L, Stokes KA, Churchward-Venne TA, et al. Two weeks of reduced activity decreases leg lean mass and induces "anabolic resistance" of myofibrillar protein synthesis in healthy elderly. The Journal of clinical endocrinology and metabolism. 2013;98(6):2604–12.
[8]   Larsson L, Degens H, Li M, et al. Sarcopenia: Aging-Related Loss of Muscle Mass and Function. Physiological reviews. 2019;99(1):427–511.
[9]   Delmonico MJ, Harris TB, Visser M, et al. Longitudinal study of muscle strength, quality, and adipose tissue infiltration. The American journal of clinical nutrition. 2009;90(6):1579–85.
[10] Franceschi C, Campisi J. Chronic inflammation (inflammaging) and its potential contribution to age-associated diseases. The journals of gerontology Series A, Biological sciences and medical sciences. 2014;69(Suppl 1):S4-9.

[11] Boirie Y. Physiopathological mechanism of sarcopenia. The journal of nutrition, health & aging. 2009;13(8):717–23.

[12] Wysokinski A, Sobow T, Kloszewska I, Kostka T. Mechanisms of the anorexia of aging-a review. Age (Dordrecht, Netherlands). 2015;37(4):9821.

[13] Ticinesi A, Lauretani F, Milani C, et al. Aging Gut Microbiota at the Cross-Road between Nutrition, Physical Frailty, and Sarcopenia: Is There a Gut-Muscle Axis? Nutrients. 2017;9:12.

[14] Papadopoulou SK, Tsintavis P, Potsaki P, Papandreou D. Differences in the Prevalence of Sarcopenia in Community-Dwelling, Nursing Home and Hospitalized Individuals. A Systematic Review and Meta-Analysis. The journal of nutrition, health & aging. 2020;24(1):83–90.

[15] Onishi S, Shiraki M, Nishimura K, Hanai T, Moriwaki H, Shimizu M. Prevalence of Sarcopenia and Its Relationship with Nutritional State and Quality of Life in Patients with Digestive Diseases. Journal of nutritional science and vitaminology. 2018;64(6):445–53.

[16] Yeung SSY, Reijnierse EM, Pham VK, et al. Sarcopenia and its association with falls and fractures in older adults: A systematic review and meta-analysis. Journal of cachexia, sarcopenia and muscle. 2019;10(3):485–500.

[17] Trombetti A, Reid KF, Hars M, et al. Age-associated declines in muscle mass, strength, power, and physical performance: impact on fear of falling and quality of life. Osteoporosis international : a journal established as result of cooperation between the European Foundation for Osteoporosis and the National Osteoporosis Foundation of the USA. 2016;27(2):463–71.

[18] Norman K, Otten L. Financial impact of sarcopenia or low muscle mass – A short review. Clinical nutrition (Edinburgh, Scotland). 2018.

[19] Morley JE. Treatment of sarcopenia: the road to the future. Journal of cachexia, sarcopenia and muscle. 2018;9(7):1196–9.

[20] Fearon K, Strasser F, Anker SD, et al. Definition and classification of cancer cachexia: an international consensus. The Lancet Oncology. 2011;12(5):489–95.

[21] Evans WJ, Morley JE, Argiles J, et al. Cachexia: a new definition. Clinical nutrition (Edinburgh, Scotland). 2008;27(6):793–9.

[22] Prado CM, Cushen SJ, Orsso CE, Ryan AM. Sarcopenia and cachexia in the era of obesity: clinical and nutritional impact. The Proceedings of the Nutrition Society. 2016;75(2):188–98.

[23] Erickson N, Storck LJ, Kolm A, et al. Tri-country translation, cultural adaptation, and validity confirmation of the Scored Patient-Generated Subjective Global Assessment. Supportive care in cancer : official journal of the Multinational Association of Supportive Care in Cancer. 2019.

[24] Fearon KC, Glass DJ, Guttridge DC. Cancer cachexia: mediators, signaling, and metabolic pathways. Cell metabolism. 2012;16(2):153–66.

[25] Iwase S, Murakami T, Saito Y, Nakagawa K. Steep elevation of blood interleukin-6 (IL-6) associated only with late stages of cachexia in cancer patients. European cytokine network. 2004;15(4):312–6.

[26] Toth MJ, Callahan DM, Miller MS, et al. Skeletal muscle fiber size and fiber type distribution in human cancer: Effects of weight loss and relationship to physical function. Clinical nutrition (Edinburgh, Scotland). 2016.

[27] Gilliam LA, Fisher-Wellman KH, Lin CT, et al. The anticancer agent doxorubicin disrupts mitochondrial energy metabolism and redox balance in skeletal muscle. Free radical biology & medicine. 2013;65:988–96.

[28] Stewart GD, Skipworth RJ, Fearon KC. Cancer cachexia and fatigue. Clinical medicine (London, England). 2006;6(2):140–3.

[29] von Haehling S, Anker MS, Anker SD. Prevalence and clinical impact of cachexia in chronic illness in Europe, USA, and Japan: facts and numbers update 2016. Journal of cachexia, sarcopenia and muscle. 2016;7(5):507–9.

[30] Antoun S, Rey A, Beal J, et al. Nutritional risk factors in planned oncologic surgery: what clinical and biological parameters should be routinely used? World journal of surgery. 2009;33 (8):1633–40.

[31] Arends J, Baracos V, Bertz H, et al. ESPEN expert group recommendations for action against cancer-related malnutrition. Clinical nutrition (Edinburgh, Scotland). 2017;36(5):1187–96.

[32] Takayama K, Atagi S, Imamura F, et al. Quality of life and survival survey of cancer cachexia in advanced non-small cell lung cancer patients-Japan nutrition and QOL survey in patients with advanced non-small cell lung cancer study. Supportive care in cancer : official journal of the Multinational Association of Supportive Care in Cancer. 2016;24(8):3473–80.

[33] Steiber N. Strong or Weak Handgrip? Normative Reference Values for the German Population across the Life Course Stratified by Sex, Age, and Body Height. PloS one. 2016;11(10):e0163917.

[34] Al Snih S, Markides KS, Ray L, Ostir GV, Goodwin JS. Handgrip strength and mortality in older Mexican Americans. Journal of the American Geriatrics Society. 2002;50(7):1250–6.

[35] Guralnik JM, Ferrucci L, Pieper CF, et al. Lower extremity function and subsequent disability: consistency across studies, predictive models, and value of gait speed alone compared with the short physical performance battery. The journals of gerontology Series A, Biological sciences and medical sciences. 2000;55(4):M221-31.

[36] Pardasaney PK, Latham NK, Jette AM, et al. Sensitivity to change and responsiveness of four balance measures for community-dwelling older adults. Physical therapy. 2012;92(3):388–97.

[37] Fisher S, Ottenbacher KJ, Goodwin JS, Graham JE, Ostir GV. Short Physical Performance Battery in hospitalized older adults. Aging clinical and experimental research. 2009;21(6):445–52.

[38] Prado CM, Birdsell LA, Baracos VE. The emerging role of computerized tomography in assessing cancer cachexia. Curr Opin Support Palliat Care. 2009;3(4):269–75.

[39] Martin L, Birdsell L, Macdonald N, et al. Cancer cachexia in the age of obesity: skeletal muscle depletion is a powerful prognostic factor, independent of body mass index. Journal of clinical oncology : official journal of the American Society of Clinical Oncology. 2013;31(12):1539–47.

[40] Baumgartner RN, Koehler KM, Gallagher D, et al. Epidemiology of sarcopenia among the elderly in New Mexico. American journal of epidemiology. 1998;147(8):755–63.

[41] Cawthon PM, Peters KW, Shardell MD, et al. Cutpoints for low appendicular lean mass that identify older adults with clinically significant weakness. The journals of gerontology Series A, Biological sciences and medical sciences. 2014;69(5):567–75.

[42] Bosy-Westphal A, Danielzik S, Dorhofer RP, et al. Phase angle from bioelectrical impedance analysis: population reference values by age, sex, and body mass index. JPEN J Parenter Enteral Nutr. 2006;30(4):309–16.

[43] Norman K, Wirth R, Neubauer M, Eckardt R, Stobaus N. The bioimpedance phase angle predicts low muscle strength, impaired quality of life, and increased mortality in old patients with cancer. Journal of the American Medical Directors Association. 2015;16(2):173.e17-22.

[44] Piccoli A, Pastori G. BIVA software. In: Department of Medical and Surgical Sciences UoP, editor. Padova, Italy, 2002.

4 Bedarf – Energie, Makro- und Mikronährstoffe

Peter Stehle

4.1 Bedarf – Definition und Einordnung

Ein ernährungsphysiologischer, von individuellen Faktoren wie Geschlecht, Alter, physiologischer Situation (z. B. Schwangerschaft) und von den Energie- und Nährstoffstoffwechsel betreffenden Genpolymorphismen abhängiger Bedarf besteht nur für Energie und nachgewiesenermaßen essenzielle (unentbehrliche) Nährstoffe. Eine über längere Zeit (> mehrere Tage) nicht bedarfsdeckende Zufuhr führt zu einem Ab- bzw. Umbau von Körpersubstanz mit Gewichtsverlust und Verlust von aktiver Körpermagermasse (*lean body mass*) sowie zu meist pathophysiologischen Veränderungen von Stoffwechselprozessen mit klinisch relevanten Mangelerscheinungen. Selbst bei Gesunden ist die Bestimmung des ernährungsphysiologischen Bedarfs schwierig: „Mangelstudien" sind im Humanbereich ethisch nicht vertretbar; kontrollierte Interventionsstudien können generell nur Informationen zum nutritiven Bedarf bei (in der Regel) oraler Aufnahme von komplexen Lebensmitteln liefern. Häufig erfolgt die (indirekte) Bewertung, ob eine definierte Zufuhrmenge an Energie bzw. Nährstoff den individuellen Bedarf deckt, durch die Analyse von nährstoffspezifischen Biomarkern (z. B. intra- bzw. extrazelluläre Nährstoff- bzw. Metabolit-Konzentrationen, Aktivität von Enzymen, Exkretion von Nährstoffen oder Metaboliten). Bei einem solchen Ansatz können die Ergebnisse verfälscht werden durch mögliche Interaktionen von Nährstoffen bei Verdauung und Absorption sowie den Um- oder Abbau von aufgenommenen Nährstoffen durch die intestinale Mikrobiota und eine körpereigene Synthese (z. B. Vitamin D). In Deutschland ist die Deutsche Gesellschaft für Ernährung e. V. (DGE) mit der Aufgabe betraut, Referenzwerte für die Energie- und Nährstoffzufuhr für gesunde Personen zu erarbeiten.

> **Merke:** Für den deutschsprachigen Raum werden die *DACH-Referenzwerte für die Nährstoffzufuhr* in Form einer Loseblattsammlung veröffentlicht und zeitnah aktualisiert [1].

Zur Festlegung einer adäquaten täglichen Energieaufnahme wird bei gesunden Erwachsenen eine ausgeglichene Energiebilanz vorausgesetzt: Der Energie-„Bedarf" entspricht somit der Menge an Nahrungsenergie, die dem Energieverbrauch entspricht. Eine Zufuhr in Höhe dieses „Bedarfes" soll ein stabiles Körpergewicht und eine physiologisch günstige Körperzusammensetzung gewährleisten sowie ausreichende körperliche Aktivität ermöglichen. In den ersten Lebensmonaten benötigt der Körper zusätzliche Energie zur Unterstützung des Wachstums: Im Alter von 1 Monat wird dieser Anteil am Gesamtenergieumsatz auf 40 % geschätzt. Bereits nach dem 1. Lebensjahr sinkt dieser Wert auf ca. 3 %. In den 1980er Jahren beschäftigten sich

https://doi.org/10.1515/9783110632699-004

vor allem US-amerikanische Arbeitsgruppen mit der Frage, ob und wie sich der Energieumsatz nach einem Trauma verändert [2]. Messungen des O_2-Verbrauchs zeigten eine Abhängigkeit vom Schweregrad des Traumas.

Merke: Im Vergleich zum (präoperativen) Ruheenergieumsatz (*resting energy expenditure*, REE) steigt der Verbrauch bei unkompliziert verlaufendem Krankheitsbild nur unwesentlich an; dies gilt nach aktuellen Untersuchungen auch für die meisten gastrointestinalen, pulmonalen und kardiovaskulären Erkrankungen.

Längerfristige fieberhafte Infektionen und septische Krankheitsprozesse steigern dagegen den Energieumsatz (berechnet auf Basis des O_2-Verbrauches) um bis zu 30 %; bei hochgradigen Verbrennungen kann es zur Verdoppelung des Energieumsatzes kommen. Parallele Messungen des Gesamtenergieumsatzes (*total energy expenditure*, TEE) mittels isotopenmarkierten Wassers und des REE mittels indirekter Kalorimetrie bei Patienten mit Pankreaskrebs zeigen eine Erhöhung des REE bei gleichzeitiger Abnahme des Energieverbrauchs für körperliche Aktivität, wobei der TEE nur geringfügig erhöht ist [3].

Klinische Beobachtungen und (wenige) kontrollierte Studien lassen vermuten, dass akute und chronische Krankheitszustände einen sowohl quantitativ (z. B. Proteinbedarf) als auch qualitativ (Stichwort: krankheitsbedingt unentbehrliche Nährstoffe) veränderten Nährstoffbedarf zur Folge haben [4]. Bei Einsatz einer künstlichen Ernährungstherapie (enteral bzw. parenteral) ist die Bioverfügbarkeit von Nährstoffen im Vergleich zu einer normalen oralen Ernährung verändert und erfordert die Festlegung eines geänderten nutritiven Bedarfs.

4.2 Energie

Der durchschnittliche TEE setzt sich aus dem Grundumsatz bzw. dem ca. 10 % höheren REE, der zusätzlich benötigten Energie für körperliche Aktivität (Muskelarbeit), dem thermischen Effekt (Thermogenese: notwendige Energie für Aufschluss und Aufnahme der Nahrung) sowie ggf. dem Energieumsatz für besondere pathophysiologische Situationen zusammen.

Merke: Der Grundumsatz (*basal metabolic rate*, BMR) ist zur Aufrechterhaltung der Homöostase erforderlich und wird bei körperlicher und geistiger Ruhe, im Nüchternzustand und bei indifferenter Umgebungstemperatur (22° C) gemessen.

4.2.1 Energieumsatz – Schätzung anhand von Berechnungsvorschriften (Algorithmen)

Bereits seit 1919 werden auf der Basis von aus klinischen Studien abgeleiteten Formeln Energieumsätze berechnet. Die heute noch häufig angewandte, aus Regressionsanalysen abgeleitete Harris-Benedict-Formel zur Berechnung des basalen Energieverbrauchs, hier mit Grundumsatz (*basal metabolic rate*, BMR) gleichzusetzen, berücksichtigt anthropometrische Variablen wie Geschlecht, Alter, Körpergewicht und Körperlänge (Tab. 4.1) [5].

Tab. 4.1: Berechnung des Grundumsatzes bei Erwachsenen nach Harris & Benedict [5].

Frauen	BMR (kcal·d⁻¹) = 655,096 + 9,563 × Gewicht (kg) + 1,850 × Größe (cm) – 4,676 × Alter (J)
Männer	BMR (kcal·d⁻¹) = 66,473 + 13,752 × Gewicht (kg) + 5.003 × Größe (cm) – 6,755 × Alter (J)

Im Auftrag der *Food and Agriculture Organisation* (FAO) der UN und der WHO wurden in den nachfolgenden Jahrzehnten Anstrengungen unternommen, Algorithmen zur Berechnung des BMR und des TEE unter Berücksichtigung anthropometrischer Daten und der (individuellen) körperlichen Aktivität zu entwickeln. Die von Schofield 1985 publizierten altersspezifischen Formeln zur Berechnung des BMR berücksichtigen ausschließlich das aktuelle Körpergewicht und gelten heute als FAO/WHO-Standard [6]. Müller et al. verglich die verschiedenen Algorithmen zur Berechnung des Energieumsatzes mit gemessenen Werten aus einer deutschen Datenbank [7] und kamen zu dem Ergebnis, dass diese Schofield/WHO-Formeln den REE systematisch (je nach aktuellem Körpergewicht) unter- bzw. überschätzen.

In der Praxis ergeben sich hinsichtlich der Anwendung von Formeln zur Berechnung des Energieumsatzes weitere Probleme. Im Klinikalltag ist es eher selten, dass das individuelle Körpergewicht vertrauenswürdig erfasst wird; häufig wird das aktuelle Gewicht bzw. der entsprechende BMI durch das Klinikpersonal lediglich geschätzt. Aktuelle Auswertungen zeigen, dass zwischen den mit geschätztem Körpergewicht nach Harris & Benedict berechneten und den mittels indirekter Kalorimetrie gemessenen Energieumsätzen eine unzureichende Korrelation besteht [8].

4.2.2 Energieumsatz – Bestimmung mittels indirekter Kalorimetrie

Merke: Als Goldstandard zur Bestimmung von Energieumsätzen in der klinischen Praxis wird das Verfahren der indirekten Kalorimetrie angesehen.

Unter Verwendung von Haubensystemen und angeschlossener massenspektrometrischer Analyse kann der O_2-Verbrauch und die CO_2-Bildung vertrauenswürdig gemessen und der entsprechende Energieumsatz mittels validierter Formeln berechnet werden. Wenn Daten zur Stickstoffausscheidung verfügbar sind, können auch die Kohlenhydratoxidationsrate und die Fettoxidationsrate separat bestimmt werden. Die über einen kürzeren Zeitraum (z. B. 20 min) erfassten Umsätze spiegeln in der Regel den REE wider und werden auf 24 h extrapoliert. Aufgrund der Einschränkungen bei der Verwendung von Formeln (vgl. Kap. 4.2.1) wird grundsätzlich eine Bestimmung des individuellen Umsatzes mittels indirekter Kalorimetrie empfohlen.

4.2.3 Gesamtenergieumsatz – Richtwerte bei gastroenterologischen Krankheiten

Bei gastroenterologischen Erkrankungen wird angenommen, dass sich das Verhältnis von REE und Energieumsatz für körperliche Leistung aufgrund reduzierter körperlicher Aktivität verschiebt, sich der TEE jedoch durch die jeweilige Krankheit nur wenig ändert (Abb. 4.1).

Merke: Die entsprechenden DGEM-Leitlinien [9–12] empfehlen daher bei unkomplizierten Krankheitsverläufen eine Energiezufuhr von 25–30 kcal·kg^{-1}·d^{-1} bzw. in Höhe des 1,2 bis 1,3-fachen REE.

Energieumsatz bei chronischer Krankheit

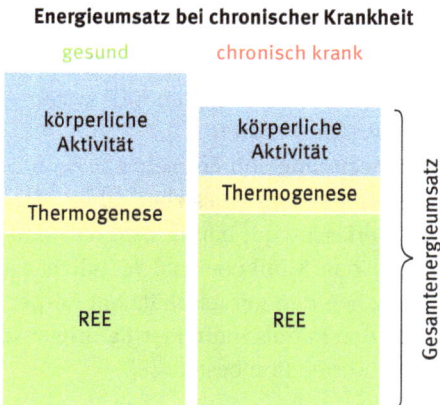

Abb. 4.1: Trotz krankheitsbedingt erhöhtem Ruheenergieumsatz (REE) ist bei chronischer Erkrankung der Gesamtenergieumsatz (TEE) im Vergleich zu Gesunden in Folge der verminderten körperlichen Aktivität reduziert. Modifiziert nach Arends, mit freundlicher Genehmigung.

4.3 Makronährstoffe

Charakteristisch für Makronährstoffe ist deren Gehalt an Energie (Kohlenhydrate: 4,1 kcal·g^{-1} bzw. 17 kJ·g^{-1}; Fette: 9,1 kcal·g^{-1} bzw. 38 kJ·g^{-1}; Proteine: 4,1 kcal·g^{-1} bzw. 17 kJ·g^{-1}; Ethanol: 7 kcal·g^{-1} bzw. 29 kJ·g^{-1}). Ethanol wird aufgrund einer überwiegend gesundheitsschädlichen Wirkung bei der Formulierung von Zufuhrempfehlungen nicht berücksichtigt, es wird jedoch eine Obergrenze für die tägliche Zufuhr angegeben (Richtwerte: Frauen 10 g, Männer 20 g). Generell ist der menschliche Organismus in der Lage, Energie effektiv aus allen Makronährstoffen zu gewinnen (isodynamische Wirkung). Da Makronährstoffe jedoch auch Lieferanten für unentbehrliche Nährstoffe wie Aminosäuren (AS) und Fettsäuren (FS) sind, werden Bedarfszahlen und Referenzwerte für alle Makronährstoffe (Ausnahme: Ethanol) abgeleitet.

4.3.1 Proteine

In tierischen und pflanzlichen Lebensmitteln vorkommende Proteine sind ausschließlich (einfache Proteine) oder überwiegend (komplexe Proteine) aus maximal 20 sogenannten proteinogenen AS aufgebaute Polymere (Molekulargewicht > 10 kDa). Nahrungsproteine besitzen drei wichtige ernährungsphysiologische Funktionen: Lieferung der Elemente Stickstoff (16 % Anteil) und Schwefel (< 1 %; Bestandteil der AS Methionin und Cystein), Versorgung mit für den menschlichen Organismus essenziellen (unentbehrlichen) AS und die Bereitstellung von AS als Vorstufen für Stoffwechselmetabolite (z. B. Kreatin, Glutathion, Serotonin). Eine adäquate Stickstoffzufuhr unterstützt das Gleichgewicht zwischen Körperproteinabbau und -aufbau (ausgeglichene Stickstoffbilanz). Für den gesunden Erwachsenen sind neun AS essenziell. Krankheitsbedingt kann es zu quantitativen und qualitativen Veränderungen im AS-Bedarf (z. B. krankheitsbedingt unentbehrliche AS) kommen [4].

Proteinbedarf – Methodische Vorgehensweise und Referenzwerte
Generell besteht nur für AS ein ernährungsphysiologischer Bedarf. Bei Gesunden erfolgt die nutritive Aufnahme von AS fast ausschließlich in Form von Proteinen, weshalb in der Regel statt eines AS-Bedarfs ein Eiweißbedarf und ein daraus abgeleiteter nutritiver Referenzwert angegeben wird. Dies gilt – mit Ausnahme der niedermolekularen enteralen Nährlösungen und der parenteralen Infusionslösungen – auch für die Ernährung bei Krankheit.

Der Proteinbedarf wird unter Verwendung klassischer Stickstoffbilanzuntersuchungen aus der Differenz zwischen Stickstoffaufnahme und Stickstoffausscheidung unter bedarfsdeckender Zufuhr mit Kohlenhydraten und Fetten (lineares Modell) ermittelt [1,13]. Bei Erwachsenen wird diejenige minimale Zufuhrmenge an Stickstoff als ausreichend definiert, die die täglichen obligaten Stickstoffverluste ausgleicht (ausgeglichene Stickstoffbilanz). Durch Multiplizieren mit dem Faktor 6,25 (entsprechend 16 % Stickstoffanteil in der AS-Zusammensetzung) wird der nutritive Proteinbedarf errechnet. In der Wachstumsphase sowie in Schwangerschaft und Stillzeit erfolgt die Berechnung anhand der faktoriellen Methode (Komponentenmethode: Addition von obligaten Verlusten plus Bedarf Wachstum plus Sicherheitsfaktor). Als Alternative zu Stickstoffbilanzuntersuchungen wird die Methode der Indikator-Aminosäuren-Oxidation (IAAO) zur Erfassung von nutritiven Bedarfszahlen propagiert [14]. Eine ausreichende Proteinzufuhr wird dann als ausreichend angesehen, wenn die Oxidation einer meist intravenös zugeführten, mit stabilen Isotopen markierten AS ein stabiles Minimum erreicht. Die bisherige Datenlage reicht jedoch für eine vertrauenswürdige Ableitung von Referenzwerten auf der Basis von IAAO-Messwerten nicht aus.

Zwei aktuelle Metaanalysen von Stickstoffbilanzuntersuchungen ermittelten für gesunde jüngere Erwachsene einen Stickstoffbedarf von 105 mg·kg^{-1}·d^{-1} entsprechend einem Eiweißbedarf von 0.66 g·kg^{-1}·d^{-1}. Bei älteren Erwachsenen lag der Bedarfswert etwas höher [15,16].

Merke: Unter Berücksichtigung eines „Sicherheitszuschlages" wird für gesunde Erwachsene eine Eiweißzufuhr von 0,8 bzw. bei Erwachsenen > 65 Jahre von 1,0 g·kg^{-1}·d^{-1} empfohlen.

Zufuhrempfehlungen bei gastrointestinalen Krankheiten

Seit den Arbeiten von Cuthbertson zum Postaggressionsstoffwechsel ist bekannt, dass schwere Traumata, Operationen und Krebserkrankungen einen Muskelproteinabbau als pathophysiologische Antwort des Organismus auslösen (negative Stickstoffbilanz). Wird dieser Katabolie nicht entgegengewirkt, kann der Abbau letztlich auch auf den Herzmuskel übergreifen und Lebensgefahr auslösen. Inwieweit diese Abläufe auch bei akuten bzw. chronischen gastrointestinalen Erkrankungen vorliegen, ist bisher nicht abschließend geklärt. Es wird aber generell davon ausgegangen, dass der kranke Mensch einen höheren Proteinbedarf aufweist [9–12,17].

Merke: Konsequenterweise werden in den Leitlinien der internationalen und nationalen Gesellschaften bei verschiedensten Krankheitsbildern deutlich über den Referenzwerten für Gesunde liegende altersunabhängige Zufuhrempfehlungen ausgesprochen (1,2–1,5 g·kg^{-1}·d^{-1}).

4.3.2 Kohlenhydrate

Die in unserer Nahrung vorkommenden Kohlenhydrate (Einfach-, Zweifach- und Mehrfachzucker [Mono-, Di- und Polysaccharide]) liefern Energie; zudem sind sie an vielfältigen metabolischen Prozessen, vor allem Glykosylierungsreaktionen, beteiligt (Anbindung von Mono-, Di- oder Oligosacchariden an bestehende Strukturen zur Bildung von Glykoproteinen und Glykolipiden als Modulatoren von Zellinteraktionen). Zentraler Weg des Kohlenhydratabbaus ist die hormonell gesteuerte intrazelluläre Verwertung von Glukose im Rahmen der Glykolyse. Andere aufgenommene Monosaccharide werden in Glukose umgewandelt bzw. auf verschiedenen Stufen in die Glykolyse eingeschleust. Unverdauliche Kohlenhydrate (Nahrungsfasern bzw. Ballaststoffe) beeinflussen den zeitlichen Ablauf von Verdauungsprozessen, sind Substrat für die Mikrobiota und verstärken das Sättigungsgefühl (vgl. Kap. 14).

Kohlenhydrataufnahme – methodische Vorgehensweise und Referenzwerte

Aufgrund der endogenen Synthesekapazität (Glukoneogenese: pro Tag kann der Gesunde ca. 130 g Glukose aus AS, Laktat und Glyzerin herstellen) besteht für den Menschen kein „Bedarf" an Kohlenhydraten bzw. Glukose. Insgesamt benötigen die auf die Verwertung von Glukose angewiesenen Organe (Gehirn, Erythrozyten, Niere) täglich ca. 180 g. Werden keine Kohlenhydrate zugeführt, reicht auch eine maximale Glukoneogenese nicht zur Deckung dieses „Bedarfs" aus; die Organe sind auf die oxidative Verwertung anderer Energiequellen (Ketonkörper als Endprodukte der FS-Oxidation) angewiesen.

Merke: Zur Vermeidung der Glukoneogenese aus körpereigenen AS (verstärkter Abbau von Skelettmuskulatur) und zur Hemmung der Lipolyse wird empfohlen, wenigstens 25 % des täglichen Energieumsatzes durch Kohlenhydrate zu decken.

Bei einer Mischkost unter Verwendung gängiger Lebensmittel beträgt der Kohlenhydratanteil an der Energieaufnahme ca. 35–45 %. Aus präventiver Sicht erscheint bei einer bedarfsdeckenden (isoenergetischen) Ernährung ein Anteil von mindestens 50 % Kohlenhydrate sinnvoll.

4.3.3 Fette

In Fetten (Triglyzeride, Neutralfette) und komplexen Lipiden (z. B. Phospholipide, Sphingolipide und Glykolipide) ist das Grundgerüst Glyzerin mit ein bis drei Fettsäuren verestert. Die im menschlichen Organismus und in den Lebensmitteln vorkommenden gebundenen FS werden nach der Kettenlänge (bis 4 C-Atome: kurzkettige FS; 6–12 C-Atome: mittelkettige FS; > 12 C-Atome: langkettige FS), nach der Zahl der Doppelbindungen im Molekül (gesättigte FS, einfach ungesättigte FS, mehrfach ungesättigte FS) und nach der Lage der ersten Doppelbindung, vom Methylende aus gezählt (ω3: am 3. C-Atom, analog ω6, ω9, etc.) eingeteilt.

Nach Aufnahme aus dem Darmlumen und nachfolgendem Transport der FS in die Zielzellen erfolgt die Energiegewinnung durch die in den Mitochondrien lokalisierte β-Oxidation. Im ersten Schritt werden die langkettigen FS an das Transportmolekül Carnitin gebunden, über die innere Mitochondrienmembran transportiert und dann durch einen Enzymkomplex in C2-Einheiten gespalten. Mittelkettige FS können unabhängig von Carnitin ins Mitochondrium gelangen und besitzen somit hinsichtlich der Energiebereitstellung einen kinetischen Vorteil.

Merke: Langkettige ω3- und ω6-FS mit 20 C-Atomen sind Vorstufen für die Synthese verschiedener Gewebshormone und Mediatoren (Tab. 4.2).

Tab. 4.2: Langkettige ω3- und ω6-FS als Vorstufen für stoffwechselaktive Metabolite [21].

Arachidonsäure (C20:4, ω6)	Eicosapentaensäure (C20:5, ω3)	Docosahexaensäure (C22:6, ω3)
Eicosanoide		
Serie-4-Leukotriene (LTB4)	Serie-5-Leukotriene (LTB5)	
Serie-2-Thromboxane (TXA2)	Serie-3-Thromboxane (TXA3)	
Serie-2-Prostaglandine (PGD2, PGe2, PGFα), Prostazyklin PGI2,	Serie-3-Prostaglandine (PGE3)	
Specialized pro-resolving mediators (SPM)		
	Resolvine E-Serie (RvE1, RvE2)	Resolvine D-Serie (RvD1, RvD2) Protectin D1/Neuroprotectin D1 (PD1/NPD1)
		Maresine (MaR1)
Andere Mediatoren		
Platelet aggregation factor (PAF)		

Aus Arachidonsäure (ω6) leiten sich Botenstoffe mit überwiegend pro-inflammatorischen Wirkungen (Leukotriene der 4er-Serie), den Gefäßtonus erhöhenden und die Blutplättchenaggregation verstärkenden Effekten (Prostaglandine und Thromboxane der 2er-Serie) ab. Hingegen besitzen die durch das gleiche Enzymsystem aus der ω3-FS Eicosapentaensäure (EPA) gebildeten Mediatoren (Leukotriene der 5er-Serie, Prostaglandine und Thromboxane der 3er-Serie) weniger pro-inflammatorische Wirkungen und beeinflussen die Endothelfunktion günstig [18]. Das Ausmaß der Eicosanoidbildung hängt von der relativen Verfügbarkeit von Arachidonsäure bzw. EPA ab, die wiederum nahrungsabhängig ist [19,20]. Arachidonsäure ist zudem Vorstufe des Mediators *platelet activating factor* (PAF), der bei Entzündungsreaktionen eine bedeutende Rolle innehat. Weitere Stoffwechselprodukte von EPA und Docosahexaensäure (DHA) sind als *specialized pro-resolving mediators* (SPM) an der Auflösung einer Entzündungsreaktion beteiligt. Sie umfassen die Resolvine der E-Serie (Ausgangssubstanz EPA) und die Resolvine der D-Serie (Ausgangssubstanz DHA), sowie das Protektin D1/Neuroprotektin D1 und die Maresine [21].

Fettsäurenbedarf – methodische Vorgehensweise und Referenzwerte

Triglyzeride sind unverzichtbare Energielieferanten in der menschlichen Ernährung. Einen ernährungsphysiologischen Bedarf gibt es jedoch nur für FS als Bestandteil von Glyceriden. Pflanzen und Säugetiere besitzen die enzymatische Ausstattung (Desaturasen, Elongasen), um aus gesättigten FS (z. B. Palmitinsäure) durch Einfügung von Doppelbindungen und C2-Einheiten längerkettige ungesättigte FS (z. B. Ölsäure) selbst herzustellen. Die bisher beim Menschen identifizierten Desaturasen weisen eine Substratspezifität auf, so dass die Fettsäuren Linolsäure (18:2, ω6) und α-Linolensäure (18:3, ω3) nicht selbst hergestellt werden können, weil der menschliche Organismus keine Δ12-Desaturase besitzt. Somit sind diese beiden als essenzielle Fettsäuren klassifiziert.

Merke: Bei gesunden jungen Erwachsenen wurde zur Vermeidung von klinischen Mangelerscheinungen ein mittlerer Tagesbedarf an Linolsäure von 6,5 g (knapp 2 % einer isoenergetischen Energieaufnahme) ermittelt; der Schätzwert für α-Linolensäure liegt bei 1,3 g (ca. 0,5 % der Energieaufnahme).

Ob die im menschlichen Stoffwechsel vorhandene Kapazität zur Synthese der längerkettigen ungesättigten Fettsäuren wie Arachidonsäure (20:4, ω6) und Eicosapentaensäure (20:5, ω3) ausreicht oder ob grundsätzlich auch eine Zufuhrempfehlung für diese Fettsäuren ausgesprochen werden soll, wird intensiv diskutiert.

4.4 Mikronährstoffe

Als Mikronährstoffe werden energiefreie Inhaltstoffe von Lebensmitteln mit nachgewiesenen physiologischen Funktionen bezeichnet. Mehrheitlich gehören Mikronährstoffe zu den essenziellen Nährstoffen. Eine regelmäßige Zufuhr, meist im mg- bzw. µg-Bereich, ist daher notwendig. Bei Unterversorgung treten Mangelerscheinungen auf. Bei Spurenelementen und fettlöslichen Vitaminen können auch Gesundheitsschädigungen aus Überversorgung resultieren. Die Mikronährstoffe werden in drei Gruppen eingeteilt:
-   Vitamine (fettlöslich/wasserlöslich),
-   Mineralstoffe,
-   sekundäre Pflanzenstoffe (Einteilung nach chemischer Struktur).

Alle in den letzten zwei Dekaden durchgeführten Erhebungen belegen, dass die Versorgung mit unentbehrlichen Mikronährstoffen mit Ausnahme von Vitamin D, Folsäure und Vitamin E in allen Altersklassen als adäquat einzuschätzen ist. Die Verabreichung von „Mega"-Dosierungen unentbehrlicher und entbehrlicher Mikronährstoffe ist bei nachweislich ausreichender Versorgungslage bislang ohne bewiesenen gesundheitlichen Vorteil. Ihre Verordnung ist daher nur bei einem nachgewiesenen Mangel zu empfehlen.

4.4.1 Vitamine

Die Bezeichnung Vitamin wurde von Lorenz Funk zu Beginn des 20. Jahrhunderts abgeleitet: Die Gabe eines Amins (Thiamin) verhinderte das Auftreten von Beri-Beri und war daher lebensrettend („Amin fürs Leben"). Vitamine sind organische Verbindungen, die für den Organismus lebensnotwendig sind, jedoch endogen gar nicht oder nicht in ausreichenden Mengen gebildet werden können. Konsequenterweise ist eine regelmäßige exogene Zufuhr der Vitamine oder Provitamine mit der Nahrung notwendig. Klassischerweise werden die 13 für den Menschen bekannten Vitamine entsprechend ihrer Löslichkeit eingeteilt. Zu den fettlöslichen Vitaminen zählen Calciferole (Vitamin D), Naphthochinone (Vitamin K), Retinol (Vitamin A) und Tocopherole (Vitamin E). Zu den wasserlöslichen Vitaminen gehören Thiamin (B_1), Riboflavin (B_2), Niacin, Pyridoxin (B_6), Folsäure/Folate, Pantothensäure, Biotin, Cobalamin (B_{12}) und Ascorbinsäure (C).

Vitaminbedarf – methodisches Vorgehen und Referenzwerte

Zum ernährungsphysiologischen Bedarf von Vitaminen liegen keine evidenzbasierten Zahlen vor. Informationen zum nutritiven Bedarf lassen sich aus Beobachtungsstudien ableiten. Bei Personen, die nachweislich frei von bekannten Mangelerscheinungen sind, kann die nutritive Aufnahme des Vitamins entsprechend den Ernährungsgewohnheiten als ausreichend angesehen werden. Die Analyse von Vitaminen bzw. validierten funktionellen Markern (z. B. Enzymaktivitäten, Metabolite) erlaubt zwar keine Aussage zum Bedarf, kann aber bei Erfassung in größeren Kohorten zur Festlegung eines biochemischen Referenzwertes herangezogen werden. Interventionsstudien mit isolierten Vitaminen bzw. Lebensmitteln dienen zur Bestimmung der jeweiligen Absorptionsrate und zur Festlegung eines nutritiven Bedarfs. Unspezifische Funktionen von Vitaminen (z. B. antioxidative Effekte) lassen sich nicht zur Ableitung eines Bedarfs heranziehen. Die von der DGE herausgegebenen Referenzwerte [1] berücksichtigen den nutritiven Bedarf und enthalten einen großzügigen Sicherheitszuschlag.

Die Prüfung auf eine mögliche Unterversorgung erfolgt in zwei Stufen: Im Rahmen einer Ernährungsanamnese sollte nachgefragt werden, welche Ernährungsform (Mischkost, vegetarisch, vegan, u. a.) bevorzugt wird und ob bekannte Vitaminquellen (z. B. Milchprodukte für Riboflavin, B_2) im Ernährungsplan enthalten sind. Ist dies nicht der Fall, sollte eine weitere Diagnostik (z. B. Biomarker-Analyse) eingesetzt werden.

Merke: Bei allen älteren Patienten sollte der Status für Vitamin D (25-OH-Vitamin D i. S.) und Vitamin B_{12} (Vitamin B_{12}, Holotranscobalamin i. S.) erfasst werden.

Vitaminaufnahme – Richtwerte bei gastrointestinalen Krankheiten

Es ist anzunehmen, dass krankheitsbedingte Stoffwechseländerungen auch den ernährungsphysiologischen Bedarf an Vitaminen beeinflussen, allerdings liegen dazu keine evidenzbasierten Daten über das Maß und die Richtung der Veränderung vor; daher gelten generell die Referenzwerte für Gesunde (Tab. 4.3). Bisher publizierte einzelne Richtwerte für die Therapie gastrointestinaler Erkrankungen sind meist bis zu 2-fach höher, ohne dass diese Werte wissenschaftlich belegt sind. Bei wasserlöslichen Vitaminen besteht ein Risiko für Hypervitaminosen meist erst bei unphysiologisch hohen Dosierungen; für die fettlöslichen Vitamine sind international gültige obere Zufuhrgrenzwerte (*upper intake level*) veröffentlicht (Tab. 4.3).

Tab. 4.3: DACH-Referenzwerte für die Zufuhr von Vitaminen (Erwachsene 25 bis < 51 Jahre) [1].

Vitamin	Einheit	Referenzwert		sicherer oberer Zufuhrwert pro Tag
		Männer	**Frauen**	
Retinol (A)	mg Retinol-Äquivalent	1,0	0,8	3
Calciferole (D)*	µg	20	20	100
Tocopherole (E)**	mg Tocopherol-Äquivalent	14	12	300
Phyllochinone (K)**	µg	70	60	unbekannt
Thiamin (B$_1$)	mg	1,2	1,0	unbekannt
Riboflavin (B$_2$)	mg	1,3	1,0	unbekannt
Niacin	mg Niacin-Äquivalent	15	12	Nikotinsäure: 10 mg Nicotinamid: 900 mg
Pyridoxin (B$_6$)	mg	1,6	1,4	25
Nahrungsfolate	µg Folat-Äquivalent	300	300	1000
Cobalamine (B$_{12}$)	µg	4,0	4,0	unbekannt
Ascorbinsäure (C)	mg	110	95	1000 (bei Supplementation)
Pantothensäure**	mg	6	6	unbekannt
Biotin**	µg	30–60	30–60	unbekannt

* Schätzwerte bei fehlender endogener Synthese, ** Schätzwerte.

4.4.2 Mineralstoffe

Mineralstoffe (in geladener Form als Elektrolyte bezeichnet) sind anorganische Elemente, die der menschliche Organismus endogen nicht bilden kann und die deshalb regelmäßig exogen zugeführt werden müssen. Diese Nährstoffgruppe wird eher willkürlich in zwei Gruppen aufgeteilt: Mengenelemente mit einem Vorkommen von mehr als 50 mg·kg^{-1} KG und Spurenelemente mit weniger als < 50 mg·kg^{-1} KG. Zu den Mengenelementen zählen Natrium, Chlorid, Kalium, Calcium, Phosphor, Magnesium; zu den Spurenelementen u. a. Eisen, Jod, Fluor, Zink, Selen, Kupfer, Mangan, Molybdän, Chrom, Kobalt. Einige Spurenelemente können bei übermäßiger Zufuhr Toxizität entfalten, weshalb eine Obergrenze für die Aufnahme definiert wurde (*upper intake level*). Eine länger anhaltende übermäßige Zufuhr von Mengenelementen (z. B. Natrium und Calcium) kann zur Entwicklung degenerativer Krankheiten (Bluthochdruck, Verkalkung von Weichteilen) beitragen [22].

Mineralstoffbedarf – methodisches Vorgehen und Referenzwerte

Nur für wenige Mineralstoffe gibt es anerkannte Methoden zur Feststellung des ernährungsphysiologischen Bedarfs. Üblicherweise wird die Ernährung von objektiv Gesunden einer Alters- und Geschlechtsgruppe analysiert und hinsichtlich der Aufnahme des Mineralstoffs ausgewertet (Schätzwert). Unter Berücksichtigung der jeweiligen Bioverfügbarkeit und eines Sicherheitsfaktors wird ein Referenzwert definiert.

Mineralstoffaufnahme – Richtwerte bei gastrointestinalen Krankheiten

Valide Daten zum ernährungsphysiologischen Bedarf von Mineralstoffen bei Krankheit sind nicht verfügbar; daher gelten auch hier die Referenzwerte für Gesunde (Tab. 4.4). Wenn die funktionellen Eigenschaften des Elements bekannt sind (z. B. antioxidative und immunmodulierende Effekte, Unterstützung der Synthese von Glutathion) kann eine Analyse von biologischen Proben (Blut bzw. Urin) zur Beurteilung des Status hilfreich sein.

Tab. 4.4: DACH-Referenzwerte für die Zufuhr von Mengen- und Spurenelementen [1,22].

Mineralstoff	Einheit	Referenzwert		sicherer oberer
		Männer	Frauen	Zufuhrwert pro Tag
Mengenelemente				
Natrium*	mg	1500	1500	unbekannt
Kalium*	mg	4000	4000	unbekannt
Magnesium	mg	350	300	unbekannt
Calcium	mg	1000	1000	25
Phosphor	mg	700	700	1.000
Chlorid*	mg	2300	2300	unbekannt
Spurenelemente				
Eisen	mg	10	15	unbekannt
Jod**	µg	200	150	600
Zink	mg	11	7	25
Selen*	µg	70	60	unbekannt
Kupfer*	mg	1,0–1,5	1,0–1,5	5
Fluorid	mg	3,8	3,1	7
Mangan*	mg	2,0–5,0	2,0–5,0	unbekannt
Chrom*	µg	30–100	30–100	unbekannt
Molybdän*	µg	50–100	50–100	unbekannt

* Schätzwerte, ** Schätzwert für Deutschland.

4.4.3 Sekundäre Pflanzenstoffe

Sekundäre Pflanzenstoffe sind im sogenannten sekundären Stoffwechsel (Abgrenzung vom Stoffwechsel der Makronährstoffe) von (Nutz-)Pflanzen gebildete Verbindungen mit nachgewiesener Bioaktivität. Ihr Vorkommen in Lebensmitteln wird auf mehrere Tausend geschätzt. Gegenwärtig werden sekundäre Pflanzenstoffe nach ihrer chemischen Struktur klassifiziert (z. B. Polyphenole, Phytosterole, Glucosinolate, Sulfide). Überwiegend auf der Basis von in-vitro und experimentellen Studien werden sekundären Pflanzeninhaltsstoffen unspezifische Wirkungen (antioxidativ, immunstimulierend, antikarzinogen, blutdrucksenkend u. a.) zugewiesen. Substratspezifische Evidenz aus Humanstudien ist bisher spärlich. Zu ihrer Verstoffwechselung nach oraler Aufnahme liegen bisher nur Einzeldaten vor. Allgemein wird jedoch festgestellt, dass die Absorption nach oraler Aufnahme generell niedrig ist. Möglicherweise zeigen sich daher eher Wirkungen auf die intestinale Mikrobiota. Hochdosiert verabreicht treten (meist) auch pharmakologische Wirkungen auf.

Pflanzenstoffaufnahme – methodische Vorgehensweise und Referenzwerte

Sekundäre Pflanzenstoffe sind für den Menschen entbehrlich. Die mögliche „Notwendigkeit" einer Aufnahme ergibt sich indirekt aus der Annahme, dass die präventiven Effekte einer pflanzlich orientierten Kost zumindest teilweise durch die Zufuhr von sekundären Pflanzenstoffen erklärt werden. Wenige Interventionsstudien, in denen einzelne isolierte Pflanzenstoffe kontrolliert verabreicht wurden, zeigten keine überzeugenden präventiven Effekte.

Pflanzenstoffaufnahme – Richtwerte bei gastrointestinalen Krankheiten

Bisher gibt es keine kontrollierten Studien zur therapeutischen Wirkung von einzelnen sekundären Pflanzenstoffen.

4.5 Expertenempfehlungen in der Nussschale

–   Eine energetisch kontrollierte, bedarfsgerechte Ernährung ist eine anerkannte Basistherapie.
–   Die routinemäßige Erfassung des aktuellen Energieumsatzes bzw. dessen Berechnung mit anerkannten Algorithmen wird empfohlen.
–   Die Nährstoffzufuhr richtet sich an den wissenschaftlich erarbeiteten Grenzwerten für Gesunde aus; wenn wissenschaftlich fundierte Bedarfszahlen für bestimmte Krankheitsbilder vorliegen, sollten diese Berücksichtigung finden.
–   Zur Überprüfung einer adäquaten Nährstoffversorgung wird die Erfassung von klinischen Symptomen bzw. die Analyse von funktionellen Markern empfohlen.
–   Eine supraphysiologische Applikation von einzelnen Nährstoffen ist aus medizinischer Sicht nicht sinnvoll.

Literatur

[1]   Deutsche Gesellschaft für Ernährung, Österreichische Gesellschaft für Ernährung, Schweizerische Gesellschaft für Ernährungsforschung, Schweizerische Vereinigung für Ernährung (Hrsg.). Referenzwerte für die Nährstoffzufuhr. Bonn: 2. Auflage, 3. Aktualisierte Ausgabe; 2017
[2]   Kinney JM. Nutrition in the intensive care patient. Crit Care Clin. 1987;1:1–10.
[3]   Moses AWG, Slater C, Preston T, Barber MD, Fearon KCH. Reduced total energy expenditure and physical activity in cachectic patients with pancreatic cancer can be modulated by an energy and protein dense oral supplement enriched with n-3 fatty acids. Br J Cancer. 2004;90:996–1002.
[4]   Fürst P, Stehle P. What are the essential elements needed for the determination of amino acid requirements in humans? J Nutr. 2004;134:1558S-5S.

[5]   Harris JA, Benedict FG. A biometric study of human basal metabolism. Proc Natl Acad Sci USA. 1981;4:370–3.

[6]   Schofield WN. Predicting basal metabolic rate, new standards and previous work. Hum Nutr Clin Nutr. 1985;39C(Suppl. 1):5–41.

[7]   Müller MJ, Bosy-Westphal A, Klaus S, et al. World Health Organization equiations have shortcomings for predicting resting energy expenditure in persons from a modern, affluent population: generation of new reference standard from a retrospective analysis of German database of resting energy expenditure. Am J Clin Nutr. 2004;80:1379–90.

[8]   Dresen E, Weißbrich C, Bühlmeier J, et al. Retrospektive Evaluation der Umsetzung einer klinikinternen Handlungsanweisung zur Ernährungstherapie von Intensivpatienten. Aktuel Ernaehr Med. 2019;44:237–47.

[9]   Plauth M, Schütz T, Pirlich M, Canbay A, DGEM Steering Committee. S3-Leitlinie der Deutschen Gesellschaft für Ernährungsmedizin (DGEM) in Zusammenarbeit mit der GESKES, der AKE und der DGVS Klinische Ernährung in der Gastroenterologie (Teil 1) – Leber. Aktuel Ernahrungsmed. 2014;39:e1–e42.

[10] Ockenga J, Löser C, Kraft M, Madl C, DGEM Steering Committee. S3-Leitlinie der Deutschen Gesellschaft für Ernährungsmedizin (DGEM) in Zusammenarbeit mit der GESKES, der AKE und der DGVS Klinische Ernährung in der Gastroenterologie (Teil 2) – Pankreas. Aktuel Ernahrungsmed. 2014;39:e43–e56.

[11] Lamprecht G, Pape U-F, Witte M, Pascher A, DGEM Steering Committee. S3-Leitlinie der Deutschen Gesellschaft für Ernährungsmedizin e. V. in Zusammenarbeit mit der AKE, der GESKES und der DGVS Klinische Ernährung in der Gastroenterologie (Teil 3) – Chronisches Darmversagen. Aktuel Ernahrungsmed. 2014;39:e57–e71.

[12] Bischoff SC, Koletzko B, Lochs H, Meier R, DGEM Steering Committee. S3-Leitlinie der Deutschen Gesellschaft für Ernährungsmedizin (DGEM) in Zusammenarbeit mit der Gesellschaft für klinische Ernährung der Schweiz (GESKES), der Österreichischen Arbeitsgemeinschaft für klinische Ernährung (AKE) und der Deutsche Gesellschaft für Gastroenterologie, Verdauungs- und Stoffwechselkrankheiten (DGVS) Klinische Ernährung in der Gastroenterologie (Teil 4) – Chronisch-entzündliche Darmerkrankungen. Aktuel Ernahrungsmed. 2014;39:e72–e98.

[13] Richter M, Baerlocher K, Bauer J, et al. Revised reference values for the intake of protein. Ann Nutr Metab. 2019;74:242–50.

[14] Elango R, Ball RO, Pencharz PB. Recent advances in determining protein and amino acid requirements in humans. Br J Nutr. 2012;108(S2 Suppl 2):S22–30.

[15] Sandoval-Insausti H, Pérez-Tasigchana RF, López-García E, et al. Macronutrients intake and incident frailty in older adults: a prospective cohort study. J Gerontol A Biol Sci Med Sci. 2016;71:1329–34.

[16] Beasley JM, LaCroix AZ, Neuhouser ML, et al. Protein intake and incident frailty in the Women's Health Initiative observational study. J Am Geriat Soc. 2010;58:1063–71.

[17] Bauer J, Biolo G, Cederholm T, et al. Evidence-based recommendations for optimal dietary protein intake in older people: a position paper from the PROT-AGE group. J Am Med Dir Assoc. 2013;14:542–59.

[18] Egert S, Stehle P. Impact of n-3 fatty acids on endothelial function: results from human intervention studies. Curr Opin Clin Nutr Metab Care. 2011;14:121–31.

[19] Tsekos E, Reuter C, Stehle P, Boeden G. Perioperative administration of parenteral fish oil supplements in a routine clinical setting improves patient outcome after major abdominal surgery. Clin Nutr. 2004;23:325–30.

[20] Mertes N, Grimm H, Fürst P, Stehle P. Safety and Efficacy of a New Parenteral Lipid Emulsion (SMOFlipid) in Surgical Patients: A Randomized, Double-Blind, Multicenter Study. Ann Nutr Metab. 2006;50:253–59.

[21] Serhan CN, Petasis NA. Resolvins and protectins in inflammation-resolution. Chem Rev. 2011;111:5922–43.

[22] Stehle P, Stoffel-Wagner B, Kuhn KS. Parenteral trace element provision – recent clinical research and practical conclusions. Eur J Clin Nutr. 2016;70:886–93.

5 Enterale Ernährung – welche Nahrung für welchen Patienten?

Mathias Plauth

5.1 Einleitung

5.1.1 Definitionen

Medizinische Trinknahrungen und Sondennahrungen werden durch eine EU Richtlinie als *diätetische Lebensmittel für besondere medizinische Zwecke* sowie die deutsche Diätverordnung reguliert [1] und in einer kaum übersehbaren Vielfalt mit folgenden Behandlungszielen angeboten:

– Ersatz oder Ergänzung der normalen Ernährung oder Vollkost, wenn die Ernährung krankheitsbedingt nicht oder nur unzureichend möglich ist,
– Erhalt oder Verbesserung des Ernährungszustands,
– Behandlung der zugrundeliegenden Erkrankung (z. B. Morbus Crohn).

Als oral bilanzierte Diät (OBD) werden medizinische Nahrungen klassifiziert, die gewöhnlich flüssig, aber auch pulverförmig oder konsistenzadaptiert (als Riegel oder dessertartig) angeboten werden und voll- oder teilbilanziert sein können.

Merke: Vollbilanzierte Diäten sind OBD oder Sondennahrungen, die aufgrund ihrer Zusammensetzung und der empfohlenen Tageszufuhrmenge als alleinige Nahrungsquelle geeignet sind; Sondennahrungen sind immer vollbilanziert.

Gemäß ihrer Zusammensetzung erfolgt die Einteilung von voll- oder teilbilanzierten Diäten in Nahrungen mit Standard-Nährstoffformulierung (Standardnahrungen) und in Nahrungen mit einer für eine bestimmte Krankheit spezifischen, der Stoffwechsellage angepassten Nährstoffformulierung (krankheitsspezifische Nahrungen) [1]. Standardnahrungen sind prinzipiell nach den Referenzwerten für die Makro- und Mikronährstoffaufnahme gesunder Menschen zusammengesetzt (vgl. Kap. 4), können sich aber in Kaloriendichte oder Eiweißgehalt unterscheiden. In den Standardnahrungen liegt der Ballaststoffanteil in der Regel > 15 g pro 1000 kcal; einige sind weitgehend ballaststofffrei.

https://doi.org/10.1515/9783110632699-005

Systematik bilanzierter Diäten für die enterale Ernährung:
- Standardnahrungen:
    - hypokalorisch (< 1,0 kcal·ml^{-1})
        - Sondennahrungen
    - normokalorisch (1,0 – 1,2 kcal·ml^{-1})
        - Sondennahrungen
        - oral bilanzierte Diäten
    - hochkalorisch (> 1,2 kcal·ml^{-1})
        - Sondennahrungen
        - oral bilanzierte Diäten
    - proteinreiche Standardnahrungen
        - Sondennahrungen
        - oral bilanzierte Diäten
- krankheitsspezifische Nahrungen:
    - Sondennahrungen
    - oral bilanzierte Diäten

Merke: Die meisten Patienten, die eine bilanzierte Diät als medizinische Nahrung benötigen, können mit Standardnahrungen ernährt werden.

Normokalorische Standardnahrungen enthalten intaktes Eiweiß (15–22 Energie%), Fett (25–35 Energie%), Kohlenhydrate (49–65 Energie%), Ballaststoffe und einen Wasseranteil von ca. 80–85 % [1]. Aufgrund der Tatsache, dass sie intaktes Eiweiß enthalten, werden sie auch als hochmolekulare (synonym polymere, nährstoffdefinierte) Diäten bezeichnet. In Abgrenzung dazu handelt es sich bei den niedermolekularen (synonym peptidbasierte, chemisch definierte oder den Elementardiäten, die Oligopeptide bzw. Aminosäuren als Stickstoffquelle enthalten), um krankheitsspezifische Nahrungen. Ebenso sind fettreiche Diäten (Lipidanteil > 40 Energie%), MCT-reiche Diäten oder immunmodulierende Diäten als krankheitsspezifische Diäten einzuordnen.

5.1.2 Kostenerstattung

Für die Verschreibung einer ambulanten Ernährungstherapie durch den niedergelassenen Arzt ist entscheidend, ob das Produkt vom gemeinsamen Bundesausschuss (G-BA) als verordnungsfähig klassifiziert ist. Nur dann wird es in der ambulanten Behandlung verschrieben werden.

Vom G-BA wurde am 20.11.2014 die Einleitung eines Stellungnahmeverfahrens zur Arzneimittel-Richtlinie Abschnitt I und Anlage XIII – Bilanzierte Diäten zur enteralen Ernährung gemäß § 31 Abs. 5 SGB V – beschlossen. Der Richlinienentwurf regelt:

- Den Anspruch auf bilanzierte Diäten zur enteralen Ernährung, wenn sie medizinisch notwendig, zweckmäßig und wirtschaftlich sind.
- Die Definition einer unzureichenden Ernährungssituation, die durch nicht nur vorübergehend fehlende oder eingeschränkte Fähigkeit zur normalen Ernährung (normale Stoffwechsellage) verursacht wird.
- Verordnungsfähigkeit bilanzierter Diäten zur enteralen Ernährung bei einer unzureichenderen Ernährungssituation, wenn
  - eine Modifizierung der normalen Ernährung oder sonstige Maßnahmen zur Verbesserung oder zur Verhütung der Verschlimmerung der Ernährungssituation nicht ausreichen und
  - eine Intervention mit einer solchen bilanzierten Diät zur enteralen Ernährung medizinisch erforderlich ist, die sich nach dem allgemein anerkannten Stand der medizinischen Erkenntnisse zur Verbesserung oder zur Verhütung der Verschlimmerung einer unzureichenden Ernährungssituation eignet.
- Das Erfordernis der Zweckmäßigkeit bilanzierter Diäten zur enteralen Ernährung nach dem allgemein anerkannten Stand der medizinischen Erkenntnisse bezüglich des Einsatzes von
  - Standardprodukten
  - Spezialprodukten.

Die Richtlinie ist am 22.02.2020 in Kraft getreten, allerdings bleibt die Anlage XIII davon ausgenommen [2]. Nach § 316 SGB V haben Versicherte bis zur Veröffentlichung der Zusammenstellung nach § 31 Abs. 5 Satz 2 SGB V im Bundesanzeiger Anspruch auf enterale Ernährung nach Maßgabe der Arzneimittel-Richtlinien in der Fassung vom 25. August 2005 bzw. des Kapitel I in der Fassung vom 18. Dezember 2008/22. Januar 2009.

5.2 Makronährstoffkomponenten

Bei der Auswahl der Rohstoffe muss ein Kompromiss geschlossen werden aus höchstmöglicher ernährungsphysiologischer Wertigkeit und lebensmitteltechnologischen Limitationen wie Verlust von Nährstoffen, Konsistenz, Löslichkeit, Geschmack u. a. im Rahmen der Herstellung und Haltbarmachung einer bilanzierten Diät.

Als Ausgangsmaterial für die Kohlenhydratkomponente dient Maisstärke, aus deren Hydrolysat das hitzestabile, wasserlösliche, laktosefreie und fast geschmacksneutrale Maltodextrin gewonnen wird, ein Gemisch aus Mono-, Di-, Oligo- und Polysacchariden. Die Fettkomponente enteraler Flüssignahrungen besteht meist aus Mais-, Soja-, Palmkern- oder Sonnenblumenöl, modifiziert durch Zumischung von Kokos-, Borretsch-, Distel-, Oliven-, Fisch- oder Rapsöl als Quelle mittelkettiger, einfach ungesättigter oder mehrfach ungesättigter Fettsäuren. Als Eiweißquelle werden Kaseine, Laktalbumin, Molkeprotein, Sojaeiweiß oder Eiklarprotein verwendet. Alle bilanzierten Diäten sind gluten-, purin- und cholesterinfrei und zumindest laktosearm, eine große Zahl von ihnen auch laktosefrei.

5.3 Standardnahrungen

5.3.1 Bilanzierte Diät als Supplement

OBD werden i. d. R. ergänzend zur normalen oralen Ernährung eingesetzt und können daher teilbilanziert sein. Für das Behandlungsergebnis ist die Therapieadhärenz entscheidend, die insbesondere vom Geschmack, bzw. der Geschmacksvielfalt (nicht nur süß) und der zu konsumierenden Menge der verordneten Produkte abhängt. Produkte mit hoher Kaloriendichte (bis 3,2 $kcal\cdot ml^{-1}$) können hier Vorteile bieten. Für die Supplementierung stehen auch Riegel oder dessertartige Zubereitungen und nicht nur Trinknahrung zur Verfügung.

> **Merke:** Bei Patienten, die zur Deckung ihres Nährstoffbedarfs eine ergänzende orale bilanzierte Diät benötigten, besteht häufig eine ungenügende Eiweißzufuhr; in diesen Fällen sind OBD mit einem hohen Eiweißanteil (bis zu 20 g in 125 ml bei 3,2 $kcal\cdot ml^{-1}$) zu empfehlen.

Neben der Auswahl der geeigneten OBD ist auch die ausreichende Instruktion zu Einnahmemodus (schlückchenweise und nicht alles auf einmal trinken) und Einnahmezeit (bei Leberzirrhose vorzugsweise nach 20:00 h, vgl. Kap. 13.3.1) für das Behandlungsergebnis von Bedeutung.

5.3.2 Sondennahrungen

Standard-Sondennahrungen sind prinzipiell von gleicher Zusammensetzung wie Standard-Trinknahrungen, enthalten jedoch weniger oder keine Aromastoffe und keine Mono- oder Disaccharide. Über 95 % der Patienten, die eine enterale Sondenernährung benötigen, können mit Standardnahrungen adäquat versorgt werden. Da hospitalisierte Patienten einen höheren Eiweißbedarf haben als Gesunde, bieten sich in diesen Fällen proteinreiche (bis zu 2,0 $g\cdot l^{-1}$) Standardnahrungen an mit einer Kaloriendichte von 1,5–2,0 $kcal\cdot ml^{-1}$.

> **Merke.** Bei Langzeittherapien ist darauf zu achten, dass Standardnahrungen mit einem ausreichenden Ballaststoffanteil (> 10 g pro 1000 kcal) ausgewählt werden.

Mit hypokalorischen bilanzierten Diäten können langzeitig bettlägerige und nur marginal oder gar nicht am Leben teilnehmende Patienten entsprechend ihrem geringen Energiebedarf angemessen mit Nahrung und Flüssigkeit versorgt werden. Standardnahrungen für die enterale Sondenernährung haben eine Osmolalität zwischen 250 und 350 mosmol·kg^{-1}.

Gastral appliziert kann die Sondenernährung in Bolusgaben erfolgen, wohingegen die jejunale Applikation stets kontinuierlich erfolgen muss mit einer maximalen Zufuhrrate von 120 ml·h^{-1}, damit keine unerwünschten Wirkungen, wie Bauchkrämpfe oder Retroperistaltik mit Erbrechen oder Diarrhöen, auftreten. In den meisten Einrichtungen wird ein Nahrungsaufbau mit Steigerung der Zufuhrrate innerhalb der ersten 3–4 Tage auf die Zielmenge praktiziert, ohne dass hierfür ein Vorteil bei darmgesunden und nicht kritisch kranken Patienten nachgewiesen wäre. Bei kritisch Kranken mit gestörter gastrointestinaler Motilität und insbesondere bei katecholaminpflichtigen instabilen Kreislaufverhältnissen (z. B. septischer Schock) sollte die enterale Sondenernährung mit einer Zufuhrrate von 10 ml·h^{-1} begonnen und erst nach hämodynamischer Stabilisierung langsam gesteigert werden, um nicht das Risiko disseminierter Dünndarmnekrosen einzugehen (vgl. Kap. 8.6.3).

5.4 Krankheitsspezifische bilanzierte Diäten

5.4.1 Immunmodulierende bilanzierte Diäten

Die Zusammensetzung dieser Nahrungen ist von der Vorstellung geleitet, eine therapeutisch gewünschte Modulation inflammatorischer und immunologischer Prozesse zu erzielen, beispielsweise durch den Zusatz bzw. erhöhten Gehalt an ω3-Fettsäuren, Arginin und Ribonukleinsäure (Tab. 5.1) [3]. Für dieses Konzept wurde auch der Begriff der Immunonutrition geprägt. Ihr klinischer Stellenwert in der Anwendung bei traumatologischen bzw. Intensivpatienten (vgl. Kap. 8.6.2), bei akuter Pankreatitis (vgl. Kap. 9.9), vor Lebertransplantation (vgl. Kap. 13.3.3) oder onkologischen Patienten (vgl. Kap. 22.3.5) ist in den entsprechenden Kapiteln abgehandelt.

Tab. 5.1: Immunmodulierende bilanzierte Diäten. kA = keine Angabe, ω-FS = ω3-Fettäuren, *bei Zubereitung von 1 Portion à 74 g in 300 ml Wasser.

Produkt	Energiedichte [kcal·ml^{-1}]	Eiweiß [g·l^{-1}]	ω3-FS [g·l^{-1}]	Arginin [g·l^{-1}]	Glutamin [g·l^{-1}]	Nukleotide [g·l^{-1}]	Osmolarität [mosmol·l^{-1}]
Impact® Enteral	1,0	56	3,3	13	kA	1,3	298
Impact® Oral*	1,0	60	3,2	12.6	kA	1,5	kA
Reconvan®	1,0	55	2,5	6,7	10	–	270

5.4.2 Bilanzierte Diäten bei Niereninsuffizienz

Für Patienten mit einer chronischen Niereninsuffizienz wurden protein-, elektrolyt-(kaliumarm, phosphatarm) und volumendefinierte (hohe Energiedichte 2,0 kcal·ml^{-1}) stoffwechseladaptierte Trink- und Sondennahrungen entwickelt (Tab. 5.2), bei deren Zusammensetzung außerdem berücksichtigt ist, ob der Patient noch nicht (niedriger Eiweißgehalt 30–40 g·l^{-1}) oder schon chronisch dialysiert wird (hoher Eiweißgehalt). Bei chronischen Dialysepatienten kann durch 2 × 125 ml einer kalium- und phosphatarmen hochkalorischen (2,0 kcal·ml^{-1}) und eiweißreichen (73 g·l^{-1}) Trinknahrung der Ernährungszustand ohne erhöhten Bedarf an Phosphatbindern günstig beeinflusst werden [4]. Neben flüssigen Trinknahrungen steht auch ein Pulver zur Zubereitung einer konzentrierten intradialytischen Trinknahrung zur Verfügung.

Tab. 5.2: Bilanzierte Diäten bei Niereninsuffizienz. MCT = mittelkettige Triglyzeride, * MCT 17–25 % an Gesamtfett, ** ω3-Fettsäuren 0,7–4 %, # in gleicher Zusammensetzung auch als flüssige Trinknahrung erhältlich, kA = keine Angabe.

Produkt	Energiedichte [kcal·ml^{-1}]	Eiweiß [g·l^{-1}]	Kalium [mg·l^{-1}]	Phosphat [mg·l^{-1}]	Osmolarität [mosmol·l^{-1}]	Zufuhr
Restoric® nephro prae*	2,0	40	1080	530	kA	Trink
Renilon® 4.0**	2,0	39	220	40	455	Trink
Fresubin® Renal*·**	2,0	30	1000	550	500	Trink
Restoric® nephro intensiv **·#	2,0	70	1060	690	kA	Sonde
Nutrison® concentrated*·**	2,0	75	1800	760	335	Sonde
Renilon® 7.5**	2,0	73	240	60	410	Trink
Nepro® HP **·#	1,8	81	1059	718	538	Sonde
Restoric® nephro intraD	2,0	170	980	625	kA	Trink

5.4.3 Bilanzierte Diäten bei Leberzirrhose

In Analogie zur Entwicklung leberadaptierter Aminosäurenlösungen für die parenterale Ernährung von Patienten mit Leberzirrhose und hepatischer Enzephalopathie (vgl. Kap. 6.2.3) wurden auch bilanzierte Diäten mit erhöhtem Anteil verzweigtkettiger Aminosäuren (VKAS, Tab. 5.3) bei Zirrhosepatienten eingesetzt, aber nie gegen Standardnahrungen getestet [5–7]. Bei der Sondenernährung von Patienten mit HE sollte eine mit VKAS angereicherte Sondennahrung eingesetzt werden (vgl. Kap 13.3.1) [8].

Tab. 5.3: Bilanzierte Nahrungen bei Leberzirrhose mit hepatischer Enzephalopathie. MCT = mittelkettige Triglyzeride, VKAS = verzweigtkettige Aminosäuren.

Produkt	Energiedichte [kcal·ml⁻¹]	Eiweiß [g·l⁻¹]	Anteil VKAS	Anteil MCT	Osmolarität [mosmol·l⁻¹]	Ballast- stoffe
Fresubin® Hepa	1,3	40	44 %	36 %	330	+
Fresubin® Hepa DRINK	1,3	40	44 %	36 %	360	+
Nutricomp® Hepa	1,3	40	40 %	50 %	395	+

5.4.4 Nahrungen bei Maldigestion oder Malabsorption

Bei Maldigestion (exokrine Pankreasinsuffizienz) oder Malabsorption (Morbus Crohn, Kurzdarm, Strahlenenteritis, u. a.) ist die Eiweiß- und Fettassimilation krankheitsbedingt eingeschränkt. Es wurde daher vermutet, dass durch Verwendung von bereits zu Peptiden hydrolysiertem statt intaktem Eiweiß und unabhängig von Gallensäuren absorbierbaren MCT-Fetten der Verdauungstrakt entlastet und die Nährstoffassimilation verbessert werden könne. Dieses Konzept führte zur Entwicklung der Oligopeptiddiäten (Tab. 5.4), mit denen zunächst auch die Wirksamkeit einer enteralen Ernährung bei akutem Schub eines Morbus Crohn gezeigt werden konnte [9]. Bei dieser Indikation zeigten spätere vergleichende Studien hochmolekulare Standardnahrungen als ebenbürtig (vgl. Kap. 17.3.3). Selbst bei völligem Ausfall der digestiven Kapazität der Pankreasenzyme zeigt der Verdauungstrakt noch eine beträchtliche Verwertung von intaktem Eiweiß [10]. Die hohe Osmolalität der meisten Produkte kann bei jejunaler Applikation eine schlechtere Toleranz bedingen.

Merke: Oligopeptiddiäten werden nur selten benötigt, denn bei vielen Krankheitsbildern einschließlich der akuten Pankreatitis (vgl. Kap. 9.6), reichen hochmolekulare bilanzierte Standarddiäten aus.

Einen hybriden Status nimmt eine bilanzierte Diät ein, die für Intensivpatienten mit hohem Eiweißbedarf, einer möglicherweise kompromittierten intestinalen Eiweiß- und Fettassimilation und dem Bedarf einer Entzündungsdämpfung zusammengestellt wurde (Tab. 5.4).

Mit dem Ziel einer erleichterten Fettassimilation wurden voll bilanzierte hochmolekulare Diäten entwickelt, deren Fettkomponente zu 50–60 % aus MCT-Fetten besteht (Tab. 5.5).

Tab. 5.4: Oligopeptiddiäten (niedermolekulare Nahrungen) zur Sondenernährung. MCT = mittelkettige Triglyzeride, * ω3-Fettsäuren 2 % (in gleicher Zusammensetzung auch als Trinknahrung erhältlich), ** enthält neben intaktem auch hydrolysiertes Molkeeiweiß sowie ω3-Fettsäuren 10 %, kA = keine Angabe.

Produkt	Energiedichte [kcal·ml⁻¹]	Eiweiß [g·l⁻¹]	Eiweißquelle	Anteil MCT	Osmolarität [mosmol·l⁻¹]	Ballaststoffe
Peptamen®	1,0	40	Molke	70 %	220	–
Nutrison® advanced Peptisorb	1,0	40	Molke	49 %	455	–
Survimed® OPD HN	1,33	67	Molke	52 %	370	–
Nutricomp® Peptid	1,0	38	Molke, Soja, Gelatine	50 %	310	(+)
Vital® Peptido*	1,5	67.5	kA	70 %	487	–
Fresubin® Intensive**	1,22	100	Molke	40 %	600	–

Tab. 5.5: MCT-reiche hochmolekulare Nahrungen. MCT = mittelkettige Triglyzeride.

Produkt	Energiedichte [kcal·ml⁻¹]	Eiweiß [g·l⁻¹]	Eiweißquelle	Anteil MCT	Osmolarität [mosmol·l⁻¹]	Ballaststoffe
Nutrison® MCT	1,0	50	Kasein	60 %	265	–
Nutricomp® Intensiv	1,3	65	Molke	52 %	335	–

5.4.5 Bilanzierte Diäten bei Tumorkachexie

Aus dem Urin stark gewichtsverlierender Tumorpatienten wurde ein Proteolyse induzierender Faktor (PIF) isoliert, dessen Wirkung durch ω3-Fettsäuren hemmbar ist. Diese Beobachtung führte zur Entwicklung von Trink- und Sondennahrungen mit erhöhtem Anteil an ω3-Fettsäuren (Tab. 5.6), um so in den Pathomechanismus der Tumorkachexie einzugreifen. Die damit erzielten Ergebnisse sind bisher nicht ausreichend für eine klare Leitlinienempfehlung [11] (vgl. Kap. 22.3.5).

Tab. 5.6: Bilanzierte Nahrungen bei Tumorkachexie. MCT = mittelkettige Triglyzeride, ω3-FS = ω3-Fettsäuren, * Anteil an Gesamtenergie, ** Anteil an Gesamtfett, *** je nach Geschmacksrichtung.

Produkt	Energie-dichte [kcal·ml^{-1}]	Eiweiß [g·l^{-1}]	Anteil * Fett	Anteil** ω3-FS	Anteil** MCT	Osmolarität [mosmol·l^{-1}]	Ballast-stoffe
Supportan®	1,5	100	40 %	9 %	34 %	340	+
Supportan® Drink	1,5	100	40 %	10 %	24 %	385/435***	+
ProSure®	1,27	66	18 %	38 %	16 %	474	+

5.4.6 Bilanzierte Diäten bei Diabetes

Die amerikanische und die europäische Diabetesgesellschaft empfehlen, 60–70 % der Nahrungsenergie im Form von Kohlenhydraten und einfach ungesättigten Fettsäuren zuzuführen und dabei den Anteil mehrfach ungesättigter wie gesättigter Fettsäuren jeweils unter 10 % zu halten; die Eiweißzufuhr sollte weniger als 15 % der verzehrten Kalorienmenge betragen. Der Anteil von Mono- und Disacchariden sollte unter 10 % liegen. Diesen Anforderungen genügen die meisten enteralen „Diabetes"-Nahrungen. In den neuen Präparaten wurden Kohlenhydrate durch einfach ungesättigte Fettsäuren (bis zu 35 % der Gesamtenergie) ersetzt und lösliche Ballaststoffe eingesetzt.

Für die neueren enteralen „Diabetes"-Flüssignahrungen mit hohem Anteil an einfach ungesättigten Fettsäuren lässt sich zwar eine Verbesserung der kardiovaskulären Risikofaktoren (Lipidprofil), nicht aber ein klinischer Vorteil zeigen. Bei ihrer Verschreibung ist auf die komplexe Lage der Erstattungsfähigkeit zu achten.

5.4.7 Spezialdiäten

Das Einsatzgebiet und die Konzepte dieser Nahrungen (Tab. 5.7) sind recht unterschiedlich. Zur minimalen enteralen Ernährung (*Zottenernährung*) kritisch Kranker (vgl. Kap. 8.2.5) wurde eine praktisch fettfreie, mit Antioxidantien angereicherte Nahrung zusammengestellt, die als speziell auf die Darmepithelien zielende Inhaltsstoffe Glutamindipeptide und Tributyrin enthält. Erste Einsatzberichte liegen inzwischen vor [12]. Speziell für Patienten mit Lungenversagen im Rahmen eines ARDS wurde eine fettreiche, mit Antioxidantien und ω3-Fettsäuren angereicherte Sondennahrung entwickelt, deren Überlegenheit gegenüber Standardnahrungen jedoch nicht zweifelsfrei belegt ist [13–16]. Der ebenfalls hohe Fettanteil einer weiteren hochmolekularen Sondennahrung zielt auf eine Reduktion der CO_2-Last bei Patienten mit COPD bzw. Emphysem.

Das Konzept der Pharmakonutrition, also der Erzielung einer Stoffwechseländerung unabhängig von der Energie- oder Stickstoffzufuhr, wird mit einer Standardnahrung verfolgt, die als Wirkstoff den Leuzinmetaboliten β-Hydroxy-β-Methylbutyrat (HMB) zur Behandlung der Sarkopenie enthält (vgl. 3.2.6). In einer plazebokontrollierten doppeltblinden kontrollierten Studie war der Einsatz dieser Nahrung gegenüber einer Standardnahrung mit einer geringeren 90-Tage Sterblichkeit verbunden [17].

Tab. 5.7: Spezialnahrungen zur Sondenernährung. E% = prozentualer Anteil an Gesamtenergie, Gln = Glutamin, HMB = β-Hydoxy-β-Methylbutyrat, MCT = mittelkettige Triglyzeride, ω3-FS = ω3-Fettsäuren, kA = keine Angabe.

Produkt	Energie-dichte [kcal·ml⁻¹]	Eiweiß/ Peptide [g·l⁻¹]	Eiweiß-quelle	Anteil MCT	Osmolarität [mosmol·l⁻¹]	Besonderheit
Intestamin®	0,5	85	Gln-Di-peptide	52 %	490	Tributyrin, Antioxidantien, fast fettfrei
Oxepa®	1,5	63	kA	25 %	384	ω3-FS 14 %, Antioxidantien, fettreich 56 E%
Pulmocare®	1,5	62	kA	20 %	383	fettreich 56 E% ω3-FS 5 %
Ensure® plus advance	1,5	80	kA	0 %	382	HMB 2.4 g·l⁻¹, ω3-FS 3 %

5.5 Ernährungssonden

5.5.1 Nasale Sonden

Alle Sondennahrungen können über dünne (9 F) nasal eingeführte Sonden in den Magen oder in den oberen Dünndarm appliziert werden. Gastrointestinale Motilitätsstörungen bei kritischer Krankheit oder postoperativ betreffen den Magen stärker und länger als den Dünndarm, so dass auf der Intensivstation der Einsatz von Mehrlumensonden Vorteile bringen kann mit den kombinierten Funktionen als Ablaufsonde im Magenantrum und als Ernährungssonde im oberen Jejunum.

5.5.2 PEG

Die Anlage einer perkutanen endoskopisch platzierten Gastrostomie (PEG) sollte stets dann erwogen werden, wenn die orale Nahrungszufuhr für eine Periode von 2–3 Wochen inadäquat ist. Eine PEG sollte stets aus einer medizinischen Indikation angelegt werden und nicht aus anderen Gründen wie Pflegepersonalmangel. Von entscheidender Bedeutung ist die Frage, ob die Ernährung über eine PEG die Lebensqualität des Patienten erhalten oder bessern kann. Schluckstörungen infolge neurologischer Erkrankungen sind die häufigsten und sicher etablierten Indikationen für die Ernährung mittels PEG. Eine PEG Anlage sollte nicht bei fortgeschrittener inkurabler Erkrankung und infauster Prognose erfolgen und ist daher nur sehr selten bei Patienten mit kurzer Lebenserwartung oder fortgeschrittener Demenz indiziert (vgl. Kap. 24.4).

Die PEG ist bezüglich ihrer Beschickung nicht anders als eine nasogastrale Sonde zu bewerten.

Merke: Auch die Ernährung über die PEG ist mit einem Reflux- und Aspirationsrisiko verbunden; gegenüber der nasogastralen Sonde bietet die PEG diesbezüglich keinen Vorteil.

Eine PEG muss nicht routinemäßig ersetzt werden, sondern kann über Jahre in situ verbleiben, solange ihre Funktion fehlerfrei bleibt. Durch regelmäßige Pflege und geschulte Handhabung der PEG können Komplikationen wie Wundinfektionen, Hypergranulationen und das Einwachsen der inneren Halteplatte (*buried bumper*) vermieden werden.

5.6 Expertenempfehlungen in der Nussschale

– Vollbilanzierte Diäten sind aufgrund ihrer Zusammensetzung und der empfohlenen Tageszufuhrmenge als alleinige Nahrungsquelle geeignet.
– Wenn Patienten zur Deckung ihres Nährstoffbedarfs eine ergänzende orale bilanzierte Diät benötigten, empfiehlt sich die Verwendung einer oralen bilanzierten Diät mit hoher Nährstoffdichte und hohem Eiweißanteil.
– Krankheitsspezifische bilanzierte Diäten sind in ihrer Zusammensetzung an die jeweiligen speziellen Stoffwechselerfordernisse adaptiert, aber in vielen Fällen ohne Überlegenheitsnachweis gegenüber Standardnahrungen.
– In der ambulanten Ernährungstherapie sind Standardnahrungen bei gegebener Indikation verordnungsfähig.

Literatur

[1] Valentini L, Volkert D, Schütz T, et al. Leitlinie der Deutschen Gesellschaft für Ernährungsmedizin (DGEM) – DGEM Terminologie in der Klinischen Ernährung. Aktuel Ernahrungsmed. 2013;38:97–111.

[2] GBA//Startseite//Richtlinien//Arzneimittel-Richtlinie//Anlage XIII: Bilanzierte Diäten zur enteralen Ernährung – noch nicht in Kraft//Aufruf 25.02.2020, 17:14 h.

[3] Plauth M, Weiss H. Immunonutrition. In: (Eds. Biesalski HK, Bischoff SC, Pirlich M, Weimann A) Ernährungsmedizin. Stuttgart, Thieme, 2018, 502–512.

[4] Fouque D, McKenzie J, deMutsert R, et al. Use of a renal-specific oral supplement by hemodialysis patients with low protein intake does not increase the need for phosphate binders and may prevent a decline in nutritional status and quality of life. Nephrol Dial Transplant. 2008;23:2902–2910.

[5] Keohane PP, Attrill H, Grimble G, et al. Enteral nutrition in malnourished patients with hepatic cirrhosis and acute encephalopathy. J Parenter Enteral Nutr. 1983;7:346–350.

[6] Horst D, Grace ND, Conn HO, et al. Comparison of dietary protein with an oral, branched chain-enriched amino acid supplement in chronic portal-systemic encephalopathy: a randomized controlled trial. Hepatology. 1984;4:279–287.

[7] Cabré E, González-Huix F, Abad A, et al. Effect of total enteral nutrition on the short-term outcome of severely malnourished cirrhotics: a randomized controlled trial. Gastroenterology. 1990;98:715–720.

[8] Plauth M, Schütz T, Pirlich M, Canbay A und das DGEM Steering Committee. S3-Leitlinie der Deutschen Gesellschaft für Ernährungsmedizin (DGEM) in Zusammenarbeit mit der GESKES, der AKE und der DGVS. Klinische Ernährung in der Gastroenterologie (Teil 1) – Leber. Aktuel Ernahrungsmed. 2014;39:e1-e42.

[9] Lochs H, Steinhardt HJ, Klaus-Wentz B et al. Comparison of enteral nutrition and drug treatment in active Crohn's disease. Results of the European Cooperative Crohn's Disease Study IV. Gastroenterology. 1991;101:881–888.

[10] Steinhardt HJ, Wolf A, Jakober B, et al. Nitrogen absorption in pancreatectomized patients: protein versus protein hydrolysate as substrate. J Lab Clin Med. 1989;113:162–167.

[11] Arends J, Bachmann P, Baracos V, et al. ESPEN guidelines on nutrition in cancer patients. Clin Nutr. 2017;36:11–48.

[12] Beale RJ, Sherry T, Lei K, et al. Early enteral supplementation with key pharmaconutrients improves Sequential Organ Failure Assessment score in critically ill patients with sepsis: outcome of a randomized, controlled, double-blind trial. Crit Care Med. 2008;36:131–144.

[13] Gadek JE, DeMichele SJ, Karlstad MD, et al. Effect of enteral feeding with eicosapentaenoic acid, gamma-linolenic acid and antioxidants in patients with acute respiratory distress syndrome. Crit Care Med. 1999;27:1409–1420.

[14] Pontes-Arruda A, Albuquerque Aragao AM. Deusdara Albuquerque J: effects of enteral feeding with eicosapentanoic acid, gamma-linolenic acid and antioxidants in mechanically ventilated patients with severe sepsis and septic shock. Crit Care Med. 2006;34:1–9.

[15] Singer P, Theilla M, Fisher H, et al. Benefit of an enteral diet enriched with eicosapentanoic acid and gamma-linolenic acid in ventilated patients with acute lung injury. Crit Care Med. 2006;34:1033–1038.

[16] Grau-Carmona T, Morán-García V, García-de-Lorenzo A, et al. Effect of an enteral diet enriched with eicosapentaenoic acid, gamma-linolenic acid and anti-oxidants on the outcome of echanically ventilated, critically ill, septic patients. Clin Nutr. 2011;30:578–584.

[17] Deutz NEP, Matheson EM, Matarese LE, et al. Readmission and mortality in malnourished, older, hospitalized adults treated with a specialized oral nutritional supplement: A randomized clinical trial. Clin Nutr. 2016;35:18–26.

6 Parenterale Ernährung – Lösungen und Probleme

Mathias Plauth

6.1 Einleitung

Alle Komponenten der parenteralen Ernährung (PE) unterliegen dem Arzneimittelgesetz und müssen indikationsgerecht vom Arzt verordnet werden. Dies kann durch Ordination von industriell konfektionierten All-in-One-Mischungen (Abb. 6.1) oder von Einzelkomponenten geschehen oder durch Verordnung einer individuellen Rezeptur, nach der der Apotheker eine All-in-One-Mischung herstellt (*Compounding*). Mit seiner Verordnung legt der Arzt fest, welche Menge an Makronährstoffen (Kohlenhydrat, Fett, Aminosäuren), Mikronährstoffen (Vitamine, Spurenelemente), Elektrolyten und Flüssigkeit täglich infundiert werden soll. Daraus ergibt sich, ob die parenterale Ernährungsmischung hoch konzentriert ist, also eine hohe Osmolalität aufweist und deshalb über einen zentralvenösen Zugang verabreicht werden muss, oder ob sie als hypokalorische Mischung mit einer niedrigeren Osmolalität (≤ 950 mosmol·kg^{-1}) über eine periphere Vene infundiert werden kann.

Merke: Bei der total parenteralen Ernährung (TPE) werden alle Komponenten der Ernährung, also Makro- und Mikronährstoffe, Elektrolyte und Flüssigkeit, bedarfsdeckend auf parenteralem Weg verabreicht.

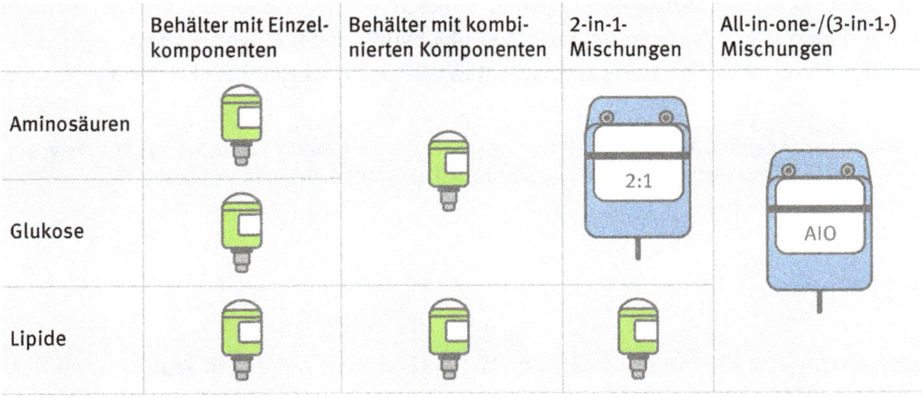

	Behälter mit Einzelkomponenten	Behälter mit kombinierten Komponenten	2-in-1-Mischungen	All-in-one-/(3-in-1-)Mischungen
Aminosäuren				
Glukose				
Lipide				

Abb. 6.1: Spektrum der parenteralen Ernährungssysteme von modular bis All-in-One. Modifiziert nach [2]. Beachte: Auch bei All-in-one Mischungen müssen Mikronährstoffe zusätzlich verordnet werden. AIO = all-in-one.

https://doi.org/10.1515/9783110632699-006

6.2 Makronährstoffe

6.2.1 Kohlenhydrate

Kohlenhydrate werden als Brennstoff zur oxidativen ATP-Gewinnung zugeführt. Die ATP-Bereitstellung ist essenziell für die Aufrechterhaltung einer normalen Funktion der Membranpumpen; einzelne Gewebe wie ZNS und Erythrozyten sind diesbezüglich vorrangig auf Glukose angewiesen. Im postabsorptiven Zustand oder in Hungerperioden wird die Blutzuckerhomöostase durch die Leber aufrechterhalten, welche Glukose aus der Glykogenolyse und der Glukoneogenese abgibt. Diese endogene hepatische Glukoseproduktion gibt somit einen Anhaltspunkt für die minimale Glukosezufuhr, die beispielsweise bei Ausfall der Leber benötigt wird. In der Praxis hat sich dafür eine Zufuhrrate von 1,5–2,0 $g \cdot kg^{-1} \cdot d^{-1}$ bewährt. Das Maximum der Glukoseoxidation wird bei einer Glukoseinfusionsrate von 5,7 $g \cdot kg^{-1} \cdot d^{-1}$ erreicht und kann auch durch Insulingabe nicht weiter gesteigert werden. Supramaximale Infusionsraten führen zur unerwünschten Fett- und Glykogensynthese. Für die Praxis der PE wird empfohlen, Glukose mit submaximalen Raten von 3,0–3,5 $g \cdot kg^{-1} \cdot d^{-1}$ zu infundieren [1]. Für die optimale anabole Nutzung von Stickstoff (N) aus Aminosäuren (AS) in der Proteinsynthese hat sich eine Nährstoffrelation von 1:130–1:170 g $N \cdot kcal^{-1}$ bzw. 1:20–1:27 g $AS \cdot kcal^{-1}$ bewährt [2].

Der Zuckeraustauschstoff Xylit kann nach Infusion insulinunabhängig im Pentosephosphatzyklus der Leber metabolisiert werden. Dies ist mit niedrigeren Glukose- und Insulinkonzentrationen im Blut und erhaltener endogener Lipolyse verbunden. Seinem klinischen Einsatz stehen aber fehlende klinische Outcome-Vorteile und streng zu beachtende Dosisbegrenzungen entgegen, so dass weltweit und mittlerweile auch in Deutschland ausschließlich Glukose als Kohlenhydrat in der PE verwendet wird [2]. Dies schlägt sich auch in den Leitlinienempfehlungen zur PE kritisch Kranker nieder [3].

Merke: In der parenteralen Ernährung soll ausschließlich Glukose als Kohlenhydratquelle verwendet werden. Zuckeraustauschstoffe sollen nicht Teil der klinischen Ernährung sein.

6.2.2 Fett

Im Rahmen der klinischen Ernährung wurde Fett über lange Zeit lediglich mit dem Ziel eingesetzt, eine ausreichende Versorgung mit Brennstoff und essenziellen Fettsäuren zu erreichen. Erst in den letzten 20 Jahren wurde die bedeutende Rolle von Fett als Quelle pro- und antiinflammatorischer Mediatoren und Immunmodulatoren berücksichtigt. Dauert eine ausschließliche TPE länger als eine Woche, müssen mindestens 250–500 ml einer 20 %igen Fettemulsion wöchentlich verabreicht werden, um eine ausreichende Versorgung an essenziellen Fettsäuren sicherzustellen. In der

TPE wird meistens ein Verhältnis Fett:Glukose = 25–40:60–75 (bezogen auf die Nicht-eiweißenergiezufuhr) verwendet. Je nach Stoffwechsellage (z. B. Insulinresistenz mit gestörter Glukosetoleranz) kann dieses Verhältnis auch auf 50:50 angehoben werden [2].

> **Merke:** Alle zur parenteralen Gabe zugelassenen Fettemulsionen unterscheiden sich nicht hinsichtlich ihrer Eignung als oxidatives Substrat zur Energiegewinnung.

Sie unterscheiden sich jedoch dahingehend, in welchem Maße ihr Fettsäuremuster den Empfehlungen einer gesunden Ernährung nahekommt und bezüglich ihres Potenzials, inflammatorische und immunologische Prozesse zu modulieren. Bei einer Zufuhrrate unter 1,5 g·kg^{-1}·d^{-1} werden parenterale Fettemulsionen bei fast allen Krankheitszuständen sehr gut verwertet und aus dem Plasma geklärt [4]. Bei akutem Nierenversagen sind Triglyzeridverwertung und Plasma-Clearance jedoch herabgesetzt [5]. Unter zu hoher Fettzufuhr wurde das inzwischen äußerst seltene sogenannte *Fat Overload*-Syndrom beobachtet mit Fieber, Ikterus, Thrombozytopenie, Hypalbuminämie, metabolischer Azidose und Lungenversagen. Die Verwertung des infundierten Fetts sollte daher anhand der Triglyzeridspiegel monitorisiert (Ziel < 4,6 mmol·l^{-1} bzw. < 400 mg·dl^{-1}) und die Infusionsrate ggf. angepasst werden [4]. Bei Werten > 11,4 mmol·l^{-1} (1000 mg·dl^{-1}) muss die Fettinfusion unterbrochen werden [2].

Von der traditionellen sojabasierten Emulsion langkettiger Triglyzeride (Intralipid® und Analoga) unterscheiden sich die neuen Fettemulsionen durch einen niedrigeren Gehalt an vielfach ungesättigten ω6-Fettsäuren. Dies wird durch Zumischen von mittelkettigen Triglyzeriden (MCT und/oder Olivenöl und/oder Fischöl [ω3-Fettsäuren]) erreicht und führt dazu, dass diese Emulsionen Leukozyten- und Immunfunktion in geringerem Maße supprimieren und auch weniger zur Bildung pro-inflammatorischer Mediatoren beitragen [4]. In der Anwendung bei Erwachsenen liegen bisher keine Studienergebnisse vor, die im direkten Vergleich der verschiedenen auf dem Markt befindlichen neuen Fettemulsionen (Tab. 6.1) einen Unterschied in klinisch relevanten Outcome-Parametern gezeigt hätten [3].

In einem Expertenpapier wird als Ergebnis von Metaanalysen eine Reduktion von Infektionsrate sowie Krankenhaus- und ITS-Verweildauer als Vorteil von fischölhaltigen Emulsionen herausgestellt [4]. Für die praktische Entscheidung bleiben somit ökonomische Argumente, ernährungsphysiologisch sinnvolle Fettsäuremuster oder die Absicht, inflammatorische Prozesse zu dämpfen, von Bedeutung. Für letzteren Ansatz steht neben fixen Mischungen aus Sojaöl, Olivenöl, MCT und Fischöl auch ein reines Fischölpräparat zur Verfügung, welches ergänzend zu einem All-in-One-System eingesetzt werden kann (Tab. 6.1).

Tab. 6.1: In Deutschland angebotene Fettemulsionen für die parenterale Ernährung. LCT = langkettige Triglyzeride; MCT = mittelkettige Triglyzeride.

Produkt	LCT	MCT	Olivenöl	Fischöl
Intralipid®, Deltalipid®, Lipovenös®, Soyacal®	100 %			
Lipofundin® MCT, Lipovenös® MCT	50 %	50 %		
ClinOleic®	20 %		80 %	
Lipidem®	50 %	40 %		10 %
SMOFLipid®	30 %	30 %	25 %	15 %
Omegaven®				100 %

Merke: Den Leitlinienempfehlungen für kritisch Kranke folgend sollte eine der modernen Fettemulsionen mit niedrigem Anteil an mehrfach ungesättigten ω6-Fettsäuren verwendet werden.

6.2.3 Aminosäuren

Standardaminosäurenlösungen

Merke: Standardaminosäurenlösungen enthalten neben nicht-essenziellen (NEAS) alle neun essenziellen Aminosäuren (EAS) in bedarfsdeckender Zusammensetzung.

Mit ihrer Zufuhr soll sichergestellt werden, dass ausreichend Aminostickstoff für die Synthese von NEAS und Eiweiß zur Verfügung steht. Dafür benötigt ein normalgewichtiger gesunder Erwachsener täglich 0,8 g·kg^{-1}·d^{-1} an Eiweiß (vgl. Kap 4.3.1); dem entspricht eine Infusionsrate von 1,0 g·kg^{-1}·d^{-1} einer Standardaminosäurenlösung für die parenterale Ernährung.

Unter den NEAS sind vier Aminosäuren (AS) besonders hervorzuheben. Arginin wird als konditionell essenziell bewertet, weil seine körpereigene Synthese nicht immer ausreichend ist. Wegen Stabilitätsproblemen fehlt Zystein in fast allen Standard-AS-Lösungen, so dass seine Verfügbarkeit von einer ausreichenden Methioninzufuhr abhängt. In einer Lösung (Intrafusin®) ist N-Azetylzystein enthalten, so dass es erst nach Deazetylierung verfügbar ist. Der Tyrosingehalt der AS-Lösungen wird durch die begrenzte Löslichkeit von Tyrosin limitiert, so dass Phenylalanin als Vorläufer in ausreichendem Maß verabreicht werden muss. Schließlich fehlt Glutamin ebenfalls aus galenischen Gründen vollständig, weshalb hohe Glyzin-, Glutamat- und Alanin-konzentrationen eingesetzt werden, um einen ausreichenden Gehalt an Aminostick-stoff zu erzielen [6]. Alle aktuell in Deutschland am Markt befindlichen Standard-AS-Lösungen (Aminoplasmal®, Aminoven®, Intrafusin®) wurden vor dem Jahr 2000 zu-gelassen und sind in Konzentrationen von 10–15 % erhältlich.

Glutamin

Glutamin ist eine neutrale NEAS und enthält zwei Stickstoffatome in Form einer Ami-nogruppe und einer leicht hydrolysierbaren Amidogruppe. Diese Eigenschaften prä-destinieren Glutamin als sicheres Vehikel für den Interorgantransport von Stickstoff und Ammonium. Glutamin macht etwa 6 % der im Körpereiweiß gebundenen AS aus und in einer 70 kg schweren Person sind 70 bis 80 g Glutamin im gesamten Kör-per verteilt. Glutamin wird in Skelettmuskel, Leber und Lunge aus Glutamat und Am-monium gebildet; diese endogene Produktion wird mit 50 bis 70 g pro Tag beziffert und wird auch bei kritisch Kranken durch eine glutaminhaltige PE nicht supprimiert. Glutamin ist im Blutplasma (20 % der freien AS) und in der Skelettmuskulatur (60 % der freien Aminosäuren) die dominierende α-AS [7].

Merke: Glutamin ist für alle Gewebe mit hoher Zellteilungsrate und damit insbesondere für die Dünndarmmukosa und lymphatisches Gewebe ein essenzielles Substrat, das aus galenischen Gründen in Standardlösungen der parenteralen Ernährung nicht vorhanden ist.

Bei kritisch Kranken auf der Intensivstation wurde eine Assoziation von niedrigen Plasma-Glutaminspiegeln und einem ungünstigen Behandlungsergebnis beobachtet, so dass Glutamin der Rang einer konditionell essenziellen AS zugeschrieben wurde. Als Konsequenz wurde das Therapieziel formuliert, die Glutaminspiegel im Plasma kritisch Kranker auf den Wert gesunder Probanden anzuheben und damit das Be-handlungsergebnis zu verbessern. Die Richtigkeit dieser Zielsetzung wurde bisher aber nie systematisch untersucht und wird durch die inzwischen vorliegenden nega-tiven Studien in Frage gestellt [7].

Für die PE kann L-Glutamin modular parallel zu einer Standard-AS-Lösung zuge-setzt und infundiert werden. Dabei kommt das Dipeptid L-Alanyl-L-Glutamin (Dipep-tiven®, Zulassung 1995) zur Verwendung. Dieses Präparat enthält in 100 ml 20 g L-Alanyl-L-Glutamin, entsprechend 13,5 g L-Glutamin. L-Glutamin kann aber auch als fester Bestandteil einer kompletten AS-Lösung (Glamin® 13.4 %, Zulassung 1996) verabreicht werden. Dabei kommt das Dipeptid Glyzyl-L-Glutamin zum Einsatz. 1000 ml dieser Infusionslösung enthalten neben den übrigen AS 30,3 g Glyzyl-L-Glu-tamin, entsprechend 20 g L-Glutamin. Beide Glutamin-Dipeptide sind sich als Gluta-minquelle hinsichtlich Verwertbarkeit und Sicherheit ebenbürtig.

Die ersten Interventionsstudien zur parenteralen Glutamingabe erfolgten Mitte der 1980er Jahre bei elektiv operierten Patienten und zeigten bei Gabe des Dipeptids

Alanyl-Glutamin bei Patienten mit kolorektalem Karzinom bzw. bei Gabe als freies L-Glutamin bei Patienten mit Cholezystektomie jeweils im Rahmen einer fünf- bzw. dreitägigen postoperativen PE eine Verbesserung der Stickstoffbilanzen und keine bzw. postoperativ eine geringere Abnahme der Glutaminkonzentration im Skelettmuskel. Unter Berücksichtigung der methodisch hochwertigen Studien mit negativem Ergebnis, der methodischen Schwächen der kleineren Studien und mehrerer Metaanalysen [7] sowie der Erkenntnis, dass eine ausschließlich PE über 5–7 Tage bei den meisten elektiv operierten Patienten nach aktuellem medizinischen Standard nicht mehr indiziert ist, kam die Arbeitsgruppe der ESPEN Leitlinien zu folgender Bewertung [8]:

> **Merke:** Der Einsatz von Glutamin in Standarddosierung in der parenteralen Ernährung ist sicher, aber die Datenlage bei chirurgischen Patienten ist nicht ausreichend für eine starke Empfehlung einer glutaminhaltigen parenteralen Ernährung.

Bezüglich des Einsatzes von Glutamin in der PE kritisch Kranker bzw. bei akuter Pankreatitis sei auf die entsprechenden Kapitel verwiesen (vgl. Kap. 8.7.2 bzw. Kap. 9.9).

Leberadaptierte Aminosäurenlösungen

Bei Zirrhosepatienten sind die hepatischen Glykogenspeicher schon nach nächtlicher Nahrungskarenz entleert und es kommt im Rahmen der Glukoneogenese zu einer vermehrten Eiweißkatabolie, die auch die AS-Imbalanz der Zirrhose prägt. Im Plasma Zirrhosekranker findet sich ein charakteristisches AS-Muster mit einer Erhöhung der aromatischen (Phenylalanin, Tyrosin) und schwefelhaltigen (Methionin) AS sowie von Tryptophan und einer Verminderung der verzweigtkettigen AS (VKAS) Leuzin, Isoleuzin und Valin. Ursächlich sind die eingeschränkte hepatische Clearance (aromatische und schwefelhaltige AS) einerseits und andererseits der vermehrte Abbau der VKAS in der Skelettmuskulatur infolge der portalen Hypertension und der Hyperammoniämie [9].

Ausgehend von der Hypothese, dass die erhöhten Plasmaspiegel der aromatischen AS und die verminderten Spiegel der VKAS über eine vermehrte Bildung falscher Neurotransmitter zur hepatischen Enzephalopathie führen, wurde die Korrektur dieser AS-Imbalanz im Plasma als therapeutisches Ziel formuliert.

> **Merke:** Für den Einsatz bei Zirrhosepatienten mit manifester HE wurden in den 1970er Jahren leberadaptierte Aminosäurenlösungen entwickelt mit erhöhtem VKAS-Anteil und vermindertem Anteil aromatischer und schwefelhaltiger AS [10–12].

Die Wirksamkeit von VKAS bzw. mit VKAS angereicherten Lösungen wurde in sieben kontrollierten, jedoch sehr heterogenen Studien geprüft; ihre Ergebnisse waren widersprüchlich. Metaanalysen dieser Studien zeigten eine Besserung der HE durch die VKAS-angereicherten Lösungen, jedoch keinen positiven Einfluss auf das Überleben (vgl. Kap. 13.3.1) [9].

Leberadaptierte AS-Lösungen mit erhöhtem VKAS-Anteil (35–45 %) und vermindertem Anteil aromatischer (AAS) und schwefelhaltiger AS haben ihren Platz in der Ernährung von Zirrhosepatienten mit höhergradiger HE (Aminofusin® 5 % Hepar, Aminoplasmal® Hepa-10 %, Aminosteril® N-Hepa 8 %, Deltamin® hepar, Hepar 10 % Baxter, PARENTAMIN® Hepa 10 %). Dabei hat das älteste Produkt (Aminofusin® 5 % Hepar, Zulassung 1978) den höchsten prozentualen Anteil an VKAS und die niedrigste AAS/VKAS Ratio. Die leberadaptierten AS-Lösungen erlauben eine adäquate Stickstoffzufuhr und eine schnellere Besserung der HE als Standard-AS-Lösungen [9]. In Deutschland stehen keine industriell konfektionierten All-in-One-Mischungen mit leberadaptierten AS-Lösungen zur Verfügung, so dass in diesem Fall die PE in modularer Weise mit drei separaten aber simultan verabreichten Infusionsbeuteln für die drei Makronährstoffe erfolgen muss, sofern nicht die Herstellung einer All-in-One-Mischung durch die Krankenhausapotheke (*Compounding*) erfolgen kann.

Nierenadaptierte Aminosäurenlösungen

Die TPE Niereninsuffizienter erfolgt fast ausschließlich im Rahmen einer akuten schweren Erkrankung mit komplizierendem akuten Nierenversagen oder vorbestehendem chronischen Nierenversagen vor oder unter chronischer Nierenersatztherapie. Dabei ist die Frage, ob ein akutes oder chronisches Nierenversagen vorliegt von geringerer Bedeutung als der Schweregrad und das Stadium der Erkrankung. Entscheidend ist also, ob der Patient ein extrakorporales Therapieverfahren bzw. bei Intensivpatienten ein kontinuierliches Nierenersatzverfahren benötigt und ob der Patient hyperkatabol ist oder nicht [13]. Daher bleibt das Therapieziel der PE auch bei Patienten mit Nierenversagen die Vermeidung oder Behebung einer Mangelernährung sowie die Reduktion des hyperkatabolen Zustands. Anders als in der diätetischen Therapie des chronisch niereninsuffizienten Patienten ist eine Verzögerung der Progression der chronischen Niereninsuffizienz durch Protein- bzw. Phosphatrestriktion nicht das Ziel der meist nur passager notwendigen kurzfristigen PE.

Merke: Für die parenterale Ernährung bei Niereninsuffizienz sollte eine komplette und balanzierte AS-Lösung eingesetzt werden, die auf die Stoffwechselbesonderheiten dieser Patienten zugeschnitten ist.

Eine solche Lösung (Nephrotect®) ist seit 1995 zugelassen und erlaubt die sichere Zufuhr einer adäquaten (höheren) Dosis von Aminosäuren ohne Harnstoffanstieg, den Ausgleich von Imbalanzen im Plasmaaminogramm und auch die Zufuhr von im Nierenversagen krankheitsbedingt essenziellen Aminosäuren (z. B. Tyrosin in Form von N-Glyzyl-L-Tyrosin). Früher verwendete Nephro-Lösungen enthielten nur essenzielle

AS, sind damit unvollständig und als ausschließliche Stickstoffquelle für die total parenterale Ernährung ungeeignet [13].

In Deutschland stehen keine industriell konfektionierten All-in-One-Mischungen mit dieser nierenadaptierten AS-Lösung zur Verfügung, so dass in diesem Fall die PE in modularer Weise mit drei separaten aber simultan verabreichten Infusionsbeuteln für die drei Makronährstoffe erfolgen muss, sofern nicht die Herstellung einer All-in-One-Mischung durch die Krankenhausapotheke (*Compounding*) erfolgen kann.

6.3 Mikronährstoffe

Vitamine und Spurenelemente sind für den Organismus unverzichtbar und sind deshalb integraler Bestandteil einer jeden PE, um dem Auftreten von Mangelerscheinungen vorzubeugen. Dies betrifft insbesondere den Beginn einer Ernährungstherapie bei Mangelernährten, eine Situation, die zusätzliche Vorsichtsmaßnahmen erfordert, um ein Refeeding-Syndrom zu vermeiden (vgl. Kap. 1.3).

Merke: Bei der TPE sollte vom ersten Tage an die bedarfsdeckende Zufuhr von Spurenelementen und Vitaminen erfolgen.

Von verschiedenen Herstellern werden Spurenelement- bzw. Vitaminkonzentrate angeboten, die den All-in-One-Mischungen unmittelbar vor Infusionsbeginn zugespritzt werden und den Tagesbedarf für die meisten Fälle abdecken (Tab. 6.2). Zusammensetzung und Dosierung dieser Präparationen richten sich nach den Empfehlungen amerikanischer Fachgesellschaften; Bedarfszahlen für Kranke sind nicht publiziert [14] (vgl. Kap. 4.4). Ein darüber hinaus gehender Bedarf kann bei größeren Eiweißverlusten über Wundsekrete, bei Wernicke-Enzephalopathie oder bei Einsatz kontinuierlicher extrakorporaler Nierenersatzverfahren entstehen [13].

Tab. 6.2: Vitamin- und Spurenelementpräparate für die parenterale Ernährung.

Vitamine
- Viant®: 5 ml täglich als Zugabe in die All-in-One-Mischung oder als Kurzinfusion oder alternativ
- Cernevit® (enthält kein Vitamin K): 5 ml täglich als Zugabe in die All-in-One-Mischung oder als Kurzinfusion über 15–30 Minuten und Konakion® MM: 5 mg (½ Amp. à 10 mg) monatlich in All-In-One-Mischung oder alternativ
- Vitalipid® N Adult oder Frekavit® fettlöslich (Vitamine A, D, E, K): 10 ml täglich und Soluvit® N Adult oder Frekavit® wasserlöslich (wasserlösliche Vitamine): 10 ml täglich pro Tag

Spurenelemente
- Addel® N oder Tracitrans® plus oder Tracutil®: 1-mal täglich

Wegen der Instabilität der Vitamine und zur Minimierung einer möglichen Lipidperoxidation in Anwesenheit von Spurenelementen sollten diese Präparate erst unmittelbar vor Gebrauch der parenteralen Nährlösung zugesetzt oder gegen Ende der Zufuhr einer Tagesration appliziert werden. Die Fettemulsion als Bestandteil einer All-in-One-Mischung bietet einen Lichtschutz; bei Verwendung fettfreier Mischungen sollte eine Lichtschutzhülle verwendet werden [2].

6.4 Elektrolyte

Von den Herstellern werden Aminosäurenlösungen mit oder ohne Elektrolyte und Mehrkammerbeutel mit oder ohne Elektrolyte angeboten. Für die meisten Fälle des klinischen Alltags reicht es aus, die PE mit einer elektrolythaltigen Ernährungsmischung zu beginnen und die Elektrolytzufuhr dann unter Kontrollen der Serumelektrolyte anzupassen. Dieses Vorgehen wird jedoch in komplexen Konstellationen wie einem Darmversagen nicht ausreichen (vgl. Kap. 18.2.1).

In der Regel können Standardelektrolytmengen in eine All-in-One-Mischung zugefügt werden, aber unter Stabilitätsaspekten ist bei ihrer Zumischung die Applikation in die richtige Kammer bzw. beim *Compounding* in die richtige Grundlösung entscheidend. Da in dem komplexen System einer All-in-One-Mischung eine Vielzahl von Reaktionen stattfinden kann, ist eine Stabilitätsprüfung und -dokumentation unerlässlich. Vor Infusion des vom Arzt verordneten Elektrolytzusatzes muss die Frage einer risikofreien Zumischung mit den zuständigen Apotheken geprüft werden [2].

Merke: Bei Zumischung zweiwertiger Kationen (z. B. Ca^{++}, Mg^{++}) ist besondere Vorsicht geboten.

6.5 Flüssigkeit

Primäres Ziel der PE ist die indikationsgerechte Zufuhr aller Nährstoffe, zu dem bei ausschließlich von der TPE abhängigen Patienten auch die bedarfsgerechte Flüssigkeitszufuhr hinzutritt. Diese beiden Ziele lassen sich nicht in jedem Fall mit industriell konfektionierten All-in-One-Mischungen erreichen, so dass die TPE dann mit einer zusätzlichen Infusionstherapie kombiniert oder mittels *Compounding* einer All-in-One-Mischung nach individueller Rezeptur erfolgen muss, beispielsweise bei Darmversagen (vgl. Kap. 18.2.4). Der normale Flüssigkeitsbedarf eines Erwachsenen liegt bei 30–40 $ml\cdot kg^{-1}\cdot d^{-1}$. Bei Fieber erhöht sich der Flüssigkeitsbedarf für je 1° C Temperatur über 37° C um ca. 10 $ml\cdot kg^{-1}\cdot d^{-1}$ [2].

6.6 All-in-One-Konzept

Sicherer, kostengünstiger und wesentlich einfacher in der Handhabung als das ursprüngliche modulare System mit Verwendung separater Infusionsflaschen sind die inzwischen von allen Herstellern angebotenen Mehrkammerbeutel (Abb. 6.1). Sie enthalten die Nährstofflösungen bzw. -emulsionen in separaten Kammern, die erst unmittelbar vor der Infusion in einem geschlossenen System miteinander vermischt werden. Dieser nun aktivierten und zur Anwendung bereiten All-in-One-Mischung müssen lediglich Vitamine und Spurenelemente unmittelbar von Anwendung zugesetzt werden (vgl. Kap. 6.3).

In der Erwachsenenmedizin hat sich das All-in-One-Konzept auf der Basis von Mehrkammerbeuteln gegenüber der Herstellung einer Komplettlösung durch den Krankenhausapotheker (*Compounding*) durchgesetzt. Inzwischen werden Dreikammerbeutel für die peripher- wie für die zentralvenöse PE mit einem großen Spektrum an Aminosäurengehalt (2,5–7,6 % bei aktiviertem Beutel) mit und ohne Elektrolyte angeboten. Auch bezüglich der Fettkomponente kann aus einem vielfältigen Angebot ausgewählt werden, das von der Verwendung klassischer LCT-Fettemulsionen bis hin zu neuen Fettemulsionen mit bis zu vier Lipidkomponenten reicht. Tab. 6.3 zeigt die Fettkomponenten der in Deutschland aktuell zugelassenen Mehrkammerbeutel.

Tab. 6.3: Fettkomponente verschiedener All-in-One-Mehrkammerbeutel. LCT = langkettige Triglyzeride; MCT = mittelkettige Triglyzeride.

Produkt	LCT	MCT	Olivenöl	Fischöl
Kabiven®	100 %			
NuTRIflex® Lipid novo NuTRIflex® Lipid plus NuTRIflex® Lipid special novo	50 %	50 %		
Olimel®	20 %		80 %	
NuTRIflex® Omega special novo NuTRIflex® Omega plus novo	50 %	40 %		10 %
SmofKabiven®	30 %	30 %	25 %	15 %

6.7 Inkompatibilitäten

Wenn in das komplexe System einer All-in-One-Mischung durch Zumischung von Elektrolytkonzentraten oder Medikamenten eingegriffen wird, kann es zu Inkompatibilitäten kommen, die für den Anwender vor Ort unmöglich zu erkennen sind.

Werden Kalzium und Phosphat als anorganische Salze zugesetzt, kann es schon bei üblichen Dosen zur Ausfällung von unlöslichem Kalziumphosphat kommen, die aber in einer fetthaltigen Nährlösung nicht sichtbar wäre. Organische Verbindungen wie Kalziumglukonat oder Glyzerophosphat können das Risiko solcher Inkompatibilitäten herabsetzen.

Auch für die Stabilität der Fettemulsion kann die Reaktion mehrwertiger Kationen mit dem negativ geladenen Emulgator Lezithin kritisch werden. Es wird deshalb empfohlen, Elektrolytzumischungen auf Kompatibilität zu prüfen oder bei fehlendem Kompatibilitätsnachweis separat über parallele Zugangswege zu infundieren bzw. eine enterale Applikation in Erwägung zu ziehen [2].

Wenn Zumischungen unumgänglich sind, sollte die Expertise der zuständigen Apotheke zu Rate gezogen werden. Außerdem können die Ergebnisse von Kompatibilitätstests einer Reihe von Zumischungen von den Herstellern der All-in-One-Mischungen erfragt und abgerufen werden.

6.8 Expertenempfehlungen in der Nussschale

–   In der parenteralen Ernährung soll ausschließlich Glukose als Kohlenhydratquelle verwendet werden. Zuckeraustauschstoffe sollen nicht Bestandteil der klinischen Ernährung sein.
–   Als Lipidkomponente sollte eine der modernen Fettemulsionen mit niedrigem Anteil an mehrfach ungesättigten ω6-Fettsäuren verwendet werden.
–   Standardaminosäurenlösungen enthalten neben nicht-essenziellen alle neun essenziellen Aminosäuren in für fast alle Krankheitsbilder bedarfsdeckender Zusammensetzung.
–   Bei ausschließlich parenteraler Ernährung sollte vom ersten Tage an die bedarfsdeckende Zufuhr von Spurenelementen und Vitaminen erfolgen.
–   Das All-in-One-Konzept unter Benutzung industriell konfektionierter Mehrkammerbeutel ist sicher, gut handhabbar und kostengünstig bei der Mehrzahl der Patienten einsetzbar.
–   Die Zumischung von Elektrolytkonzentraten oder Medikamenten zu All-in-One-Mischungen bedarf einer Kompatibilitätsprüfung durch den Fachmann.

Literatur

[1]   Plauth M, Viertel M. Enterale und Parenterale Ernährung. Gastroenterologie up2date. 2019;15:1–17.
[2]   Aeberhard C, Mühlebach S. Parenterale Ernährung – Grundlagen und Durchführung. Aktuel Ernahrungsmed. 2017;42:53–76.
[3]   Elke G, Hartl WH, Kreymann O,G et al. Klinische Ernährung in der Intensivmedizin. S2k-Leitlinie (AWMF-Registernummer 073–004) der DGEM in Zusammenarbeit mit der DIVI, DGAI, DGCH, DGI-IN, DGK, DGTHG und DSG. Aktuel Ernahrungsmed. 2018;43:341–408.
[4]   Mayer K, Klek S, García-de-Lorenzo A,et al. Lipid Use in Hospitalized Adults Requiring Parenteral Nutrition. JPEN J Parenter Enteral Nutr. 2020;44(suppl S1):S28–S38.

[5]   Druml W, Fischer M, Sertl S et al. Fat elimination in acute renal failure: long-chain vs medium-chain triglycerides. Am J Clin Nutr 1992,55,468–472

[6]   Hoffer LJ. Parenteral Nutrition: Amino Acids. Nutrients. 2017;9:257.

[7]   Plauth M. Glutamin in der Ernährungstherapie – Welche Indikation bleibt? Aktuel Ernahrmed. 2020;45:40–52.

[8]   Weimann A, Braga M, Carli F, et al. ESPEN guideline: Clinical nutrition in surgery. Clin Nutr. 2017;36:623–50.

[9]   Plauth M, Schütz T, Pirlich M, Canbay A und das DGEM Steering Committee. S3-Leitlinie der Deutschen Gesellschaft für Ernährungsmedizin (DGEM) in Zusammenarbeit mit der GESKES, der AKE und der DGVS. Klinische Ernährung in der Gastroenterologie (Teil 1) – Leber. Aktuel Ernahrungsmed. 2014;39:e1-e42.

[10] Fischer JE, Rosen HM, Ebeid AM, et al. The effect of normalization of plasma amino acids on hepatic encephalopathy in man. Surgery. 1976;80:77–91.

[11] Holm E, Striebel K, Meisinger E, et al. Aminosäurengemische zur parenteralen Ernährung bei Leberinsuffizienz. Infusionsther Klin Ernähr. 1978;5:274–292.

[12] Freund H, Dienstag J, Lehrich J, et al. Infusion of branched-chain enriched amino acid solution in patients with hepatic encephalopathy. Ann Surg. 1982;196:209–220.

[13] Druml W, Contzen B, Joannidis M, Kierdorf H, Kuhlmann MK und das DGEM Steering Committee. S1-Leitlinie der Deutschen Gesellschaft für Ernährungsmedizin (DGEM) in Zusammenarbeit mit der AKE, der GESKES und der DGfN. Enterale und parenterale Ernährung von Patienten mit Niereninsuffizienz. Aktuel Ernahrungsmed. 2015;40:21–37.

[14] Biesalski HK, Bischoff SC, Böhles HJ, et al. Wasser, Elektrolyte, Vitamine und Spurenelemente. Leitlinie Parenterale Ernährung der DGEM. Aktuel Ernahrungsmed. 2007;32:S30–S34.

Teil II **Klinische Ernährungsmedizin**

7 Praktische Umsetzung moderner ernährungsmedizinischer Erkenntnisse im Krankenhaus

Gert Bischoff

7.1 Einleitung

Seit der Einführung des G-DRG-Systems in Deutschland haben sich der Klinikalltag und die Abläufe in deutschen Krankenhäusern erheblich gewandelt und es kam zu einer deutlichen Verkürzung der mittleren Krankenhausverweildauer und damit zu einer starken Verdichtung der Prozesse und Abläufe. In den letzten Jahren konnten aber verschiedene Studien zeigen, dass trotz kurzer Verweil- und Interventionsdauer im stationären Bereich eine professionelle und qualifizierte Ernährungsmedizin in der Lage ist, nicht nur die funktionellen Parameter und die Lebensqualität, sondern auch die Morbidität und Mortalität der Patienten nachhaltig und signifikant positiv zu beeinflussen [1–3]. So konnten Starke et al. [1] zeigen, dass eine strukturierte Ernährungstherapie bei stationären Patienten im Krankenhaus nicht nur die Protein- und Gesamtkalorienzufuhr verbessert, sondern auch die gesundheitsbezogene Lebensqualität. Deutz et al. [2] fanden in einer multizentrischen Studie bei internistischen Patienten auch bei kurzer Verweildauer (5,0 ± 3,2 Tage) eine signifikante Senkung der 30-Tage-Mortalität durch den systematischen Einsatz einer Trinknahrung bei älteren Patienten (vgl. Kap. 5.4.7). Ähnliche Effekte ließen sich auch in der EFFORT-Studie eindrucksvoll reproduzieren [3]. Diese multizentrische Studie an Schweizer Krankenhäusern konnte bei Patienten mit einem Risiko für Mangelernährung und einer Mindestliegedauer von vier Tagen zeigen, dass eine professionelle individualisierte Ernährungstherapie nicht nur zu einer Verbesserung der Lebensqualität und Verminderung des funktionellen Verlustes führt, sondern auch zu einer signifikanten Reduktion der 30-Tage-Mortalität.

7.2 Voraussetzungen

7.2.1 Personal

Zwingende Voraussetzung für eine hochwertige ernährungsmedizinische Versorgung in der Klinik ist die Etablierung eines qualifizierten interdisziplinären Ernährungsteams. Die DGEM-Leitlinie *DGEM-Terminologie in der klinischen Ernährung* gibt eine Beschreibung für ein Ernährungsteam [4]. Dies besteht definitionsgemäß aus Ernährungsmedizinern und Ernährungsfachkräften (Diätassistenten und Ökotrophologen/ Ernährungswissenschaftlern). Ernährungstherapeutisch qualifizierte Pflegekräfte er-

https://doi.org/10.1515/9783110632699-007

gänzen das Team. Idealerweise wird das interdisziplinäre Ernährungsteam unterstützt und ergänzt von Pharmazeuten, Bewegungstherapeuten, Logopäden/Schluck-therapeuten, Psychologen und weiteren Berufsgruppen, die in einem ganzheitlichen Ansatz eingebunden werden sollten [4,5].

Zum 1.1.2019 wurde im G-DRG-System der OPS-Code 8-98j *Ernährungsmedizinische Komplexbehandlung* eingeführt. Hiermit kann die ernährungsmedizinische Behandlung von besonders aufwändigen Patienten abgebildet und verbessert werden. Neben den inhaltlichen Anforderungen umfasst der Code auch klar definierte Vorgaben für die personellen Voraussetzungen. So muss für die Kodierung der Komplexbehandlung gewährleistet sein, dass an jedem Wochenarbeitstag mindestens eine Ernährungsfachkraft (Diätassistenz oder Ökotrophologe/Ernährungswissenschaftler) und mindestens ein Ernährungsmediziner für 7 Stunden an der Klinik verfügbar sind.

Merke: Bei der Etablierung eines Ernährungsteams muss darauf geachtet werden, dass auch entsprechende Vertreterregelungen und Erreichbarkeiten implementiert sind, um eine lückenlose Patientenversorgung sicherzustellen.

7.2.2 Strukturen

Neben der Schaffung einer personellen Infrastruktur gilt es, auch die strukturellen Voraussetzungen für eine moderne Ernährungsmedizin zu schaffen. Hierzu gehören die Etablierung von SOPs (*standard operating procedures*) genauso wie die Implementierung und Verstetigung von Prozessen und Abläufen (vgl. Kap. 7.4). Zudem müssen in entsprechenden Organigrammen die Zuständigkeiten, Weisungsbefugnisse und Verantwortlichkeiten klar geregelt sein.

Merke: Gemäß den DGEM-Leitlinien [4] soll zu diesen Zwecken in der Klinik eine (vierteljährlich tagende) Ernährungskommission etabliert werden.

Aufgabe einer solchen interprofessionellen Ernährungskommission ist die Erarbeitung medizinischer Empfehlungen bzw. Richtlinien und Standards für das Management der klinischen Ernährung [5].

7.2.3 Qualitätssicherung

In Zeiten von evidenzbasierter Medizin und Qualitätsmanagement spielt die strukturierte Qualitätssicherung auch in der klinischen Ernährungsmedizin eine große Rolle. Neben einer Grundzertifizierung (z. B. DIN ISO) sollte in der Klinik daher auch eine spezifische ernährungsmedizinische Zertifizierung angestrebt werden. Hier hat sich seit vielen Jahren das Konzept der *Lehrklinik für Ernährungsmedizin* etabliert und bewährt. Dieses Zertifikat wird von der Deutschen Akademie für Ernährungsmedizin (DAEM) vergeben. Es umfasst den gesamten Bereich der Ernährungsmedizin in einer Klinik – von der Ernährungstherapie über Prozessabläufe bis hin zur Speisenversorgung. Im Sinne eines zweistufigen Konzeptes wurde nun zusätzlich das *Ernährungsmedizinische-Qualitäts-Zertifikat (EQZ)* zusammen von den drei deutschen ernährungsmedizinischen Fachgesellschaften (DGEM, DAEM, BDEM) eingeführt. Es bietet eine Einstiegsmöglichkeit in eine ernährungsmedizinische Zertifizierung für Kliniken, die den direkten Schritt zur Lehrklinik für Ernährungsmedizin nicht oder noch nicht anstreben. Die Zertifizierung erfasst hier nicht die gesamte Klinik, sondern nur Teilbereiche und auch die inhaltlichen Anforderungen sind niedriger angesetzt. Diese Zertifizierungen für stationäre Einrichtungen werden im ambulanten Bereich ergänzt durch die seit langem etablierte Zertifizierung als *Ernährungsmedizinische Schwerpunktpraxis* des Bundesverbandes Deutscher Ernährungsmediziner (BDEM).

7.3 Speisenversorgung in der Klinik

7.3.1 LEKuP und Rationalisierungsschema

Bereits in den 1970iger Jahren wurde das sogenannte *Rationalisierungsschema* der DAEM eingeführt. Ziel war es, die Vielzahl von nicht belegten und teils obsoleten Ernährungsempfehlungen (z. B. Leberschonkost) durch evidenzbasierte Kostformen zu ersetzen. In der Nachfolge des Rationalisierungsschemas wurde nun in Zusammenarbeit mehrerer Fachgesellschaften und Institutionen der *Leitfaden Ernährungstherapie in Klinik und Praxis (LEKuP)* entwickelt und publiziert [6].

Merke: Ziel des Leitfadens der Ernährungstherapie in Klinik und Praxis (LEKuP) ist es, evidenzbasierte ernährungsmedizinische Empfehlungen für allgemeine Kostformen und spezielle Krankheitsbilder zu geben.

Im Fokus steht hier vor allem die praktische Umsetzung der Empfehlungen im Alltag. Im Teil 1 des LEKuP werden die Kostformen im Krankenhaus und in der Gemeinschaftsverpflegung definiert und beschrieben. Es finden sich hier die Vollkostformen wie beispielsweise die Vollkost-DGE, die vegetarische Kost, die mediterrane Kost oder auch die leichte Vollkost. Diese sollen als Grundlage für die Menülinien der Krankenhäuser dienen. Im Teil 2 werden unter Bezug auf die DGEM-Leitlinien indikationsbezogene ernährungstherapeutisch orientierte Kostformen zu einzelnen Krankheitsbildern beschrieben.

7.3.2 Diätkatalog des Krankenhauses

Obwohl inzwischen zu zahlreichen ernährungsmedizinischen Fragestellungen und Krankheitsbildern Leitlinien und praktische Empfehlungen zur Verfügung stehen, gestaltet sich die alltägliche Umsetzung im Krankenhaus noch häufig schwierig.

Merke: Es empfiehlt sich daher, für die eigene Einrichtung einen Diätkatalog bzw. Kostformkatalog anzulegen.

Zweck eines solchen Dokumentes ist die Umsetzung der Empfehlungen der Fachgesellschaften auf die spezifischen Gegebenheiten der Klinik. Hierbei sollten vor allem fachliche (z. B. bezüglich der perioperativen Ernährung) und logistische (z. B. bezüglich des Küchenbestellsystems) Klinikbesonderheiten, aber auch die medizinischen Schwerpunkte der Klinik berücksichtigt werden. Sinnvollerweise sollte dieser Diät- bzw. Kostformkatalog für alle Mitarbeiter des Krankenhauses einfach und am besten elektronisch zugänglich sein (z. B. im Intranet). Neben den Ernährungsempfehlungen sollte er auch klinikspezifische Abläufe und SOPs abbilden sowie die Kontaktdaten bzw. (elektronische) Anforderungsformulare für Leistungen des Ernährungsteams enthalten.

7.3.3 Logistik der Speisenversorgung

Neben den ernährungsmedizinischen Vorgaben müssen auch die logistischen Abläufe der Speisenversorgung im Krankenhaus klar und schriftlich geregelt sein. Dies betrifft den gesamten Prozess von der Menü- und Speisenabfrage beim Patienten über den Bestellvorgang in der Küche bis hin zur Auslieferung des Essens an den Patienten. Hier haben sich Systeme bewährt, welche vor allem für die Menüabfrage und den Bestellvorgang speziell geschulte Servicekräfte einsetzen. So lassen sich Fehlerquellen minimieren und gleichzeitig das Pflegepersonal entlasten. Besonderes Augenmerk ist auf Schnittstellenprobleme zu legen. Daher müssen regelmäßige Treffen der beteiligten Berufsgruppen stattfinden, um eine geregelte Patientenversorgung und eine konstante Weiterentwicklung sicherzustellen. Im klinischen Alltag haben sich hier „Jour-Fixe" Strategien mit Ernährungsteam und Küche bewährt, während für übergeordnete Entscheidungen die Ernährungskommission (vgl. Kap. 7.2.2) zuständig ist.

7.4 Abläufe und Prozesse

7.4.1 Patientenerstkontakt

Merke: Die Ernährungsmedizin ist in den meisten Kliniken ein Querschnitts- bzw. Dienstleistungsfach und nur sehr selten eine eigene Haupt- oder Unterabteilung, so dass ihre adäquate Berücksichtigung beim Patientenerstkontakt von entscheidender Bedeutung ist.

Wie kann also sichergestellt werden, dass jeder Patient, der eine ernährungsmedizinische Betreuung braucht, diese auch korrekt und zeitnah erhält? Hierzu haben sich zwei Systeme bewährt, welche in jeder Klinik sinnvollerweise parallel angeboten werden sollten, da sie sich in ihrem Leistungsspektrum ergänzen.

Ernährungsmedizinischer und ernährungsberaterischer Konsildienst

Im Rahmen eines Konsildienstes kann für jeden Patienten des Krankenhauses und von jeder Fachabteilung eine individuelle ernährungsmedizinische und ernährungsberaterische Konsilleistung angefordert werden. Bei diesem Vorgehen müssen die primären Behandler das ernährungsmedizinische Problem bzw. Risiko ihres Patienten erkennen und dann die Initiative ergreifen und das Ernährungsteam aktiv einschalten.

Screeningverfahren

Beim systematischen Screening, am verbreitetsten als Screening auf Mangelernährung, werden alle Patienten innerhalb von 24–48 Stunden nach ihrer Aufnahme mit einem validierten Instrument (vgl. Kap. 2) auf ein Ernährungsproblem hin gescreent und bei auffälligem Befund sodann das Ernährungsteam eingeschaltet.

Aufgrund der immer kürzeren Krankenhausverweildauer der Patienten ist entscheidend, dass dieser Schritt schnell und zuverlässig und deshalb in einer standardisierten Weise erfolgt, wie beispielhaft in Abb. 7.1 gezeigt. In diesem Procedere übernimmt die Pflege das NRS-2002-Vorscreening im Rahmen der üblichen pflegerischen Patientenaufnahme. Fällt dieses Vorscreening pathologisch aus, so wird (entweder automatisiert oder von der Pflegekraft als Anforderung ausgelöst) über das elektronische Krankenhausinformationssystem das Ernährungsteam angefordert. Dieses komplettiert dann das Screening und leitet ggf. eine entsprechende Ernährungsintervention ein. Einige Kliniken haben sich dafür entschieden, dass das Vor- und Hauptscreening des NRS-2002 vollständig in den Händen des Pflegedienstes liegt und erst bei Feststellung eines mangelernährungsbedingten Risikos das Ernährungsteam eingeschaltet wird.

Vor-Screening (NRS-2002) durch die Pflege am Aufnahmetag mit Eingabe ins KIS (Krankenhaus-Informationssystem)

bei positivem Vor-Screening:
Ernährungsteam führt vollständiges NRS-2002-Screening durch und leitet ggf. eine Ernährungsintervention ein
(mit Dokumentation im KIS)

Aufnahme der ernährungsmedizinischen Diagnosen in den Entlass-Arztbrief mit entsprechenden Handlungsempfehlungen Kodierung im G-DRG-System

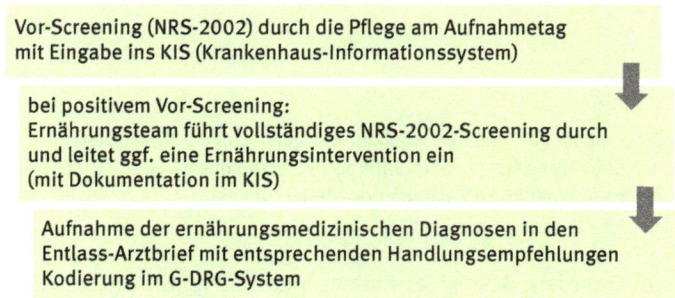

Abb. 7.1: Ablauf (Beispiel) für ein Screening auf Mangelernährung im Krankenhaus.

In Deutschland erfolgt ein systematisches Screening bezüglich eines Mangelernährungsrisikos bisher nur in wenigen Krankenhäusern; mitgeteilte Screening-Raten für Deutschland liegen zwischen 30 % in der Aufbauphase des Ernährungsmanagements an einem Universitätsklinikum [7] und über 90 % [8]. In Großbritannien und Holland ist ein solches Screening inzwischen obligat. In Holland wurde für die Jahre 2007 bis 2014 eine Screening-Rate von 74 % an einer Stichprobe von 564.063 Patienten ermittelt, wobei die Screening-Raten je nach Fachabteilung zwischen 30 % und 92 % lagen [9].

Merke: Ziel eines klinikweiten Screening-Systems sollte also eine Screening-Rate von nicht weniger als 70 % sein. In Risikobereichen wie der Geriatrie, Onkologie oder Intensivmedizin sollte eine Screening-Rate von mehr als 90 % erreicht werden.

Um dies zu erreichen, sind eine engmaschige interdisziplinäre Zusammenarbeit und eine klare Regelung der Abläufe und Zuständigkeiten erforderlich.

7.4.2 Interdisziplinäre Zusammenarbeit und Schnittstellen

Ernährungsmedizin wird im Krankenhaus fast immer als Dienstleistung eines Querschnittsfachs erbracht, weshalb eine gute Zusammenarbeit mit den primären Behandlern (ärztlich und pflegerisch) von großer Bedeutung ist, denn diese sind in die Ernährungstherapie mit einzubinden und mit ihnen ist ein enger Austausch zu pflegen, um so ein gegenseitiges Verständnis zu schaffen. Für den Einstieg hat es sich bewährt, spezifische ernährungsmedizinische Probleme der jeweiligen Fachbereiche aufzugreifen und gemeinsam mit den primären Behandlern einen Behandlungspfad zu erarbeiten und als SOP niederzulegen.

Merke: Die ernährungsmedizinische SOP muss umsetzbar und praktikabel sein, die Patientenversorgung verbessern und allen Behandlern die tägliche Arbeit erleichtern.

Beispielhaft sei eine SOP zur perioperativen Ernährungstherapie auf einer viszeral-chirurgischen Station genannt (Abb. 7.2). Mit einer solchen SOP ist nicht nur die Er-nährung standardisiert und geregelt, sondern es wird auch das Bestellwesen mit der

Krankenhaus Barmherzige Brüder München

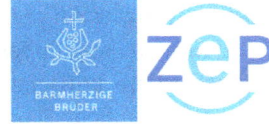

Kostaufbau-Stufen in der Chirurgie

Kostaufbau-Stufen werden nach individueller Ausgangssituation/OP vom Arzt bestimmt. Stufen können auch übersprungen werden.

Prä-OP-Tag:
Abendessen: Leichte Vollkost (LVK) + Spätmahlzeit * (Ausnahme Kolon-/Rektum-OP)

Bei komplizierter OP nach Arztanordnung	Bei unkomplizierter OP am OP-Abend
Stufe 1 Kostform: Post-OP Stufe 1 *	**Kostform:** Post- OP Stufe 1 *

stilles Wasser, Tee, klare Brühe, Haferschleimsuppe, Naturjoghurt 3,5%

Stufe 2
Kostform: Post-OP Stufe 2 *

Hochkalorische, eiweißreiche weiche LVK (Semmel, Weiß-/ Toastbrot, Butter, Quark, Konfitüre, Honig, Frischkäse, Streichwurst „leicht", Frucht-/ Naturjoghurt 3,5%, Kompott, Kompott passiert, Kartoffelpüree mit leichter Soße, Suppe/ Milchbrei angereichert

Stufe 3
Kostform: Post-OP Stufe 3 *

Hochkalorische eiweißreiche LVK mit LVK-Zwischenmahlzeiten
wie Stufe 2 + Mischbrot, Belag LVK (= Käse-/ Wurstaufschnitt „leicht"), Banane, LVK-Tagesgericht + Tagesdessert ohne Frischobst (Kompott, Fruchtquark)

Risiko für Mangel-ernährung | Kein Risiko für Mangel-ernährung

Stufe 4
Kostform: Post-OP Stufe 4 * | **Kostform LVK**

Hochkalorische eiweißreiche LVK (wie Stufe 3) mit **hochkalorischen** ZMZ
(z.B. Sahnefruchtjoghurt, Kuchen) und LVK-Frischobst

Wunschkost

* Bei Mangelernährung und/oder großen viszeralchirurgischen OPs: **Trinknahrung** (Protein Energy/2 kcal) und/oder **Sondennahrung** ergänzend, auch bereits 7-14 Tage vor OP.

Stand 26.09.2017 EB KBBM

Abb. 7.2: Ablauf (Beispiel) für eine SOP für perioperative Ernährung im Krankenhaus (Viszeralchirurgie).

Küche vereinfacht. Dies minimiert Fehlerquellen und verschlankt die organisatorischen Abläufe.

In Bereichen mit besonders hohem ernährungsmedizinischem Betreuungsbedarf (z. B. Geriatrie, Onkologie, Viszeralchirurgie, Intensivmedizin) [10,11] wäre es zudem wünschenswert, wenn regelmäßige gemeinsame Visiten von Primärbehandlern und Ernährungsteam stattfinden könnten.

Eine weitere kritische Schnittstelle ist die Überleitung vom stationären in den ambulanten Bereich. Häufig bricht an dieser Stelle die stationär initiierte Ernährungstherapie ab [12,13]. Um dies zu vermeiden, sollte auch das ernährungsmedizinische Entlassungsmanagement klar geregelt sein. Ernährungsmedizinische Diagnosen müssen im Entlassbrief ebenso enthalten sein wie ernährungsmedizinische Therapievorschläge und Handlungsanweisungen. Dies gilt umso mehr, wenn eine enterale und oder parenterale Ernährung im ambulanten Bereich in Zusammenarbeit mit einem Homecare-Unternehmen fortgeführt werden soll (vgl. Kap. 24).

Um die Qualität der ernährungsmedizinischen Versorgung in allen Bereichen der Klinik kontinuierlich weiter zu entwickeln, sollten turnusmäßige Sitzungen der Ernährungskommission stattfinden. Sie umfasst typischerweise Vertreter aus Ernährungsteam, Ärzteschaft, Pflege, Verwaltung und Küche. Sie tagt quartalsweise und klärt schnittstellenübergreifende Fragestellungen und Probleme (vgl. Kap. 7.2.2).

7.5 Ernährungsintervention

7.5.1 Praktische Umsetzung

In deutschen Akutkrankenhäusern besteht bei jedem fünften Patienten eine Mangelernährung und diese Rate kann in Fachbereichen wie Onkologie und insbesondere Geriatrie sogar 50 % und mehr betragen [14].

Merke: Das Management der Krankenhausmangelernährung nimmt in der Ernährungsmedizin eine zentrale Rolle ein; deshalb sollten in jeder Klinik die Prozesse und Zuständigkeiten klar geregelt sein [15].

Für die Implementierung einer erfolgreichen Ernährungstherapie sind klare Handlungsanweisungen (Stufenschema, SOP etc.) mit Erstellung eines individuellen Ernährungsplans hilfreich [5,16,17]. Abb. 7.3 zeigt beispielhaft ein praktikables Stufenschema für eine Ernährungstherapie bei Mangelernährung im Krankenhaus [5]. Grundlage ist die individuelle Menüzusammenstellung im Rahmen der Kostformen der Klinik. Kann hierdurch keine ausreichende Energie- und Proteinzufuhr erreicht werden, so erfolgt eine Energie- bzw. Eiweißanreicherung der Speisen und es werden zusätzliche Zwischenmahlzeiten angeboten. Als nächste Stufe folgen orale Nahrungssupplemente, gefolgt von enteraler Ernährung und im Bedarfsfall auch paren-

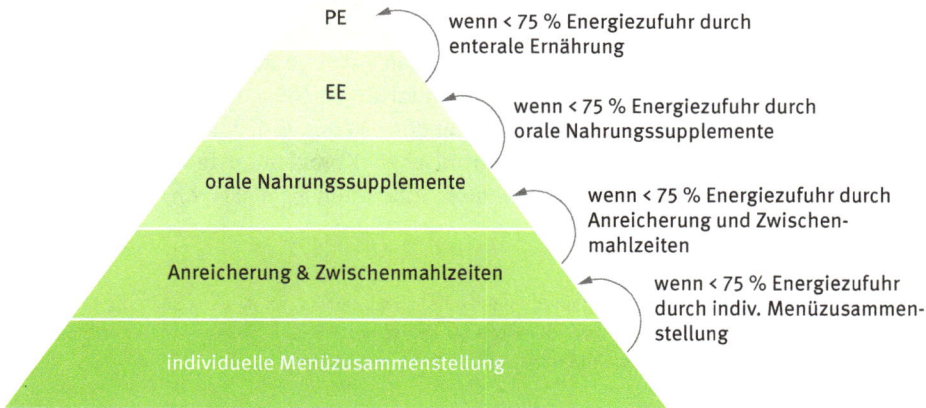

Abb. 7.3: Stufenschema (Beispiel) der Ernährungstherapie bei Mangelernährung. Wenn immer möglich, wird am Anfang einer Ernährungstherapie versucht, die orale Nahrungszufuhr durch Menübestellung nach den individuellen Vorlieben zu steigern. Wenn innerhalb 5 Tagen eine Nahrungszufuhr von weniger als 75 % des Bedarfs erreicht wird, werden Möglichkeiten der Anreicherung ausgeschöpft und Zwischenmahlzeiten angeboten. Wenn wiederum 75 % des Bedarfs nicht erreicht werden, wird orale Trinknahrung angeboten. Wenn das Ziel von mindestens 75 % des Bedarfs nicht erreicht wird, kommt die künstliche Ernährung zum Einsatz. EE = enterale Ernährung, PE = parentale Ernährung.

teraler Ernährung. Aufgrund der immer kürzeren Klinikverweildauer hat es sich in der Praxis bewährt, sofort mit einer Kombination der ersten drei Stufen zu beginnen. Dies gilt insbesondere für die Behandlung schon initial stark mangelernährter Patienten oder bei Risikogruppen wie onkologischen oder geriatrischen Patienten.

Auch für andere häufige Ernährungsprobleme wie Adipositas, Diabetes mellitus Typ 2, Hyperlipidämie, perioperative Ernährung oder Intensivmedizin sollten in der Klinik standardisierte Konzepte und Handlungsanweisungen bestehen. Ein erster Baustein ist dabei der Diät- bzw. Kostformkatalog der Klinik. SOPs und Ablaufschemata erleichtern die Umsetzung einer ernährungsmedizinischen Grundversorgung im Krankenhaus, können aber die individualisierte qualifizierte Ernährungstherapie nicht ersetzen [3].

Merke: Eine hochwertige Ernährungstherapie ist mit qualifiziertem ernährungsmedizinischen Fachpersonal möglich, das am besten in der Struktur eines für die gesamte Klinik zuständigen interdisziplinären Ernährungsteams organisiert ist.

Die konsiliarische Anforderung des Ernährungsteams und die Dokumentation der von ihm vorgenommen Maßnahmen sollten in elektronischer Form über das Krankenhausinformationssystem möglich sein.

Um unnötige Ausgaben einzusparen und um Anwendungsfehler zu reduzieren, ist es auch sinnvoll, das Sortiment der Trinknahrungen sowie der enteralen und parenteralen Nährlösungen in der Klinik zu standardisieren. Eine analog zur Arzneimittelliste der Klinik idealerweise im elektronischen Krankenhausinformationssystem zugängliche *Positivliste* mit entsprechender Indikationsliste ist von großer praktischer Hilfe.

Merke: Neben industriell hergestellten medizinischen Trinknahrungen besteht auch die Möglichkeit, von der Krankenhausküche oder dem Caterer selbst hergestellte Shakes im stationären Bereich zu verwenden; beispielgebend ist hier das sogenannte *Kasseler Modell* [18].

Durch die Eigenproduktion lassen sich so Geschmacksrichtungen und Zusammensetzungen variieren und anpassen. Gleichzeitig kann Plastikmüll vermieden und nachhaltiger gewirtschaftet werden. Bei diesem Modell müssen natürlich die einschlägigen Anforderungen bezüglich Logistik, Produktion, Distribution und Hygiene beachtet und erfüllt werden.

7.5.2 Dokumentation

Wenn durch ein Screeningverfahren oder durch eine Konsilanforderung das Ernährungsteam am Patienten tätig wird, so ist die anschließende schriftliche Dokumentation unerlässlich. Sie ermöglicht nicht nur die Nachvollziehbarkeit und Fortführbarkeit der ernährungsmedizinischen Behandlung, sondern dient auch der Kodierbarkeit und somit entsprechenden Abrechenbarkeit der erbrachten Leistungen im Rahmen des G-DRG-Systems (vgl. Kap. 7.6).

7.6 Finanzielle Aspekte

Der klinische Stellenwert einer qualitativ hochwertigen ernährungsmedizinischen Patientenbetreuung im stationären Bereich ist inzwischen durch Studien gut belegt [1–3]. Zur ernährungsmedizinischen Diagnostik und Behandlung liegen umfassende und aktuelle Leitlinien vor [4]. Für die Implementierung der Ernährungsmedizin und die Verfügbarkeit eines Ernährungsteams in jedem Krankenhaus ist jedoch auch und gerade die finanzielle Abbildbarkeit im System eine zentrale Voraussetzung. Die aktuell schlechte finanzielle Vergütung ist sicher auch ein Grund dafür, dass derzeit lediglich 3–4 % der deutschen Krankenhäuser über ein Ernährungsteam verfügen. Andere europäische Länder sind hier schon deutlich weiter. In deutschen Krankenhäusern sollte daher die Argumentation umgedreht werden. Also nicht mehr „eine Ernährungstherapie wird nicht angeboten wegen der (vermeintlich) fehlenden Refinanzierung" – sondern „es ist ein Behandlungsfehler, wenn einem Patienten mit einem ernährungsmedizinischen Problem eine leitliniengerechte und etablierte Therapie und Diagnostik vorenthalten wird". Aufgabe jedes ärztlichen Handelns ist nicht die wirtschaftliche Attraktivität, sondern die medizinische Notwendigkeit.

7.6.1 DRG, OPS und ICD

Das G-DRG-System regelt in Deutschland die finanzielle Abrechnung einer stationären Klinikbehandlung. Hier gehen sowohl die ICD-Diagnosen als auch die OPS-Ziffern und Zusatzentgelte mit ein. Bei genauer Betrachtung existieren zahlreiche ernährungsabhängige Diagnosen, welche in diesem System kodierbar sind. Hier spielt die Mangelernährung eine zentrale Rolle [19]. Jedoch sollten auch alle anderen aufwandsverursachenden ernährungsmedizinischen Diagnosen (z. B. Adipositas, Schluckstörung, Diabetes etc.) kodiert werden [20,21] (siehe Tab. 7.1). Ebenso müssen auch alle relevanten OPS-Ziffern [20,21] (z. B. enterale und parenterale Ernährung; siehe Tab. 7.2) in die Kodierung Eingang finden [21,22]. Mehrere Studien haben zudem gezeigt, dass eine strukturierte Ernährungstherapie die Komplikationsraten senkt, die Krankenhausverweildauer reduziert und somit auch die Kosten senkt [19,21,23].

In der Vergangenheit konnten mehrere Studien weiterhin belegen, dass durch eine konsequente ernährungsmedizinische Therapie (und deren Dokumentation) nicht nur die Patientenversorgung verbessert werden konnte, sondern gleichzeitig die DRG-Erlöse anstiegen [24]. Da es sich beim G-DRG-System um ein lernendes und somit dynamisches System handelt, kann nicht aus der aktuellen auf die zukünftige Vergütung von spezifischen ICD-Diagnosen und OPS-Ziffern geschlossen werden. Vielmehr erfolgt eine jährliche Neubewertung und Anpassung. Vor diesem Hintergrund ist es besonders bedeutsam, dass alle aufwandsverursachenden ernährungsmedizinischen Leistungen und Diagnosen von den Kliniken erfasst und kodiert werden.

Tab. 7.1: Beispiele ernährungsmedizinischer Diagnosen im ICD-Code.

B 22	Kachexiesyndrom infolge HIV-Krankheit
E 41	alimentärer Marasmus
E 43	nicht näher bezeichnete erhebliche Energie- und Eiweißmangelernährung
E 44.0	mäßige Energie- und Eiweißmangelernährung
E 44.1	leichte Energie- und Eiweißmangelernährung
E 45	Entwicklungsverzögerung durch Energie- und Eiweißmangelernährung
E 46	nicht näher bezeichnete Energie- und Eiweißmangelernährung
E 53.8	Mangel an sonstigen näher bezeichneten Vitaminen des Vitamin-B-Komplexes
E 56.1	Vitamin-K-Mangel
E 58	alimentärer Kalziummangel
E 61	Mangel an sonstigen Spurenelementen, exklusive Eisenmangelanämie, Jodmangel
E 61.1	Eisenmangel
E 61.8	Mangel an sonstigen näher bezeichneten Spurenelementen
E 63.1	alimentärer Mangelzustand infolge unausgewogener Zusammensetzung der Nahrung
E 64	Folgen von Mangelernährung oder sonstigen alimentären Mangelzuständen
E 64.8	Folgen sonstiger alimentärer Mangelzustände
E 66.00	Adipositas durch übermäßige Kalorienzufuhr, BMI von 30 bis unter 35
E 66.01	Adipositas durch übermäßige Kalorienzufuhr, BMI von 35 bis unter 40
E 66.02	Adipositas durch übermäßige Kalorienzufuhr, BMI von mehr als 40
K 90.4	Malabsorption durch Intoleranz andernorts nicht klassifiziert, exkl. Zöliakie und Laktoseintoleranz
P 92.3	Unterernährung bei Neugeborenen
R 13.9	sonstige nicht näher bezeichnete Dysphagie
R 63.3	Ernährungsprobleme und unsachgemäße Ernährung exkl. Symptome die die Nahrungs- und Flüssigkeitsaufnahme betreffen, psychogene Essstörungen, Mangelernährung, Ernährungsprobleme beim Neugeborenen und Fütterstörung nichtorganischen Ursprungs beim Kleinkind
R 63.4	abnorme Gewichtsabnahme
R 63.6	ungenügende Aufnahme von Nahrung und Flüssigkeit infolge Vernachlässigung der eigenen Person
R 64	Kachexie (BMI < 18,5 kg/m^2)

Tab. 7.2: Beispiele ernährungsmedizinischer OPS-Codes.

5–450.3	Perkutan-endoskopische Jejunostomie (PEJ)
5–431.2	Perkutan-endoskopische Gastrostomie (PEG)
8–015	Enterale Ernährung als medizinische Hauptbehandlung
8–015.0	– über eine Sonde
8–015.1	– über ein Stoma
8–016	Parenterale Ernährung als medizinische Hauptbehandlung
8–017	Enterale Ernährung als medizinische Nebenbehandlung
8–018	komplette parenterale Ernährung als medizinische Nebenbehandlung
8–123.0	Wechsel eines Gastrostomiekatheters
9–500	Patientenschulung

7.6.2 Ernährungsmedizinische Komplexbehandlung

Merke: Seit dem 1.1.2019 existiert nun die Möglichkeit, im G-DRG-System die OPS-Ziffer *8-98j-Ernährungsmedizinische Komplexbehandlung* zu kodieren.

Neben den operativ-inhaltlichen Anforderungen werden hierfür der Klinik spezielle Strukturanforderungen abverlangt. Zentraler Punkt ist, dass ein qualifiziertes Ernährungsteam nicht nur vorhanden, sondern auch an jedem Werktag für mindestens 7 Stunden pro Tag verfügbar sein muss. Es müssen also entsprechende Vertretungs- und Ausfallsregelungen seitens des Krankenhauses getroffen werden. In der Initialphase ist der OPS noch nicht finanziell bewertet, d. h. die Klinik erzielt mit seiner Durchführung und Kodierung keine zusätzlichen Erlöse. Im zweiten Schritt erfolgt jedoch eine finanzielle Bewertung und es ist zu hoffen, dass dann ein entsprechendes Zusatzentgelt von der Klinik erzielt und somit die Finanzierung des Ernährungsteams verbessert werden kann.

7.6.3 Verbesserungspotential

Es ist zwar heute schon möglich, aber noch sehr schwierig, eine leitliniengerechte ernährungsmedizinische Diagnostik und Behandlung in deutschen Krankenhäusern einzurichten. Erfreulicherweise haben jedoch manche Einrichtungen bereits realisiert, dass die Ernährungsmedizin neben einer Verbesserung der Behandlungsergebnisse für die Klinik auch ein Alleinstellungsmerkmal sein und damit auch in der Außenwahrnehmung genutzt werden kann. Patienten und Angehörige fordern zu Recht immer öfter eine kompetente ernährungsmedizinische Betreuung im Krankenhaus ein. Die Abbildung im DRG-System ist leider noch lückenhaft und häufig finanziell sehr knapp bzw. unzureichend. Angesichts der zentralen Bedeutung der Ernährungstherapie im stationären Bereich besteht hier noch erheblicher Verbesserungsbedarf.

7.7 Empfehlungen in der Nussschale

- Eine moderne und leitliniengerechte ernährungsmedizinische Versorgung im Krankenhaus sollte integraler und unverzichtbarer Bestandteil einer qualitätsvollen Versorgung stationärer Patienten sein.
- Im Rahmen einer konsequenten Qualitätssicherung sollte eine ernährungsmedizinische Zertifizierung erfolgen.
- Das interdisziplinäre qualifizierte Ernährungsteam nimmt eine zentrale Stellung ein in der Umsetzung einer ernährungsmedizinischen Versorgung nach aktuellem internationalen medizinischen Standard.
- Bei Implementierung einer modernen und leitliniengerechten Ernährungsmedizin im Krankenhaus kann auch bei kurzer Verweildauer eine Verbesserung von Morbidität und Mortalität sowie von Lebensqualität und Funktionalität erzielt werden.
- Für eine flächendeckende Umsetzung bedarf es einer soliden Finanzierung, klar geregelter klinischer Abläufe und Handlungsanweisungen.

Literatur

[1] Starke J, Schneider H, Alteheld B, Stehle P, Meier R. Short-term individual nutritional care as part of routine clinical setting improves outcome and quality of life in malnourished medical patients. Clin Nutr. 2011;30:194–201.

[2] Deutz NE, Matheson EM, Matarese LE, et al. Readmission and mortality in malnourished, older, hospitalized adults treated with a specialized oral nutritional supplement: A randomized clinical trial. Clin Nutr. 2016;35:18–26.

[3] Schuetz P, Fehr R, Baechli V, et al. Individualised nutritional support in medical inpatients at nutritional risk: a randomised clinical trial. Lancet. 2019;393:2312–21.

[4] Valentini L, Volkert D, Schütz T, et al. Leitlinie der Deutschen Gesellschaft für Ernährungsmedizin (DGEM). Aktuel Ernährungsmed. 2013;38:97–111.

[5] Reber E, Leuenberger M, Stirnimann J, et al. Herausforderungen und Wirksamkeit eines klinischen Ernährungsteams. Aktuel Ernährungsmed. 2019;44:336–54.

[6] Hauner H, Adam O. Empfehlungen zur Ernährungstherapie im ambulanten und stationären Bereich – neue LEKuP. Aktuel Ernährungsmed. 2019;44:384–419.

[7] Marienfeld S, Wojzischke J, Zeuzem S, Bojunga J. Erfassung krankheitsbedingter Mangelernährung und Abbildung der Nebendiagnose Mangelernährung im DRG-System. Aktuel Ernährungsmed. 2013;38:18–23.

[8] Wäsch M, Dammann I, Weiss H, et al. Obligates Screening auf Mangelernährung im Klinikalltag. Eine prospektive Evaluation. Aktuel Ernährungsmed. 2016;41:V13.

[9]   Kruizenga H, van Keeken S, Weijs P, et al. Undernutrition screening survey in 564,063 patients: patients with a positive undernutrition screening score stay in hospital 1.4 d longer. Am J Clin Nutr. 2016;103:1026–32.

[10] Dresen E, Weißbrich C, Bühlmeier J, et al. Retrospektive Evaluation der Umsetzung einer klinik-internen Handlungsanweisung zur Ernährungstherapie von Intensivpatienten. Aktuel Ernahrungsmed. 2019;44:237–47.

[11] Hendricks A, Basrai M, Gonzalez Granda A, et al. Umsetzung von ernährungsmedizinischen Leit-linien in Schwerpunktzentren für Alterstraumatologie – eine stichprobenartige Untersuchung zweier Kliniken. Aktuel Ernahrungsmed. 2018;43:272–83.

[12] Weiss H. Ernährungsberatung im Spannungsfeld zwischen Klinik und ambulanter Versorgung. Aktuel Ernahrungsmed. 2019;44:261–8.

[13] Smoliner C, Kunert G, Dammann H. Barrieren der poststationären Ernährungstherapie mit Trink-nahrung. Aktuel Ernahrungsmed. 2015;40:P4–9.

[14] Pirlich M, Schutz T, Norman K, et al. The German hospital malnutrition study. Clin Nutr. 2006;25:563–72.

[15] Viertel M, Plauth M. Einfluss einer Mangelernährung auf das Mortalitätsrisiko bei hospitalisier-ten Patienten. Aktuel Ernahrungsmed. 2018;43:P01.

[16] Reckefuß N, Kampa U. Vorstellung eines pragmatischen Konzeptes zur bedarfsadaptierten Er-nährungstherapie des kritisch kranken Patienten. Aktuel Ernahrungsmed. 2017;42:395–401.

[17] Aeberhard C, Friedli N, Leuenberger M, Schuetz P, Stanga Z. Management der Mangelernährung beim hospitalisierten Patienten. Aktuel Ernahrungsmed. 2016;41:429–36.

[18] Löser C. Praktische Umsetzung moderner ernährungsmedizinischer Erkenntnisse im Kranken-haus – „Kasseler Modell". Aktuelle Ernährungsmedizin. 2011;36:351–60.

[19] Reinbold T, Broß I, Lenfers B. Mangelernährung im G-DRG-System: Effekt eines strukturierten Ernährungsmanagements auf Behandlungsqualität, Kosten und DRG-Erlöse. Aktuel Ernahrungs-med. 2013;38:24–9.

[20] Ockenga J. Ernährungsmedizinische Aspekte im G-DRG-System – die deutsche Situation. Aktuel Ernahrungsmed. 2014;39:382–91.

[21] Blumenschein B, Kalde S, Heick V. Wegweiser für das Kodieren krankheitsbedingter Mangel-ernährung. Aktuel Ernahrungsmed. 2017;42:36–50.

[22] Sengelmann M, Blumenschein B, Reinbold T, Smollich M. Lösungsansätze für eine einheitliche Kodierung der Mangelernährung in deutschen Krankenhäusern. Aktuel Ernahrungsmed. 2017;42:PP-22.

[23] Aust J, Werner A, Grünewald G, et al. Ergebnisse der Einführung eines allgemeinen „Screening auf Mangelernährung" in einem großen Versorgungskrankenhaus. Aktuel Ernahrungsmed. 2016;41:352–8.

[24] Voltz C, Seegler S, Keil JP, Fleßa S. Mangelernährung im Krankenhaus – Welche Erlöse können durch die Ernährungsmedizin erzielt werden? Aktuel Ernahrungsmed. 2016;41:187–9.

8 Ernährung des Intensivpatienten

Mathias Plauth

8.1 Ziele der Ernährungstherapie

Die Intensivtherapie soll dem kritisch Kranken ermöglichen, eine schwere, aber prinzipiell überwindbare Erkrankung trotz Versagens unterschiedlich vieler Organe so zu überstehen, dass eine Rückkehr und Teilhabe am Leben möglich werden. Wie nach einer großen Operation oder einem schweren Trauma tritt auch bei kritischer Krankheit eine Eiweißkatabolie mit obligaten Eiweißverlust ein, dessen Ausmaß so gering wie möglich gehalten werden soll. Weitere Ursachen für den beträchtlichen Verlust an Muskelmasse liegen in der Inaktivität durch Bettlägerigkeit, kontrollierte Beatmung oder gar Relaxierung. Daraus ergeben sich die Ziele der Ernährungstherapie des kritisch Kranken.

> **Merke:** Therapieziel metabolisches Management: Idealerweise soll dem kranken Organismus exakt die Menge an Makro- und Mikronährstoffen zugeführt werden, die er aktuell benötigt und auch verwerten kann.

Als Makronährstoffe werden die quantitativ überwiegenden Nahrungsbestandteile Eiweiß bzw. Aminosäuren, Kohlenhydrate und Fette bezeichnet und so von den als Mikronährstoffe benannten Vitaminen und Spurenelementen abgegrenzt (vgl. Kap. 4.3 und Kap. 4.4). Die Überversorgung mit Makronährstoffen (*Hyperalimentation*) führt zu einer nicht benötigten Anlage von Energiespeichern in Form von Glykogen- und Fettdepots und ist mit metabolischen Nachteilen verbunden wie Hyperglykämie, Insulinresistenz, Hyperlipidämie, Hyperthermie und erhöhtem O_2-Verbrauch.

8.2 Pathophysiologie

8.2.1 Energiestoffwechsel

Jede Zelle benötigt für ihre energieverbrauchenden Funktionen energiereiche Phosphate aus dem oxidativen Stoffwechsel, für dessen ungestörten Ablauf eine intakte Zirkulation und Mikrozirkulation mit einer ausreichenden Versorgung an oxidativen Substraten und Sauerstoff erforderlich sind. Unter physiologischen Bedingungen benötigt ein leicht bekleideter, ruhender Mensch bei 22° C Umgebungstemperatur für den Erhalt des Status quo eine Energiemenge, die als Grundumsatz bezeichnet wird. Der Grundumsatz kann mittels indirekter Kalorimetrie gemessen oder nach Formelwerken wie dem von Harris & Benedict abgeschätzt werden (vgl. Kap. 4.2). Grob ori-

https://doi.org/10.1515/9783110632699-008

entierend kann auch von 1,0 kcal·kg^{-1}·h^{-1}, oder vereinfachend 25 kcal·kg^{-1}·24h^{-1}, ausgegangen werden.

Der Energiebedarf, der durch Zufuhr exogener Substrate abgedeckt werden muss, hängt stark von der aktuellen Krankheitsphase und den metabolischen Rahmenbedingungen ab. In der frühen Akutphase einer kritischen Erkrankung (Tab. 8.1) wird eine Überversorgung eintreten, wenn eine auf physiologische Verhältnisse beim Gesunden bemessene Ernährung bei Kranken verordnet wird. In dieser Phase kommt es zu einer therapeutisch kaum beeinflussbaren Freisetzung großer Mengen endogener Substrate. Wird in dieser Phase eine indirekte Kalorimetrie vorgenommen, erhält man eine Angabe zum aktuellen Energieverbrauch. In welchem Maße dieser durch die Verwertung endogener Substrate gedeckt wird, kann jedoch mit den derzeit klinisch einsetzbaren Methoden nicht ermittelt werden. Will man nicht eine schädliche Überversorgung riskieren, dann darf in dieser Krankheitsphase der gemessene oder nach Formeln geschätzte Energieverbrauch keinesfalls dem Bedarf an exogen verabreichten Brennstoffen gleichgesetzt werden. Auch im schweren Schock können Patienten nur einen Bruchteil der für physiologische Verhältnisse „bedarfsgerecht" bemessenen Ernährung verwerten [2]. In solchen Situationen hämodynamischer Instabilität muss die Zufuhr an parenteraler oder enteraler Ernährung entsprechend den vorherrschenden metabolischen Verhältnissen zurückgenommen werden.

Tab. 8.1: Erkrankungsphasen im Verlauf einer kritischen Krankheit. Durch einen erneuten Insult ist ein Rückfall von der Postakut- in die Akutphase möglich. Der individuelle Krankheitsverlauf wird durch die variable Ausprägung der Komponenten Organdysfunktion, Inflammation und metabolischer Zustand im Zeitverlauf beeinflusst. Modifiziert nach DEGM Leitlinien [1].

Erkrankungsphase	Organdysfunktion	Inflammation	metabolischer Zustand	ungefähre Dauer (Tagen)
Akutphase				
frühe Akutphase	schwere oder zunehmende (Mehr-)Organdysfunktion	progrediente Inflammation	katabol	1–3
späte Akutphase	stabile oder sich bessernde Organdysfunktion	regrediente Inflammation	katabol-anabol	2–4
Postakutphase				
Rekonvaleszenz/ Rehabilitation	weitgehend wiederhergestellte Organfunktion	Resolution der Inflammation	anabol	> 7
chronische Phase	persistierende Organdysfunktion	persistierende Immunsuppression	katabol	> 7

8.2.2 Proteinstoffwechsel

Bei septischen Patienten wurde modellhaft gezeigt, dass bei kritischer Krankheit eine obligate, auch durch exogene Nährstoffzufuhr nicht zu unterdrückende Eiweißkatabolie und Glukoneogenese vorliegen. Die Arbeitsgruppe von Graham Hill in Neuseeland zeigte schon in den 1980er Jahren bei acht septischen Patienten, dass sie trotz bedarfsdeckender total parenteraler Ernährung (TPE) einen Verlust von 1,5 kg Körpereiweiß erlitten [3]. Diese Menge Eiweiß entspricht einer Masse von 7,5 kg Muskelfleisch. Der krankheitsbedingte Verlust von Muskelmasse und -funktion, auch als Sarkopenie bezeichnet, hat vermehrte Aufmerksamkeit gewonnen, seit in den letzten Jahren CT- oder MRT-Schnittbilder in Höhe des dritten Lendenwirbelkörpers zur qualitativen und quantitativen Diagnostik der Sarkopenie eingesetzt werden. Inzwischen ist gut belegt, dass sarkopenische Patienten ein schlechteres Überleben auf der Intensivstation haben [4]. Zusätzlich zu diesen metabolisch bedingten Verlusten sind Eiweißverluste durch Blutungen, Proteinurie sowie Wund- und Drainagesekrete zu berücksichtigen, die insbesondere bei Verbrennungspatienten beträchtlich sein können. Erstaunlicherweise liegen zum Eiweißbedarf kritisch Kranker nur wenige systematische Untersuchungen von ausreichender klinischer Relevanz vor [5,6].

8.2.3 Fettstoffwechsel

Bei kritisch Kranken erfolgt die Energiegewinnung vorrangig aus der Oxidation von Fett. Stoner et al. [7] beschrieb eine Zunahme der Fettoxidationsrate mit steigendem Sepsis Score. Auch Traumapatienten decken ihren Energiebedarf zu > 70 % aus der Fettoxidation, die durch Infusion von Glukose und Aminosäuren keineswegs unterdrückt, sondern nur auf etwa 50 % reduziert werden konnte [8].

8.2.4 Glukosestoffwechsel

Bei Sepsis kommt es zu einer ungehemmten Glukoneogenese mit Hyperinsulinämie und Insulinresistenz. Letztere limitiert nicht selten die auch tatsächlich zur oxidativen Energiegewinnung verwertete und damit zu infundierende Glukosemenge. Substrat für die ungebremste Glukoneogenese sind glukoplastische Aminosäuren, die aus der enormen Eiweißkatabolie, insbesondere der Skelettmuskulatur stammen. Aus dieser Katabolie resultiert eine negative Stickstoffbilanz, die auch durch Steigerung der Aminosäurenzufuhr nicht auszugleichen ist [9].

    Bei der enteralen Ernährung wird die enteroinsuläre Achse nicht wie bei der parenteralen Ernährung (PE) umgangen, so dass infolge der erhaltenen Synchronisation von Kohlenhydrataufnahme und einer wohl abgestimmten endokrinen Antwort Hyperglykämie und Hyperinsulinismus seltener zum Problem werden.

8.2.5 Darmfunktion und bakterielle Translokation

Die große Bedeutung des Intestinums für die Prognose des kritisch Kranken war lange nicht erkannt. Inzwischen ist gut belegt, dass der Dünndarm neben der Motilität und der Absorption von Nährstoffen und Flüssigkeit weitere essenzielle Funktionen erfüllt, insbesondere in der Aufrechterhaltung einer wirksamen Barriere- und Immunfunktion. Diese gerät bei hämodynamischer Instabilität rasch in Gefahr. Untersuchungen an erfolgreich reanimierten Patienten zeigen im Gefolge der Kreislaufinsuffizienz eine Mukosaapoplexie mit signifikantem Verlust an funktionsfähiger Mukosamasse [10]. Das Ausmaß dieser Mukosaapoplexie ist eng korreliert mit systemischen Endotoxinspiegeln als Ausdruck der gestörten intestinalen Barrierefunktion. Auch bei Sepsis werden Barriere- und Absorptionsfunktion des Intestinums beschädigt [11,12].

Merke: Die enorme Ischämiesensitivität des Darms gilt es auch bei der enteralen Ernährung (EE) zu beachten.

Wird die EE bei hämodynamisch instabilen Patienten mit zu hoher Nährstoffzufuhr betrieben, kann es zu disseminierten Dünndarmnekrosen kommen [13]. Andererseits ist gut belegt, dass die Schleimhaut insbesondere des Jejunums auf eine ausreichende Nährstoffzufuhr von luminaler Seite angewiesen ist, um eine optimale Proteinsyntheserate zu gewährleisten. Nach tierexperimentellen Daten wird dafür ein Verhältnis von enteraler zu parenteraler Nährstoffzufuhr von 40 % zu 60 % benötigt [14]. Vergleichbare an Patienten gewonnene Daten liegen zu dieser Fragestellung nicht vor. Allerdings wird das Konzept der minimalen EE, oder *Zottenernährung* (*trophic feeding*) allgemein akzeptiert [1,15].

Merke: Das Behandlungsziel der *Zottenernährung* (*trophic feeding*) ist keine bedarfsdeckende Ernährungstherapie, sondern dient vorrangig der Aufrechterhaltung bzw. Wiederherstellung der Dünndarmfunktionen durch eine EE mit niedriger Zufuhrrate von 10 bis 20 ml·h^{-1}.

8.3 Zufuhrempfehlungen

8.3.1 Energie

Bei Gesunden erwächst ein über den Grundumsatz hinausgehender Mehrbedarf aus dem thermogenen Effekt der Ernährung, evtl. niedriger Umgebungstemperatur und vor allem aus körperlicher Aktivität (vgl. Kap. 4.2), die bei Kranken weitgehend, bei beatmeten und relaxierten Patienten sogar völlig entfallen kann. Allerdings erwächst aus inflammatorischen und reparativen Prozessen ein Mehrbedarf, so dass für alle Erkrankungen, abgesehen von höhergradigen Verbrennungen, ein Energiebedarf anzusetzen ist, der das 1,3-fache des Grundumsatzes nicht übersteigt und nicht selten sogar deutlich darunterliegt. Zur Festlegung des kalorischen Ziels sollte der aktuelle Energieumsatz mittels indirekter Kalorimetrie gemessen werden [1,15]. Alternativ kann der Energieumsatz über eine Messung der CO_2-Produktion (nicht mit allen Beatmungsgeräten möglich) unter Annahme eines mittleren respiratorischen Quotienten (RQ) berechnet werden [1,15]. Wenn diese Verfahren nicht verfügbar sind, kann bei Patienten mit einem BMI < 30 kg·m^{-2} (bezogen auf aktuelles Körpergewicht) eine Energiezufuhr in Nähe des Grundumsatzes (20–25 kcal·kg^{-1}·24h^{-1}) als kalorisches Ziel veranschlagt werden [1,15].

Merke: Die Kalorienzufuhr sollte mit 75 % des gemessenen oder geschätzten kalorischen Ziels begonnen und entsprechend der individuellen metabolischen Toleranz so gesteigert werden, dass bis zum Ende der Akutphase (4–7 Tage nach Beginn der kritischen Erkrankung) 100 % des Kalorienziels erreicht werden [1].

Das beste Überleben zeigen die Patienten, bei denen das kalorische Ziel mit einer Spanne von 60–80 % erreicht, aber keinesfalls übertroffen wurde [16–18] (Abb. 8.1).

Merke: Adipöse Patienten (BMI ≥ 30 kg·m^{-2}) sollten hypokalorisch mit 60 % des gemessenen Energieumsatzes bei gleichzeitig hoher Eiweißzufuhr (1,5 g·kg^{-1}·24h^{-1} bezogen auf das Idealgewicht) ernährt werden [1].

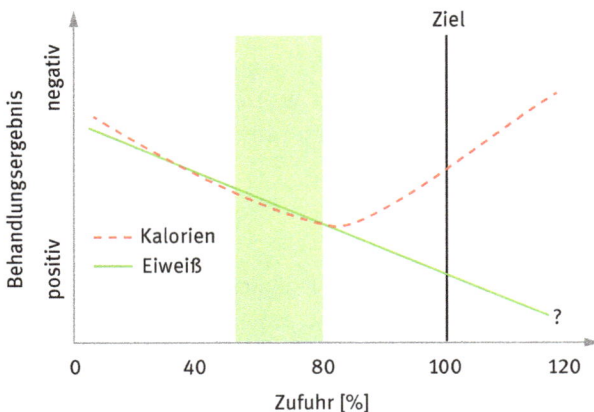

Abb. 8.1: U-förmige Kurve mit bestem Behandlungsergebnis bei einer Kalorienzufuhr von 60–80 % des kalorischen Ziels (= gemessener Energieumsatz). Bezüglich der Eiweißzufuhr siehe Kap. 8.3.2). Nach Daten von [16–18].

Zur Ermittlung des Idealgewichts geben die Autoren der Leitlinie folgende Formel an: Idealgewicht [kg] = 48,4 + 77,0 × (Körpergröße [m] − 1,5)]. Wenn die Kalorimetrie nicht verfügbar ist, kann das (hypokalorische) Ziel für Patienten mit einem BMI von 30–50 kg·m^{-2} mit 11–14 kcal·kg^{-1}·24h^{-1} unter Verwendung des aktuellen und für Patienten mit einem BMI > 50 kg·m^{-2} mit 22–25 kcal·kg^{-1}·24h^{-1} unter Verwendung des idealen Körpergewichts berechnet werden [1].

Kohlenhydrate

Eine ausreichende ATP-Bereitstellung ist essenziell für die Aufrechterhaltung einer normalen Funktion aller Zellmembranpumpen; einzelne Gewebe wie ZNS und Erythrozyten sind diesbezüglich vorrangig auf Glukose angewiesen. Im postabsorptiven Zustand oder in Hungerperioden sichert die Leber die Blutzuckerhomöostase durch Abgabe von Glukose aus der Glykogenolyse und der Glukoneogenese. Diese endogene hepatische Glukoseproduktion gibt einen Anhaltspunkt für die minimale Glukosezufuhr, die beispielsweise bei Ausfall der Leber benötigt wird. In der Praxis hat sich dafür eine Zufuhrrate von 1,5–2,0 g·kg^{-1}·24h^{-1} bewährt (vgl. Kap. 11.3.2). Bei postoperativen Patienten wird unter TPE ein Maximum der Glukoseoxidation bei einer Infusionsrate von 10 g·kg^{-1}·24h^{-1} erreicht. Schon bei einer Rate von 5,7 g·kg^{-1}·24h^{-1} kann der Anteil der Glukoseoxidation an der Glukoseverwertung durch Insulingabe nicht weiter gesteigert werden. Mit steigender Infusionsrate steigt die nichtoxidative Glukoseutilisation durch Lipogenese [19,20].

> **Merke:** Für die Praxis der PE wird empfohlen, Glukose mit submaximalen Raten von 3,0–3,5 g·kg^{-1}·24h^{-1} zu infundieren [1] (vgl. Kap. 6.2.1).

Systematische Untersuchungen zur optimalen Glukoseinfusionsrate bei kritisch Kranken liegen nicht vor. Der Zuckeraustauschstoff Xylit kann zwar insulinunabhängig im Pentosephosphatzyklus der Leber metabolisiert werden, seinem klinischen Einsatz stehen aber fehlende klinische Outcome-Daten und streng zu beachtende Dosisbegrenzungen entgegen.

Fett

Im Rahmen der PE und EE wurde Fett über lange Zeit lediglich mit dem Ziel eingesetzt, eine ausreichende Versorgung mit Brennstoff und essenziellen Fettsäuren zu erreichen. Erst später wurde die Bedeutung von Fett als Quelle pro- und antiinflammatorischer Mediatoren und Immunmodulatoren berücksichtigt.

Alle zur parenteralen Gabe zugelassenen Fettemulsionen eignen sich gleichermaßen als Energiequelle. Sie unterscheiden sich jedoch dahingehend, in welchem Maße ihr Fettsäuremuster den Empfehlungen einer gesunden Ernährung nahekommt und bezüglich ihres Potenzials, inflammatorische und immunologische Prozesse zu modulieren (vgl. Kap. 4.3.3 und Kap. 6.2.2)

Merke: In der Ernährung kritisch Kranker sollten neue Fettemulsionen spätestens ab dem Ende der Akutphase in kontinuierlicher Infusion unter Beachtung einer maximalen Zufuhrrate < 1,5 g·kg^{-1}·24h^{-1} eingesetzt werden [1,15].

Zu beachten ist eine Verminderung ihrer Verwertung und Plasma-Clearance bei akutem Nierenversagen [21]. Bezogen auf ihren Energiegehalt empfehlen die DGEM-Leitlinien ein Verhältnis von Fett:Glukose von 30–50 %:50–70 %.

8.3.2 Eiweiß, Aminosäuren

Eiweiß oder Aminosäuren müssen als unverzichtbare Substrate für die Synthese von strukturellen oder funktionellen Eiweißen zugeführt werden. Die benötigte Menge hängt vom Ernährungszustand des Patienten, dem zu bewältigenden metabolischen Trauma (Sepsis, Verbrennung, Trauma vs. Wachkoma) und den zugrundeliegenden Erkrankungen ab. Gesunde und gut ernährte Menschen können ihren Proteinstatus bei einer Zufuhr von 0,8 g·kg^{-1}·24h^{-1} erhalten, also in ausgeglichener Eiweißbilanz bleiben. Zur optimalen Proteinsynthese wird bei normalem Stoffwechsel ein Verhältnis von Eiweiß bzw. Aminosäuren: Nichteiweiß-Energie = 1 g:25 kcal empfohlen. Die Datenlage zum Eiweißbedarf kritisch kranker Menschen ist wesentlich weniger klar und entsprechend divergent sind die Empfehlungen. Die Autoren der DGEM-Leitlinie [1] geben folgende Empfehlung:

Merke: In der Akutphase sollte die Ernährung kritisch Kranker eine Eiweißzufuhr von 1,0 g·kg^{-1}·24h^{-1} und für Aminosäuren von 1,2 g·kg^{-1}·24h^{-1} als Ziel haben. Analog zur Kalorienzufuhr sollte mit 75 % der Zielzufuhr begonnen werden und die Zufuhr so gesteigert werden, dass bis zum Ende der Akutphase, also 4–7 Tage nach Erkrankungsbeginn 100 % des Eiweißziels erreicht werden.

Die gleiche Empfehlung lässt sich auch aus einer Kohortenanalyse von 801 Patienten ableiten [22]. Aus den Sterblichkeitsanalysen der retrospektiven PROTINVENT-Studie [23] an 455 Patienten wird die Empfehlung abgeleitet, die Eiweißzufuhr von < 0,8 g·kg^{-1}·24h^{-1} an den Tagen 1–2 über 0,8–1,2 g·kg^{-1}·24h^{-1} an den Tagen 3–5 auf > 1,2 g·kg^{-1}·24h^{-1} ab Tag 5 zu steigern [6]. Eine retrospektive Kohortenstudie aus Israel an 2253 Patienten fand dagegen eine höhere Sterblichkeit bei einer Eiweißzufuhr < 0,8 g·kg^{-1}·24h^{-1} in den ersten drei Tagen [24]. Die ESPEN-Leitlinien geben nur eine schwache (Grad 0) und nicht weiter differenzierte Empfehlung für eine progressive Zufuhr von 1,3 g·kg^{-1}·24h^{-1} [15]. Andere Expertenempfehlungen propagieren eine Zufuhr von 1,2 g·kg^{-1}·24h^{-1} [5] oder 1,2 (–2,0) g·kg^{-1}·24h^{-1} [25]. Bei Mangelernährten oder schwer eiweißkatabolen Patienten ist eine Zufuhr von 1,5 g·kg^{-1}·24h^{-1} wie bei Patienten nach großer Abdominalchirurgie [26] zu erwägen. Bis zu 1,8 g·kg^{-1}·24h^{-1} werden bei Patienten benötigt, die zusätzliche Stickstoffverluste aus Wundsekreten oder extrakorporaler Nierenersatztherapie erleiden (vgl. Kap. 6.2.3) [27].

8.3.3 Mikronährstoffe

Alle Zufuhrempfehlungen und die Zusammensetzung der zugelassenen Vitamin- und Spurenelementpräparate orientieren sich an den Empfehlungen der *American Medical Association* von 1979. Systematisch ermittelte Bedarfszahlen für Kranke sind nicht publiziert (vgl. Kap. 4.4).

Bei Verbrennungspatienten sind erhöhte Verluste durch Wundsekrete zu veranschlagen. Unter der kontinuierlichen Hämofiltration muss mit einem Entzug von etwa 0,2 g Aminosäuren pro Liter Filtrat und mit substanziellem Entzug von wasserlöslichen Vitaminen und Spurenelementen gerechnet werden. Für Patienten mit oder ohne Nierenersatzverfahren ergeben sich auch daher unterschiedliche Dosierungsempfehlungen [27].

Voll bilanzierte orale Diäten und alle Sondennahrungen sind aufgrund ihrer Zusammensetzung bei Applikation der empfohlenen Tageszufuhrmengen als alleinige Nahrungsquelle geeignet, also auch hinsichtlich der Vitamin- und Spurenelementversorgung bedarfsdeckend (vgl. Kap. 5.1.1).

8.4 Indikation der Ernährungstherapie

Mehrere qualitativ hochwertige Studien der letzten Jahre haben das Verständnis dafür geweckt, dass eine Überladung mit Nährstoffen in den ersten Tagen der kritischen Krankheit für den Patienten nachteilig ist. Es gilt also das richtige Maß zu finden, wann wieviel Ernährung zu verordnen ist, denn auch eine Unterernährung erhöht Morbidität und Sterblichkeit.

Für das Screening von Intensivpatienten bezüglich eines ernährungsmedizinischen Risikos wurde deshalb der NUTRIC-Score entwickelt, in den Alter, APACHE-II, SOFA, Anzahl von Komorbiditäten, Tage von Krankenhausaufnahme bis zur Aufnahme auf ITS, und IL-6 Spiegel eingehen [28]. Obwohl noch nicht ausreichend validiert, wird er von ASPEN empfohlen, in den DGEM-Leitlinien aber zurückhaltend bewertet [1]. Er ist kein Instrument für das Assessment des Ernährungszustandes kritisch Kranker.

Eine Ernährungstherapie ist nicht indiziert, wenn zu erwarten ist, dass sich der Patient nach drei Tagen wieder normal ernähren kann und keine Mangelernährung vorliegt. In allen anderen Fällen soll der Intensivpatient zunächst enteral ernährt werden. Kann der Patient nach drei Tagen bereits ≥ 60 % der geplanten Zufuhr auf enteralem Wege erhalten, soll die EE als Erstlinientherapie weiter aufgebaut werden. Liegt die enterale Zufuhr nach drei Tagen unter 60 %, soll der Patient so lange eine ergänzende PE als Zweitlinientherapie erhalten, bis das Zufuhrziel allein durch die EE erreicht werden kann [29]. Die Ergebnisse der britischen multizentrischen CALORIES-Studie an 2388 Patienten [30] stützen folgende Aussage:

> EE und PE sind als gleichwertig zu betrachten. Nicht die Zufuhrmodalität, sondern Intensität (Dosis) und Zeitpunkt der metabolischen Intervention (Ernährung) sind entscheidend.

8.5 Monitoring

Um ein optimales metabolisches Management des kritisch Kranken zu erreichen und Komplikationen zu minimieren, ist ein systematisches Monitoring unerlässlich. Bei den Komplikationen sind Infektionen durch zentrale Venenkatheter bzw. die Aspiration der enteralen Nährlösung an erster Stelle zu nennen. Bei enteral ernährten Patienten wird vielfach die Bestimmung des gastralen Residualvolumens zur Steuerung der enteralen Zufuhrrate herangezogen. Damit soll das Risiko einer Aspirationspneumonie minimiert werden.

Metabolische Komplikationen sind durch ein Zuviel oder Zuwenig bedingt. Besonders zu beachten ist das Refeeding-Syndrom (vgl. Kap. 1.3). Umfang und Monitoring-Frequenz hängen von der Schwere der Mangelernährung, der metabolischen Entgleisung und der Grundkrankheit ab. Auch bei enteraler Ernährung bleibt ein adäquates metabolisches Monitoring unverzichtbar [31,32].

In Ermangelung besserer Variablen kann die Glukoseverwertung anhand von Blutglukose und Plasmalaktat abgeschätzt werden. Aus der Diskussion über die optimale Stoffwechselführung kritisch Kranker sowie Nutzen (Überlebensvorteil) und Schaden (Hypoglykämie, Übersterblichkeit) einer intensivierten Insulintherapie kann für die Praxis abgelesen werden: Euglykämie mit 4,4–6,1 mmol·l^{-1} (80–110 mg·dl^{-1}) durch intensivierte Insulintherapie ist ein lohnendes Therapieziel und hat das Potenzial für ein besseres klinisches Ergebnis, das aber durch Hypoglykämien verlorengehen oder gar ins Gegenteil verkehrt werden kann. In der Praxis ist der Zielkorridor für die Blutglukose je nach der vor Ort realisierbaren Umsetzung engmaschiger Blutglukosekontrollen und Anpassung der Insulinzufuhr festzulegen [32]. Die Vorgaben der Leitlinien sind nicht einheitlich. Nach DGEM-Monitoring-Empfehlungen sollte der Blutzucker stets über 6,1 mmol·l^{-1} (110 mg·dl^{-1}) liegen und 11,0 mmol·l^{-1} (200 mg·dl^{-1}) nicht überschreiten [31]. Nach ESPEN-Leitlinien sollte der Zielkorridor bei 6–8 mmol·l^{-1} (110–150 mg·dl^{-1}) liegen [15,32] und nach DGEM-Leitlinien-Intensivmedizin 180 mg·dl^{-1} (10 mmol·l^{-1}) nicht überschreiten [1].

Die Fettverwertung sollte durch die Bestimmung der Plasmatriglyzeride überwacht werden; unter laufender Fettinfusion ist ein Maximalwert von 4,5 mmol·l^{-1}

(400 mg·dl⁻¹) tolerabel; Werte über 5,7 mmol·l⁻¹ (500 mg·dl⁻¹) sollten diagnostisch abgeklärt werden [32]. Bei Vorliegen eines akuten Nierenversagens ist die verzögerte Elimination von sowohl LCT als auch MCT/LCT-Emulsionen zu beachten. Harnstoff und Ammonium im Serum bzw. Plasma geben Anhaltspunkte für die Verwertung der zugeführten Aminosäuren- und Eiweißmengen.

8.6 Enterale Ernährung

Vorbedingung für eine erfolgreiche enterale Ernährung (EE) ist ein Gastrointestinaltrakt ohne schwere Dysfunktion und eine ausreichende hämodynamische Stabilität des Patienten. So wird das Vollbild eines abdominalen Kompartmentsyndroms als Kontraindikation gesehen, nicht aber jede intraabdominale Druckerhöhung oder Diarrhoe [33]. Auch abdominale Verletzungen sprechen nicht gegen die EE, sofern die gastrointestinale Integrität und Kontinuität gesichert oder wiederhergestellt sind, wohingegen ein ischämischer Darm ebenso wie unkontrollierte und lebensbedrohliche Hypoxämie, Hyperkapnie oder Azidose als klare Kontraindikation gesehen werden [33]. Ein offenes Abdomen ohne Darmverletzung, ebenso wie eine hohe Fistel mit sicherem Zugang zum distal davon gelegenen Darm, sprechen auch nicht kategorisch gegen eine EE [33].

Die frühe EE bietet bezüglich der infektiösen Morbidität, nicht aber der Sterblichkeit, Vorteile gegenüber der frühen PE und der verzögert begonnenen EE [33]. Die EE soll mit einer niedrigen Rate gleich nach hämodynamischer Stabilisierung, auch bei Patienten mit therapeutischer Hypothermie begonnen werden.

8.6.1 Ernährungssonden

Die Sondenernährung kritisch Kranker soll über nasal eingeführte Sonden vorzugsweise in den Magen oder in ausgewählten Fällen in den oberen Dünndarm erfolgen. Bei der Applikation in den Magen kann die Nahrung in Bolusgaben erfolgen, wohingegen die jejunale Applikation stets kontinuierlich erfolgen muss (mit einer maximalen Zufuhrrate von 120 ml·h⁻¹), damit keine unerwünschten Wirkungen, wie Bauchkrämpfe oder Retroperistaltik mit Erbrechen oder Diarrhöen, auftreten. Die EE kritisch Kranker muss nicht einem Tag-Nacht-Rhythmus folgen [1]. Gastrointestinale Motilitätsstörungen betreffen den Magen stärker und länger als den Dünndarm. Bei diesen Patienten kann der Einsatz von Mehrlumensonden Vorteile bringen, durch ihre Funktion als Ablaufsonde im Magenantrum und als Ernährungssonde im oberen Jejunum.

8.6.2 Enterale Sondennahrungen

Sondendiäten sind prinzipiell von gleicher Zusammensetzung wie Standardtrinkdiäten, enthalten jedoch weniger oder keine Aromastoffe und keine Mono- oder Disaccharide (vgl. Kap. 5.3.2). Um die Ziele einer ausreichenden Eiweißzufuhr ohne eine kalorische Überversorgung zu erreichen, stehen inzwischen Sondennahrungen mit Eiweißgehalten von bis zu 85 g·l^{-1} zur Verfügung. Für niereninsuffiziente Patienten mit Flüssigkeitsrestriktion wurden kalium- und phosphatarme Sondennahrungen mit hoher Energiedichte (2,0 kcal·ml^{-1}) entwickelt.

Bestimmte, als Probiotika bezeichnete lebende Mikroorganismen können in Wechselwirkung mit der intestinalen Mukosa und dem mukosaassoziierten Immunsystem Entzündungsprozesse und Infektionskontrolle optimieren (vgl. Kap. 14.4). Ihr Einsatz, beispielsweise in Form probiotikahaltiger enteraler Nährlösungen, war mit verminderten nosokomialen Infektionsraten, nicht aber der Sterblichkeit, Beatmungs- oder Verweildauer auf Intensivstation verbunden, so dass keine starke Empfehlung für ihren generellen Einsatz bei kritisch Kranken gegeben wird [1]. Der hochdosierte Einsatz von Probiotika in Phasen hämodynamischer Instabilität war in der holländischen Studie an Patienten mit akuter Pankreatitis durch eine erhöhte Komplikations- und Sterblichkeitsrate belastet [34].

Der Einsatz immunmodulierender Nahrungen (vgl. Kap. 5.4.1) mit erhöhtem Gehalt an ω3-Fettsäuren, Arginin und Ribonukleinsäure (Impact®) oder erhöhtem Gehalt an ω3-Fettsäuren und Antioxidantien (Oxepa®) bietet für kritisch Kranke keinen gesicherten Vorteil gegenüber Standardnahrungen [1]. Im weiterem Sinn kann auch der Zusatz von Glutamin zur EE als Immunonutrition bezeichnet werden, denn der Einsatz von Glutamin erfolgt mit dem Ziel, Struktur und Funktion der intestinalen Mukosa zu verbessern und so die Translokation von Krankheitserregern und Endotoxin zu minimieren. In einer Metaanalyse [35] zeigte sich unter glutaminangereicherter EE ein Überlebensvorteil nur bei Verbrennungspatienten, nicht aber bei anderen kritisch Kranken. Die deutschen Leitlinien geben der enteralen Glutamintherapie eine Negativempfehlung für alle kritisch Kranken [1], während die ESPEN-Leitlinien keine klare Empfehlung geben [15].

Zum Einsatz von Sondennahrungen mit erhöhtem Anteil verzweigtkettiger Aminosäuren bei Patienten mit Leberzirrhose und Enzephalopathie sei auf Kap. 13.3.1 verwiesen.

8.6.3 Algorithmen für die Enterale Ernährung

Für den Aufbau der EE über eine nasogastrale Sonde bei hämodynamisch stabilen Patienten empfiehlt sich ein standardisiertes Vorgehen, beginnend mit einer Zufuhrrate von 20 ml·h^{-1}. Die Zufuhrrate kann dann 8-stündlich um jeweils 20 ml·h^{-1} bis zur gewünschten Zufuhrrate gesteigert werden, sofern der Patient sie toleriert. Bei zunächst instabilen Patienten sollte nach erfolgter hämodynamischer Stabilisierung und unter therapeutischer Hypothermie die EE mit einer Zufuhrrate von 10 ml·h^{-1} begonnen und nur langsam gesteigert werden [33]. Ansonsten besteht das Risiko der Ausbildung von disseminierten Dünndarmnekrosen [13]. Zur Beurteilung der Toleranz kann die Bestimmung des gastralen Residualvolumens (GRV) herangezogen werden (Abb. 8.2) [32]. Die GRV-Bestimmung wird als ein Surrogatparameter zur Beurteilung der gastrointestinalen Motilität angesehen. Allerdings ist die diesbezüglich publizierte Evidenz oft schwer vergleichbar, teilweise widersprüchlich und deshalb schwer zu interpretieren [31,33].

Gastrointestinale Probleme limitieren oft die EE des Intensivpatienten und sind mit schlechteren Ergebnissen behaftet. Der in den ersten drei Tagen der kritischen Krankheit ermittelte *Gastrointestinal Failure Score* (Tab. 8.2) ist ein unabhängiger Indikator einer erhöhten Sterblichkeit und erlaubt in Kombination mit dem SOFA-Score

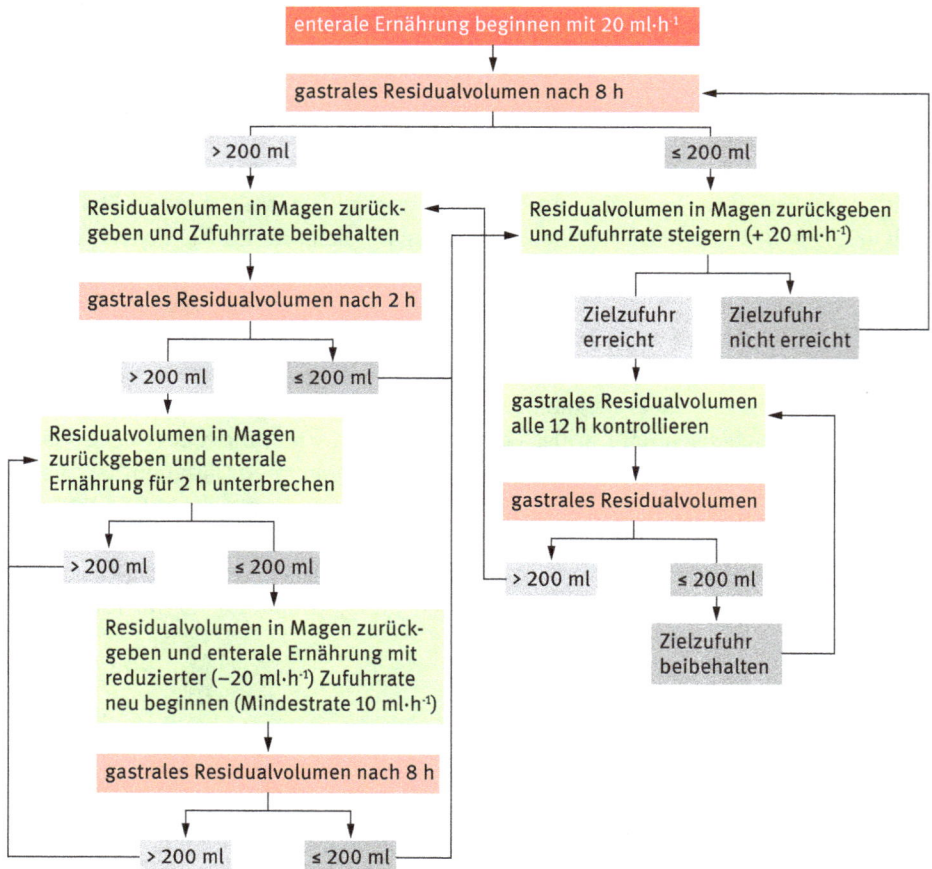

Abb. 8.2: Aufbau der enteralen Ernährung.

eine bessere Einschätzung der Sterblichkeit als der SOFA-Score allein [36]. Drei GIF Punkte waren mit 28 % Sterblichkeit auf Intensivstation assoziiert [36].

Tab. 8.2: Gastrointestinal Failure (GIF) Score [36].

Punkte	Symptome und Befunde in den ersten 72 h der kritischen Krankheit
0	normale Funktion des GIT
1	EE < 50 % des kalorischen Ziels oder keine EE am 3. Tag nach abdominaler OP
2	EE Intoleranz (EE nicht möglich wegen hohen GRV, Erbrechen, Darmdilatation, schwerer Diarrhöe) oder intraabdominaler Hypertension (IAP > 12 mmHg, Mehrfachmessung)
3	EE-Intoleranz und intraabdominale Hypertension
4	Abdominales Kompartmentsyndrom (IAP > 20 mmHg mit neuem Organversagen)

EE = Enterale Ernährung, IAP = intraabdominaler Druck, GIT = Gastrointestinaltrakt, GRV = Gastrale Residualvolumina.

Von der ESICM-Arbeitsgruppe „Abdominale Probleme" wurden in einem Experten- papier Empfehlungen zur Klassifizierung des akuten gastrointestinalen Insults (*acute gastrointestinal injury*, AGI, Tab. 8.3), des EE-Intoleranzsyndroms (*feeding intolerance syndrome*, FI) und gastrointestinaler Symptome wie Erbrechen, Durchfall, Paralyse, hohe GRV erarbeitet [37].

Tab. 8.3: Klassifizierung des akuten gastrointestinalen Insults (AGI) der ESICM-Arbeitsgruppe „Abdominale Probleme" [37].

AGI	I°	II°	III°	IV°
GI-Funktion	eingeschränkt mit als passager ein- geschätzten Symptomen aus bekannter Ursache	keine bedarfs- deckende Digesti- on und Absorption ohne Auswirkung auf AZ	Therapierefraktäres GI-Versagen, AZ nicht verbessert	vital bedrohliches GI-Versagen mit MOV und Schock
Rationale	GI-Symptome nach temporärem bzw. selbstlimitieren- dem Insult	akute GI-Sympto- me mit Interventi- onsbedarf zur Deckung von Nährstoff- und Flüssigkeitsbedarf	persistierende Er- nährungsintoleranz mit andauerndem oder progredienten MOV	GI-Versagen als Ursache von AZ Verschlechterung und MOV

Tab. 8.3: (fortgesetzt)

AGI	I°	II°	III°	IV°
Beispiele	– postop. Nausea und Vomitus, – postop. fehlende Darmgeräusche – Hypoperistaltik in Schock-Frühphase	– Gastroparese mit hohen GRV – Darmparalyse – Intraabdominale Hypertension I° (IAP 12–15 mmHg) – EE-Intoleranz (< 20 kcal·kg^{-1}·24h^{-1} in 72 h)	– hohe GRV trotz Erythromycin – Darmdilatation – Intraabdominale Hypertension II° (IAP 15–20 mmHg) – EE-Intoleranz assoziiert mit MOV	– Mesenterialinfarkt – GI-Blutung mit Schock – Ogilvie Syndrom – entlastungsbedürftiges abdominales Kompartmentsyndrom (IAP > 20 mmHg mit neuem Organversagen)

AZ = Allgemeinzustand, EE = Enterale Ernährung, GI = Gastrointestinal, GRV = Gastrale Residualvolumina, IAP = Intraabdominaler Druck (physiologisch 5–7 mmHg), MOV = Multiorganversagen.

8.7 Parenterale Ernährung

Auch in der Ernährung des kritisch Kranken haben sich konfektionierte Dreikammerbeutel aufgrund ihrer Vorteile betreffs Sicherheit, Praktikabilität und Kosten durchgesetzt (vgl. Kap. 6.6). Die Notwendigkeit eines *Compounding* durch den Krankenhausapotheker ist für erwachsene Intensivpatienten inzwischen eine große Ausnahme.

8.7.1 Welche Fettemulsion?

In der Anwendung bei Erwachsenen liegen bisher keine Studienergebnisse vor, die im direkten Vergleich der verschiedenen auf dem Markt befindlichen neuen Fettemulsionen einen Unterschied in klinisch relevanten Outcome-Parametern gezeigt hätten [1]. In der Praxis dürfte die Entscheidung für die eine oder andere Fettemulsion von den Aspekten Ökonomie und Ernährungsphysiologie (Fettsäuremuster) bestimmt sein. Neben fixen Mischungen aus Sojaöl, Olivenöl, MCT und Fischöl steht auch ein reines Fischölpräparat zur Verfügung, welches ergänzend zu einem All-in-One-System eingesetzt werden kann (vgl. Kap. 6.2.2).

8.7.2 Welche Aminosäurenlösung?

Die Standardaminosäurenlösungen der kommerziellen Dreikammerbeutel sind hinsichtlich ihrer Zusammensetzung für kritisch Kranke der Erwachsenenmedizin völlig angemessen. Allerdings bieten nicht alle Dreikammerbeutel die für ein kalorisch sparsames und eher eiweißbetontes Ernährungskonzept wünschenswerte Nährstoffrelation.

Merke: Für den Intensivpatienten sind Dreikammerbeutel mit einem Aminosäurengehalt von ≥ 5 % von Vorteil.

Die Datenlage zum Einsatz von Glutamin in der parenteralen Ernährung ist inzwischen sehr komplex [1,15,38]. Glutamin sollte daher nur bei kritisch kranken Patienten verordnet werden, die nicht hämodynamisch instabil sind, kein Mehrorgan-, insbesondere Nierenversagen aufweisen, und die 5 Tage oder länger ausschließlich oder überwiegend parenteral ernährt werden. Nur in diesen Fällen kann der Einsatz von 0,3 bis 0,6 g·kg^{-1}·24h^{-1} eines Glutamindipeptids erwogen werden [1,15,38]. Glutamindipeptide sind entweder als Monosubstanz Alanylglutamin (Dipeptiven®) oder als Glyzylglutamin in einer Komplettlösung (Glamin®) zugelassen (vgl. Kap. 6.2.3.).

Aminosäurenlösungen mit erhöhtem Anteil verzweigtkettiger Aminosäuren und vermindertem Anteil aromatischer und schwefelhaltiger Aminosäuren, haben ihren Platz in der Ernährung von Zirrhosepatienten mit höhergradiger hepatischer Enzephalopathie (vgl. Kap. 6.2.3). Sie erlauben eine adäquate Stickstoffzufuhr und schnellere Besserung der neurologischen Störung als Standardaminosäurenlösungen (vgl. Kap. 13.3.1). Für ihren Einsatz bei anderer kritischer Krankheit gibt es keine ausreichende Evidenz [1].

In der PE kritisch Kranker mit Niereninsuffizienz betreffen die entscheidenden Fragen den Schweregrad des Funktionsverlusts, also, ob der Patient ein extrakorporales Nierenersatzverfahren benötigt und das Ausmaß eines Hyperkatabolismus [27]. Ziel der PE ist die Vermeidung oder Behebung einer Mangelernährung und die Abschwächung des Hyperkatabolismus. Anders als in der diätetischen Therapie der chronischen Niereninsuffizienz ist die Progressionshemmung durch Protein- bzw. Phosphatrestriktion nicht das Ziel der nur vorübergehend notwendigen PE des kritisch Kranken. Dabei sollte eine komplette und balanzierte Aminosäurenlösung (Nephrotect®) eingesetzt werden, die auf die Stoffwechselbesonderheiten dieser Patienten zugeschnitten ist (vgl. Kap. 6.2.3).

8.7.3 Mikronährstoffe

Bei der TPE sollte vom ersten Tage an die bedarfsdeckende Zufuhr von Spurenelementen und Vitaminen erfolgen. Von verschiedenen Herstellern werden konzentrierte Lösungen angeboten, die den All-in-One-Mischungen unmittelbar vor Infusionsbeginn zugespritzt werden und den Tagesbedarf für die meisten Fälle abdecken (vgl. Kap. 6.3). Zu Einsatz von Thiamin in Prophylaxe und Therapie einer Laktatazidose und des Refeeding-Syndroms sei auf Kap. 1.3 verwiesen. Eine über die empfohlene Versorgung mit Mikronährstoffen zur Deckung des Tagesbedarfs oder zum Ausgleich eines nachgewiesenen Mangels hinausgehende Pharmakotherapie mit beispielsweise Selen, Vitamin A, Vitamin C, Vitamin E oder Zink ist nicht evidenzbasiert [1].

8.8 Leitlinienempfehlungen in der Nussschale

- EE und PE sind als gleichwertig zu betrachten. Nicht die Zufuhrmodalität, sondern Intensität (Dosis) und Zeitpunkt der metabolischen Intervention (Ernährung) sind entscheidend.
- Primäres Behandlungsziel der *Zottenernährung* (*trophic feeding*) ist nicht eine bedarfsdeckende Ernährungstherapie, sondern die Aufrechterhaltung oder Wiederherstellung der Dünndarmfunktionen.
- In der Akutphase der kritischen Krankheit sollte eine Eiweißzufuhr von 1,0 g·kg^{-1}·24h^{-1} und für Aminosäuren eine Zufuhr von 1,2 g·kg^{-1}·24h^{-1} als Ziel festgelegt werden.
- Das kalorische Ziel sollte durch indirekte Kalorimetrie, ersatzweise Messung der CO_2-Produktion ermittelt werden; wenn diese Verfahren nicht verfügbar sind, wird ein kalorisches Ziel in Nähe des Grundumsatzes (20–25 kcal·kg^{-1}·24h^{-1}) empfohlen.
- Sowohl Kalorien- als auch Eiweißzufuhr sollten mit 75 % des festgelegten Ziels begonnen und entsprechend der individuellen metabolischen Toleranz so gesteigert werden, dass bis zum Ende der Akutphase (4–7 Tage nach Beginn der kritischen Erkrankung) 100 % des Kalorienziels erreicht werden.
- Adipöse Patienten (BMI ≥ 30 kg·m^{-2}) sollten hypokalorisch mit 60 % des gemessenen Energieumsatzes bei gleichzeitig hoher Eiweißzufuhr (1,5 g·kg^{-1}·24h^{-1} bezogen auf das Idealgewicht) ernährt werden.

Literatur

[1] Elke G, Hartl WH, Kreymann G, et al. Klinische Ernährung in der Intensivmedizin. S2k-Leitlinie (AWMF-Registernummer 073–004) der DGEM in Zusammenarbeit mit der DIVI, DGAI, DGCH, DGI-IN, DGK, DGTHG und DSG. Aktuel Ernahrungsmed. 2018;43:341–408.

[2] Kreymann G, Grosser S, Buggisch P, et al. Oxygen consumption and resting metabolic rate in sepsis, sepsis syndrome, and septic shock. Crit Care Med. 1993;21:1012–1019.

[3] Streat SJ, Beddoe AH, Hill GL. Aggressive nutritional support does not prevent protein loss despite fat gain in septic intensive care patients. J Trauma. 1987;27:262–6.

[4] Weijs PJM, Looijaard WGPM, Dekker IM, Stapel SN, Girbes AR, Oudemans-van-Straaten HM, Beishuizen A. Low skeletal muscle area is a risk factor for mortality in mechanically ventilated critically ill patients. Critical Care. 2014;18:R12.

[5] Weijs PJM, Cynober L, DeLegge M, et al. Proteins and amino acids are fundamental to optimal nutrition support in critically ill patients. Critical Care. 2014;18:591.

[6] Kreymann KG, de Heer G. Protein in der klinischen Ernährung kritisch kranker Patienten. Aktuel Ernahrungsmed. 2019;44:269–284.

[7] Stoner HB, Little RA, Frayn KN, et al. The effect of sepsis on the oxidation of carbohydrate and fat. Br J Surg. 1983;70:32–35.

[8] Jeevanandam M, Young DH, Schiller WR. Influence of parenteral nutrition on rates of net substrate oxidation in severe trauma patients. Crit Care Med. 1990;18:467–473.

[9] Shaw JHF, Wildbore M, Wolfe RR. Whole Body Protein Kinetics in Severely Septic Patients. The Response to Glucose Infusion and Total Parenteral Nutrition. Ann Surg. 1987;205:288–292.

[10] Grimaldi D, Guivarch E, Neveux N, et al. Markers of intestinal injury are associated with endotoxemia in successfully resuscitated patients. Resuscitation. 2013;84:60–65.

[11] Ziegler TR, Smith RJ, O'Dwyer ST, Demling RH, Wilmore DW. Increased intestinal permeability associated with infection in burn patients. Arch Surg. 1988;123:1313–1319.

[12] Johnston JD, Harvey CJ, Menzies IS, Treacher DF. Gastrointestinal permeability and absorptive capacity in sepsis. Crit Care Med. 1996;24:1144–1149.

[13] McClave SA, Chang W-K. Feeding the Hypotensive Patient: Does Enteral Feeding Precipitate or Protect Against Ischemic Bowel? Nutr Clin Pract. 2003;18:279–284.

[14] Stoll B, Chang X, Fan MZ, Reeds PJ, Burrin DG. Enteral nutrient intake level determines intestinal protein synthesis and accretion rates in neonatal pigs. Am J Physiol Gastrointest Liver Physiol. 2000;279:G288-G294.

[15] Singer P, Blaser AR, Berger MM, et al. ESPEN guideline on clinical nutrition in the intensive care unit. Clin Nutr. 2019;38:48–79.

[16] Heyland DK, Cahill N, Day AG. Optimal amount of calories for critically ill patients: depends on how you slice the cake! Crit Care Med. 2011;39:2619–2626.

[17] Zusman O, Theilla M, Cohen J, et al. Resting energy expenditure, calorie and protein consumption in critically ill patients: a retrospective cohort study. Crit Care. 2016;20:367.

[18] Weijs PJM, Looijaard WGPM, Beishuizen A, Girbes ARJ, Oudemans-van Straaten HM. Early high protein intake is associated with low mortality and energy overfeeding with high mortality in non-septic mechanically ventilated critically ill patients. Critical Care. 2014;18:701.

[19] Wolfe RR, Allsop JR, Burke JF. Glucose metabolism in man: responses to intravenous glucose infusion. Metabolism. 1979;28:210–220.

[20] Wolfe RR, O'Donnell TF Jr, Stone MD, Richmand DA, Burke JF. Investigation of factors determining the optimal glucose infusion rate in total parenteral nutrition. Metabolism. 1980;29:892–900.

[21] Druml W, Fischer M, Sertl S, et al. Fat elimination in acute renal failure: long-chain vs medium-chain triglycerides. Am J Clin Nutr. 1992;55:468–472.

[22] Weijs PJM, Mogensen KM, Rawn JD, Christopher KB. Protein Intake, Nutritional Status and Outcomes in ICU Survivors: A Single Center Cohort Study. J Clin Med. 2019;8:E43.

[23] Koekkoek WACK, van Setten CHC, Olthof LE, Kars JCNH, van Zanten ARH. Timing of PROTein INtake and clinical outcomes of adult critically ill patients on prolonged mechanical VENTilation: The PROTINVENT retrospective study. Clin Nutr. 2019;38:883–890.

[24] Bendavid I, Zusman O, Kagan I, et al. Early Administration of Protein in Critically Ill Patients: A Retrospective Cohort Study. Nutrients. 2019;11-E106.

[25] McClave SA, Taylor BE, Martindale RG, et al. Guidelines for the provision and assessment of nutrition support therapy in the adult critically ill patient: society of critical care medicine (SCCM) and American society for parenteral and enteral nutrition (A. S. P. E. N.). J Parenter Enteral Nutr. 2016;40:159–211.

[26] Weimann A, Braga M, Carli F, et al. ESPEN guideline: Clinical nutrition in surgery. Clin Nutr. 2017;36:623–650.

[27] Druml W, Contzen B, Joannidis M, et al. S1-Leitlinie der Deutschen Gesellschaft für Ernährungsmedizin (DGEM) in Zusammenarbeit mit der AKE, der GESKES und der DGfN. Enterale und parenterale Ernährung von Patienten mit Niereninsuffizienz. Aktuel Ernahrungsmed. 2015;40:21–37.

[28] Heyland DK, Dhaliwal R, Jiang X, Day AG. Identifying critically ill patients who benefit the most from nutrition therapy: the development and initial validation of a novel risk assessment tool. Critical Care. 2011;15:R268.

[29] Heidegger CP, Berger MM, Graf S, et al. Optimisation of energy provision with supplemental parenteral nutrition in critically ill patients: a randomised controlled clinical trial. Lancet. 2013;381:385–393.

[30] Harvey SE, Parrott F, Harrison DA, et al. Trial of the route of early nutritional support in critically ill adults. N Engl J Med. 2014;371:1673–84.

[31] Hartl WH, Parhofer KG, Kuppinger D, Rittler P und das DGEM Steering Committee. S3-Leitlinie der Deutschen Gesellschaft für Ernährungsmedizin (DGEM) in Zusammenarbeit mit der GESKES und der AKE. Besonderheiten der Überwachung bei künstlicher Ernährung. Aktuel Ernahrungsmed. 2013;38:e90-e100.

[32] Berger MM, Reintam-Blaser A, Calder PC, et al. Monitoring nutrition in the ICU. Clin Nutr. 2019;38:584–593.

[33] Reintam Blaser A, Starkopf J, Alhazzani W, et al. Early enteral nutrition in critically ill patients: ESICM clinical practice guidelines. Intensive Care Med. 2017;43:380–98.

[34] Besselink MG, van Santvoort HC, Buskens E, et al. Probiotic prophylaxis in predicted severe acute pancreatitis: a randomised, doubleblind, placebo-controlled trial. Lancet.2008;371:651–659.

[35] van Zanten AR, Dhaliwal R, Garrel D, et al. Enteral glutamine supplementation in critically ill patients: a systematic review and metaanalysis. Crit Care. 2015;19:294.

[36] Reintam A, Parm P, Kitus R, Starkopf J, Kern H. Gastrointestinal failure score in critically ill patients: a prospective observational study. Crit Care. 2008;12:R90.

[37] Reintam Blaser A, Malbrain ML, Starkopf J, et al. Gastrointestinal function in intensive care patients: terminology, definitions and management. Recommendations of the ESICM Working Group on Abdominal Problems. Intensive Care Med. 2012;38:384–394.

[38] Plauth M. Glutamin in der Ernährungstherapie – Welche Indikation bleibt? Aktuel Ernahrungsmed. 2020;45:40–52.

9 Akute Pankreatitis

Christian Löser

9.1 Das Dogma – ein Paradigmenwechsel

Für die Ernährung von Patienten mit akuter Pankreatitis galt jahrelang das Dogma, dass initial eine total parenterale Ernährung (TPE) zu erfolgen habe, ohne dass es hierfür Grundlagen im Sinne von systematischen klinischen Untersuchungen gab. Diese rein „eminenzbasierte" Empfehlung basierte auf der Vorstellung, dass die Bauchspeicheldrüse bei akuter Entzündung in „Ruhe" ausheilen sollte und keinesfalls durch Nahrungsaufnahme stimuliert werden darf. Dieses auf den ersten Blick plausible Konzept wurde nicht ernsthaft hinterfragt, obwohl bereits in den 1980er und -90er Jahren deutsche Arbeitsgruppen experimentelle Daten vorlegten, die aufzeigten, dass die Drüse im akuten Entzündungsfall durch Nahrungsaufnahme nicht stimulierbar ist.

> **Merke:** Bis Ende der 1990er Jahre galt das „eminenzbasierte" Dogma der TPE bei Patienten mit akuter Pankreatitis.

Dieses Dogma wurde erst hinterfragt, als man in den 1990er Jahren durch systematische Erfahrungen auf anderen medizinischen Fachgebieten (z. B. Intensivmedizin, postoperative Ernährung) den enormen klinischen Stellenwert einer frühzeitigen enteralen Ernährung für den kritisch kranken Patienten erkannte. So wurden dann folgerichtig die ersten prospektiven klinischen Studien inauguriert, um das Dogma der TPE gegenüber einer frühzeitigen enteralen Belastung von Patienten mit akuter Pankreatitis klinisch zu überprüfen. Die Ergebnisse dieser prospektiv randomisiert kontrollierten Studien und die heute vorliegende Vielzahl von Metaanalysen haben zu einem Paradigmenwechsel in der ernährungsmedizinischen Behandlung der akuten Pankreatitis geführt, weg vom Dogma der TPE hin zur frühzeitigen enteralen Ernährung im Sinne einer minimalen enteralen Ernährung oder dualen Ernährungsstrategie [1–3].

Nach unserem heutigen Verständnis muss man davon ausgehen, dass wir durch die falsche, auf Plausibilität gegründete Annahme, die akut entzündete Bauchspeicheldrüse nicht durch enterale Nahrungsaufnahme weiter zu stimulieren und deshalb nur parenteral ernähren zu dürfen, den betroffenen Patienten nicht medizinisch sinnvoll geholfen, sondern ihnen durch dieses falsche Konzept auch massiv geschadet haben, wie die weiteren Ausführungen darlegen werden.

Kaum ein Teilgebiet der Medizin hat in den letzten Jahren so viele fundamentale Paradigmenwechsel durchgemacht wie die Ernährungsmedizin [4]. Dies gilt nicht nur für unser Grundverständnis von ernährungsmedizinischer Intervention, die wir

https://doi.org/10.1515/9783110632699-009

heute medizinisch, ethisch und juristisch nicht mehr als Gewährleistung eines Grundbedürfnisses im Sinne einer Grundpflege, sondern als klinisch hocheffektiven integralen Bestandteil ärztlicher Therapie und Prävention betrachten, sondern auch für die konkrete ernährungsmedizinische Betreuung vieler Erkrankungen und Krankheitssituationen. Typische Beispiele hierfür sind die modernen ernährungstherapeutischen Strategien bei kritisch kranken Patienten auf der Intensivstation, im postoperativen Bereich oder die spezifische Ernährung von Patienten mit speziellen gastroenterologischen Erkrankungen, wie Leberzirrhose oder chronischer Pankreatitis, die wir heute komplett anders ernähren, als das vor noch 30 Jahren der Fall gewesen ist.

Das klassische Paradebeispiel für diesen vollzogenen Paradigmenwechsel ist die ernährungsmedizinische Behandlung der akuten nekrotisierenden Pankreatitis, die im Folgenden ausführlich unter klinischen Aspekten beleuchtet werden soll.

Merke: In der ernährungsmedizinischen Behandlung der akuten nekrotisierenden Pankreatitis hat sich in den letzten Jahren ein fundamentaler Paradigmenwechsel weg vom Dogma der TPE zur „Schonung der Drüse" hin zur frühzeitig enteralen Ernährung zur Aufrechterhaltung der strukturellen und funktionellen Kapazität des Dünndarmes vollzogen.

9.2 Grundlagen

Die Diagnose einer akuten Pankreatitis wird zunehmend häufiger gestellt, was neben dem weiterhin zunehmenden Alkoholkonsum an unseren deutlich verbesserten diagnostischen Maßnahmen liegt. Neben einer Vielzahl seltener Ursachen, wie Hypertriglyzeridämie oder der Einnahme bestimmter Medikamente, sind die Hauptursachen biliär (abgehende Gallensteine) (ca. 40–50 %) sowie Alkohol (ca. ein Drittel). Gut 80 % aller akuten Pankreatitiden verlaufen interstitiell-ödematös und stellen zumeist klinisch keine wesentliche Herausforderung dar. 15–20 % aller akuten Pankreatitiden nehmen einen nekrotisierenden Verlauf, was in der Initialphase der Erkrankung oft schwer absehbar ist, da sich die Nekrosen erst im zeitlichen Verlauf entwickeln. Die akut nekrotisierende Verlaufsform weist trotz aller Fortschritte vornehmlich in der intensivmedizinischen Betreuung nach wie vor eine hohe Letalität auf, die immerhin noch im Bereich von gut 15 % liegt. Trotz aller Forschungen und klinischer Studien, die insbesondere in den 1990er Jahren intensiv gerade in Deutschland durchgeführt wurden, haben wir bis heute kein nachhaltiges kausales Therapiekonzept für diese Erkrankung [1–3].

Merke: Bis heute existiert kein kausales Therapiekonzept für die Behandlung von Patienten mit akut nekrotisierender Pankreatitis.

9.2.1 Klinische Aspekte der akuten Pankreatitis

Klinisch äußert sich die akute Pankreatitis in heftigen meist gürtelförmigen Oberbauchschmerzen. Die Diagnose basiert neben der Klinik auf einer deutlichen Erhöhung der Serumlipase und bildgebenden Verfahren, wie Ultraschall oder CT. Bei klinischem Verdacht auf das Vorliegen einer Nekrose sollte eine Kontrastmittelsonographie (CEUS) oder eine i. v. kontrastmittelverstärkte CT-Untersuchung durchgeführt werden. Auf alle Fälle sollte bei klinischem Verdacht auf das Vorliegen einer akuten Pankreatitis eine stationäre Krankenhauseinweisung erfolgen und dort nach Diagnoseverifizierung eine engmaschige Beobachtung des Patienten auf einer Überwachungsstation erfolgen, da es in der Regel in den ersten 2–3 Tagen schwierig ist, den weiteren klinischen Verlauf und die mögliche Entwicklung einer schweren nekrotisierenden Verlaufsform vorherzusehen und es mitunter schnell zu einer klinisch relevanten Verschlechterung des Patienten kommen kann. Die wichtigsten potenziellen Komplikationen einer schweren Verlaufsform sind das Auftreten eines relevanten Volumenmangels bis hin zum hypovolämischen Schock, ein akutes Nierenversagen oder das Auftreten eines ARDS. Dies kann mit modernen intensivmedizinischen Maßnahmen frühzeitig erfasst und meist gut behandelt werden. Neben einer adäquaten Flüssigkeitssubstitution und engmaschigen Kontrolle des weiteren klinischen Verlaufes ist in der Regel eine konsequente Schmerztherapie notwendig, die großzügig auch mit Periduralkathetern unter individueller Steuerung erfolgen kann, wie in aktuellen Übersichten zu modernen Behandlungsstrategien angegeben [1–3].

9.2.2 Ernährungstherapie – eigentlich geht es um den Darm

Jenseits der großen Fortschritte, die die moderne intensivmedizinische Betreuung in den letzten Jahren vollzogen hat, ist die therapeutische Situation bei Patienten mit schwerer Verlaufsform einer akuten Pankreatitis und weiterhin fehlendem kausalen Therapiekonzept ernüchternd [1–3]. Allerdings liegen jetzt seit einigen Jahren randomisierte kontrollierte prospektive Studien vor und eine Vielzahl von gut publizierten Metaanalysen, die überzeugend belegen, dass eine frühzeitige enterale Ernährung hochsignifikant die Morbidität und vor allen Dingen auch die Mortalität dieses Krankheitsbildes senkt (vgl. Kap. 9.4).

Dabei geht es hier eigentlich nicht um enterale Ernährung per se zur ausreichenden Zufuhr von Energie und Nährstoffen, sondern vielmehr darum, dass eine minimale enterale Ernährung den Darm als kritisches Organ funktionell und strukturell intakt hält. Also Ernährung nicht als Kalorien- und Nährstoffgabe, sondern enterale Ernährung als Teil ärztlicher Therapie und Prävention, um das kritische Organ Dünndarm funktionell und strukturell intakt zu halten. Die frühzeitige enterale Ernährung ist in vielen Gebieten der Medizin – insbesondere bei der Ernährung kritisch Kranker und bei der perioperativen Ernährung – seit vielen Jahren weltweit klinischer Standard (vgl. Kap. 8.6). Die enorme klinische Bedeutung eines funktionstüchtigen intakten Dünndarms ist bei der Behandlung kritisch Kranker erst relativ spät in den klinischen Fokus gerückt, seitdem klar wurde, dass neben der bekannten Verdauungsfunktion der Dünndarm viele andere essenzielle Funktionen hat, die insbesondere bei kritisch kranken Patienten eine herausragende klinische Bedeutung haben. So ist der Dünndarm das größte Immunorgan im menschlichen Körper, die größte Grenzfläche zur Außenwelt, das größte und komplexeste Nervensystem neben dem Gehirn, produziert mehr als 95 % des „Stimmungshormons" Serotonin, ist endokrinologisch hoch aktiv und beherbergt die intestinale Mikrobiota, die nach unserem heutigen Kenntnisstand eine zentrale Rolle für die menschliche Gesundheit und bei der Entstehung und Ausprägung vieler Krankheiten spielt [5].

Das Darmepithel gehört zu den am schnellsten replizierenden Geweben im menschlichen Körper und muss regelmäßig aktiv gehalten und belastet werden, um strukturell und funktionell intakt zu bleiben. Die Durchführung einer TPE bedeutet, den Darm enteral nicht zu belasten und ist daher ein Synonym für Darmhypotrophie und Darmatonie und geht konsequent mit einer früh einsetzenden strukturellen und funktionellen Desintegrität des kritischen Organes Darm einher („use it or lose it") [6].

Merke: Die frühzeitige enterale Ernährung ist heute weltweit Therapiestandard in der Behandlung kritisch Kranker.

Im klinischen Sinn ist also die Durchführung einer minimal enteralen Ernährung wichtig, um den Darm als wichtige Grenzfläche und hochaktives Immunsystem nicht zu verlieren und damit die Translokation von Keimen und Toxinen bei kritisch Kranken zu verhindern. Für kein Krankheitsbild konnte dieses Konzept unter klinischen Aspekten so gut belegt werden, wie für die akut nekrotisierende Pankreatitis, bei der ja die vorhandene Nekrose einen idealen Nährboden für aus dem Darm translozierende Bakterien darstellt. Aus heutiger Sicht muss man feststellen, dass durch das bisherige Dogma der TPE bei akuter Pankreatitis unwissentlich die Desintegrität des Darmes in Kauf genommen und gefördert wurde, was nach unseren heutigen Vorstellungen die Infektion der bestehenden Pankreasnekrose akzeleriert hat. Die hochsignifikante Senkung von Mortalität und Morbidität bei Patienten mit akut nekrotisierender Pankreatitis durch eine frühenterale Ernährung ist nicht auf die dadurch erfolgte Nährstoff- und Kalorienzufuhr, die in einer solch kritischen Situation sowieso zumeist enteral nur in nicht-kalorisch ausreichenden niedrigen Mengen möglich ist, sondern auf ihre protektive Wirkung und die Erhaltung der Integrität des kritischen Organes Dünndarm zurückzuführen.

Merke: Der enorme klinische Wert einer frühzeitigen enteralen Ernährung liegt in der strukturellen und funktionellen Aufrechterhaltung der Integrität des Dünndarmes.

9.3 Ernährungszustand von Patienten mit akuter Pankreatitis

Systematische Untersuchungen über den Ernährungszustand von Patienten mit akuter Pankreatitis liegen nicht vor. Es ist aber davon auszugehen, dass bei Patienten mit schwerer nekrotisierender Pankreatitis das Auftreten einer Mangelernährung den klinischen Verlauf und die Prognose der Patienten deutlich negativ beeinflusst. Außerdem ist bekannt, dass Patienten mit schwerer nekrotisierender Pankreatitis einen gesteigerten Energieumsatz und Proteinkatabolismus haben [7], der zu einer progredienten Verschlechterung des Ernährungszustandes der betroffenen Patienten und damit auch des klinischen Verlaufes führen kann.

Nach Empfehlung der aktuellen deutschen [8] und europäischen [9] Leitlinien sollen zur Erfassung des Ernährungszustandes bei Patienten mit akuter Pankreatitis validierte Screening-Methoden, wie z. B. *Nutritional Risk Screening* (NRS-2002), und bei deren positivem Ausfall nachgeschaltete Assessmentmethoden, wie das *Subjective Global Assessment* (SGA) oder die GLIM-Kriterien [10] für Mangelernährung eingesetzt werden (vgl. Kap. 2).

Merke: Zur Bestimmung des Ernährungszustandes von Patienten mit akuter Pankreatitis eignen sich etablierte Screening- und Assessmentverfahren, wie NRS-2002, SGA oder die GLIM-Kriterien.

9.4 Total parenteral vs. frühzeitig enteral

Wie bereits ausführlich dargelegt, wurde ab Ende der 1990er Jahre das bis dahin geltende Dogma der TPE bei Patienten mit akuter Pankreatitis kritisch überprüft und in klinischen Studien gegen das Prinzip der frühzeitigen enteralen Ernährung getestet. Die meisten dieser ersten Studien werden unter wissenschaftlichen Kriterien sehr kritisch gesehen, weil sie häufig nur geringe Fallzahlen untersucht haben und vor allen Dingen häufig unkritisch Patienten mit milder und mit schwerer nekrotisierender Pankreatitis ohne Differenzierung eingeschlossen wurden. Daher zeigten auch die ersten Metaanalysen zwar eine signifikante Überlegenheit der frühzeitig enteralen Ernährung gegenüber der TPE in Bezug auf Infektionsraten und Morbidität, nicht aber auf die Mortalität (Tab. 9.1). Erst als in den folgenden wissenschaftlich differenzierter durchgeführten prospektiven, randomisierten kontrollierten Studien separat Patienten mit schwerer nekrotisierender Pankreatitis untersucht wurden, zeigte sich auch eine überlegene Mortalitätssenkung durch eine frühzeitige enterale Ernährung. Tab. 9.1. gibt eine Übersicht zur Senkung der Infektionsrate und der Mortalität in den Metaanalysen von Studien zu frühzeitiger enteraler Ernährung versus TPE [11–17].

Merke: Eine Vielzahl von Metaanalysen belegt die signifikante Senkung von Morbidität und Mortalität durch eine frühzeitig enterale Ernährung bei Patienten mit akut nekrotisierender Pankreatitis.

Tab. 9.1: Zusammenfassende Darstellung der wichtigsten Ergebnisse von 7 Metaanalysen, die eine signifikante Überlegenheit der frühzeitigen enteralen Ernährung gegenüber der TPE in prospektiv randomisierten Studien (RCT) zeigen. Dargestellt sind die Komplikationsrate (Infektionen bzw. ** = Multiorganversagen) sowie die Mortalität als odds ratio mit dem 95 %-Konfidenzintervall (* = kein signifikanter Effekt).

Metaanalysen	Komplikationsrate	Mortalität
Marik et al. (2004) [11] 6 RCT	0,45 (0,26–0,78)	0,66* (0,32–1,37)
McClave et al. (2005) [12] 7 RCT	0,46 (0,29–0,74)	0,88* (0,43–1,79)
Petrov et al. (2008) [13] 11 RCT	0,41 (0,30–0,57)	0,60* (0,32–1,14)
Al-Omran et al. (2010) [14] 8 RCT	0,39 (0,23–0,65)	0,50 (0,28–0,91)
Quan et al. (2011) [15] 6 RCT	0,55 (0,43–0,70)	0,42 (0,23–0,76)
Yi et al. (2012) [16] 8 RCT	0,46 (0,27–0,78)	0,37 (0,21–0,68)
Yao et al. (2018) [17] 5 RCT	0,39** (0,21–0,73)	0,36 (0,20–0,65)

Die 2010 publizierte Metaanalyse von Al-Omran et al. [14] wurde nach Cochrane Standard durchgeführt und belegt eine Mortalitätssenkung von 50 % durch eine frühzeitig enterale Ernährung bei Patienten mit akuter Pankreatitis (Tab. 9.2), wobei die Signifikanz der Mortalitätssenkung noch eindrucksvoller ist, wenn nur Patienten mit schwerer akut nekrotisierender Pankreatitis betrachtet werden (odds ratio 0,18; 95 % CI 0,06–0,58). Diese Metaanalyse auf der Basis von 8 randomisiert kontrollierten Studien bei 348 Patienten zeigt signifikante Vorteile einer frühzeitig enteralen Ernährung auch bezüglich anderer klinisch relevanter Kenngrößen, wie Multiorganversagen, Infektionsrate und Operationsnotwendigkeit.

Neben den sieben in Tab. 9.1. aufgeführten Metaanalysen [11–17] belegen inzwischen insgesamt 11 publizierte Metaanalysen den klinischen Vorteil des Konzepts der frühzeitigen enteralen Ernährung bei akut nekrotisierender Pankreatitis, so dass es sowohl in der deutschen [8] als auch in der europäischen [9] Leitlinie mit dem Empfehlungsgrad A als Therapie der Wahl empfohlen wird.

Tab. 9.2: Klinisch relevante Ergebnisse der Metaanalyse von Al-Omran [14]. Effekt (odds ratio und 95 % CI) einer frühzeitigen enteralen Ernährung auf die Mortalität aller Studienpatienten, die Mortalität der Subpopulation mit schwerer akut nekrotisierender Pankreatitis, das Multiorganversagen, die Infektionshäufigkeit sowie die Operationsnotwendigkeit im Vergleich zum bisherigen Ernährungskonzept einer TPE. (* = signifikanter Effekt).

Metaanalyse, 8 randomisiert kontrollierte Studien; 348 Patienten [14].	
Mortalität	0,50* (95 % CI: 0,28–0,91)
Mortalität (schwer ANP)	0,18* (95 % CI: 0,06–0,58)
Multiorganversagen	0,55* (95 % CI: 0,37–0,81)
Infektionen	0,39* (95 % CI: 0,23–0,65)
OP-Notwendigkeit	0,44* (95 % CI: 0,29–0,67)

9.5 Bei welchem Patienten ist welche Ernährungstherapie indiziert?

Bei Patienten mit nekrotisierender Pankreatitis ist also die frühzeitig enterale Ernährung die in den aktuellen Leitlinien [8,9] empfohlene Ernährungstherapie der Wahl. Kontraindikationen gegen eine enterale Ernährung bestehen lediglich bei hämodynamisch und metabolisch instabilen Patienten in der Frühphase ihrer kritischen Krankheit [8]. Fast alle Patienten mit nekrotisierender Pankreatitis haben eine Ileus- oder zumindest eine Subileussymptomatik, die aber keine generelle Kontraindikation für den Beginn einer frühzeitigen minimalen enteralen Ernährung darstellt. Eine vorsichtig begonnene frühzeitige enterale Ernährung steigert sogar die intestinale Motilität und trägt wesentlich dazu bei, den Darm funktionell intakt zu halten. Sie sollte daher frühzeitig mit niedriger Flussrate (z. B. 15–20 ml·h^{-1}) begonnen werden und je nach klinischem Verlauf sukzessive vorsichtig gesteigert werden. Bei klinisch schweren Verläufen sollte auf das Vorliegen einer *feeding intolerance* geachtet werden (vgl. Kap. 8.6.3).

Da bei Patienten mit schwerer nekrotisierender Pankreatitis die minimal enterale Ernährung im Verlauf nicht ausreicht, um die benötigte Kalorien- und Nährstoffzufuhr zu gewährleisten, stellt sich die Frage, wann mit einer supplementierenden parenteralen Ernährung (PE; duale Ernährungsstrategie) begonnen werden soll. Ähnlich wie bei der Behandlung anderer kritisch Kranker auf der Intensivstation, ist die Frage nach dem geeigneten Zeitpunkt einer zusätzlichen PE aufgrund der vorliegenden Literatur nicht abschließend zu beantworten. Generell empfehlen die amerikanischen Leitlinien für kritisch kranke Intensivpatienten eher ein restriktives Vorgehen mit dem Beginn einer PE nach etwa 7 Tagen, während die europäischen Leitlinien den Beginn der supplementierenden PE bereits nach 3 Tagen erwägen [18].

> **Merke:** Die DGEM-Leitlinien empfehlen bei Patienten mit akut nekrotisierender Pankreatitis die supplementierende parenterale Ernährung (duale Ernährungsstrategie) nach der initial minimal-enteralen Ernährung ab dem 3. Tag zu erwägen und spätestens nach 1 Woche hypokalorischer Ernährung zu beginnen [8].

Ca. 80–85 % der Patienten mit akuter Pankreatitis leiden nicht unter der kritischen nekrotisierenden Verlaufsform, sondern unter einer milden bis moderaten ödematö-sen Pankreatitis mit weitgehend unkompliziertem klinischem Verlauf. Prospektive klinische Studien belegen überzeugend, dass diese Patienten in der Regel keiner spe-zifischen Ernährungstherapie bedürfen und von Anfang an vorsichtig nach individu-eller Toleranz essen sollten [19–21]. Die klinischen Studien belegen übereinstim-mend, dass eine frühe normale orale Nahrungszufuhr mit einer leicht verdaulichen Kost unter klinischem Aspekt sicher ist und vom Patienten gut toleriert wird. Im Ein-zelfall können hier eine Schonkost, in der Krankenhausküche hergestellte oder kom-merziell erhältliche Trinknahrungen eingesetzt werden. Der Patient soll je nach indi-vidueller Verträglichkeit und Verlauf der Erkrankung langsam seine orale Nahrungs-aufnahme steigern und benötigt in der Regel kein spezifisches Ernährungskonzept.

> **Merke:** Patienten mit milder oder moderater ödematöser Pankreatitis benötigen in der Regel kein spezifisches Ernährungskonzept und können von Anfang an je nach Verträglichkeit normal essen.

9.6 Mit welcher Nährlösung wann beginnen?

In den meisten älteren klinischen Studien wurden zunächst niedermolekulare (che-misch definierte) Sondennahrungen eingesetzt, während in den Studien der letzten Jahre zumeist hochmolekulare (nährstoffdefinierte) Sondennahrung verwendet und untersucht wurden (vgl. Kap. 5.1.1). Eine indirekt adjustierte Metaanalyse von Petrov et al. [22] belegt, dass es keinen Unterschied in Bezug auf individuelle Toleranz, In-fektrate und Letalität zwischen beiden Arten von Sondennahrung gibt. In den gülti-gen Leitlinien [8,9] wird daher mit Empfehlungsgrad A primär die Verwendung hoch-molekularer Sondennahrungen bei Patienten mit akut nekrotisierender Pankreatitis empfohlen. Nur bei Unverträglichkeit kann auf niedermolekulare Diäten ausgewi-chen werden.

> **Merke:** Für die frühzeitige enterale Ernährung bei akuter Pankreatitis sollen in erster Linie hoch-molekulare (nährstoffdefinierte) Diäten verwendet werden.

Eine Vielzahl von prospektiv randomisierten Studien hat die Frage untersucht, wann der beste Zeitpunkt ist, bei Patienten mit akuter Pankreatitis eine enterale Ernährungstherapie zu beginnen. Bis jetzt liegen 6 Metaanalysen zu diesem Thema vor, die entweder innerhalb von 24 h [23–25] oder innerhalb von 48 h [22,26,27] nach Klinikeinweisung mit der enteralen Ernährung begonnen haben. Alle diese Studien zeigen überzeugend, dass die frühzeitige enterale Ernährung sicher, gut tolerabel und klinisch unkompliziert durchführbar ist. Allerdings weisen diese Studien den Nachteil auf, dass die Kontrollgruppen eine TPE bekamen und nicht die frühe, innerhalb von 24 h begonnene mit der später als 24 h bzw. 48 h begonnenen enteralen Ernährung verglichen wurde [22–27]. Die übereinstimmenden Ergebnisse der vorliegenden Metaanalysen, dass eine frühzeitige enterale Ernährung bei Patienten mit akuter Pankreatitis innerhalb von 24 h, spätestens 48 h, begonnen werden sollte [22–27], werden durch 2 kürzlich publizierte Studien [28,29] herausgefordert, die zum einen [28] zeigen, dass eine frühzeitige enterale Ernährung innerhalb von 24 h keinen klinischen Vorteil gegenüber einer nach 72 h oder später begonnenen enteralen Ernährung zeigt bzw. keinen klinischen Effekt aufweist gegenüber Patienten, die gar keine Ernährungstherapie bekommen haben [29]. Eine abschließende Wertung dieser Befunddiskrepanz ist schwierig, wahrscheinlich sind die überraschenden Ergebnisse darauf zurückzuführen, dass in den beiden letztgenannten Studien auch viele Patienten mit milder und moderater Pankreatitis eingeschlossen wurden [9].

So ist auch zu erklären, dass die 2014 publizierten deutschen DGEM-Leitlinien [8] den Beginn einer enteralen Ernährungstherapie bei Patienten mit akut nekrotisierender Pankreatitis auf 12–48 h nach Aufnahme, die neueren ESPEN-Leitlinien [9] aber einen Zeitraum von 24–72 h nach Aufnahme empfehlen.

Merke: Die enterale Ernährungstherapie bei Patienten mit akut nekrotisierender Pankreatitis sollte innerhalb von 24–72 h eingeleitet werden.

9.7 Nasojejunal, nasogastral oder oral?

Als das neue Konzept der frühzeitigen enteralen Ernährung bei Patienten mit schwerer akuter Pankreatitis systematisch in Studien untersucht und in die klinische Behandlung integriert wurde, wurde primär eine nasojejunale Sonde gelegt, weil immer noch die Vorstellung existierte, dass eine enterale Ernährung über den Magen möglicherweise doch zu einer Stimulation der Drüse führen könne. Die sichere und vor allem nachhaltige Platzierung einer nasojejunalen Sonde jenseits des Treitz'schen Bandes, um eine Dislokation zurück in den Magen zu verhindern, ist technisch nicht immer einfach und manchmal eine echte Herausforderung. Mittlerweile gibt es mehrere Metaanalysen [30–34], die auf der Basis von prospektiven randomisierten klinischen Studien überzeugend belegen, dass die frühzeitige enterale Ernährung über eine nasogastrale Sonde sicher sowie gut tolerabel ist und verglichen mit der nasojejunalen Ernährung keine Erhöhung der Komplikations- und Mortalitätsrate oder Verschlechterung des klinischen Verlaufes nach sich zieht. Demzufolge wird sowohl in den deutschen [8] als auch in den europäischen [9] Leitlinien empfohlen, die enterale Ernährung primär nasogastral durchzuführen und nur im Fall einer individuellen Intoleranz auf eine nasojejunale Sondenernährung umzusteigen (Empfehlungsgrad A).

Merke: Die frühzeitige enterale Ernährung bei Patienten mit schwerer akuter Pankreatitis sollte primär über eine nasogastrale Sonde erfolgen. Nur bei individueller Intoleranz kann auf eine nasojejunale Sonde jenseits des Treitz'schen Bandes zurückgegriffen werden.

Patienten mit milder und moderater ödematöser Pankreatitis benötigen kein spezifisches Ernährungskonzept und sollten je nach Verträglichkeit von Anfang an normal oral essen. Bei Patienten mit akut nekrotisierender Pankreatitis, die nicht intubiert und kardiopulmonal stabil sind, haben wir in den letzten Jahren mit sehr gutem Erfolg zunehmend häufiger keine nasogastrale Sonde gelegt, sondern sie in kleinen Portionen eine Schonkost essen oder eine enterale Sondennahrung in kleinen Portionen trinken lassen, wenn das vom Patienten gewünscht und subjektiv toleriert wurde. Dieses Konzept der vorsichtigen normalen oralen Ernährung bei stabilen Patienten mit akut nekrotisierender Pankreatitis wird jetzt in Studien mit der frühzeitig nasogastralen Sondenernährung verglichen. Zum jetzigen Zeitpunkt ist die frühzeitige enterale Ernährung über eine nasogastrale Sonde klinischer Standard und so in den gültigen Leitlinien empfohlen [8,9]. Das minimal enterale Ernährungskonzept soll mit einer Infusionsgeschwindigkeit der hochmolekularen Standardsondenkost von 15–20 ml·h^{-1} beginnen und je nach Verträglichkeit und klinischem Verlauf sukzessive gesteigert werden (vgl. Kap. 8.6.3).

9.8 Einsatz von Pro-/Präbiotika

Die vorliegenden Metaanalysen [35,36] zum Einsatz von Pro-/Präbiotika (vgl. Kap. 14) in der Behandlung von Patienten mit schwerer akuter Pankreatitis konnten keinen klinischen Vorteil in Bezug auf infektiöse und nicht-infektiöse Komplikationen, Mortalität oder Krankenhausverweildauer belegen. Tatsächlich weisen einige Studien sogar signifikant negative Effekte durch Prä-/Probiotika auf [37]. Daher gibt es in den aktuellen Leilinien auch keine Empfehlung für den Einsatz von Pro-/Präbiotika bei Patienten mit akut nekrotisierender Pankreatitis [8,9].

Merke: Pro-/Präbiotika spielen in der Behandlung von Patienten mit schwerer akuter Pankreatitis klinisch keine Rolle.

9.9 Klinischer Stellenwert der Immunonutrition

Vor dem Hintergrund, dass das wichtigste klinische Argument für den Einsatz einer frühzeitig enteralen Ernährung die strukturelle und funktionelle Aufrechterhaltung des Dünndarms als zentraler Grenzfläche darstellt, lag es nahe, auch die auf den Darm zielenden spezifischen Effekte einer zusätzlichen Immunonutrition klinisch zu testen (vgl. Kap. 5.4.1). Die hierzu vorliegenden klinischen Studien und Metaanalysen konnten keinen überzeugenden Effekt für den generellen Einsatz einer Immunonutrition oder von Antioxidantien belegen [38,39]. Für eine antioxidative Intervention mit Selen, N-Azetylzystein und Vitamin C zeigte eine systematische Untersuchung einen Trend zu eher negativen Effekten [40]. Daher empfehlen die aktuellen Leitlinien auch nicht den Einsatz von Immunonutrition bei Patienten mit schwerer nekrotisierender Pankreatitis.

Nach den vorliegenden Studien und Metaanalysen schneiden die Daten für die zusätzliche Supplementierung von Glutamin (vgl. Kap. 6.2.3 und Kap. 8.7.2) in der PE von Patienten mit schwerer akuter Pankreatitis besser ab [41,42], ohne dass hierfür auch in der aktuellen ESPEN-Leitlinie [9] eine generelle Therapieempfehlung gegeben wird. Die aktuelle ESPEN-Leitlinie empfiehlt – und hier geht sie über die bisherigen Empfehlungen der deutschen Leitlinien von 2014 hinaus – die parenterale Supplementierung von Glutamin mit 0,20 $g \cdot kg^{-1} \cdot 24h^{-1}$ für den Fall, dass eine enterale Ernährung nicht durchgeführt werden kann [9].

Merke: Die Gabe einer Immunonutrition bei Patienten mit schwerer akuter Pankreatitis wird in den Leitlinien nicht empfohlen. Patienten, bei denen eine enterale Ernährungstherapie nicht durchgeführt werden kann, sollten im Rahmen der parenteralen Ernährung eine Glutaminsupplementierung mit 0,20 $g \cdot kg^{-1} \cdot 24h^{-1}$ erhalten.

9.10 Leitlinienempfehlungen in der Nussschale

- Patienten mit akuter Pankreatitis sollten auf das Vorliegen eines ernährungsbezogenen Risikos gescreent (NRS-2002) und im positiven Fall auf das Vorliegen einer Mangelernährung mit etablierten Methoden (SGA, GLIM-Kriterien) untersucht werden.
- Patienten mit milder und moderater ödematöser Pankreatitis benötigen keine gezielte Ernährungsintervention und können unabhängig vom Verlauf der Lipaseaktivität frühzeitig eine leichte Vollkost bekommen.
- Bei Patienten mit schwerer nekrotisierender Pankreatitis sollte frühzeitig (innerhalb von 24–72 h) die enterale Ernährungstherapie über eine nasogastrale Sonde begonnen werden.
- Für die frühzeitig enterale Ernährung sollen hochmolekulare (nährstoffdefinierte) Diäten verwendet werden.

- Wenn nach drei Tagen enteraler Ernährung das kalorische Ziel nicht erreicht wird, sollte eine duale Ernährung (enteral und parenteral) erwogen und spätestens nach einer Woche hypokalorischer Ernährung begonnen werden.
- Derzeit kann keine Empfehlung zu einer Immunonutrition sowie einer Gabe von Prä-/Probiotika gegeben werden.
- Patienten, die nicht enteral ernährt werden und bei denen eine parenterale Ernährung unumgänglich ist, sollten eine parenterale Glutaminsupplementierung mit 0,20 g·kg^{-1}·24h^{-1} erhalten.

Literatur

[1] Trikudanathan G, Wolbrink DRJ, van Santvoort HC, et al. Current concepts in severe acute and necrotizing pancreatitis: an evidence-based approach. Gastroenterology. 2019;156:1994–2007.
[2] Van Dijk SM, Hallensleben NDL, van Santvoort HC, et al. Acute pancreatitis: recent advances through randomised trials. Gut. 2017;66:2024–2032.
[3] James TW, Crockett SD. Management of acute pancreatitis in the first 72 hours. Curr Opin Gastroenterol. 2018;34:330–335.
[4] Löser C. Ernährung im Wandel – Von der Grundpflege zur Therapie und Prävention. In: Löser C. Unter- und Mangelernährung – Klinik – moderne Therapiestrategien – Budgetrelevanz. Thieme, Stuttgart: 2011.
[5] Hills RD, Pontefract BA, Mishcon HR, et al. Gut microbiome: profound implications for diet and disease. Nutrients. 2019;11:E1613.
[6] Sigurdsson G. Enteral or parenteral nutrition? Pro-enteral. Acta Anaesthesiol Scand Suppl. 1997;110:143–147.
[7] Dickerson RN, Vehe KL, Mullen JL, et al. Resting energy expenditure in patients with pancreatitis. Crit Care Med. 1991;19:484–490.
[8] Ockenga J, Löser Chr, Kraft M, Madl C. S3-Leitlinie der Deutschen Gesellschaft für Ernährungsmedizin (DGEM) in Zusammenarbeit mit der GESKES, der AKE und der DGVS. Klinische Ernährung in der Gastroenterologie (Teil 2) – Pankreas. Aktuel Ernahrungsmed. 2014;39:44–50.
[9] Arvanitakis M, Ockenga J, Bezmarevic M, et al. ESPEN guideline on clinical nutrition in acute and chronic pancreatitis. Clin Nutr. 2020;39:612–631.
[10] Cederholm T, Jensen GL, Correia MITD, et al. GLIM criteria for the diagnosis of malnutrition. A consensus report from the global clinical nutrition community. Clin Nutr. 2019;38:1–9.
[11] Marik PE, Zaloga GP. Meta-analysis of parenteral nutrition versus enteral nutrition in patients with acute pancreatitis. Br Med J. 2004;328:1407–1410.
[12] McClave ST, Chang WK, Dhaliwal R, et al. Nutrition support in acute pancreatitis: a systematic review of the literature. J Parent Enteral Nutr. 2005;30:143–156.
[13] Petrov MS, Pylypchuk RD, Emelyanov NV. Systematic review: nutritional support in acute pancreatitis. Aliment Pharmacol Ther. 2008;28:704–712.
[14] Al-Omran M, Albalawi ZH, Tashkandi MF. Enteral versus parenteral nutrition for acute pancreatitis. Cochrane Database Syst Rev 2010, CD 002837.
[15] Quan H, Wang X, Guo C. A meta-analysis of enteral nutrition and total parenteral nutrition in patients with acute pancreatitis. Gastroenterol Res Pract. 2011:698248.
[16] Yi F, Ge L, Zhao J, et al. Meta-analysis: total parenteral nutrition versus total enteral nutrition in predicted severe acute pancreatitis. Intern Med. 2012;51:523–530.
[17] Yao H, He C, Deng L, et al. Enteral versus parenteral nutrition in critically ill patients with severe pancreatitis: a meta-analysis. Eur J Clin Nutr. 2018;72:66–68.

[18] Elke G, Hartl WH, Kreymann KG, et al. DGEM-Leitlinie: Klinische Ernährung in der Intensivmedizin. Aktuel Ernahrungsmed. 2018;43:341–408.

[19] Eckerwall GE, Tingstedt B, Bergenzaun PE, et al. Immediate oral feeding in patients with mild acute pancreatitis is safe and may accelerate recovery – a randomized clinical study. Clin Nutr. 2007;26:758–763.

[20] Moraes JM, Felga GE, Chebli LA, et al. A full solid diet as the initial meal in mild acute pancreatitis is safe and result in a shorter length of hospitalization: results from a prospective, randomized, controlled, double-blind clinical trial. J Clin Gastroenterol. 2010;44:517–522.

[21] Teich N, Aghdassi A, Fischer J, et al. Optimal timing of oral refeeding in mild acute pancreatitis: results of an open randomized multicenter trial. Pancreas. 2010;39:1088–1092.

[22] Petrov MS, Loveday BR, Pylypchuk RD, et al. Systematic review and meta-analysis of enteral nutrition formulations in acute pancreatitis. Br J Surg. 2009;96:1243–1252.

[23] Xueping L, Fengbo M, Kezhi J. Early enteral nutrition within 24 hours or between 24 and 72 hours for acute pancreatitis. Evidence based on 12 RCTs. Med Sci Monit. 2014;20:2327–2335.

[24] Bakker OJ, von Brunschot S, Farre A, et al. Timing of enteral nutrition in acute pancreatitis: meta-analysis of individuals using a single-arm of randomized trials. Pancreatology. 2014;14:340–346.

[25] Qi D, Yu B, Huang J, et al. Meta-analysis of early enteral nutrition provided within 24 hours of admission on clinical outcomes in acute pancreatitis. J Parent Enteral Nutr. 2018;42:1139–1147.

[26] Li J, Yu T, Chen GC, et al. Enteral nutrition within 48 hours of admission improves clinical outcomes of acute panreatitis by reducing complications: a meta-analyses. PLOS one. 2013;8: e64926.

[27] Song J, Zhong Y, Lu X, et al. Enteral nutrition provided within 48 hours after admission in severe acute pancreatitis. Medicine. 2018;97:e11871.

[28] Bakker OJ, van Brunschot S, van Santvoort HC, et al. Early versus on-demand nasoenteric tube feeding in acute pancreatitis. N Engl J Med. 2014;371:1983–1993.

[29] Stimac D, Poropat G, Hauser G, et al. Early nasojejunal tube feeding versus nil-by-mouth in acute pancreatitis: A randomized clinical trial. Pancreatology. 2016;16:523–528.

[30] Jian K, Chen XZ, Xia Q, et al. Early nasogastric enteral nutrition for severe acute pancreatitis, a systematic review. World J Gastroenterol. 2007;13:5253–5260.

[31] Petrov MS, Correia MI, Windsor JA. Nasogastric tube feeding in predicted severe acute pancreatitis. A systematic review of the literature to determine safety and tolerance. JOP. 2008;9:440–448.

[32] Chang Y, Fu H, Xiao Y, et al. Nasogastric or nasojejunal feeding in predicted severe acute pancreatitis: a meta-analysis. Crit Care. 2013;17:R118.

[33] Nally DM, Kelly EG, Clarke M, et al. Nasogastric nutrition is efficacious in severe acute pancreatitis: a systematic review and meta-analysis. Br J Nutr. 2014;112:1769–1776.

[34] Zhu Y, Yin H, Zhang R, et al. Nasogastric nutrition versus nasojejunal nutrition in patients with severe acute pancreatitis: A meta-analysis of randomized controlled trials. Gastroenterol Res Pract. 2016;6430632.

[35] Sun S, Yang K, He X, et al. Probiotics in patients with severe acute pancreatitis. A meta-analysis. Langenbecks Arch Surg. 2009;394:171–177.

[36] Gou S, Yang Z, Liu T, Wu H, Wang C. Use of probiotics in the treatment of severe acute pancreatitis: a systematic review and meta-analysis of randomized controlled trials. Crit Care. 2014;18: R57.

[37] Besselink MG, van Santvoort HC, Buskens E, et al. Probiotic prophylaxis in predicted severe acute pancreatitis: a randomised, double-blind, placebo-controlled trial. Lancet. 2008;371:651–659.

[38] Petrov MS, Atduev VA, Zagainov VE. Advanced enteral therapy in acute pancreatitis: is there a room for immunonutrition? A meta-analysis. Int J Surg. 2008;6:119–124.

[39] Moggia E, Koti R, Belgaumkar AP, et al. Pharmacological interventions for acute pancreatitis. Cochrane Database Syst Rev. 2017;4:CD011384.10.1002/14651858.

[40] Siriwardena AK, Mason JM, Balachandra S, et al. Randomised, double blind, placebo controlled trial of intravenous antioxidant (n-acetylcy steine, selenium, vitamin C) therapy in severe acute pancreatitis. Gut. 2007;56:1439–1444.

[41] Asrani V, Chang WK, Dong Z, et al. Glutamine supplementation in acute pancreatitis: a meta-analysis of randomized controlled trials. Pancreatology. 2013;13:468–474.

[42] Yong L, Lu QP, Liu SH, Fan H. Efficacy of glutamine-enriched nutrition support for patients with severe acute pancreatitis: a meta-analysis. JPEN. 2016;40:83–94.

10 Chronische Pankreatitis

Johann Ockenga

10.1 Einleitung

Über die letzten 60 Jahre hat die Häufigkeit der chronischen Pankreatitis zugenommen und erreicht jetzt eine Inzidenz von bis zu 10 auf 100.000 Personenjahre in industrialisierten Ländern. Die beobachtete Zunahme mag aufgrund besserer Diagnosemöglichkeiten (insbesondere der Bildgebung) begründet sein, einen wesentlichen Anteil dürften allerdings die Veränderungen im Lebensstil in den westlichen industrialisierten Ländern haben. So findet sich bei 70–80 % der Patienten mit chronischer Pankreatitis in den industrialisierten Ländern eine längere Anamnese erhöhten Alkoholkonsums (> 60–80 g·d^{-1}). Verschiedene Studien zeigen, dass auch Rauchen ein wesentlicher Risikofaktor ist. Die Kombination von Rauchen und Alkohol erhöht nochmals das Risiko [1]. Patienten mit chronischer Pankreatitis zeigen im Vergleich zu Gesunden eine geringe Adhärenz an Empfehlungen einer gesunden Ernährung oder einer mediterranen Ernährungsweise [2]. Inwieweit es sich dabei um eine Folge oder um eine Ursache der Erkrankung handelt, ist nicht abschließend geklärt.

Neben diesen Hauptrisikofaktoren finden sich andere seltene Ätiologien einer chronischen Pankreatitis, beispielsweise genetische und metabolische Prädispositionen. Allerdings bleibt bei etwa 15 % der Patienten die Ursache einer neu diagnostizierten chronischen Pankreatitis trotz intensiver Abklärung ungeklärt und diese Fälle werden als idiopathische chronische und/oder rezidivierende Pankreatitis klassifiziert [1].

In diesem Kapitel werden die ernährungsmedizinischen Aspekte der chronischen Pankreatitis und der daraus resultierenden exokrinen Insuffizienz behandelt.

10.2 Physiologie des exokrinen Pankreas

Das postprandiale Sekretionsverhalten des exokrinen Pankreas ist zeitabhängig und durch verschiedene Faktoren beeinflusst. Das exokrine Pankreas besteht im Wesentlichen aus Azinuszellen, daneben auch aus zentroazinären und duktalen Zellen. Während die Azinuszellen mehr als 10 verschiedene Verdauungsenzyme produzieren, sind die duktalen Zellen verantwortlich für die Sekretion von Bikarbonat zur Neutralisierung der in das Duodenum übergetretenen Magensäure.

Merke: Im Dünndarm wird ein alkalisches Milieu benötigt, damit sowohl die Pankreasenzyme als auch die jejunalen Verdauungsenzyme ihre Wirkung optimal entfalten können.

https://doi.org/10.1515/9783110632699-010

Die Stimulation des exokrinen Pankreas wird u. a. durch den Vagusnerv und durch die intestinalen Hormone Sekretin und Cholezystokinin (CCK) vermittelt. Die pankreatischen Enzyme sind verantwortlich für die Verdauung von Stärke und Kohlenhydraten (Amylase), Lipiden (Lipase) und Proteinen (Trypsin, Chymotrypsin u. a.). Der stärkste Stimulus für die pankreatische Sekretion ist das Vorhandensein von Nahrungsbestandteilen im duodenalen Lumen, insbesondere von Lipiden und Fettsäuren. Hier spielt nicht nur die Quantität der Nahrung, sondern auch die Zusammensetzung der Nahrung eine Rolle für die sekretorische Antwort der Bauchspeicheldrüse.

10.3 Pathophysiologie der chronischen Pankreatitis

Der Verlust von Azinus- und duktalen Zellen im Rahmen der chronischen Pankreatitis und des damit verbundenen fibrotischen Umbaus der Bauchspeicheldrüse führt zu Einbußen in der sekretorischen Kapazität des exokrinen Pankreas. Aufgrund seiner großen physiologischen Reserve manifestiert sich eine exokrine Pankreasinsuffizienz allerdings erst spät im Verlauf der chronischen Pankreatitis, wenn mehr als 80 % der sekretorischen Leistung der Bauchspeicheldrüse verloren sind.

Merke: Eine Fettmaldigestion (Steatorrhoe; definiert als Stuhlfett > 7 g·d^{-1}) ist das führende digestive Problem von Patienten mit exokriner Insuffizienz [3].

Die Steatorrhoe ist im Wesentlichen verursacht durch eine reduzierte Lipasesekretion und eine verminderte Bikarbonatsekretion, welche zu einem sauren Duodenalmilieu führt mit (a) einer schnelleren und häufig kompletten Inaktivierung der Lipase und (b) einer vermehrten Gallensäurendenaturierung. Darüber hinaus besteht eine verstärkte Degradation der Lipase im Dünndarm und dadurch nur kürzere Zeit der Lipaseaktivität, eine begrenzte Kapazität der extrapankreatischen Lipase (aus dem Magen) sowie eine fehlende Kompensation anderer triglyzeridspaltender Enzyme im Jejunum. Da Nahrungsfett eine wesentliche Energiequelle ist, besteht bei Fettmaldigestion ein hohes Risiko für die Entwicklung einer Energie- und häufig auch Proteinmangelernährung. Hinzu kommt ein erhöhtes Risiko für Mikronährstoff- und Vitamindefizienzen, beispielsweise Vitamin D (vgl. Kap. 4.4 und Kap. 10.5.3) [4].

Merke: Die Kreatorrhoe (Proteinverlust im Stuhl > 2,5 g·d^{-1}) tritt erst auf, wenn die pankreatische Trypsinproduktion auf weniger als 10 % der normalen Kapazität abgefallen ist [3].

Ein Problem in der Interpretation intestinaler Eiweißverluste liegt in der Schwierigkeit zu unterscheiden, woher die Eiweißausscheidung im Stuhl kommt. Diese setzt sich zusammen aus den nicht verdauten Nahrungsproteinen, aus den abgeschilferten intestinalen Zellen aber auch aus Eiweißprodukten der intestinalen Mikrobiota. Aus diesem Grund ist der Effekt einer Pankreasenzymsupplementation auf die Eiweißmaldigestion nicht sehr gut charakterisiert.

Neben dem erhöhten Risiko für eine Mangelernährung verursacht die Fettmaldigestion ein erhöhtes Stuhlvolumen und abdominelle Symptome wie Schmerzen, Völlegefühl, Durchfälle, Motilitätsstörungen, Meteorismus und Flatulenz. In bis zu 20 % der Patienten mit exokriner Pankreasinsuffizienz findet sich eine bakterielle Fehlbesiedelung, welche die gastrointestinale Symptomatik verstärkt [5].

10.4 Klinik der chronischen Pankreatitis

Die mediane Latenz zwischen den ersten klinischen Symptomen und den Zeichen einer Maldigestion beträgt bei Patienten mit alkoholischer chronischer Pankreatitis 8 bis 9 Jahre und bei Patienten mit idiopathischer nicht-alkoholischer chronischer Pankreatitis mehr als 15 Jahre. Nur bei einer Minderheit der Patienten stehen die Zeichen einer exokrinen Pankreasinsuffizienz schon bei Krankheitsbeginn im Vordergrund.

Das Kardinalsymptom der chronischen Pankreatitis ist der Schmerz. Dieser kann auftreten als sich wiederholende milde bis hin zu schwersten Schmerzattacken oder aber auch als persistierender und quälender abdomineller, oft in den Rücken ausstrahlender Schmerz. Da der Schmerz häufig postprandial zunimmt, wird daraufhin die Nahrungsaufnahme vermieden. Eine adäquate Schmerztherapie ist daher ein wichtiger Baustein in der ernährungsmedizinischen Betreuung der Patienten.

Merke: Bei Vorliegen einer klinisch signifikanten Steatorrhoe (in der Regel > 15 g·d⁻¹) finden sich typischerweise lose, übelriechende, klebrige und voluminöse Stühle [3].

Infolge der Maldigestion kommt es zu Gewichtsverlust bis hin zur schweren Kachexie und zu Störungen des Knochenstoffwechsels mit Osteoporose bzw. Osteomalazie (vgl. Kap. 10.5.3)

10.5 Ernährungszustand bei chronischer Pankreatitis

10.5.1 Körpergewicht und Körperzusammensetzung

Der Verlust von Körpergewicht findet sich sowohl bei Patienten mit Maldigestion, als auch bei den Patienten mit aufgrund von postprandialen Schmerzen reduzierter Nahrungsaufnahme.

Merke: Patienten mit symptomatischer chronischer Pankreatitis haben im Vergleich zu gesunden Kontrollen häufig einen reduzierten Body-Mass-Index (BMI) sowie eine reduzierte Körperzell- und Fettmasse [6].

So zeigen Daten aus einer deutschen Rehabilitationsklinik (74 % alkoholische chronische Pankreatitis) bei 32 % der Patienten einen BMI < 20 kg·m^{-2}; 57 % litten unter Diarrhoe und 24 % unter schwerer Steatorrhoe (Stuhlfett > 30 g·d^{-1}) [6]. Vor geplanter Pankreaskopfresektion war in einer Gruppe von Patienten mit chronischer Pankreatitis ein hoher Anteil unterernährt (23 % BMI < 20 kg·m^{-2}). Nach der Operation war nur eine geringe Gewichtszunahme von median 2 kg zu verzeichnen [7]. Untersuchungen zur Körperzusammensetzung bei Patienten mit chronischer Pankreatitis dokumentieren eine Reduktion der fettfreien Masse sowie der Fettmasse [8]. Gewichtsverlust ist mit einer Reduktion der funktionellen Reserve und der Lebensqualität assoziiert [9].

Eine aktuelle Untersuchung an 182 Patienten mit chronischer Pankreatitis zeigte eine Sarkopenieprävalenz von 17 %, allerdings hatten 74 % der Patienten einen BMI > 18,5 kg·m^{-2} [10]. Während des Beobachtungszeitraumes war die Sarkopenie mit einem Trend zu häufigerer Hospitalisation (OR 2,2; 95 % CI 0,9–5,0; p = 0,07) sowie dem Risiko eines längeren Krankenhausaufenthalts (p < 0,001) und einer erhöhten Sterbewahrscheinlichkeit (HR 6,7; 95 % CI 1,8–25,0; p = 0,005) assoziiert.

Merke: Patienten mit chronischer Pankreatitis bedürfen eines besonderen Augenmerks bezüglich der Entwicklung einer Mangelernährung.

Neben dem Gewichtsverlauf mit idealerweise einem Monitoring der Körperzusammensetzung durch serielle Bestimmung des Phasenwinkels mittels BIA (vgl. Kap. 3.4.3.) und Knochendichtemessung mittels DXA (vgl. Kap. 3.4.3), sind Blutbild, Ferritin, alkalische Phosphatase, Kalzium, Gesamteiweiß, Vitamin B$_{12}$ und 25-OH-Vitamin D als laborchemische Verlaufsparameter empfohlen [1,4].

10.5.2 Metabolische Charakterisierung

Bei untergewichtigen Patienten mit chronischer Pankreatitis lag der mittels indirekter Kalorimetrie gemessene Ruheumsatz höher als der nach Formeln errechnete Wert; der Ruheumsatz war auch dann erhöht, wenn die fettfreie Masse anstatt des Körpergewichts eingesetzt wurde [11]. Andere Ergebnisse zeigen, dass sich bei klinisch stabilen Patienten mit chronischer Pankreatitis der Energieverbrauch mit der Harris-Benedikt-Formel (vgl. Kap. 4.2.1) bei 4 von 5 Patienten mit hinreichender Genauigkeit vorhersagen lässt [12].

Neben der exokrinen Insuffizienz kommt es im späteren Verlauf der Erkrankung auch zu einem Verlust der endokrinen Funktion und Entwicklung einer gestörten Glukosetoleranz bis hin zum Vollbild eines pankreopriven Diabetes mellitus Typ 3 C.

Merke: 40–90 % der Patienten mit schwerer chronischer Pankreatitis entwickeln eine gestörte Glukosetoleranz; bei 20–30 % manifestiert sich letztendlich ein insulinabhängiger Diabetes.

Die Behandlung des Diabetes mellitus Typ 3 C ist besonders schwierig, da bei Verlust der Glukagonfreisetzung und anderer gegenregulatorischer Mechanismen ein hohes Hypoglykämierisiko besteht.

10.5.3 Mikronährstoffe und Vitamine

Bei Vorliegen einer Fettmaldigestion finden sich bei Patienten mit chronischer Pankreatitis reduzierte Plasmaspiegel von Mikronährstoffen und Vitaminen [7]. Dies betrifft Magnesium, Kalzium, essenzielle Fettsäuren sowie die fettlöslichen Vitamine A, D, E und K. Insbesondere die Störung im Vitamin-D- und Kalzium-Haushalt führt zu einem erhöhten Risiko für Osteomalazie und Osteoporose [13]. Trotz normaler Zufuhr mit der Kost fanden sich bei Patienten mit alkoholischer chronischer Pankreatitis signifikant erniedrigte Serumkonzentrationen von Vitamin E, Vitamin A, Selen und der Plasma-Glutathionperoxidase [14]. Allgemein ist bei Patienten mit chronischer Pankreatitis mit reduzierten Serumspiegeln von Vitamin A (3–15 %), Vitamin D 60–80 %), Vitamin E (10–25 %) und Vitamin K (15–65 %) zu rechnen. Im Falle einer alkoholischen chronischen Pankreatitis sollte immer ein potenzieller Thiaminmangel bedacht werden (vgl. Kap. 1.3).

10.6 Ernährungsmedizinische Strategien

Aufgrund der multifaktoriellen Genese der ernährungsmedizinischen Probleme von Patienten mit chronischer Pankreatitis ist es notwendig, eine individuelle Analyse des jeweiligen Falles vorzunehmen. Die ernährungsmedizinische Behandlung ist in der Regel Teil eines multimodalen Ansatzes und umfasst daher nicht nur die Sicherstellung einer adäquaten Energie- und Eiweißaufnahme, sondern auch die erfolgreiche Behandlung der gestörten Nährstoffassimilation, also der Maldigestion und Malabsorption [15].

Merke: 80 % der Patienten sind mit einer Kombination aus Schmerztherapie, diätetischen Maßnahmen und einer Enzymsubstitution zu führen. In 10–15 % ist der zusätzliche Einsatz von oralen Supplementen, in ca. 5 % eine enterale Sondenernährung und in ca. 1 % eine parenterale Ernährung notwendig [16].

10.6.1 Pankreasenzymsubstitution

Die adäquate Verordnung von Pankreasenzymen ist ein entscheidender Schritt in der Behandlung der Fett- und Eiweißmaldigestion [17]. Hierfür ist eine ausreichende Lipaseaktivität pro Mahlzeit (bis zu 80.000 i. E.) notwendig. Die Dosis kann individuell schwanken. Sie orientiert sich im Wesentlichen am Ausmaß der Steatorrhoe, nicht aber der Kreatorrhoe. Besserung der Steatorrhoesymptome (Stuhlkonsistenz, Stuhlmenge) und der Gewichtsverlauf sind praktische Endpunkte zur Steuerung der Pankreasenzymtherapie. Optimal wäre ein Monitoring der 72-Stunden-Stuhlfett-Ausscheidung, jedoch kommt dies aufgrund der schwierigen praktischen Handhabung und des Patientenkomforts in der klinischen Praxis kaum zum Einsatz. Pankreasenzyme werden aus Bauchspeicheldrüsen von Schweinen gewonnen; ihre Einnahme ist auch Muslimen gestattet, da es sich um eine medizinische Indikation handelt (Koran, Sure 5, Vers 1).

Merke: Pankreasenzympräparate sollten mit Beginn und während der Mahlzeit eingenommen werden, um eine ausreichende Vermischung mit dem Nahrungsbrei zu erreichen.

Sollte trotz ausreichender Enzymgabe keine adäquate Besserung der Maldigestion auftreten, ist zunächst eine Umstellung auf mehrere kleine Mahlzeiten am Tag zu empfehlen (Abb. 10.1). Bei ausbleibendem Erfolg kann durch Hemmung der Magensäuresekretion (Protonenpumpeninhibitor, 2 × Standarddosis) versucht werden, den Ausfall der pankreatischen Bikarbonatsekretion zu kompensieren und so ein alkalisches pH im Duodenum zu ermöglichen. Wenn auch diese Maßnahme nicht zum gewünschten Erfolg führt, sollte eine bakterielle Fehlbesiedlung des Dünndarms er-

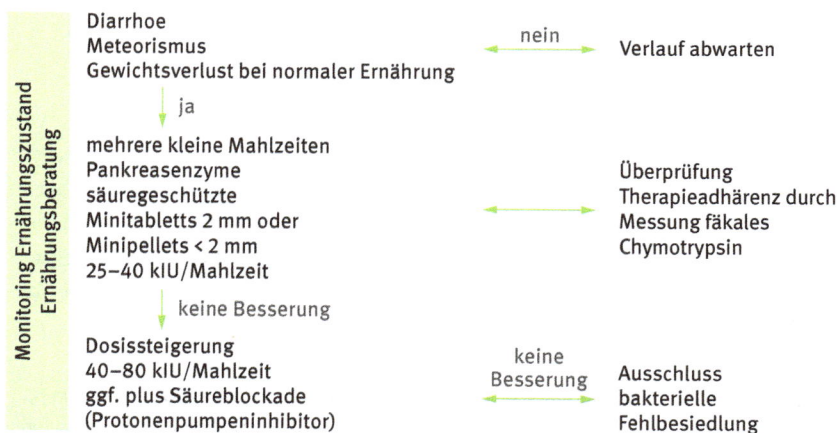

Abb. 10.1: Algorithmus zur Pankreasenzymsubstitution, modifiziert nach [17].

wogen und ggf. behandelt werden. Bei Zweifeln an der Therapieadhärenz der verordneten Enzymsubstitution kann die fäkale Chymotrypsinkonzentration gemessen werden, denn dieser Test erfasst auch das in den auf Schweinebasis hergestellten Enzympräparaten enthaltene Chymotrypsin, während im üblicherweise benutzten Test der fäkalen Elastase nur die humane Elastase gemessen wird.

10.6.2 Schmerztherapie

Schmerz ist das Kardinalsymptom der chronischen Pankreatitis und beeinflusst die Lebensqualität wesentlich [18].

Merke: Adäquates Schmerzmanagement ist essenzieller Bestandteil der Behandlung einer chronischen Pankreatitis und schafft so die Basis für die Therapie der anderen Symptome, eine suffiziente Ernährung eingeschlossen.

Falls notwendig, sollte ein Schmerztagebuch eingesetzt werden. Abhängig von den individuellen Charakteristika des jeweiligen Falles stehen verschiedene Ansätze zur Verfügung. Neben Analgetika (NSAR, Morphine) werden häufig, insbesondere bei zusätzlicher depressiver Komponente, auch trizyklische Antidepressiva verwendet.

Interventionell kann mittels (endosonografischer) Injektion von Alkohol oder Steroiden durch Blockade des Plexus zöliakus eine vorübergehende Schmerzreduktion erreicht werden. Ein weiterer interventioneller Ansatz zielt auf Dekompression eines gestauten Pankreasganges, sei es passager mittels endoskopischer Stentung oder dauerhaft durch ein chirurgisches Vorgehen, beispielsweise durch Schaffung einer Pankreatikojejunostomie. Auch eine Whipple-Operation kann bei starken therapierefraktären Schmerzen indiziert sein.

10.6.3 Orale Ernährung

Als Erstlinientherapie sollte auch bei Patienten mit chronischer Pankreatitis eine normale orale Ernährung avisiert werden.

Merke: Unter einer oralen Mischkost sollte der Patient mit chronischer Pankreatitis den Verzehr einer ausreichenden Energiemenge (25–30 kcal·kg^{-1}·d^{-1}), aber einer höheren Eiweißmenge ($1,0$–$1,5$ g·kg^{-1}·d^{-1}) als gesunde Normalgewichtige erreichen [15].

Die Kost soll eher reich an Kohlenhydraten sein. Die Fettzufuhr sollte keineswegs komplett minimiert werden, sondern mit $0,7$–$1,0$ g·kg^{-1}·d^{-1} eher im mittleren Bereich liegen. Eine Reduktion der Fettzufuhr und teilweiser Ersatz des Nahrungsfettes durch mittelkettige Triglyzeride (MCT) erhöht das Risiko einer hypokalorischen Ernährung. Ihr Einsatz ist allenfalls dann zu erwägen, wenn trotz adäquater Enzymsubstitution und Ausschluss einer bakteriellen Fehlbesiedlung weiterhin Symptome einer Maldigestion mit Steatorrhoe vorliegen. Es ist zu beachten, dass mittelkettige Triglyzeride in der Regel schlecht schmecken und häufig gastrointestinale Nebenwirkungen wie Krämpfe, Übelkeit und Durchfälle erzeugen.

Fettlösliche Vitamine (A, D, E und K) und Vitamin B_{12} wie auch weitere Mikronährstoffe können bei Bedarf supplementiert werden (vgl. Kap. 4.4). Bei Patienten, die trotz einer ausreichenden Enzymsubstitution Zeichen einer Maldigestion mit Steatorrhoe aufweisen, hat es sich im klinischen Alltag bewährt, ein Multivitamin- und Spurenelementsupplement zu verordnen. In seltenen Fällen kann eine parenterale Applikation notwendig sein. Experimentelle und klinische Daten ließen vermuten, dass die antioxidative Kapazität bei Patienten mit chronischer Pankreatitis vermindert ist und dass oxidativer Stress den Verlauf der chronischen Pankreatitis ungünstig beeinflusst [14]. Die Ergebnisse von Interventionsstudien mit Antioxidantien wie Selen, Vitamin C oder Vitamin E sind jedoch nicht so eindeutig, dass eine generelle Empfehlung für den Einsatz dieser Nahrungsergänzungsstoffe gegeben werden kann [1].

Merke: Auch bei ausreichender Enzymsubstitution und unter fachkundiger ernährungsmedizinischer Behandlung bleibt die digestive Kapazität bei Patienten mit chronischer Pankreatitis hinter der von gesunden Kontrollen zurück.

Diese Einschränkung der digestiven Kapazität kann zur Ausweitung von digestiven und absorptiven Prozessen in distale Darmsegmente (distaler shift) und damit zu intestinalen Symptomen wie Meteorismus, Völlegefühl, abdominellen Krämpfen, Mangel an Vitaminen und Spurenelementen und intermittierenden Diarrhoen führen [5] (Abb. 10.2).

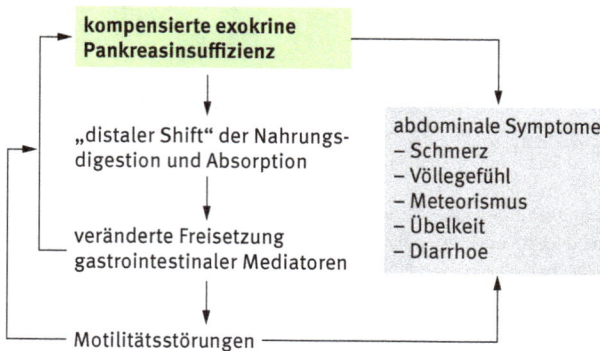

Abb. 10.2: Intestinale Veränderungen bei kompensierter exokriner Pankreasinsuffizienz, modifiziert nach [5].

10.6.4 Künstliche Ernährung

Zur Wirksamkeit einer enteralen künstlichen Ernährung liegen für Patienten mit chronischer Pankreatitis nur sehr wenige systematische Untersuchungen vor.

> **Merke:** Orale Trinknahrung bietet die Möglichkeit, bei Patienten mit schwerer Mangelernährung die Energie- und Eiweißzufuhr zu erhöhen.

Eine individuelle Ernährungsberatung verbesserte den Ernährungszustand schwer Mangelernährter mit chronischer Pankreatitis allerdings ebenso wirksam wie die dreimonatige Gabe einer MCT-angereicherten oralen Trinknahrung [19]. In beiden Gruppen konnte eine Steigerung der Kalorienaufnahme um ca. 600–800 kcal·d^{-1} erreicht werden. Außerdem war sowohl unter Ernährungsberatung als auch oraler Trinknahrung ein signifikanter Anstieg des BMI um 5 % bzw. 8 % als Beleg für den hohen Stellenwert einer individuellen Ernährungsberatung auch in dieser Patientenpopulation zu verzeichnen. Speziell in der Situation einer Fettmaldigestion erscheinen Produkte vielversprechend, die als Makronährstoffe vorrangig Kohlenhydrate und Eiweiß enthalten. Allerdings wurde dieses Konzept noch nicht in Studien mit einer Standardtrinknahrung als Kontrolle geprüft.

In einer Beobachtungsstudie an 58 Patienten mit schwerer chronischer Pankreatitis konnte gezeigt werden, dass die nasojejunale Sondenernährung auch nach Entlassung aus der Klinik erfolgreich fortgeführt werden kann und so den Ernährungszustand sichern und zur besseren Schmerzkontrolle beitragen kann [20]. Im Median konnte so nach 47 Tagen ein Gewichtszuwachs von 60,0 kg auf 61,5 kg erzielt werden. Bei 46 Patienten (80 %) verbesserte sich die Schmerzsymptomatik und die Schmerzmedikation mit Opioiden konnte abgesetzt werden. Außerdem verbesserten sich das Serumalbumin von 34,5 auf 38,7 g·l^{-1} und das CRP von 73,0 auf 25,5 mg·l^{-1}. Die beobachteten Komplikationen waren geringfügig (leichte Diarrhoe, Sondenobstruktion oder -dislokalisation). Diese Strategie findet jedoch selten Anwendung, außer in Phasen einer akuten Exazerbation der chronischen Pankreatitis oder bei schwerwiegenden Magenentleerungsstörungen. Im Falle einer akuten Exazerbation wird analog den Empfehlungen zur akuten Pankreatitis behandelt. Wenn es die klinische Situation notwendig macht, ist auch eine perkutane endoskopische Gastrostomie (PEG) möglich.

Zur Frage der optimalen Zusammensetzung der Sondennahrung bei chronischer Pankreatitis liegen keine randomisierten kontrollierten Studien vor. Aus pathophysiologischen Überlegungen sollten niedermolekulare Sondennahrungen (Peptiddiäten) oder MCT-haltige Sondennahrungen einen Vorteil bieten.

> **Merke:** Die klinische Erfahrung zeigt, dass Patienten mit chronischer Pankreatitis in der Mehrzahl mit einer Standardsondenkost versorgt werden können und keine niedermolekulare Sondennahrung benötigen.

Ein praktisches Problem stellt die Enzymsubstitution bei sondenernährten Patienten dar. Die Gabe von Pankreasenzymen über eine Ernährungssonde ist durch eine hohe Okklusionsgefahr belastet, so dass die Enzymsubstitution auf oralem Weg erfolgen muss.

Bei Vorliegen einer Kontraindikation für eine enterale Ernährung sollte eine parenterale Ernährung über einen geeigneten Zugang erfolgen. Diese bedarf keiner krankheitsspezifischen Anpassung.

10.7 Leitlinien in der Nussschale

–   Patienten mit chronischer Pankreatitis – insbesondere bei Vorliegen einer exokrinen Insuffizienz – haben ein hohes Risiko für Ernährungsdefizite mit nachteiliger Auswirkung auf Morbidität und Lebensqualität.
–   Screening auf Mangelernährung und Erfassung des Ernährungszustandes einschließlich des Mikronährstoffstatus sind Grundlage weiterer Therapieentscheidungen.
–   Eine suffiziente Schmerztherapie und eine ausreichende Substitution von Pankreasenzymen sind auch für die Ernährungstherapie essenziell.
–   Therapie der ersten Wahl ist eine orale Ernährung (Protein 1,0–1,2 $g \cdot kg^{-1} \cdot d^{-1}$; Energie: 25–30 $kcal \cdot kg^{-1} \cdot d^{-1}$) durch eine individualisierte Ernährungsberatung ohne Reduktion des Nahrungsfetts.
–   Eine Reduktion der Fettzufuhr oder Einsatz von MCT-Fett soll nur zusammen mit begleitender Ernährungsberatung bei Versagen einer hoch dosierten Enzymsubstitution (80.000 i. E. zu den Hauptmahlzeiten mit Begleitmaßnahmen) erwogen werden.
–   Ein besonderes Risiko besteht für einen Mangel an fettlöslichen Vitaminen (Vitamin D); schon bei Verdacht auf einen Mangel sollte eine Substitution erfolgen.
–   Trinknahrungen, enterale Sondenkost oder auch parenterale Ernährung können bei komplizierten Krankheitsverläufen eingesetzt werden.

Literatur

[1]   Braganza JM, Lee SH, McCloy RF, McMahon MJ. Chronic pancreatitis. Lancet. 2011;377:1184–1197.
[2]   Roberts KM, Golian P, Nahikian-Nelms M, et al. Does the Healthy Eating Index and Mediterranean Diet Score Identify the Nutritional Adequacy of Dietary Patterns in Chronic Pancreatitis? Dig Dis Sci. 2019;64:2318–2326.
[3]   DiMagno EP, Go VLW, Summerskill WHJ. Relations between pancreatic enzyme outputs and malabsorption in severe pancreatic insufficiency. N Engl J Med. 1973;288:813–15.
[4]   Ockenga J. Importance of nutritional management in diseases with exocrine pancreatic insufficiency. HPB (Oxford). 2009;11(Suppl 3):11–5.
[5]   Keller J, Layer P. Human pancreatic exocrine response to nutrients in health and disease. Gut. 2005;54(Suppl 6):1–28.

[6]   Armbrecht U. Chronic pancreatitis: weight loss and poor physical performance – experience from a specialized rehabilitation centre. Rehabilitation. 2001;40:332–336.

[7]   Riediger H, Adam U, Fischer E, et al. Long-term outcome after resection for chronic pancreatitis in 224 patients. J Gastrointest Surg. 2007;11:949–59.

[8]   Haaber AB, Rosenfalck AM, Hansen B, Hilsted J, Larsen S. Bone mineral metabolism, bone mineral density, and body composition in patients with chronic pancreatitis and pancreatic exocrine insufficiency. Int J Pancreatol. 2000;27:21–27.

[9]   Fitzsimmons D, Kahl S, Butturini G, et al. Symptoms and quality of life in chronic pancreatitis assessed by structured interview and the EORTC QLQ-C30 and QLQ-PAN26. Am J Gastroenterol. 2005;100:918–926.

[10] Olesen SS, Buyukuslu A, Kohler M, Rasmussen HH, Drewes AM. Sarcopenia associates with increased hospitalization rates and reduced survival in patients with chronic pancreatitis. Pancreatology. 2019;19:245–251.

[11] Hebuterne X, Hastier P, Peroux JL, et al. Resting energy expenditure in patients with alcoholic chronic pancreatitis. Dig Dis Sci. 1996;41,533–9.

[12] Olesen SS, Holst M, Kohler M, et al. Can we rely on predicted basal metabolic rate in chronic pancreatitis outpatients? Clin Nutrition ESPEN. 2015;10:e66-e70.

[13] Dujsikova H, Dite P, Tomandl J, Sevcikova A, Precechtelova M. Occurrence of metabolic osteopathy in patients with chronic pancreatitis. Pancreatology. 2008;8:583–586.

[14] Van Gossum A, Closset E, Noel E, Cremer M, Neve J. Deficiency in antioxidant factors in patients with alcohol-related chronic pancreatitis. Dig Dis Sci. 1996;41:1225–31.

[15] Ockenga J, Chr. Löser, M. Kraft, C. Madl. DGEM S3-Leitlinie der Deutschen Gesellschaft für Ernährungsmedizin (DGEM) in Zusammenarbeit mit der GESKES, der AKE und der DGVS. Klinische Ernährung in der Gastroenterologie (Teil 2) – Pankreas. Aktuel Ernahrungsmed. 2014;39:e43-e56.

[16] Rasmussen HH, Irtun Ø, Olesen SS, Drewes AM, Holst M. Nutrition in chronic pancreatitis. World J Gastroenterol. 2013;19:7267–7275.

[17] Mössner J, Keim V. Therapie mit Pankreasenzymen. Dtsch Arztebl Int. 2011;108:578–82.

[18] Fitzsimmons D, Kahl S, Butturini G, et al. Symptoms and quality of life in chronic pancreatitis assessed by structured interview and the EORTC QLQ-C30 and QLQ-PAN26. Am J Gastroenterol. 2005;100:918–926.

[19] Singh S, Midha S, Singh N, Joshi YK, Garg PK. Dietary counseling versus dietary supplements for malnutrition in chronic pancreatitis: a randomized controlled trial. Clin Gastroenterol Hepatol. 2008;6:353–359.

[20] Skipworth JR, Raptis DA, Wijesuriya S, et al. The use of nasojejunal nutrition in patients with chronic pancreatitis. JOP. 2011;12:574–580.

11 Akutes Leberversagen

Mathias Plauth

11.1 Einleitung

Das akute Leberversagen (ALV) ist eine seltene kritische Krankheit mit einer jährlichen Inzidenz von $< 1{\cdot}10^{-5}$ und betrifft meist junge und bis dahin gesunde Erwachsene [1]. Ein ALV liegt vor, wenn zu der biochemischen Evidenz eines akuten Leberschadens eine hepatische Enzephalopathie (HE) und meist auch ein Multiorganversagen komplizierend hinzutreten. Das ALV kann von einer Vielzahl toxischer oder infektiöser Noxen ausgelöst werden und in bis zu 50 % der Fälle einen tödlichen Verlauf nehmen [1]. Seltenheit, Schwere und rapider Verlauf dieses Krankheitsbildes sind die Gründe dafür, dass nur wenige klinische Studien zu ALV vorliegen, so auch für Ernährungsinterventionen. Die Ernährungstherapie des ALV basiert auf klinischen Beobachtungen und Analogien zu anderer kritischer Krankheit. Trotz dieses Mangels an formaler Evidenz sprechen die deutlich verbesserten Behandlungsergebnisse für die Nützlichkeit dieses metabolischen Managements von ALV-Patienten unter allein konservativer Therapie, in der Überbrückung zur Transplantation oder nach erfolgter Transplantation [2].

Nach ihrem klinischen Verlauf lassen sich drei Formen des ALV unterscheiden [1]. Bei hyperakutem LV kommt es innerhalb von 7 Tagen nach Auftreten eines Ikterus zur HE und die Patienten erholen sich entweder schnell spontan bzw. dank einer Transplantation oder sterben. Aufgrund der kurzen Erkrankungsdauer ist die Ernährungstherapie bei diesem Subtyp mit günstiger Prognose von nachrangiger Bedeutung. Bei akutem LV beträgt das Intervall zwischen Auftreten des Ikterus und der HE 8 bis 28 Tage, und bei subakutem LV kann dieses Intervall 29 bis 72 Tage lang sein. Bei diesen letzteren Formen des ALV ist eine Ernährungstherapie unerlässlich. Die Entscheidungen über Zeitpunkt des Beginns und Modalität der Ernährungstherapie werden in Anlehnung an die Empfehlungen zur Ernährungstherapie von Intensivpatienten getroffen [3,4].

11.2 Pathophysiologie

11.2.1 Einfluss des Ernährungszustandes

Zur Bedeutung des Ernährungszustandes zu Krankheitsbeginn für den weiteren Verlauf eines ALV gibt es nur spärliche Daten. Rutherford und Kollegen [5] analysierten die Daten von 782 erwachsenen ALV-Patienten, die zwischen 1998 und 2004 prospektiv untersucht wurden. Die Autoren fanden zwar dieselbe Adipositas-Prävalenz (30 %) bei ALV-Patienten wie in der Gesamtbevölkerung, jedoch war das Risiko einer

https://doi.org/10.1515/9783110632699-011

Transplantation oder eines tödlichen Verlaufs bei adipösen Patienten signifikant höher und ihre Überlebensrate nach Transplantation geringer. Der Anteil adipöser Patienten, bei denen eine Transplantation vorgesehen war, unterschied sich in den verschiedenen BMI-Kategorien nicht. In einer kleinen retrospektiven Untersuchungsreihe erwiesen sich übergewichtige Patienten als anfälliger für ein ALV [6]. Bei hochgradig unterernährten Patienten mit Anorexia nervosa wurde ein ALV-ähnliches Krankheitsbild beschrieben [7], jedoch ohne morphologischen Nachweis einer Leberzellnekrose [8]; nach Wiederaufnahme einer angemessenen Ernährung erholten sich die Patienten vollständig.

11.2.2 Energiestoffwechsel

Die Stoffwechsellage des ALV ist geprägt durch das Zusammentreffen vom Ausfall der Leberfunktionen mit dem Stressstoffwechsel einer kritischen Krankheit und ihrer systemischen Entzündungsreaktion. Unter physiologischen Verhältnissen macht der hepatische Energieverbrauch 25 % des Gesamtenergieverbrauchs aus.

Merke: Messungen mit indirekter Kalorimetrie zeigen bei ALV einen um 18 % bzw. 30 % erhöhten Ruheumsatz [9,10].

Möglicherweise spiegelt sich hier die systemische Entzündungsreaktion wider, so dass sich ALV-Patienten hinsichtlich ihres Energieverbrauchs nicht von anderen kritisch Kranken unterscheiden. In der klinischen Praxis wird die Messung des Energieverbrauchs bei ALV-Patienten nicht routinemäßig eingesetzt. Eine Umfrage an 33 hepatologischen Zentren in Europa [11] zeigte, dass der Ruheumsatz nur von 13 % dieser Zentren durch indirekte Kalorimetrie ermittelt wurde und dass 53 % die Harris-Benedict-Formel zur Abschätzung des Energiebedarfs verwendeten (vgl. Kap. 4.2).

11.2.3 Glukosestoffwechsel

Merke: Die Hypoglykämie ist ein wohlbekanntes Problem bei ALV und resultiert aus der eingeschränkten hepatischen Glukoneogenese, der hepatischen Glykogendepletion und einer Hyperinsulinämie [12].

Engmaschige Blutzuckerkontrollen und kontinuierliche Glukoseinfusion sind allseits praktizierte Maßnahmen in der Prävention einer Hypoglykämie.

11.2.4 Fettstoffwechsel

Unter physiologischen Verhältnissen gewinnen Hepatozyten den Hauptanteil ihrer Energie aus Fettsäureoxidation und Ketogenese [13]. Bei ALV zeigen die Gewebe des Splanchnikusgebiets keine Aufnahme wie bei einer Sepsis, sondern eine Abgabe von freien Fettsäuren [14]. Bei ALV sind die Plasmaspiegel freier Fettsäuren sowie ihre hepatische Aufnahme in Folge der gestörten hepatischen Utilisation vermindert und sehr niedrige Ketonkörperkonzentrationen zeigen eine zusammengebrochene hepatische Ketogenese an [14]. In einzelnen ALV-Fällen, in denen eine mikrovesikuläre Steatose und eine mitochondriale Dysfunktion durch eine Störung der hepatischen β-Oxidation verursacht werden, könnte die Utilisation exogener Lipide aus der parenteralen Ernährung (PE) oder der Verwendung von Propofol gestört sein und weiteren Schaden verursachen [15,16]. In der klinischen Praxis scheint dies jedoch kein größeres Problem zu sein. Im Fall diesbezüglicher Bedenken sollten Bestimmungen der Triglyzeridspiegel und eine Anpassung der Infusionsraten erfolgen, insbesondere bei hohen Propofoldosen oder längerer PE.

11.2.5 Aminosäurenstoffwechsel

Bei ALV sind die Plasmakonzentrationen von Aminosäuren auf das Drei- bis Vierfache erhöht. Charakteristisch für das Aminosäurenmuster sind die Abnahme verzweigtkettiger Aminosäuren (VKAS) und die Zunahme von Glutamin, Tryptophan sowie aromatischer und schwefelhaltiger Aminosäuren [3,17]. Im Gegensatz zu Gesunden und sogar Sepsis-Patienten nehmen die Splanchnikusorgane bei ALV-Patienten keine Aminosäuren auf. Auch die hohe Konversion von Glutamin zu Ammonium und Alanin durch den Dünndarm wird infolge der weitgehend ausgefallenen Leberfunktion nicht mehr kompensiert [17]. Aus gleichem Grund ist auch die Harnstoffproduktion vermindert oder gar völlig fehlend.

Merke: Gehirn und Skelettmuskulatur eliminieren Ammonium unter Bildung von Glutamin. Deren Glutaminfreisetzung deckt sich jedoch nicht allein aus ihrer Ammonium- und Aminosäurenaufnahme, sondern darüber hinaus aus einer Eiweißkatabolie dieser Organe [17,18].

Die Hyperammoniämie wird als Hauptfaktor in der Pathogenese der HE bei ALV gesehen und es besteht eine engere Beziehung zwischen arteriellen Ammonium Plasmaspiegeln und HE Schweregrad als im Fall einer HE bei Leberzirrhose. In diesem Konzept führt die Hyperammoniämie in den Astrozyten des Gehirns zur Glutaminakkumulation mit resultierender Zellschwellung und mitochondrialer Dysfunktion als Ursache des prognosebestimmenden Hirnödems [19] (Abb. 11.1).

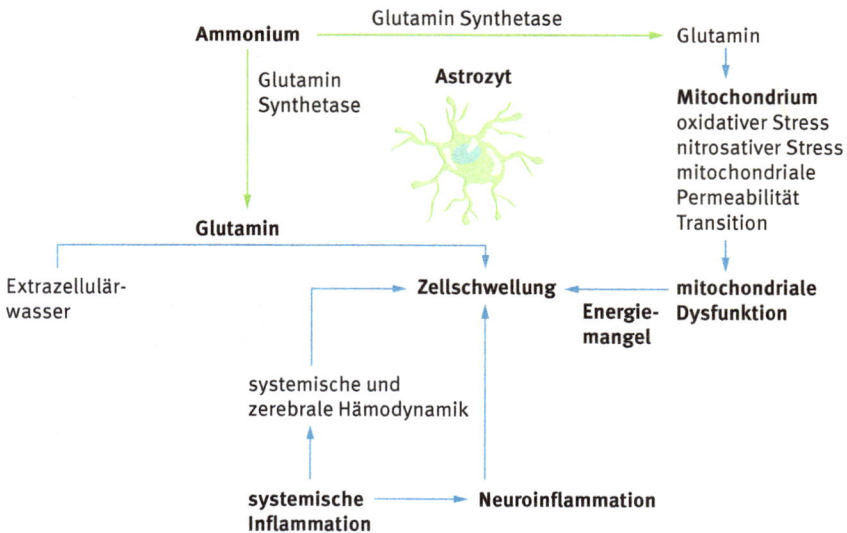

Abb. 11.1: Pathogenese der Enzephalopathie bei akutem Leberversagen (W. Bernal, mit freundlicher Genehmigung).

Merke: Als kritische Schwelle gelten arterielle Ammonium-Plasmaspiegel von $> 100\ \mu mol \cdot l^{-1}$, insbesondere, wenn sie über längere Zeit bestehen [20].

In dieser Situation hilft die kontinuierliche Hämofiltration, Ammoniumspiegel unter der kritischen Grenze zu halten und überschüssiges Glutamin zu eliminieren [21].

11.3 Energie- und Nährstoffbedarf

11.3.1 Energiebedarf

Wie oben dargelegt, ist der Ruheenergieumsatz bei ALV offenbar um bis zu 30 % erhöht. In welchem Maße dieser Energieumsatz bereits durch Verwertung endogener Substrate gedeckt wird, kann mit den derzeit klinisch einsetzbaren Methoden nicht ermittelt werden (vgl. Kap. 8.2.1).

Merke: Deshalb darf in der frühen Akutphase der kritischen Krankheit der gemessene oder nach Formeln geschätzte Energieverbrauch keinesfalls dem Bedarf an exogen verabreichten Brennstoffen gleichgesetzt werden.

Auch bei ALV soll also nur die Menge an Makro- und Mikronährstoffen zugeführt werden, die in der jeweiligen Situation verwertet werden kann. Die aktuellen Leitlinien der DGEM zur Ernährungstherapie bei kritisch Kranken empfehlen, dass die Kalorienzufuhr mit 75 % des gemessenen oder geschätzten Energieumsatzes (also des Kalorienziels) begonnen und entsprechend der individuellen metabolischen Toleranz so gesteigert werden sollte, dass erst Ende der Akutphase (4–7 Tage nach Beginn der kritischen Erkrankung) 100 % des Kalorienziels erreicht werden [22] (vgl. Kap. 8.3.1).

11.3.2 Kohlenhydrat- und Fettbedarf

Zu Prophylaxe und Behandlung der Hypoglykämie wird als Routinemaßnahme Glukose mit einer Rate von 1,5–2,0 $g \cdot kg^{-1} \cdot d^{-1}$ infundiert. Bei PE sollten die Verabreichung von Glukose und die Blutzuckerkontrollen entsprechend den Leitlinien für Intensivpatienten durchgeführt werden [22]. Für die Prognose des ALV-Patienten kommt der Beherrschung des Hirnödems eine besondere Bedeutung zu, weshalb eine optimale Blutzuckerkontrolle von besonderem Nutzen ist.

Merke: Glukose soll zugeführt werden, um eine Hypoglykämie zu verhindern. Glukose (1,5–2,0 $g \cdot kg^{-1} \cdot d^{-1}$) und Fett (0,8–1,2 $g \cdot kg^{-1} \cdot d^{-1}$) sollten zusammen verabreicht werden, um den Energiebedarf zu decken.

Systematische Untersuchungen zum Einsatz von Lipidemulsionen als Nährstoff bei ALV stehen nicht zur Verfügung. Europäische Zentren infundieren Fett in einer Dosis von 1,0 $g \cdot kg^{-1} \cdot d^{-1}$ [11]. Exogen zugeführte Lipide werden offenbar von den meisten Patienten gut vertragen [23,24], ihre Utilisation sollte jedoch durch Bestimmung der Plasma-Triglyzeride monitorisiert werden. Die meisten Zentren zielten auf Spiegel von < 3,5 $mmol \cdot l^{-1}$ [11].

11.3.3 Eiweiß- und Aminosäurenbedarf

Die Verordnung von Eiweiß bzw. Aminosäuren bei Patienten mit hyperakutem ALV und erhöhten arteriellen Ammoniumspiegeln (> 100 $\mu mol \cdot l^{-1}$) sollte mit Bedacht erfolgen [20,25]. In dieser Konstellation mit einem kurz dauernden, aber fast vollständigen Ausfall der Leberfunktion, könnte die Gabe von Eiweiß bzw. Aminosäuren die Hyperammoniämie und Hyperaminoazidämie und damit das Risiko eines Hirnödems erhöhen [3]. Bei diesen Patienten sollte die Eiweiß- bzw. Aminosäurenzufuhr kurzfristig (24–48 h) zurückgestellt werden, bis sich die Leberfunktion verbessert.

Merke: Die Gabe von Eiweiß bzw. Aminosäuren sollte bei hyperakutem ALV mit Bedacht und stets unter enger Kontrolle der arteriellen Ammoniumspiegel erfolgen.

In der PE von Patienten mit akutem oder subakuten LV haben Aminosäuren in den meisten Zentren einen festen Platz [11]. Dabei kommen überwiegend Standardaminosäurenlösungen zum Einsatz. Aus pathophysiologischen Überlegungen bietet sich zwar die Verabreichung leberadaptierter Lösungen mit einem erhöhten Gehalt an verzweigtkettigen Aminosäuren an. Es liegen jedoch keine Studien vor, die einen klinischen Vorteil dieser Lösungen bei ALV belegen. Bei der Verordnung von Aminosäuren für ALV-Patienten, die eine kontinuierliche Nierenersatztherapie benötigen, sollte der dabei unvermeidbare Entzug von Aminosäuren in Rechnung gestellt werden [26].

Merke: Unter Berücksichtigung von Krankheitsphase, Ausmaß der Hyperammoniämie und gegebenenfalls erforderlicher Organersatzverfahren sollen Aminosäuren (0,8–1,5 $g \cdot kg^{-1} \cdot d^{-1}$ bei PE) oder Eiweiß (0,8–1,5 $g \cdot kg^{-1} \cdot d^{-1}$ bei EE) zur Unterstützung der Proteinsynthese eingesetzt werden.

11.3.4 Mikronährstoffbedarf

Zum Mikronährstoffbedarf bei ALV gibt es keine Daten. In der klinischen Praxis orientiert man sich daher an den Empfehlung zur Vitamin- und Spurenelementgabe bei anderen kritisch Kranken. Bei der Dosierung sollten Verluste von Spurenelementen und wasserlöslichen Vitaminen durch die bei ALV-Patienten häufig benötigte Nierenersatztherapie berücksichtigt werden [26].

11.4 Therapie

11.4.1 Therapieziele

Bei der Behandlung des ALV sind Maßnahmen zur Stabilisierung des Stoffwechsels und der Vitalfunktionen sowie die Prävention bzw. Behandlung des Hirnödems von höchster Wichtigkeit. Hier hat das metabolische Management durch Ernährungstherapie drei Zielsetzungen [3]:
– Sicherstellen einer ausreichenden Energieversorgung durch Gabe von Glukose, Fett, Vitaminen und Spurenelementen.
– Sicherstellen einer optimalen Eiweißsyntheserate durch bedarfsdeckende Eiweiß- bzw. Aminosäurenzufuhr.
– Vermeiden metabolischer Komplikationen der Ernährungstherapie durch Sicherstellung einer Euglykämie sowie Prävention einer Hyperammoniämie und einer Hypertriglyzeridämie.

11.4.2 Enterale und Parenterale Ernährung

Enterale (EE) bzw. parenterale Ernährung (PE) stehen als Zweit- bzw. Drittlinienthe-rapie zur Verfügung, wenn eine orale Ernährung nicht mehr ausreicht oder nicht mehr praktikabel ist. Bei oraler Ernährung ist besonderes Augenmerk darauf zu le-gen, dass die Zielzufuhr auch tatsächlich erreicht wird. Außerdem muss bei Ver-schlechterung der HE mit Störung der Schutzreflexe und erhöhtem Aspirationsrisiko gerechnet und es müssen entsprechende Vorkehrungen getroffen werden. ALV-Pa-tienten ohne Mangelernährung sollten wie andere kritisch Kranke künstlich ernährt werden, wenn nicht davon auszugehen ist, dass sie innerhalb der nächsten 5 bis 7 Tage zu einer normalen oralen Nahrungsaufnahme zurückkehren können. Bei mangelernährten ALV-Patienten sollten die EE bzw. PE wie bei anderen kritisch Kranken umgehend eingeleitet werden [3].

Auch bei ALV-Patienten hat sich die EE im klinischen Alltag als sicher und prak-tikabel erwiesen. Nach den ESICM-Leitlinien [4] sollte die EE unabhängig vom Grad der HE mit niedriger Rate begonnen werden, sobald akute unmittelbar lebensbedroh-liche Stoffwechselentgleisungen beherrscht sind. Dabei können enterale Nährlösun-gen in Zusammensetzung und Quantität wie bei anderen kritisch Kranken eingesetzt werden. Dieses Konzept kündigte sich schon in der Umfrage zur klinischen Praxis in europäischen Hepatologie-Zentren im Jahr 1999 an [11]. Eine aktuelle Umfrage bestä-tigt, dass die EE inzwischen fast überall als Zweitlinienverfahren zum Einsatz kommt, wenn eine bedarfsdeckende orale Ernährung nicht möglich ist [27]. Für ALV liegen keine Daten vor, die die Auswirkungen der EE auf metabolische Kenngrößen oder das klinische Ergebnis mit denen einer PE vergleichen.

Merke: Die klinische Praxis vieler Leberzentren belegt die Sicherheit und Durchführbarkeit der EE bei Patienten mit ALV.

Eine PE sollte als Drittlinienbehandlung bei Patienten begonnen werden, die durch orale und/oder enterale Ernährung nicht bedarfsdeckend ernährt werden können. In diesem Fall können unter Berücksichtigung von Krankheitsphase und metabolischen Rahmenbedingungen auch konfektionierte Dreikammerbeutel eingesetzt werden, da es für das ALV keine durch Studien belegte krankheitsspezifische Rezepturen gibt.

Merke: In jedem Fall ist ein angemessenes metabolisches Monitoring notwendig, um die Nähr-stoffzufuhr an die Substratverwertung anpassen zu können.

Erhöhte arterielle Ammoniumspiegel haben sich bei ALV-Patienten als unabhängiger Prädiktor für ein schlechtes klinisches Ergebnis erwiesen [20,25]. Die Zufuhr von Ei-weiß bzw. Aminosäuren muss daher entsprechend angepasst werden. Es wird eine strenge Kontrolle der Plasmaspiegel für Glukose, Laktat, Ammonium und Triglyzeride empfohlen (Tab. 11.1).

Tab. 11.1: Zielwerte für das metabolische Monitoring der Ernährungstherapie bei akutem Leberversagen.

	Zielwert
Glukose	6–10 mmol·l^{-1}
Laktat	< 5,0 mmol·l^{-1}
Ammonium	< 100 μmol·l^{-1}
Triglyzeride	< 3,5 mmol·l^{-1}

Bei Patienten mit Paracetamol-induziertem ALV ist eine Hypophosphatämie mit guter Regeneration der Leber und einer günstigeren Prognose assoziiert, eine Hyperphosphatämie mit dem Gegenteil. Hochgradige Hypophosphatämie führt jedoch zur respiratorischen Insuffizienz und zur Dysfunktion von ZNS und Erythrozyten (vgl. Kap. 1.3.2). Daher sollten die Serum-Phosphatkonzentrationen zur Unterstützung der Leberregeneration überwacht und korrigiert werden.

11.5 Leitlinienempfehlungen in der Nussschale

- Die Ernährungstherapie bei ALV unterscheidet sich nicht grundsätzlich von der bei anderer kritischer Krankheit.
- Bei Erkrankungsbeginn sind die wenigsten ALV-Patienten mangelernährt.
- ALV-Patienten haben einen erhöhten Ruheenergieumsatz.
- Hypoglykämie ist eine häufige metabolische Komplikation des ALV.
- Bei einzelnen Patienten besteht eine Hyperaminoazidämie und Hyperammoniämie mit erhöhtem Risiko eines Hirnödems.
- Enges metabolisches Monitoring der Ammonium-, Laktat-, Triglyzerid- und Blutzuckerspiegel ist unerlässlich.

Literatur

[1] Bernal W, Wendon J. Acute liver failure. New Engl J Med. 2013;369:2525–2534.
[2] Bernal W, Hyyrylainen A, Gera A, et al. Lessons from look-back in acute liver failure? A single centre experience of 3300 patients. J Hepatol. 2013;59:74–80.
[3] Plauth M, Bernal W, Dasarathy S, et al. ESPEN guideline on nutrition in liver disease. Clin Nutr. 2019;38:485–521.
[4] Reintam Blaser A, Starkopf J, Alhazzani W, et al. Early enteral nutrition in critically ill patients: ESICM clinical practice guidelines. Intensive Care Med. 2017;43:380–398.

[5]   Rutherford A, Davern T, Hay JE, et al. Influence of high body mass index on outcome in acute liver failure. Clin Gastroenterol Hepatol. 2006;4:1544–1549.

[6]   Canbay A, Chen SY, Gieseler RK, et al. Overweight patients are more susceptible for acute liver failure. Hepatogastroenterology. 2005;52:1516–1520.

[7]   De Caprio C, Alfano A, Senatore I, et al. Severe acute liver damage in anorexia nervosa: two case reports. Nutrition. 2006;22:572–575.

[8]   Rautou PE, Cazals-Hatem D, Moreau R, et al. Acute liver cell damage in patients with anorexia nervosa: a possible role of starvation-induced hepatocyte autophagy. Gastroenterology. 2008;135:840–848.

[9]   Schneeweiss B, Pammer J, Ratheiser K, et al. Energy metabolism in acute hepatic failure. Gastroenterology. 1993;105:1515–1521.

[10] Walsh TS, Wigmore SJ, Hopton P, Richardson R, Lee A. Energy expenditure in acetaminophen-induced fulminant hepatic failure. Crit Care Med. 2000;28:649–654.

[11] Schütz T, Bechstein WO, Neuhaus P, Lochs H, Plauth M. Clinical practice of nutrition in acute liver failure – a European survey. Clin Nutr. 2004;23:975–982.

[12] Vilstrup H, Iversen J, Tygstrup N. Glucoregulation in acute liver failure. Eur J Clin Invest. 1986;16:193–197.

[13] Ohyanagi H, Nomura H, Nishimatsu S, Usami M, Kasahara H. The liver and nutrient metabolism. In Payne-James J, Grimble G, Silk D, eds. Artificial nutrition and support in clinical practice. London, Edward Arnold, 1995, 59–71.

[14] Clemmesen JO, Hoy CE, Kondrup J, Ott P. Splanchnic metabolism of fuel substrates in acute liver failure. J Hepatol. 2000;33:941–948.

[15] Mahler H, Pasi A, Kramer JM, et al. Fulminant liver failure in association with the emetic toxin of Bacillus cereus. N Engl J Med. 1997;336:1142–1148.

[16] Schafer DF, Sorrell MF. Power failure, liver failure. N Engl J Med. 1997;336:1173–1174.

[17] Clemmesen JO, Kondrup J, Ott P. Splanchnic and leg exchange of amino acids and ammonia in acute liver failure. Gastroenterology. 2000;118:1131–1139.

[18] Strauss GI, Knudsen GM, Kondrup J, Moller K, Larsen FS. Cerebral metabolism of ammonia and amino acids in patients with fulminant hepatic failure. Gastroenterology. 2001;121:1109–1119.

[19] Bjerring PN, Larsen FS. Changes in cerebral oxidative metabolism in patients with acute liver failure. Metabolic Brain Disease. 2013;28:179–182.

[20] Bernal W, Hall C, Karvellas CJ, et al. Arterial ammonia and clinical risk factors for encephalopathy and intracranial hypertension in acute liver failure. Hepatology. 2007;46:1844–1852.

[21] Slack AJ, Auzinger G, Willars C, et al. Ammonia clearance with haemofiltration in adults with liver disease. Liver International. 2014;34:42–48.

[22] Elke G, Hartl WH, Kreymann G, et al. Klinische Ernährung in der Intensivmedizin. S2k-Leitlinie (AWMF-Registernummer 073–004) der DGEM in Zusammenarbeit mit der DIVI, DGAI, DGCH, DGI-IN, DGK, DGTHG und DSG. Aktuel Ernahrungsmed. 2018;43:341–408.

[23] Forbes A, Wicks C, Marshall W, et al. Nutritional support in fulminant hepatic failure: the safety of lipid solutions. Gut. 1987;28:1347–1349.

[24] Kleinberger G. Parenteral nutrition in liver insufficiency. Schweiz Med Wochenschr. 1986;116:545–549.

[25] Clemmesen JO, Larsen FS, Kondrup J, Hansen BA, Ott P. Cerebral herniation in patients with acute liver failure is correlated with arterial ammonia concentration. Hepatology. 1999;29:648–653.

[26] Gervasio JM, Garmon WP, Holowatyj M. Nutrition support in acute kidney injury. Nutr Clin Pract. 2011;26:374–381.

[27] Rabinowich L, Wendon J, Bernal W, Shibolet O. Clinical management of acute liver failure: Results of an international multi-center survey. World J Gastroenterol. 2016;22:7595–7603.

12 Nicht-Alkoholische Fettlebererkrankung

Mathias Plauth

12.1 Einleitung

Als nicht-alkoholische Fettleber bezeichnet man eine Steatose, die nicht durch eine sekundäre Fetteinlagerung in Folge von Alkoholkonsum, einer HCV-Infektion, oder medikamentöser, beziehungsweise hereditärer Lebererkrankungen verursacht ist [1,2]. Man unterscheidet bei der nicht-alkoholischen Fettlebererkrankung (*non-alcoholic fatty liver disease*, NAFLD) aufgrund der histologischen Befunde zwischen der blanden Fettleber (*non-alcoholic fatty liver*, NAFL) mit alleiniger Steatose und der nicht-alkoholischen Steatohepatitis (NASH) mit der Kombination von Steatose, Entzündung und hepatozellulärem Schaden, die zu Fibrose, Zirrhose und hepatozellulärem Karzinom fortschreiten kann [1,2]. Das Kriterium eines signifikanten Alkoholkonsums als $> 10–40$ g·d^{-1} ist in der Literatur inkonsistent gehandhabt [1–3].

> **Merke:** NAFLD-Patienten haben eine gegenüber der Allgemeinbevölkerung erhöhte Gesamt- und Kardiovaskulärsterblichkeit. Nach der kardiovaskulären und der onkologischen steht für NAFLD-Patienten die Lebersterblichkeit erst an dritter Stelle [4,5].

Bei Patienten mit gestörter Glukosetoleranz sowie mit manifestem Typ 2 Diabetes kommt es häufiger zu schwerer NAFLD, Progression zur NASH, fortschreitender Fibrose und Entwicklung eines hepatozellulären Karzinoms [4]. Umgekehrt haben NAFLD-Patienten ein bis zu 5-fach höheres Risiko einen Typ 2 Diabetes zu entwickeln. Es wird daher empfohlen, alle NAFLD-Patienten hinsichtlich eines Diabetes und alle Typ 2 Diabetiker unabhängig von den Transaminasen hinsichtlich einer NAFLD zu screenen [1]. Bei Lebertransplantierten geht eine schwere Adipositas mit höherer Komorbidität (Diabetes, Hypertonus) und höherer Sterblichkeit in Folge von Infektionen, kardiovaskulären Komplikationen und Malignomen einher [4].

12.2 Epidemiologie

Zur globalen Prävalenz der NAFLD bei Erwachsenen sind Raten von bis zu 50 % publiziert; eine Metaanalyse von Studien aus meist westlichen Ländern der Jahre 2006–2014 beziffert sie mit 20–29 % in der Allgemeinbevölkerung [6]. Modellrechnungen prognostizieren für die Jahre 2016–2030 eine Zunahme der NAFLD um bis zu 30 %, der NASH um bis zu 50 % sowie von Lebersterblichkeit und fortgeschrittener Lebererkrankung um mehr als das Doppelte [6].

https://doi.org/10.1515/9783110632699-012

12.3 Energie- und Eiweißbedarf

Der Grundumsatz (vgl. Kap. 4.1) hochgradig adipöser Männer mit metabolischem Syndrom und NAFLD liegt um fast ein Fünftel höher als bei Männern ohne metabolisches Syndrom. Vergleicht man jedoch Menschen mit gleichem BMI, so zeigt sich kein Unterschied zwischen NAFLD-Patienten und Kontrollen nach Adjustierung für die fettfreie Masse [4].

Bei adipösen Diabetikern mit NAFLD verbesserte eine 6-wöchige isokalorische, aber eiweißreiche Ernährung den Fettgehalt der Leber und die Insulinresistenz [7]. Bezüglich des Eiweißbedarfs liegen aber keine explizit an NAFLD-Patienten ermittelten Bedarfswerte vor. Die Eiweißzufuhr von NAFLD-Patienten kann man daher an den Empfehlungen für Patienten mit kompensierter Zirrhose orientieren (vgl. Kap. 13.2.4).

Eine wachsende Zahl (30–35 %) erwachsener Intensivpatienten ist adipös und 5 % sind sogar hochgradig adipös [4]. Zu ihrem metabolischen Management liegen kaum Studiendaten vor. Die DGEM-Leitlinien [8] empfehlen zum Erhalt der Magermasse eine hohe Eiweiß- bzw. Aminosäurenzufuhr (1,5 bzw. 1,8 $g \cdot kg^{-1} \cdot d^{-1}$ bezogen auf Idealgewicht) und zur Reduktion von Fettmasse und Insulinresistenz ein hypokalorisches Regime (11–14 $kcal \cdot kg^{-1} \cdot d^{-1}$, bezogen auf aktuelles Gewicht bei BMI 30–50 $kg \cdot m^2$ bzw. 22–24 $kcal \cdot kg^{-1} \cdot d^{-1}$ bezogen auf Idealgewicht bei einem BMI > 50 $kg \cdot m^2$). Die ESICM-Leitlinien zur enteralen Ernährung kritisch Kranker geben keine spezifischen Empfehlungen für diese Patientengruppe.

12.4 Therapie

12.4.1 Therapieziel

Von den histologischen Kriterien ist nur das Fibrosestadium mit der Gesamtsterblichkeit, der Notwendigkeit einer Transplantation oder anderen leberbezogenen Endpunkten assoziiert [4].

Merke: Die Auswertung von Leberbiopsien vor und nach therapeutischer Intervention zeigt, dass erst ab einer Gewichtsreduktion um mindestens 9–10 % auch eine Verbesserung der Fibrose bis hin zur vollständigen Rückbildung einer NASH erreicht werden kann.

Bleibt die Gewichtsreduktion unter diesem Ziel, finden sich Verbesserungen von Steatose und Inflammation, nicht aber der Fibrose. In den Leitlinien sind deshalb die Therapieziele der Gewichtsreduktion für übergewichtige/adipöse NAFLD Patienten entsprechend formuliert [4]. Für die Subpopulation normalgewichtiger NAFLD Patienten liegen keine Daten aus Interventionsstudien vor, auf deren Basis Therapieziele zu formulieren wären. Allerdings können bei übergewichtigen/adipösen NAFLD

Patienten Fettgehalt der Leber und Insulinresistenz allein durch körperliches Training ohne einen Gewichtsverlust verbessert werden. Daher erscheint es plausibel, normalgewichtigen NAFLD Patienten eine Steigerung der körperlichen Aktivität durch eine Sporttherapie zu empfehlen [4].

Von den nichtinvasiven Methoden sind die [^{1}H]-MR-Spektroskopie und die Messung der hepatischen Signalintensität unter Verwendung definierter Protokolle zur Quantifizierung des intrahepatischen Fettgehalts geeignet.

12.4.2 Hypokalorische Ernährung

Gewichtsreduktion durch Ernährungsumstellung ist der Schlüssel zur Rückbildung von Verfettung und anderen morphologisch fassbaren Leberschäden. Allerdings gibt es keine gesicherten Kenntnisse zu einer speziellen, für NAFLD Patienten besonders geeigneten Komposition der notwendigerweise hypokalorischen Ernährungsweise. Die Leitlinien empfehlen deshalb eine hypokalorische Ernährung gemäß der Adipositas-Leitlinien [4,9]. Eine Reihe von Studien zeigte, dass sowohl eine *very-low-calorie diet* als auch eine fettreduzierte, eine besonders in gesättigten Fettsäuren reduzierte oder eine kohlenhydratreduzierte hypokalorische Ernährung sicher und effektiv sind [4]. Im direkten Vergleich zwischen fett- und kohlenhydratreduzierter hypokalorischer Ernährung bei unverändert bewegungsarmer Lebensweise fand sich kein Unterschied: Die Gewichtsreduktion war in beiden Gruppen gleichermaßen von einem Rückgang des hepatischen Fettgehalts und der Insulinresistenz begleitet [10].

Merke: Übergewichtige/adipöse NAFLD Patienten sollen sich so ernähren, dass sie Gewicht abnehmen, um ihre Komorbiditätsrisiken zu senken und ihren biochemischen und histologischen Leberschaden zurückzubilden.

Leider ist die Bereitschaft zu einer Änderung des Lebensstils in dieser Patientengruppe gering und so wird das Potenzial einer mindestens 10%igen Gewichtsreduktion von nur etwa 10 % aller Betroffenen auf diesem Weg erreicht [4] (Tab. 12.1).

Es wurde vermutet, dass die in den letzten vier Dekaden rasch ansteigende Adipositasprävalenz mit dem ebenfalls gestiegenen Konsum von Fruktose, insbesondere dem als Süßmittel in Softdrinks und vielen anderen Lebensmitteln verwendeten fruktosereichen Maissirup in Zusammenhang steht. Es blieb jedoch unklar, ob allein der bei NAFLD Patienten beobachtete erhöhte Fruktosekonsum oder die damit einhergehende exzessive Kalorienzufuhr und ein bewegungsarmer Lebensstil für die Ausbildung einer NAFLD verantwortlich waren [1]. So kommen die Autoren von Metaanalysen auch zu dem Schluss, dass es schwierig ist, die Rolle von Fruktose als Bestandteil einer normokalorischen Ernährung an der Entstehung einer NAFLD zu belegen [12,13]. In einer doppelt blinden Studie an übergewichtigen Männern war es die hyperkalorische Ernährung und nicht die Fruktose im Vergleich mit isokalorischen Mengen von Glukose, die mit einem Anstieg von intrahepatischem Fett und Transaminasen assoziiert war [14].

Tab. 12.1: Ergebnisse der konservativen Therapie mit intensiver Lebensstilintervention bezüglich vollständiger Rückbildung der NASH oder Besserung der Fibrose. Modifiziert nach Ergebnissen von Vilar-Gomez et al. [11].

	alle Patienten	Gewichtsverlust < 5 %	Gewichtsverlust 5–9.99 %	Gewichtsverlust ≥ 10 %
Vollständige NASH Rückbildung	25 %	10 %	42 %	90 %
Fibrosebesserung	19 %	16 %	17 %	45 %
Anteil	100 %	70 %	20 %	10 %

12.4.3 Mediterrane Ernährung

Als Mediterrane Ernährung (ME) wird ein Ernährungs- und Lebensstil bezeichnet, der durch vorrangigen Verzehr von Gemüse, Obst, Getreideprodukten, Olivenöl, Nüssen, Fisch, weißem Fleisch und Milchprodukten, aber selteneren Verzehr von rotem oder prozessiertem Fleisch, tierischem Fett, Süßwaren und Softdrinks charakterisiert ist. In der Darstellung der Mediterranen Ernährungspyramide umfasst dieser Lebensstil auch körperliche Aktivität, Mahlzeiten in Gemeinschaft sowie Anpassung an regionale und kulturelle Gegebenheiten und saisonale Verfügbarkeit (Abb. 12.1).

Die Ergebnisse von sieben interventionellen und fünf Observationsstudien legen nahe, dass sich die ME günstig bezüglich Körpergewicht und Insulinsensitivität wie auch hepatischer Steatose und Fibrose auswirkt [4]. Es gibt gute Evidenz dafür, dass eine ME das Risiko von kardiovaskulären Erkrankungen und Diabetes mellitus senken kann, mithin Erkrankungen, die mit Insulinresistenz und Adipositas die gleichen pathogenetischen Komponenten aufweisen wie die NAFLD [16]. In der CENTRAL-Studie wurde die ME mit hohem Anteil ungesättigter Fettsäuren und niedrigem Kohlenhydratanteil mit einer westlichen Diät mit niedrigem Fettanteil verglichen und zeigte im Ganzkörper MRT eine bessere Mobilisierung von Leber-, Herz- und Pankreasfett [17]. Selbst ohne einen Gewichtsverlust nehmen unter einer ME die hepatische Steatose und die Insulinresistenz ab [4].

Merke: NAFLD-Patienten sollte eine mediterrane Ernährung zur Verbesserung von hepatischer Steatose und Insulinsensitivität empfohlen werden.

wöchentlich			Süßigkeiten ≤ 2 P
	Kartoffeln ≤ 3 P		rotes Fleisch < 2 P verarbeitetes Fleisch ≤ 1 P
	weißes Fleisch 2 P Fisch/Meeresfrüchte ≥ 2 P		Hühnerei 2–4 P Hülsenfrüchte ≥ 2 P
täglich	Milchprodukte 2 P (vorzugsweise fettarm)		
	Oliven/Nüsse/ Körner 1–2 P		Kräuter/Gewürze/Knoblauch/ Zwiebeln (weniger Kochsalz) Geschmacksvielfalt
jede Haupt- mahlzeit	Obst 1–2 P | Gemüse ≥ 2 P Abwechslung in Farbe/ Textur (gekocht/roh)		Olivenöl Brot/Pasta/Reis/Couscous/ andere Cerealien 1–2 P (Vollkorn bevorzugt)
			Wasser und Tee
	Regelmäßige Bewegung Angemessene Pausen Gemeinschaft		Biodiversität, Saisonalität traditionelle, regionale und umweltbewusste Produkte

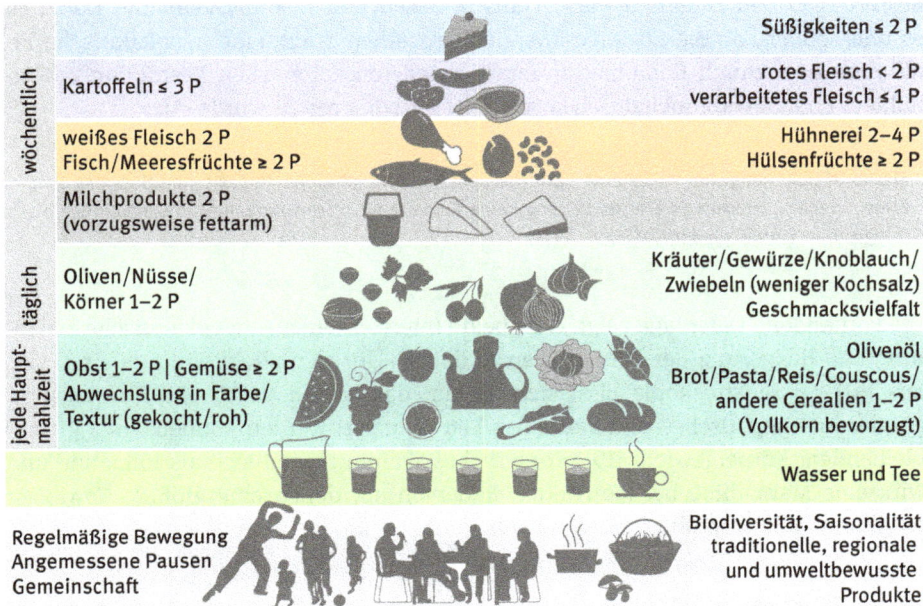

Abb. 12.1: Die Mediterrane Ernährungspyramide als integriertes Konzept von Ernährungs- und Lebensstil unter Berücksichtigung von kulturellen und Umweltaspekten. Portionsgrößen genügsam und nach lokalem Usus. Wein in Maßen und unter Beachtung von Glaubensregeln. P = Portion. Modifiziert nach Bach-Faig et al. [15].

Es bleibt offen, inwieweit eine ME die Entstehung einer NAFLD verhindern kann [4]. Eine Analyse der Framingham-Studie zeigte, dass eine an der ME orientierte Ernährung mit einer geringeren hepatischen Fetteinlagerung und weniger NAFLD Neuerkrankungen assoziiert war [18]. Andere Erfahrungen zeigen, dass eine hohe Adhärenz an eine ME die Entstehung einer NAFLD zwar nicht verhindern konnte, aber bei NAFLD Patienten mit geringerer Insulinresistenz und weniger schwerer Leberschädigung einherging.

12.4.4 Sport

Der Lebensstil von NAFLD-Patienten ist typischerweise von Bewegungsarmut geprägt. Betreffs ihrer körperlichen Aktivität lagen NAFLD Patienten mit einem Diabetes mellitus sogar im untersten Quartil einer Kohorte [4]. Bei Umstellung der Lebensweise mit einer Gewichtsreduktion von weniger als 5 % kommt es nur dann zu einer Reduktion des hepatischen Fettgehalts, wenn gleichzeitig ein körperliches Training erfolgt [4]. Wird jedoch ein Gewichtsverlust von 10 % erzielt, kommt es zu Verbesserungen von Leberfettgehalt, Transaminasen und Insulinsensitivität. Dabei ist es unerheblich, ob die negative Energiebilanz allein durch eine hypokalorische Ernährung oder durch Kombination einer geringeren kalorischen Restriktion mit erhöhtem Energieverbrauch durch körperliche Aktivität erzielt wurde [4].

> **Merke:** NAFLD-Patienten sollte eine Sporttherapie zur Reduktion der hepatischen Steatose empfohlen werden. Allerdings gibt es bislang keine Evidenz für ihre Wirksamkeit bezüglich der histologischen Merkmale der NASH.

Die vorhandene Datenlage zeigt, dass beide Interventionen – hypokalorische Ernährung und Steigerung der körperlichen Aktivität – für sich allein wirksam sind. Mittels [¹H]-MR-Spektroskopie lässt sich zeigen, dass allein durch ein Trainingsprogramm intrahepatisches und viszerales Fett reduziert werden können, trotz gleichbleibendem Körpergewicht [19]. Körperliches Training bietet sich als lohnende und wirksame Maßnahme bei motivierten Patienten an, denen eine größere Gewichtsreduktion nicht empfohlen werden kann.

12.4.5 Alkoholkonsum

Rehm und Mitarbeiter untersuchten anhand von 17 Studien, ob sich für Alkoholkonsum ein kontinuierliches Dosis-Wirkungs-Muster oder ein Schwellenwert oder ein Geschlechtseffekt oder ein Unterschied hinsichtlich der Endpunkte Morbidität oder Mortalität finden lässt [20]. Sie kommen zu dem Schluss, dass es unabhängig vom Geschlecht bezüglich Zirrhosemorbidität, nicht aber bezüglich der Sterblichkeit einen Schwellenwert gibt. Sobald sich Hinweise für eine Lebererkrankung finden, empfehlen sie daher wegen der erhöhten Sterblichkeit einen vollständigen Verzicht auf Alkohol. Bei NAFLD-Patienten könnten komplizierend auch Interaktionen mit Medikamenten hinzutreten, die von Patienten mit Metabolischem Syndrom eingenommen werden. Außerdem gibt es Hinweise dafür, dass anders als in der Allgemeinbevölkerung, Alkoholkonsum bei NAFLD-Patienten nicht mit einer Senkung des kardiovaskulären Risikos verbunden ist [4]. Eine koreanische Kohortenstudie an fast 60.000 NAFLD-Patienten fand schon bei leichtem (1–9,9 g·d^{-1}) und erst recht bei moderatem (10–29,9 g·d^{-1}) Alkoholkonsum Zeichen der Fibroseprogression [21]. Die Leitlinien der EASL/EASD/EASO [1] und der AASLD/ACG/AGA [2] empfehlen nur den Verzicht auf große Mengen von Alkohol. Solange keine belastbaren Daten aus Interventionsstudien vorliegen, erscheint ein möglicher Gesundheitsnutzen von moderatem Alkoholkonsum bei NAFLD Patienten jedoch äußerst fraglich.

12.4.6 Ernährungssupplemente

Vitamin E, andere Antioxidantien

Das antioxidative Vitamin E wurde in mehreren recht heterogenen Studien hinsichtlich seiner Wirksamkeit in der Verbesserung biochemischer und histologischer Kenngrößen der NASH untersucht [4]. Die Autoren internationaler Leitlinien kommen zu der Bewertung, dass die Gabe von Vitamin E mit einer Verbesserung der Transaminasen und mit einer Verbesserung der histologischen NASH Befunde assoziiert ist, auf die Fibrose aber allenfalls einen geringen Effekt hat [1,2].

In der großen PIVENS-Studie [22] erreichten in der mit Vitamin E (800 IU·d⁻¹ über 2 Jahre) behandelten Gruppe mehr Patienten (42 % vs. 19 %) mit einer NNT von 4.4 den a priori definierten Endpunkt als in der Kontrollgruppe. Verbesserungen der ALT waren häufiger in der Vitamin E-Gruppe und mit Verbesserungen des NAFLD Aktivitäts-Scores (NAS), nicht aber des Fibrose-Scores verbunden. Außerdem hatte Vitamin E einen additiven Effekt auf die durch Gewichtsverlust erzielten Verbesserungen von ALT, NAS und Fibrose-Score.

> **Merke:** Vitamin E (800 IU α-Tocopherol tgl.) sollte bei nicht-diabetischen Erwachsenen mit NASH zur Verbesserung von Transaminasen und histologischem Befund verordnet werden.

Demgegenüber kommen verschiedene Metaanalysen zu überwiegend negativen Ergebnissen, wobei allerdings zu beachten ist, dass die beiden großen Studien an nicht-diabetischen NASH Patienten nur in einer Metaanalyse und dort auch nur auf der Basis des Abstracts berücksichtigt wurden [4].

Aufgrund der unzureichenden Datenlage können andere Antioxidantien wie Vitamin C, Resveratrol, Anthocyanin oder Bayberries zur Behandlung der NAFLD nicht empfohlen werden [4].

Cholin, Carnitin

Eine mögliche Bedeutung subnormaler Cholinspiegel wurde in der Pathogenese des Leberschadens unter parenteraler Ernährung diskutiert. Aufgrund epidemiologischer Daten werden Cholindefizite auch in der Pathogenese der NAFLD diskutiert. Daten aus Interventionsstudien liegen bislang nicht vor [4].

Demgegenüber liegen für die Carnitinsupplementierung je eine Studie bei NASH und bei diabetischen NAFLD Patienten mit positiven Ergebnissen vor. Diese präliminären Daten erlauben allerdings noch keine generelle Empfehlung [4].

ω3-Fettsäuren

Es wird vermutet, dass über einen adäquaten Gehalt an ω3-Fettsäuren in der Nahrung die (unerwünschten) metabolischen Auswirkungen der westlichen Lebensweise attenuiert oder gar neutralisiert werden könnten. So wurde auch bei NAFLD Patienten ein Trend zur Verbesserung des hepatischen Fettgehalts unter der Einnahme von täglich 4 g ω3-Fettsäuren beschrieben. In einer anderen Studie fanden sich unter täglich 3 g ω3-Fettsäuren ein verbesserter hepatischer Fettgehalt, jedoch nicht die avisierte Senkung des NAS um mindestens 2 Punkte [4]. Eine plazebokontrollierte multizentrische Studie mit zwei Dosierungen (1.800 mg·d^{-1} bzw. 2.700 mg·d^{-1}) von Äthyl-Eicosapentaensäure verlief bezüglich aller Zielvariablen negativ [23]. Von 17 in einer Übersicht [24] ausgewerteten Studien kamen 12 zu einem positiven Ergebnis und fünf, darunter die mit Abstand größte [23], zu einem negativen Resultat. Metaanalysen kommen zu dem Schluss, dass die Wirksamkeit von ω3-Fettsäuren in der Behandlung der NAFLD noch unvollständig untersucht und in der Behandlung der NASH nicht belegt ist [4].

Pro- und Präbiotika

Zur Wirksamkeit von Pro- und Präbiotika (vgl. Kap. 14) liegen zwar Studien vor, jedoch wurden in einem systematischen Review sechs von den neun bewerteten Studien aufgrund methodischer Schwächen ausgeschlossen [25]. Einige Arbeitsgruppen fanden Verbesserungen von hepatischem Fettgehalt und/oder Transaminasen und außerdem Verbesserungen von Insulinsensitivität und histologischem Befund nach 24 Wochen Einnahme eines Synbiotikums (Kombination von Prä- und Präbotika) [4].

12.4.7 Metabolische Chirurgie

Bei aller prinzipieller Wirksamkeit einer Lebensstiländerung bietet diese Strategie für viele Patienten keine Lösung zum Erreichen einer langfristigen Gewichtsreduktion und Remission der NASH. Nach Expertenschätzung erreichen nur 10 % aller Patienten auf diesem Weg das Ziel einer dauerhaften Gewichtsreduktion um 10 %, selbst wenn multidisziplinäre Konzepte zum Einsatz kommen [4]. Für diese NAFLD Patienten, insbesondere NASH Patienten bietet die metabolische Chirurgie eine seriöse Option (vgl. Kap. 20). Es gibt zwar keine randomisierten kontrollierten Studien mit der primären Zielsetzung einer NAFLD bzw. NASH-Behandlung, aber bei der Mehrzahl der metabolisch operierten Adipösen besteht ohnehin eine NAFLD [2].

Merke: Wenn bei nicht-zirrhotischen adipösen NAFLD-Patienten nach erfolglosen Behandlungen mit hypokalorischer Ernährung und intensiver Änderung des Lebensstils die Indikation für einen bariatrischen Eingriff besteht, sollte eine diesbezügliche Beratung angeboten werden [1,2,4].

Die Auswertung der Leberbiopsien von 766 Patienten vor und nach Therapie zeigte eine Verbesserung bzw. vollständige Rückbildung der Steatose in 92 %, der Steatohepatitis in 81 %, der Fibrose in 66 % und eine vollständige Rückbildung der NASH

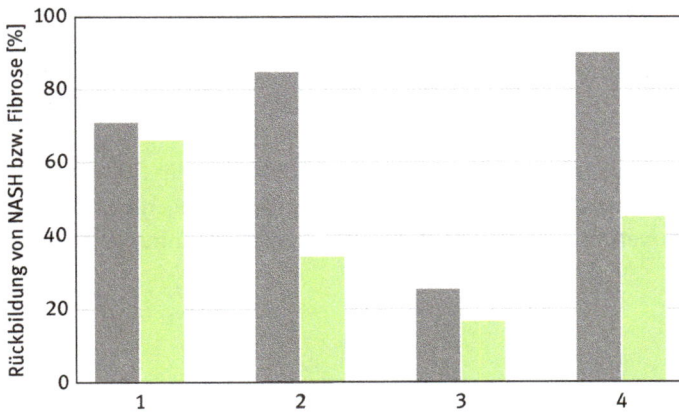

Abb. 12.2: Therapie der NASH. Ergebnisse von metabolischer Chirurgie und Lebensstiländerung. Vollständige Rückbildung der NASH (graue Balken) und Besserung der Fibrose (grüne Balken) nach metabolischer Chirurgie (1 = Mummadi et al. [26], 2 = Lassaily et al. [27]) oder intensiver Lebensstiländerung (Vilar-Gomez et al. [11], 3 = alle Patienten, 4 = Patienten mit Gewichtsverlust ≥ 10 %). Vor Intervention lagen die BMI Werte bei 44–56 [26], 49 [27] bzw. 31 kg·m^{-2} [11].

in 70 % [26]. Ähnliche Ergebnisse werden auch aus Europa berichtet [27]. Im Vergleich von Ergebnissen der konservativen Therapie mit denen der metabolischen Chirurgie erweisen sich beide Ansätze bezüglich vollständiger Rückbildung der NASH oder Regredienz der Fibrose als ebenbürtig, sofern ein Gewichtsverlust von mindestens 10 % erreicht wird (Abb. 12.2). Dieses Ziel wird mittels metabolischer Chirurgie jedoch häufiger erreicht.

Modellrechnungen belegen eine Kostenwirksamkeit für die metabolische Chirurgie bei adipösen NASH Patienten; bezüglich Lebensqualität zeigte sich auch die intensive Lebensstiländerung als wirksam [28]. Bei metabolisch Operierten werden intraoperativ in bis zu 40 % zuvor nicht diagnostizierte Zirrhosen bzw. Fibrosen festgestellt. Für die perioperative Sterblichkeit der metabolischen Chirurgie werden bei Patienten ohne Zirrhose, mit kompensierter und mit dekompensierter Zirrhose Raten von 0,3 %, 0,9 % und 16,3 % angegeben [4].

12.5 Leitlinienempfehlungen in der Nussschale

– Die Entstehung der NAFLD wird durch einen Lebensstil begünstigt, der von überkalorischer Ernährung und Bewegungsarmut geprägt ist. Ihre Prävalenz nimmt weltweit zu.
– Die NAFLD ist ein Indikator für ein erhöhtes kardiovaskuläres und onkologisches Risiko und sollte deshalb konsequent diagnostiziert und behandelt werden.

- Nachhaltige Lebensstiländerung mit Reduktion des Körpergewichts um mindestens 10 % kann eine NASH heilen und die Fibrose reduzieren.
- Eine Mediterrane Ernährung verbessert Risikoprofil, Fettmobilisierung aus prognoserelevanten Organen und senkt den Leberfettgehalt sowie die Insulinresistenz bei NAFLD.
- Allen NAFLD Patienten sollte eine Sporttherapie empfohlen werden.
- Adipöse Patienten, denen eine nachhaltige Lebensstiländerung nicht gelingt, sollten zu den Optionen und Ergebnissen der metabolischen Chirurgie beraten werden.

Literatur

[1]   EASL-EASD-EASO Clinical Practice Guidelines for the management of non-alcoholic fatty liver disease. J Hepatol. 2016;64:1388–402.

[2]   Chalasani N, Younossi Z, Lavine JE, et al. The diagnosis and management of non-alcoholic fatty liver disease: practice guideline by the American Gastroenterological Association, American Association for the Study of Liver Diseases, and American College of Gastroenterology. Gastroenterology. 2012;142:1592–609.

[3]   Roeb E, Steffen HM, Bantel H, et al. S2k-Leitlinie nicht alkoholische Fettlebererkrankungen. AWMF Register Nr. 021–025. Z Gastroenterol. 2015;53:669–723.

[4]   Plauth M, Bernal W, Dasarathy S, et al. ESPEN guideline on nutrition in liver disease. Clin Nutr. 2019;38:485–521.

[5]   Haflidadottir S, Jonasson JG, Norland H, et al. Long-term follow-up and liver-related death rate in patients with non-alcoholic and alcoholic related fatty liver disease. BMC Gastroenterol. 2014;14:166.

[6]   Estes C, Anstee QM, Arias-Loste MT, et al. Modeling NAFLD disease burden in China, France, Germany, Italy, Japan, Spain, United Kingdom, and United States for the period 2016–2030. J Hepatol. 2018;69:896–904.

[7]   Markova M, Pivovarova O, Hornemann S, et al. Isocaloric Diets High in Animal or Plant Protein Reduce Liver Fat and Inflammation in Individuals With Type 2 Diabetes. Gastroenterology. 2017;152:571–85.

[8]   Elke G, Hartl WH, Kreymann G, et al. Klinische Ernährung in der Intensivmedizin. S2k-Leitlinie (AWMF-Registernummer 073–004) der DGEM in Zusammenarbeit mit der DIVI, DGAI, DGCH, DGIIN, DGK, DGTHG und der DSG. Aktuel Ernahrungsmed. 2018;43:341–408.

[9]   Hauner H, Moss A, Berg A, et al. Interdisziplinäre Leitlinie der Qualität S3 zur „Prävention und Therapie der Adipositas" der DAG, DDG, DGE und DGEM, AWMF-Register Nr. 050–001. Adipositas – Ursachen, Folgeerkrankungen, Therapie. 2014;0828b]:179–221.

[10] Haufe S, Engeli S, Kast P, et al. Randomized comparison of reduced fat and reduced carbohydrate hypocaloric diets on intrahepatic fat in overweight and obese human subjects. Hepatology. 2011;53:1504–14.

[11] Vilar-Gomez E, Martinez-Perez Y, Calzadilla-Bertot L, et al. Weight Loss Through Lifestyle Modification Significantly Reduces Features of Nonalcoholic Steatohepatitis. Gastroenterology. 2015;149:367–78.

[12] Chiu S, Sievenpiper J, De Souza R, et al. Effect of fructose on markers of non-alcoholic fatty liver disease (NAFLD): a systematic review and meta-analysis of controlled feeding trials. Eur J Clin Nutr. 2014;68:416–23.

[13] Chung M, Ma J, Patel K, et al. Fructose, high-fructose corn syrup, sucrose, and nonalcoholic fatty liver disease or indexes of liver health: a systematic review and meta-analysis. Am J Clin Nutr. 2014;100:833–49.

[14] Johnston RD, Stephenson MC, Crossland H, et al. No difference between high-fructose and high-glucose diets on liver triacylglycerol or biochemistry in healthy overweight men. Gastroenterology. 2013;145:1016–25.

[15] Bach-Faig A, Berry EM, Lairon D, et al. Mediterranean diet pyramid today. Science and cultural updates. Public Health Nutr. 2011;14:2274–84.

[16] Estruch et al. Primary Prevention of Cardiovascular Disease with a Mediterranean Diet Supplementedwith Extra-Virgin Olive Oil or Nuts. N Engl J Med. 2018;378:e34.

[17] Gepner Y, Shelef I, Schwarzfuchs D, et al. Effect of Distinct Lifestyle Interventions on Mobilization of Fat Storage Pools: CENTRAL Magnetic Resonance Imaging Randomized Controlled Trial. Circulation. 2018;137:1143–57.

[18] Ma J, Hennein R, Liu C, et al. Improved Diet Quality Associates With Reduction in Liver Fat, Particularly in Individuals With High Genetic Risk Scores for Nonalcoholic Fatty Liver Disease. Gastroenterology. 2018;155:107–17.

[19] Houghton D, Thoma C, Hallsworth K, et al. Exercise Reduces Liver Lipids and Visceral Adiposity in Patients With Nonalcoholic Steatohepatitis in a Randomized Controlled Trial. Clin Gastroenterol Hepatol. 2017;15:96–102.

[20] Rehm J, Taylor B, Mohapatra S, et al. Alcohol as a risk factor for liver cirrhosis: a systematic review and meta-analysis. Drug Alcohol Rev. 2010;29:437–45.

[21] Chang Y, Cho Y, Kim Y, et al. Nonheavy Drinking and Worsening of Noninvasive Fibrosis Markers in Nonalcoholic Fatty Liver Disease: A Cohort Study. Hepatology. 2019;69:64–75.

[22] Sanyal AJ, Chalasani N, Kowdley KV, et al. Pioglitazone, vitamin E, or placebo for nonalcoholic steatohepatitis. N Engl J Med. 2010;362:1675–85.

[23] Sanyal AJ, Abdelmalek MF, Suzuki A, Cummings OW, Chojkier M. No significant effects of ethyl-eicosapentanoic acid on histologic features of nonalcoholic steatohepatitis in a phase 2 trial. Gastroenterology. 2014;147:377–84.

[24] de Castro GS, Calder PC. Non-alcoholic fatty liver disease and its treatment with n-3 polyunsaturated fatty acids. Clin Nutr. 2018;37:37–55.

[25] Buss C, Valle-Tovo C, Miozzo S, Alves de Mattos A. Probiotics and synbiotics may improve liver aminotransferases levels in non-alcoholic fatty liver disease patients. Ann Hepatol. 2014;13:482–8.

[26] Mummadi RR, Kasturi KS, Chennareddygari S, Sood GK. Effect of bariatric surgery on nonalcoholic fatty liver 2868 disease: systematic review and meta-analysis. Clin Gastroenterol Hepatol. 2008;6:1396–402.

[27] Lassailly G, Caiazzo R, Buob D, et al. Bariatric Surgery Reduces Features of Nonalcoholic Steatohepatitis in Morbidly Obese Patients. Gastroenterology. 2015;149:379–88.

[28] Klebanoff MJ, Corey KE, Chhatwal J, et al. Bariatric surgery for nonalcoholic steatohepatitis: A clinical and cost-effectiveness analysis. Hepatology. 2017;65:1156–64.

13 Leberzirrhose und Alkoholische Steatohepatitis

Mathias Plauth

13.1 Einleitung

Der Bedeutung der Ernährung für Prognose und Therapie von Leberkranken ist schon lange bekannt und fand deshalb auch Eingang in den prognostischen Score von Child & Turcotte in seiner ursprünglichen Fassung von 1964. Weil der Ernährungszustand gerade bei Zirrhosepatienten nicht einfach zu quantifizieren ist, wurde er in der von Pugh modifizierten Form durch die Prothrombinzeit ersetzt.

13.2 Grundlagen

13.2.1 Ernährungsbedingtes Risiko

Als Screening-Instrument zur Erkennung eines ernährungsbedingten Risikos ist der NRS-2002 weit verbreitet (vgl. Kap. 2.2.2), aber für Patienten mit Leberzirrhose bisher nicht validiert. Deshalb empfehlen die ESPEN-Leitlinien das validierte *Royal Free Hospital Nutrition Prioritizing Tool* (RFH-NPT, Abb. 13.1) als Screening-Instrument für chronisch Leberkranke [1,2].

Leberzirrhose

Zahlreiche Studien zeigen nicht nur höhere Sterblichkeit und Komplikationsraten bei Zirrhosepatienten mit Eiweißmangelernährung, sondern auch ein schlechteres Überleben nach Transplantation und anderen viszeralchirurgischen Eingriffen [1,3]. In Ernährungsinterventionsstudien fand man die höchste Sterblichkeit bei den Patienten mit der niedrigsten Nahrungs- und insbesondere Eiweißaufnahme [4]. Die Sarkopenie, also die Verminderung von Muskelkraft und Muskelmasse ist bei Patienten mit Leberzirrhose von hoher prognostischer Aussagekraft [5].

Merke: Patienten mit Leberzirrhose weisen häufig eine Eiweißmangelernährung mit Sarkopenie auf, die mit einer höheren Morbidität und Mortalität einhergeht.

Die akkurate Bestimmung des Ernährungszustandes (vgl. Kap. 2) ist besonders diffizil bei Lebererkrankungen mit einer Überwässerung und verminderter Eiweißsynthese. Zur Prognoseeinschätzung sollte stets geklärt werden, ob eine Sarkopenie vorliegt; der Verlust an Muskelmasse kann mittels radiologischer Methoden (CT, DXA) zuverlässig bemessen werden [1] (vgl. Kap. 3.4.3). Die auf einem Transversalschnitt in Höhe des LWK 3 gemessene Skelettmuskelfläche und der daraus gewonnene Ske-

https://doi.org/10.1515/9783110632699-013

lettmuskelindex (SMI in cm²·kg⁻²) sind repräsentativ für die Skelettmuskelmasse des ganzen Körpers; subnormale Werte zeigen auch bei Zirrhosepatienten und Transplantationskandidaten ein erhöhtes Sterblichkeitsrisiko an [1,5].

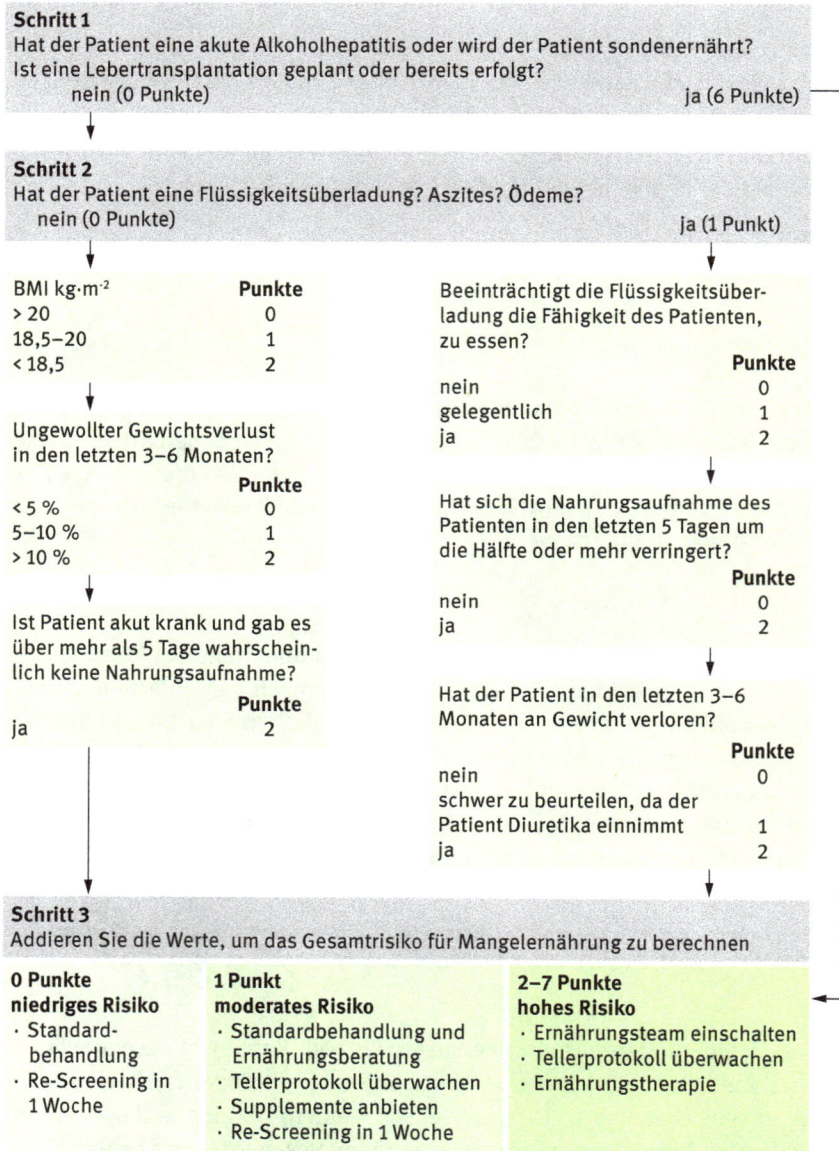

Schritt 1
Hat der Patient eine akute Alkoholhepatitis oder wird der Patient sondenernährt?
Ist eine Lebertransplantation geplant oder bereits erfolgt?
nein (0 Punkte)   ja (6 Punkte)

Schritt 2
Hat der Patient eine Flüssigkeitsüberladung? Aszites? Ödeme?
nein (0 Punkte)   ja (1 Punkt)

BMI kg·m⁻²	Punkte
> 20	0
18,5–20	1
< 18,5	2

Ungewollter Gewichtsverlust in den letzten 3–6 Monaten?

	Punkte
< 5 %	0
5–10 %	1
> 10 %	2

Ist Patient akut krank und gab es über mehr als 5 Tage wahrscheinlich keine Nahrungsaufnahme?

	Punkte
ja	2

Beeinträchtigt die Flüssigkeitsüberladung die Fähigkeit des Patienten, zu essen?

	Punkte
nein	0
gelegentlich	1
ja	2

Hat sich die Nahrungsaufnahme des Patienten in den letzten 5 Tagen um die Hälfte oder mehr verringert?

	Punkte
nein	0
ja	2

Hat der Patient in den letzten 3–6 Monaten an Gewicht verloren?

	Punkte
nein	0
schwer zu beurteilen, da der Patient Diuretika einnimmt	1
ja	2

Schritt 3
Addieren Sie die Werte, um das Gesamtrisiko für Mangelernährung zu berechnen

0 Punkte
niedriges Risiko
· Standardbehandlung
· Re-Screening in 1 Woche

1 Punkt
moderates Risiko
· Standardbehandlung und Ernährungsberatung
· Tellerprotokoll überwachen
· Supplemente anbieten
· Re-Screening in 1 Woche

2–7 Punkte
hohes Risiko
· Ernährungsteam einschalten
· Tellerprotokoll überwachen
· Ernährungstherapie

Abb. 13.1: Royal Free Hospital Nutrition Prioritizing Tool (RFH-NPT), validiertes Screeninginstrument bei Patienten mit Leberzirrhose (modifiziert nach Amodio Hepatology 2013 [2]).

Die Sarkopenie kann auch am Verlust von Muskelfunktion bemessen werden: Reduzierte Handkraft oder Gebrechlichkeit (z. B. verminderte Gehgeschwindigkeit) zeigen ebenfalls ein schlechteres Überleben an (Tab. 13.1) [1,6]. Eine Studie fand bei mehr als 60 % von zur Transplantation gelisteten Zirrhosekranken eine hochgradige Einschränkung der VO_2peak als Maß der kardiorespiratorischen Leistungsfähigkeit und diese ging mit einem schlechteren Überleben nach Transplantation einher [7].

Tab. 13.1: Gebrechlichkeit als Abbild der funktionellen Einschränkung von Zirrhosepatienten. Auswirkungen auf das Sterblichkeitsrisiko von Patienten auf der Warteliste zur Transplantation (nach Daten von Lai et al. [6]).

309 Patienten auf der OLT Warteliste	Sterblichkeitsrisiko HR (95 % CI)
Handgriffstärke pro kg Zunahme	0,89 (0,83–0,95) < 0,01
Gehgeschwindigkeit pro 1 m·s^{-1} Zunahme	0,72 (0,62–0,84) < 0,01
Chair stands pro 1 sec Zunahme	1,17 (1,09–1.25) < 0,01
SPPB score < 10	1,45 (1,15–2,20) < 0,01

Adjustiert für baseline physical function, HCC, baseline albumin, baseline MELD-Na, logitudinaler MELD Verlauf. HCC = hepatozelluläres Karzinom, HR = hazard ratio, MELD = model of end-stage liver disease, OLT = orthotope Lebertransplantation.

Der mittels Bioimpedanzanalyse (BIA) gemessene Phasenwinkel (vgl. Kap. 3.4.3) nimmt eine Sonderstellung ein, denn die Verminderung des Phasenwinkels unter die 5. Perzentile ist ein integrales Maß für Defizite in Körperzellmasse und -funktion; sie zeigt auch bei Zirrhosepatienten ein schlechteres Überleben an [1,3,8]. Mittels BIA kann ein Verlust an Körperzellmasse detektiert werden, für den der BMI blind ist (Abb. 13.2).

Merke: Bei chronisch Leberkranken soll das Vorliegen einer Sarkopenie bzw. einer gestörten Körperzusammensetzung mit quantifizierenden Verfahren bemessen werden. Als bedside Verfahren eignet sich dafür die Bestimmung des Phasenwinkels mittels BIA.

Alkoholische Steatohepatitis (ASH)

Auch bei schwerer Alkoholhepatitis sind schlechter Ernährungszustand und Sarkopenie als Risikofaktoren bekannt. Es kommen die gleichen Instrumente für Screening und Erfassung des Ernährungszustandes zum Einsatz wie bei der Leberzirrhose.

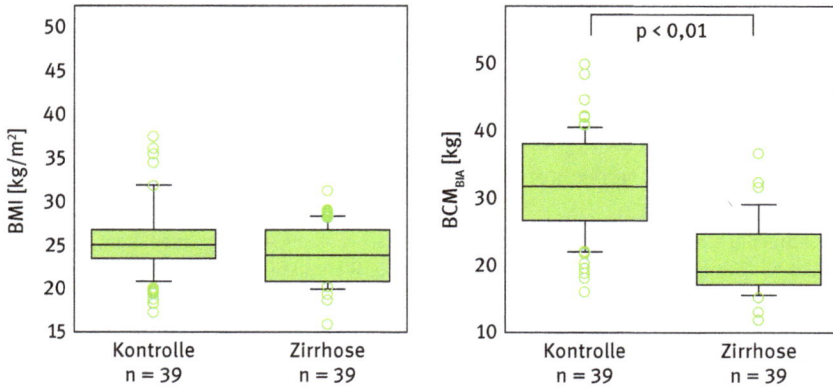

Abb. 13.2: Der Body-Mass-Index ist blind für die Erkennung selbst einer fortgeschrittenen Mangelernährung bei Leberzirrhose, die erst durch eine Analyse der pathologischen Körperzusammensetzung mit Nachweis der verminderten Körperzellmasse mittels BIA erkennbar wird. Grafik eigene Daten, Copyright beim Autor. BMI = Body-Mass-Index, BCM$_{BIA}$ = mittels BIA bestimmte Körperzellmasse.

13.2.2 Einfluss des Ernährungsstatus auf die Lebererkrankung

Verzehr

Bei Patienten mit Leberzirrhose oder einer schweren Alkoholhepatitis besteht fast regelhaft ein verminderter Nahrungsverzehr mit unzureichender Kalorien- und Eiweißzufuhr, der mit einer schlechten Prognose verbunden ist [1,3,8,9](vgl. Kap. 2.3.4).

Adipositas

Bei adipösen Patienten mit Leberzirrhose zeigte sich der BMI neben dem Grad der portalen Hypertension und dem Albuminwert als unabhängiger Prädiktor für eine klinische Dekompensation. Pathogenetisch wird eine Erhöhung des splanchnischen Gefäßtonus durch inflammatorische Signale in Folge der Adipositas diskutiert. Tatsächlich konnte eine erfolgreiche Lebensstilintervention bei übergewichtigen bzw. adipösen Zirrhosepatienten eine Reduktion des hepatisch-portalvenösen Druckgradienten um mindestens 10 % erzielen [10].

13.2.3 Einfluss der Leberkrankheit auf den Ernährungszustand

Leberzirrhose

Abhängig vom Schweregrad der Zirrhose beträgt die Prävalenz der Mangelernährung 60 % und mehr bei Patienten mit schwerem Leberschaden. Hinsichtlich Prävalenz und Schwere von Mangelernährung und Eiweißmangel ist die Ätiologie der Leber-erkrankung eher unbedeutend; die höhere Prävalenz und der höhere Grad der Man-gelernährung bei Alkoholkranken resultieren offenkundig aus ungesundem Lebens-stil und niedrigen sozioökonomischen Verhältnissen.

> **Merke:** Schwäche, Inappetenz und psychomotorische Defizite führen oft zu einer ungenügenden oralen Nahrungsaufnahme auch ohne dass eine offenkundige hepatische Enzephalopathie (HE) vorliegt.

Transplantation

Bei vielen Lebertransplantierten tritt schon im ersten Jahr nach der Transplantation eine enorme Gewichtszunahme ein, so dass die wiedergewonnene Gesundheit durch die Entwicklung eines metabolischen Syndroms auf das Spiel gesetzt wird. Im ersten Jahr nach der Transplantation kommt es zu einer Expansion der Körperfettmasse, während die Magermasse unverändert bleibt und die Störungen des nicht-oxidativen Glukosestoffwechsels im Muskel persistieren. Diese Entwicklung führt zur Konstella-tion der sarkopenischen Adipositas, deren Erkennung eine Analyse der Körper-zusammensetzung erfordert [11]. Nach der Transplantation persistiert bei den meis-ten Patienten die Dekonditionierung der Skelettmuskulatur und eine reduzierte VO_2peak aus der Zeit der verminderten körperlichen Aktivität prae transplantatio-nem. Bei Teilnehmern der *USA Transplant Games* fand man jedoch eine normale VO_2peak [12], womit das enorme Rehabilitationspotential der Transplantation belegt ist. Diese Beobachtung unterstreicht die überfällige Etablierung konsequenter ganz-heitlicher Rehabilitationsprogramme für Transplantierte unter rechtzeitigem Ein-schluss der Sporttherapie.

13.2.4 Pathophysiologie und Bedarf von Nährstoffen

Energie

Leberzirrhose: Ruheumsatzmessungen bei Zirrhosepatienten zeigen im Vergleich mit gesunden Kontrollen keinen Unterschied, wenn Körperoberfläche oder Körper-gewicht (Leberzirrhose 22–27 kcal·kg^{-1}·d^{-1}) als Bezugsgröße gewählt werden. Aller-dings finden sich erhöhte Werte, wenn der Ruheumsatz auf Körpermagermasse oder Körperzellmasse bezogen wird [3,4]. Da im individuellen Fall der gemessene Ruhe-umsatz sehr stark vom berechneten abweichen kann, sollte – wenn immer mög-lich – eine Messung erfolgen.

> **Merke:** Messungen des gesamten Energieumsatzes zeigen, dass der 24 h Energiebedarf Zirrhose-kranker bei ca. 130 % des Ruheumsatzes liegt und sich letztlich nicht wesentlich von dem Gesun-der mit sitzendem Lebensstil unterscheidet.

Das Ausmaß der diätinduzierten Thermogenese und die energetischen Kosten einer definierten körperlichen Aktivität unterscheiden sich für Zirrhosekranke nicht von jenen Gesunder. Das Niveau der körperlichen Aktivität Zirrhosekranker liegt jedoch deutlich unter dem von Gesunden. So wird die krankheitsbedingte Erhöhung des Energiebedarfs in Ruhe durch die Verminderung der körperlichen Aktivität infolge der schlechten Verfassung aufgehoben. Bei nichtadipösen Zirrhosepatienten sollte das aktuelle Körpergewicht für Berechnungen des Grundumsatzes herangezogen werden. Schätzungen des Trockengewichts sind ungenau und geben Anlass zu Fehlern.

Alkoholische Steatohepatitis: Bezogen auf den berechneten Ruheumsatz zeigen ASH Patienten im Durchschnitt ebenso wie gesunde Kontrollpersonen keine höheren Werte in der Kalorimetrie. Bezieht man den Ruheumsatz aber auf die reduzierte Muskelmasse, dann zeigt sich eine Erhöhung um 55 % gegenüber gesunden Kontrollen. Offenbar ist der Alkoholabusus selbst mit einem erhöhten Ruheumsatz assoziiert, der nach 4 Tagen Abstinenz abnimmt [1,3].

Transplantation: Als Gesamtheit haben Lebertransplantierte den gleichen Energiebedarf wie der durchschnittliche Patient mit einem großen Oberbaucheingriff. Generell ist daher eine kalorische Versorgung in Höhe von 130 % des Ruheumsatzes angemessen [3,8].

Kohlenhydrate
Leberzirrhose: Schon im Stadium Child-Pugh A besteht häufig eine Insulinresistenz und etwa 15 %–40 % der Patienten entwickeln einen klinischen Diabetes.

> **Merke:** Schon nach nächtlicher Nahrungskarenz sind bei Zirrhosekranken die Glykogenspeicher entleert und es kommt im Rahmen der Glukoneogenese zu einer vermehrten Eiweißkatabolie, wie sie bei Gesunden erst nach mehrtägigem Fasten eintritt.

Fett
Leberzirrhose: Die Verwertung der energieliefernden Nährstoffe ist von einer erhöhten Fettoxidation im Nüchternzustand charakterisiert.

> **Merke:** Bei Patienten mit einer Leberzirrhose findet sich häufig eine erhöhte Fettoxidation sowie eine Insulinresistenz. Postabsorptiv ist die Glukoseoxidationsrate vermindert und die hepatische Glukoseproduktion aufgrund einer Depletion an Leberglykogen vermindert.

Weder Plasma-Clearance noch Oxidationsraten von Fett sind vermindert, so dass die Nettokapazität der Verwertung von exogenem Fett nicht eingeschränkt ist [1,3].

Eiweiß und Aminosäuren

Leberzirrhose: Der Eiweißstoffwechsel ist geprägt von einer erhöhten Eiweißkatabolie und einer mit fortschreitender Erkrankung weiter abnehmenden Eiweißsynthese. Patienten mit stabiler Zirrhose können aber unter erhöhter Eiweißzufuhr wieder Körpermagermasse aufbauen.

Die Eiweißkatabolie prägt auch die Aminosäurenimbalanz der Zirrhose und belastet die eingeschränkte metabolische Kapazität der Leber durch eine übermäßige Stickstoffanflutung mit dem Ergebnis einer Hyperammoniämie. Im Plasma Zirrhosekranker findet sich ein charakteristisches Aminosäurenmuster mit Erhöhung der aromatischen (Phenylalanin, Tyrosin) und schwefelhaltigen (Methionin) Aminosäuren sowie von Tryptophan und einer Verminderung der verzweigtkettigen Aminosäuren (VKAS: Leuzin, Isoleuzin, Valin). Ursächlich sind hier die eingeschränkte metabolische Clearance (aromatische und schwefelhaltige Aminosäuren) einerseits und andererseits der vermehrte Abbau der VKAS in der Skelettmuskulatur infolge der portalen Hypertension und der Hyperammoniämie [1,3].

Systematische Bestimmungen des Eiweißbedarfs von Zirrhosekranken wurden nur in begrenztem Umfang durchgeführt. Dabei zeigte sich bei stabiler Zirrhose ein erhöhter Bedarf, so dass eine Zufuhr von 1,2 g·kg^{-1}·d^{-1} empfohlen wurde. Diese liegt deutlich über dem für gesunde und wohl ernährte Erwachsene empfohlenen Wert von 0,8 g·kg^{-1}·d^{-1} [3]. Bei Mangelernährten und dekompensierter Zirrhose wird sogar eine Eiweißzufuhr von 1,5 g·kg^{-1}·d^{-1} empfohlen.

Merke: Bei Patienten mit Leberzirrhose beträgt der tägliche Eiweißbedarf 1,2–1,5 g·kg^{-1}·d^{-1}.

Vitamine und Mineralien

Leberzirrhose: Bei Zirrhosekranken besteht schon im Stadium Child-Pugh A eine Hyperhydratation, die mit einer Kochsalzretention Hand in Hand geht, aber nicht an einer Hypernatriämie zu erkennen ist. Bei anderen Mineralien wie Kalium, Magnesium oder Phosphat kommt es dagegen häufig zu echten Depletionen.

Zink- und Selenmangel sind bei alkoholischer wie auch bei nicht-alkoholischer Lebererkrankung beschrieben. Ein Mangel an wasserlöslichen Vitaminen, insbesondere der B-Gruppe, ist häufig, vor allem bei alkoholbedingter Zirrhose. Ein Mangel an fettlöslichen Vitaminen wird bei cholestasebedingter Steatorrhoe und bei Alkoholkranken beobachtet.

Merke: Die Körperzusammensetzung Zirrhosekranker ist durch Eiweißmangel, Hyperhydration, Kochsalzüberladung und häufig auch Mikronährstoffmangel (z. B. B-Vitamine, Zink) gekennzeichnet.

13.3 Ernährungstherapie

13.3.1 Leberzirrhose

Zirrhosepatienten nehmen fast regelhaft weniger Nahrung zu sich als zur Bedarfs-deckung benötigt. Deshalb ist es von entscheidender Bedeutung, eine quantitativ ausreichende Nährstoffzufuhr sicherzustellen.

Merke: Zirrhosepatienten sollten eine Energieaufnahme von 30 kcal·kg^{-1}·d^{-1} (Gesamtenergie) und eine Proteinzufuhr von 1,2–1,5 g·kg^{-1}·d^{-1} erreichen. Eine solche Eiweißzufuhr kann die Sterblich-keit senken [13].

Mit dieser Ernährungsstrategie kann insbesondere nach erfolgreicher Behandlung der portalen Hypertension mittels TIPS eine Zunahme der Körperzellmasse und eine Verbesserung der Sarkopenie erzielt werden (Abb. 13.3) [14,15].

Primär sollte eine Ernährungsberatung erfolgen. Der Einsatz von oraler Trink-nahrung ist dann hilfreich, wenn der Zirrhosekranke seinen Nährstoffbedarf trotz in-dividueller Ernährungsberatung nicht mehr decken kann. Verkürzte Perioden ohne Nahrungsaufnahme, eine kohlenhydratreiche Spätmahlzeit, die nächtliche Einnah-me von oraler Trinknahrung und ein zeitiges Frühstück können den Eiweißstoff-wechsel Zirrhosekranker stabilisieren.

Merke: Durch nächtliche Einnahme von oraler Trinknahrung kann der Eiweißstatus Zirrhosekran-ker effektiver verbessert werden als durch die Einnahme tagsüber [16].

Häufig wird übersehen, dass Zirrhosepatienten oft nur die Hälfte ihrer Mahlzeit oder noch weniger zu sich nehmen. Mit einer rechtzeitigen enteralen Sondenernährung

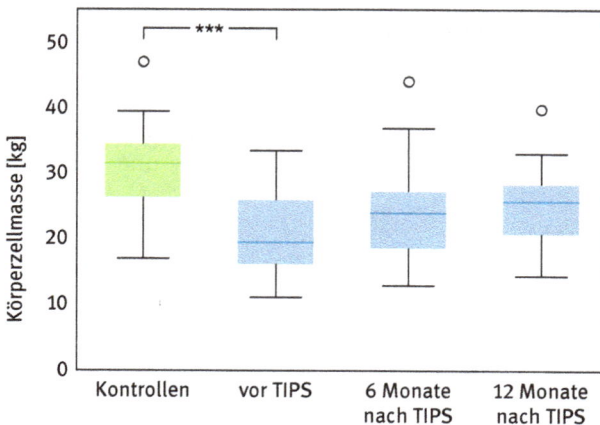

Abb. 13.3: Verbesserung der Körperzellmasse nach Behandlung der portalen Hypertension mittels TIPS [13]. TIPS = transjugulärer portosystemischer Stent-Shunt.

kann eine ausreichende Nährstoffzufuhr sichergestellt und das Überleben verbessert werden [1,3]. Bei unkooperativen Patienten und solchen mit fortgeschrittener HE ist das Aspirationsrisiko zu bedenken und gegebenenfalls der parenteralen Ernährung (PE) der Vorzug zu geben.

Die Sicherheit der oben empfohlenen Eiweißzufuhr zeigte sich in mehreren Studien. Auch in der Risikogruppe von Zirrhosepatienten mit episodischer HE wurde die Ernährung mit einer Eiweißmenge von 1,2 g·kg^{-1}·d^{-1} gut toleriert und die früher geübte passagere Eiweißrestriktion während einer HE Episode blieb ohne Vorteil [17].

Merke: Die gezielte Zufuhr höherer Eiweißmengen (1,2–1,5 g·kg^{-1}·d^{-1}) bei Zirrhosepatienten verbessert nachhaltig den Ernährungszustand und erhöht das Risiko für eine HE nicht.

Bei stabiler Zirrhose ist die Gabe einer mit VKAS angereicherten Nahrung nicht erforderlich. Sie bietet aber Vorteile für die sehr kleine Gruppe der eiweißintoleranten Patienten mit HE [1,3].

Merke: Die orale Supplementierung mit VKAS Granulat (0,25 g·kg^{-1}·d^{-1}) über 12 bzw. 24 Monate kann das Fortschreiten der Leberinsuffizienz bei Patienten mit mäßig fortgeschrittener Zirrhose (Child-Pugh Klasse B) verlangsamen und das ereignisfreie Überleben verlängern.

Die Kosten der VKAS-Supplemente werden in Deutschland nicht erstattet. Für die Sondenernährung von Patienten mit HE sollte eine mit VKAS angereicherte Sondennahrung (vgl. Kap. 5.4.3) eingesetzt werden [1,3].

Thiaminmangel ist bei Leberzirrhose verbreitet, insbesondere bei alkoholischer Zirrhose, und kann unter Kohlenhydratzufuhr mit einer Laktatazidose oder Wernicke-Enzephalopathie manifest werden.

Merke: Alle Patienten mit alkoholischer Leberkrankheit sollen vor der ersten Glukosegabe Vitamin B$_1$ erhalten (vgl. Kap. 1.3.3)

Die Labordiagnostik eines spezifischen Spurenelement- oder Vitaminmangels ist aufwändig und kann den Beginn der Supplementierung verzögern. Bei Zirrhosepatienten besteht häufig ein Mangel an Zink und Vitaminen, so dass eine generelle Supplementierung von Zink und ein Multivitaminpräparat in den ersten zwei Behandlungswochen empfohlen wird.

Merke: Bei mangelernährten Zirrhosepatienten ist in erhöhtem Maße mit dem Auftreten eines Refeeding-Syndroms zu rechnen (vgl. Kap. 1.3).

Die PE ist eine wertvolle Drittlinientherapie und muss bei mäßig oder schwer mangelernährten Zirrhosekranken umgehend eingesetzt werden, wenn eine ausreichende Ernährung auf oralem oder enteralem Wege nicht möglich ist.

Merke: Zur Vermeidung einer unnötigen Eiweißkatabolie durch orale Nahrungskarenz wird empfohlen, dass jeder Zirrhosepatient, der länger als 12 h nahrungskarent (nächtliche Karenz eingeschlossen!) bleiben muss, eine periphervenöse hypokalorische Ernährung erhält, bzw. eine bedarfsdeckende TPE, wenn die orale Karenz länger als 72 h dauert.

Bei der PE führt die simultane Infusion von Fett und Glukose zu einem besseren metabolischen Profil als Glukose allein. In den europäischen Leitlinien wird empfohlen, moderne Fettemulsionen mit einem niedrigeren Gehalt an ω6 mehrfach ungesättigten Fettsäuren (vgl. Kap. 6.2.2) zur Deckung von 40–50 % des Nicht-Eiweißenergiebedarfs einzusetzen.

Aminosäuren sollten in einer Rate von 1,2 g·kg^{-1}·d^{-1} bei kompensierter Zirrhose ohne Mangelernährung und mit 1,5 g·kg^{-1}·d^{-1} bei dekompensierter Zirrhose mit schwerer Mangelernährung infundiert werden. Bei Patienten ohne HE können Standardaminosäurenlösungen eingesetzt werden.

Für Patienten mit manifester HE wurden leberadaptierte Aminosäurenlösungen mit erhöhtem Anteil an VKAS (35–45 %) und reduzierten Gehalt an Tryptophan, aromatischen und schwefelhaltigen Aminosäuren entwickelt (vgl. Kap. 6.2.3) und in Studien mit Raten von 0,6 bis 1,2 g·kg^{-1}·d^{-1} eingesetzt; sie zielen auf eine Korrektur des pathologisch veränderten Aminosäuremusters. In einer Metaanalyse zeigte sich für dieses Behandlungskonzept ein positiver Effekt bezüglich der HE, aber kein Überlebensvorteil [1,3]. Dies überrascht nicht, denn bei Zirrhose wird eine HE-Episode durch Komplikationen ausgelöst, wie Infektionen oder Blutungen, die eine ungleich stärkere Determinante des Überlebens sind als die HE selbst. Leberadaptierte Aminosäurenlösungen sollten bei höhergradiger HE (III°–IV°), insbesondere nach gastrointestinaler Blutung eingesetzt werden.

Merke: Nach gastrointestinaler Blutung kommt mit Blut ein Eiweiß minderer biologischer Wertigkeit zur Assimilation und führt zu einem VKAS Antagonismus. Dieser führt zu Hyperammoniämie und Ausbildung einer HE und kann durch Infusion von lediglich Isoleuzin aufgehoben werden [18].

Isoleuzinlösungen zur parenteralen Gabe sind nicht kommerziell erhältlich, allerdings enthalten die leberadaptierten Lösungen (s. o.) Isoleuzin und die anderen VKAS Leuzin und Valin in größeren Mengen.

13.3.2 Alkoholische Steatohepatitis

Wenn Patienten mit schwerer ASH ihren Nährstoffbedarf nicht mehr auf normalem Wege decken können, ist eine ergänzende Ernährungstherapie indiziert. Studien haben gezeigt, dass die ergänzende Ernährungstherapie mittels oraler Trink- oder Sondennahrung bei diesen Patienten eine angemessene Energie- und Eiweißzufuhr sicherstellen kann, ohne das Risiko für eine HE zu erhöhen [1,3]. Die enterale Ernährung (EE) über eine nasale Sonde zeigte sich der Behandlung mit Prednisolon hinsichtlich des 365-Tage-Überlebens als ebenbürtig. Unter den Patienten, welche die 28-tägige Behandlungsphase überlebten, zeigten die enteral ernährten sogar eine niedrigere Sterblichkeit in den folgenden 11 Monaten [19]. Patienten mit schwerer ASH und unzureichender Ernährung (< 21 kcal·kg^{-1}·d^{-1}) haben eine schlechte Prognose [9].

> **Merke:** Bei ASH mit schwerer Mangelernährung kann die ergänzende orale Trinknahrung das Überleben verbessern; die Einnahme oraler anaboler Steroide ist demgegenüber wirkungslos.

Für die ergänzende Ernährungstherapie sind in erster Linie orale Trinknahrungen zu empfehlen. Wenn Patienten auch damit keine ausreichende orale Nahrungszufuhr erreichen, sollte die EE über eine Sonde eingesetzt werden, auch bei Patienten mit Ösophagusvarizen. Für eine Erhöhung des Blutungsrisikos lassen sich bei Verwendung moderner weicher und kleinkalibriger (9 F) Ernährungssonden keine Belege finden [1,3]. Die Anlage einer PEG ist mit einem erhöhten Komplikationsrisiko verbunden und wird nicht empfohlen. Größere Aszitesmengen, eine Gerinnungsstörung und porto-systemische Kollateralen werden als PEG Kontraindikationen gesehen [20].

Im Übrigen gelten für Patienten mit schwerer ASH die gleichen Empfehlungen wie für Patienten mit Leberzirrhose (vgl. Kap. 3.1).

13.3.3 Perioperative Ernährung und Transplantation

Präoperativ

Vor elektiven Eingriffen oder Listung zur Transplantation sollte bei allen Zirrhosepatienten ein Ernährungsscreening und insbesondere eine Sarkopeniediagnostik erfolgen (vgl. Kap. 3.4). Mangelernährte Zirrhosepatienten sind durch eine höhere Morbiditäts- und Mortalitätsrate während der Wartezeit auf die Transplantation wie auch nach der Transplantation oder nach anderen Operationen gefährdet [3]. Allerdings ist der Wert einer präoperativen Ernährungstherapie nur unvollständig untersucht. Der Einsatz einer immunmodulierenden Trinknahrung (vgl. Kap. 5.4.1) vor Transplantation brachte gegenüber einer Standardnahrung keinen klinischen Nutzen [21].

Bei Kindern mit angeborenen cholestatischen Lebererkrankungen konnte die Körperzellmasse bis zur Transplantation in höherem Maße verbessert werden, wenn eine mit VKAS angereicherte Nahrung verwendet wurde. Der Einsatz von Probiotika vor und nach der Transplantation kann die Rate an infektiösen Komplikationen senken. Grundsätzlich gilt: Die präoperative Ernährungstherapie sollte den Empfehlungen für Zirrhosepatienten folgen [1,3,8].

Auch in der Leberchirurgie können Komplikationsraten und Krankenhausverweildauer durch Anwendung des ERAS-Protokolls verbessert werden, bei dem neben anderen Maßnahmen die Verabreichung einer klaren kohlenhydratreichen Trinklösung bis 2 h vor dem Eingriff sowie die frühe postoperative Ernährung und Mobilisierung zum Einsatz kommen [1].

Postoperativ

Normales Essen und/oder eine enterale Ernährung schon in dem ersten 12–24 h nach der Transplantation sind mit niedrigeren Raten an Sterblichkeit und Komplikationen als eine Ernährung mittels PE verbunden. Nach anderen elektiven Eingriffen sollte nach dem ERAS-Protokoll verfahren werden. Wenn nach abdominalen Eingriffen bei Zirrhosekranken eine orale oder enterale Ernährung nicht möglich ist, sollte eine PE unter Verwendung von Standardaminosäurenlösungen zur Optimierung von Komplikationsrate und Eiweißstoffwechsel erfolgen. Nach der akuten postoperativen Phase sollte eine Energiezufuhr von 30–35 kcal·kg^{-1}·d^{-1} und eine Eiweißzufuhr von 1,2–1,5 g·kg^{-1}·d^{-1} erreicht werden [1,3].

13.4 Leitlinienempfehlungen in der Nussschale

–   Risikopatienten durch Screening mittels RFH-NPT erkennen und Sarkopenie funktionell (Gebrechlichkeit, Handkraft) und/oder mittels Skelettmuskelindex oder Phasenwinkel quantifizieren.
–   Patienten mit Leberzirrhose und/oder schwerer Alkoholhepatitis essen oft zu wenig und sind deshalb durch eine höhere Sterblichkeit bedroht.
–   Perioden von Nahrungskarenz > 12 h sind für Zirrhosepatienten schädlich und müssen vermieden werden.
–   Ernährungstherapie verbessert Leberfunktion, Morbidität und Sterblichkeit bei mangelernährten Zirrhosepatienten.
–   Patienten mit Leberzirrhose benötigen eine höhere Eiweißzufuhr (1,2–1,5 g·kg^{-1}·d^{-1}) als sie zur Erhaltung des Eiweißstatus für normal ernährte Gesunde empfohlen wird.
–   Adipositas ist für Zirrhosekranke ein zusätzlicher Risikofaktor, ebenso wie die sarkopene Adipositas nach erfolgreicher Lebertransplantation.

Literatur

[1] Plauth M, Bernal W, Dasarathy S, et al. ESPEN guideline on nutrition in liver disease. Clin Nutr. 2019;38:485–521.

[2] Amodio P, Bemeur C, Butterworth R, et al. The nutritional management of hepatic encephalopathy in patients with cirrhosis: International Society for Hepatic Encephalopathy and Nitrogen Metabolism Consensus. Hepatology. 2013;58:325–36.

[3] Plauth M, Schütz T, Pirlich M, Canbay A und das DGEM Steering Committee. S3-Leitlinie der Deutschen Gesellschaft für Ernährungsmedizin (DGEM) in Zusammenarbeit mit der GESKES, der AKE und der DGVS Klinische Ernährung in der Gastroenterologie (Teil 1) – Leber. Aktuel Ernährungsmed. 2014;39:e1–42.

[4] Kondrup J, Müller MJ. Energy and protein requirements of patients with chronic liver disease. J Hepatol. 1997;27:239–47.

[5] Montano-Loza AJ, Meza-Junco J, Prado CMM, et al. Muscle Wasting Is Associated With Mortality in Patients With Cirrhosis. Clin Gastroenterol Hepatol. 2012;10:166–73.

[6] Lai JC, Dodge JL, Sen S, Covinsky K, Feng S. Functional decline in patients with cirrhosis awaiting liver transplantation: Results from the functional assessment in liver transplantation (FrAILT) study. Hepatology. 2016;63:574–80.

[7] Dharancy S, Lemyze M, Boleslawski E, et al. Impact of impaired aerobic capacity on liver transplant candidates. Transplantation. 2008;86:1077–83.

[8] Merli M, Berzigotti A, Zelber-Sagi S, et al. EASL Clinical Practice Guidelines on nutrition in chronic liver disease. J Hepatol. 2019;70:172–93.

[9] Moreno C, Deltenre P, Senterre C, et al. Intensive Enteral Nutrition Is Ineffective for Patients With Severe Alcoholic Hepatitis Treated With Corticosteroids. Gastroenterology. 2016;150:903–10.

[10] Berzigotti A, Albillos A, Villanueva C, et al. Effects of an intensive lifestyle intervention program on portal hypertension in patients with cirrhosis and obesity: The SportDiet study. Hepatology. 2017;65:1293–305.

[11] Schütz T, Hudjetz H, Roske A-E, et al. Weight gain in long-term survivors of kidney or liver transplantation – another paradigm of sarcopenic obesity? Nutrition. 2012;28:378–83.

[12] Painter PL, Luetkemeier MJ, Moore GE, et al. Health-related fitness and quality of life in organ transplant recipients. Transplantation. 1997;64:1795–800.

[13] Cabré E, González-Huix F, Abad A, et al. Effect of total enteral nutrition on the short-term outcome of severely malnourished cirrhotics: a randomized controlled trial. Gastroenterology. 1990;98:715–20.

[14] Plauth M, Schütz T, Buckendahl DP, et al. Weight gain after transjugular intrahepatic portosystemic shunt is associated with improvement in body composition in malnourished patients with cirrhosis and hypermetabolism. J Hepatol. 2004;40:228–33.

[15] Tsien C, Shah SN, McCullough AJ, Dasarathy S. Reversal of sarcopenia predicts survival after a transjugular intrahepatic portosystemic stent. Eur J Gastroenterol Hepatol. 2013;25:85–93.

[16] Plank LD, Gane EJ, Peng S, et al. Nocturnal nutritional supplementation improves total body protein status of patients with liver cirrhosis: a randomized 12-month trial. Hepatology. 2008;48:557–66.

[17] Córdoba J, López-Hellín J, Planas M, et al. Normal protein for episodic hepatic encephalopathy: results of a randomized trial. J Hepatol. 2004;41:38–43.

[18] Olde Damink SWM, Jalan R, Deutz NEP, et al. Isoleucine infusion during "simulated" upper gastrointestinal bleeding improves liver and muscle protein synthesis in cirrhotic patients. Hepatology. 2007;45:560–68.

[19] Cabré E, Rodriguez-Iglesias, Caballeria J, et al. Short- and long-term outcome of severe alcohol-induced hepatitis treated with steroids or enteral nutrition: a multicenter randomized trial. Hepatology. 2000;32:36–42.

[20] Denzer U, Beilenhoff U, Eickhoff A, et al. S2k-Leitlinie Qualitätsanforderungen in der gastrointestinalen Endoskopie, AWMF Register Nr. 021–022. Z Gastroenterol. 2015;53,e1-227.

[21] Plank LD, Mathur S, Gane EJ, et al. Perioperative immunonutition in patients undergoing liver transplantation: A randomized souble-blind trial. Hepatology. 2015;61:639–47.

14 Präbiotika, Probiotika und Nahrungsmittelunverträglichkeiten

Wolfgang Scheppach

14.1 Einleitung

Die Geschichte begann mit der Ballaststoffhypothese in den 60er Jahren des letzten Jahrhunderts. Denis Burkitt (1911–1993) [1] stellte fest, dass Ostafrikaner deutlich voluminösere Stühle produzierten als britische Vergleichspersonen und machte diese Beobachtung für eine Reihe von Zivilisationskrankheiten in der Westlichen Welt verantwortlich (u. a. das kolorektale Karzinom). Er fand eine Korrelation zwischen der Aufnahme von Ballaststoffen („dietary fibre") in pflanzlicher Nahrung und der durchschnittlichen täglichen Stuhlmasse. In weiterführenden Untersuchungen zeigte sich, dass diverse Ballaststoffträger (exemplarisch Karotten, Kohl, Apfel, Weizenkleie) die Stuhlmasse in unterschiedlichem Ausmaß erhöhen [2]. Als zugrundeliegender Mechanismus wurde die unterschiedliche Fermentierbarkeit (Abbau unter anaeroben Bedingungen) von Ballaststoffen durch die im Kolon ansässige Mikrobiota (Darmflora) beschrieben:

Merke: Gering fermentierbare Ballaststoffe erhöhen die Stuhlmasse durch ihre Wasserbindungskapazität („bulking effect"), während stark fermentierbare Ballaststoffe zu einer Zunahme der Bakterienmasse im Stuhl führen („Substrateffekt").

Dabei ist der „Substrateffekt" auf die Stuhlmasse geringer ausgeprägt als der „bulking effect" [3]. Diese grundlegenden Arbeiten eröffneten ein Forschungsfeld, in dem breit untersucht wurde, wie Nahrungsbestandteile auf die Mikrobiota einwirken, diese in Zusammensetzung und Funktion modulieren und somit möglicherweise zum Verständnis gastroenterologischer Erkrankungen beitragen.

14.2 Mikrobiota des Kolons – gesicherte Erkenntnisse

Die Erkenntnis, dass Ballaststoffe im Kolon des Menschen durch die residente Mikrobiota abgebaut werden, rückte die Bakterienbesiedelung des Dickdarms in den Fokus des Interesses von Ernährungswissenschaftlern. Dabei konnten letztere auf langjährige Erfahrungen von Veterinärmedizinern zurückgreifen, die ähnliche Prozesse im Pansen von Wiederkäuern beforscht hatten. Rinder und Schafe nehmen große Mengen von grünen Pflanzen auf und sind bei deren Verdauung auf die Symbiose mit in Kilogramm messbaren Mengen von zellulosespaltenden Anaerobiern angewiesen. Die bei der Pansenfermentation anfallenden kurzkettigen Fettsäuren werden na-

https://doi.org/10.1515/9783110632699-014

hezu quantitativ resorbiert und dienen dem Wirtsorganismus als die wesentliche Energiequelle. Während die Pansenfermentation dem Verdauungsprozess im Dünndarm vorgeschaltet ist, ist bei monogastrischen Lebewesen (darunter dem Menschen) die Kolonfermentation dem enzymatischen Verdauungsprozess im Dünndarm nachgeschaltet. Für den marginal ernährten Menschen der Urzeit („Jäger und Sammler") war die bakterielle Nachverdauung im Kolon wichtig, konnte er doch auf diesem Weg die Energieausbeute seiner Nahrung um 10–15 Prozent steigern.

> **Merke:** Bei der bakteriellen Saccharidfermentation im Kolon entstehende kurzkettige Fettsäuren (Azetat, Propionat, n-Butyrat) werden absorbiert und als energieliefernde Substrate verwertet, wobei Butyrat von der Kolonmukosa bevorzugt metabolisiert wird [4].

In Abb. 14.1 ist der bakterielle Fermentationsprozess summarisch dargestellt. Auf der Substratseite (links) sind die wesentlichen Saccharide aufgeführt, welche dem anaeroben Abbau im Kolon unterliegen. Auf der Produktseite sind neben den o. g. kurzkettigen Fettsäuren weitere Konsequenzen des Kolonstoffwechsels aufgeführt. So kommt es bei der Zufuhr von Kohlenstoffquellen zur Stimulation bakterieller Proliferation, wobei manche Substrate (z. B. Fruktooligosaccharide) einzelne Bakterienspezies mengenmäßig hervortreten lassen (sog. präbiotischer Effekt). Durch bakterielle Proliferation wird Stickstoff in bakteriellem Gerüstprotein fixiert und zur Ausscheidung gebracht, was bei der Behandlung der hepatischen Enzephalopathie nutzbar wird. Die Bildung von Darmgasen durch die Saccharidfermentation gilt als negative Begleiterscheinung (vgl. Kap. 14.5).

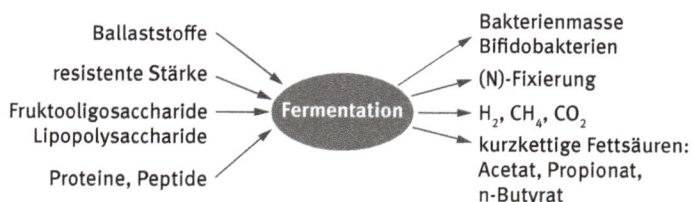

Abb. 14.1: Fermentation (anaerober Abbau) von Sacchariden (und Proteinen) im Kolon und die dabei entstehenden Produkte bzw. Effekte.

14.3 Modulation der Mikrobiota durch Präbiotika

Spezielle Nahrungsbestandteile, überwiegend Saccharide, können die indigene Mikrobiota des menschlichen Kolons in ihrer Zusammensetzung temporär verändern. Diese werden als Präbiotika bezeichnet und sind von Probiotika (vgl. Kap. 14.4) abzugrenzen.

Merke: Bei Präbiotika handelt es sich um spezifische unverdauliche Stoffe, die selektiv Bifidobakterien und möglicherweise andere Mikroorganismen in ihrem Wachstum im Darm fördern und dadurch positive gesundheitliche Wirkungen erzielen.

Im Vordergrund stehen dabei Fruktooligosaccharide (3–9 Monomere) und Inulin (≥ 10 Monomere). Während die bifidogene Wirkung von Fruktooligosacchariden reproduzierbar nachgewiesen werden kann, wurde ein positiver Gesundheitseffekt in Humanstudien bislang nicht zweifelsfrei belegt. Bei der akuten Pouchitis fand sich bei kleiner Fallzahl unter Inulin im Crossover mit Plazebo eine Abnahme des endoskopischen und histologischen Entzündungsgrades [5]; eine unabhängige Bestätigung des Studienergebnisses steht aus. Fruktooligosaccharide wurden bei gesunden Reisenden in Risikogebiete prophylaktisch gegeben; dabei wurde ein Effekt auf die Inzidenz von Reisediarrhoe statistisch knapp verfehlt [6]. Angesichts der aktuell spärlichen klinischen Datenlage kann keine Empfehlung zur Einnahme von Präbiotika ausgesprochen werden. Die gleiche Aussage gilt für Symbiotika, d. h. eine Kombination von Präbiotika und Probiotika.

14.4 Modulation der Mikrobiota durch Probiotika

Merke: Probiotika sind lebende Mikroorganismen, die in ausreichender Menge und in aktiver Form in den Darm gelangen und hierbei positive gesundheitliche Wirkungen erzielen.

Die Mikrobiota des Menschen ist interindividuell stark unterschiedlich und weist eine hohe Konstanz der Spezies auf. Der Versuch einer anhaltenden Umstimmung des inneren Milieus des Kolons durch passagere Zufuhr von Probiotika ist daher nicht erfolgversprechend. Nach Ende der oralen Gabe werden die „fremden" Keime ausgewaschen, und die Wiederfindungsrate geht innerhalb von ca. 10 Tagen gegen Null zurück [7].

Die meisten klinischen Studien mit Probiotika wurden bei infektiösen und nicht-infektiösen Durchfallerkrankungen durchgeführt. Gut untersucht ist die Wirkung insbesondere von Lactobacillus spp. bei akuter kindlicher Diarrhoe. Die Diarrhoeepisoden wurden dabei durchschnittlich um 30 Stunden abgekürzt.

Merke: In der Primärprävention der antibiotikaassoziierten Diarrhoe mit Laktobazillen fand eine Metaanalyse [8] von 82 Einzelstudien trotz großer Heterogenität der Daten eine signifikante Reduktion des relativen Risikos auf 0,58 bei einer *number needed to treat* von 13.

In ähnlicher Weise waren Probiotika, speziell Saccharomyces boulardii, Lactobacillus casei, Lactobacillus acidophilus zusammen mit Bifidobacterium bifidum und die

Kombination aus Lactobacillus acidophilus, Lactobacillus casei und Lactobacillus rhamnosus in der Prävention der Clostridienkolitis wirksam [9].

Merke: Eine probiotische Therapie der manifesten Clostridienkolitis nach konventioneller Vorbehandlung mit Vancomycin ist bisher ohne Wirksamkeitsnachweis.

Hierzu existieren spärliche Daten aus klinischen Studien mit geringer Fallzahl und divergenten Ergebnissen [9].

Während eine probiotische Therapie beim Morbus Crohn nicht etabliert ist, ergab sich eine Nischenindikation bei der Remissionserhaltung der Colitis ulcerosa (vgl. Kap. 17.5). Hierzu wurden erfolgreich Patientenstudien mit Escherichia coli Nissle 1917 durchgeführt, in denen sich die Nichtunterlegenheit gegenüber der Standardtherapie mit Mesalazin demonstrieren ließ [10]. Allerdings wurde in der aktuellen Leitlinie 2018 zur Colitis ulcerosa die Empfehlung zum Einsatz dieses Probiotikums wieder herabgestuft. Die nach Proktokolektomie wegen Colitis ulcerosa und ileoanaler Pouchanlage beobachtete Pouchitis wurde mit der aus acht Bakterienstämmen zusammengesetzten Formulierung VSL#3® behandelt. Die hierzu durchgeführten Studien zu Anfang der 2000er Jahre legten eine Wirksamkeit der Mixtur in der Therapie der chronischen Pouchitis und auch in der Primärprophylaxe der Pouchitis nahe. In der aktuellen Leitlinie zur Colitis ulcerosa [11] wird der Einsatz von VSL#3® aufgrund der weiterhin unzureichenden Datenlage nicht propagiert.

Demgegenüber können ausgewählte Probiotika in der Behandlung des Reizdarmsyndroms gemäß deutscher Leitlinie [12] eingesetzt werden:

Merke: Präparate mit den Keimen Bifidobacterium infantis, Bifidobacterium animalis ssp. Lactis und Lactobacillus casei Shirota werden beim Blähtyp des Reizdarmsyndroms mit dem Grad B empfohlen. Der gleiche Evidenzgrad wurde Lactobacillus casei Shirota beim Obstipationstyp zugebilligt.

Insgesamt kann verallgemeinernd empfohlen werden, stets diejenigen Probiotikapräparate auszuwählen, welche indikationsspezifisch die beste Datenlage aufweisen.

Eine ungewöhnliche Form der Bakteriotherapie ist der fäkale Mikrobiomtransfer, d. h. die duodenale oder zökale Applikation einer Stuhlaufschwemmung eines gesunden Spenders. Eine solche Intervention mit einer Vielzahl von Keimen und gelösten Substanzen undefinierter Zusammensetzung ist das Gegenteil einer qualitativ und quantitativ klar definierten Intervention und als solche kritikwürdig. Man kann jedoch nicht ignorieren, dass mit dieser Therapie erstaunliche Erfolge bei der rezidivierenden Clostridieninfektion erzielt wurden. So waren Patienten nach Mikrobiomtransfer in 94 % der Fälle rezidivfrei, verglichen mit nur 31 % unter Vancomycin [13]. In der Folge wurden Studien auch bei anderen Erkrankungen (z. B. Colitis ulcerosa) durchgeführt, allerdings mit geringerem Erfolg. Nicht jeder Stuhlspender scheint geeignet zu sein; vielmehr gibt es wohl *Superdonoren* mit besonderen Stuhleigenschaften. Unbekannt sind die potenziellen Risiken eines Stuhltransfers wie beispielsweise Autoimmunerkrankungen. Vor einem unkontrollierten Einsatz des fäkalen Mikrobiomtransfers sollten zumindest die Ergebnisse der laufenden Registerstudie der Universitäten Frankfurt und Jena abgewartet werden. In jedem Fall sollte einem Mikrobiomtransfer eine erfolglose Therapie mit Fidaxomycin vorausgegangen sein; dieses hochpreisige Antibiotikum vermindert die Rezidivrate der Clostridienkolitis wirksamer als Vancomycin oder Metronidazol.

Merke: Zukünftige Forschung wird zeigen, ob sich der als nicht unproblematisch empfundene Mikrobiomtransfer in eine probiotische Behandlung mit definiertem Keimspektrum und reduziertem Risikopotential umwandeln lässt.

14.5 Darmgasbildung als Ursache unspezifischer Nahrungsmittelunverträglichkeiten

Symptome des Reizdarmsyndroms [12], einer Gruppe funktioneller Darmerkrankungen mit hoher Prävalenz und unklarer Ätiologie, werden häufig durch unspezifische Nahrungsmittelunverträglichkeiten verstärkt (vgl. Kap. 15.1).

Merke: 12 der 20 am häufigsten zur Abdominalsymptomatik führenden Lebensmittel (in absteigender Häufigkeit Hülsenfrüchte, Gurkensalat, Weißkohl, Grünkohl, Paprikagemüse, Sauerkraut u. a.) sind durch einen hohen Gehalt an fermentierbaren Sacchariden gekennzeichnet [14].

Diese sind pflanzliche Komponenten einer an sich gesunden Ernährung, können aber durch die beim anaeroben Abbau im Kolon gebildeten Darmgase zu Bauchschmerzen beitragen. Insofern ist die Empfehlung zur Vermeidung dieser Lebensmittel zweischneidig. Grundsätzlich stellt sich auch die Frage, warum die Bildung der Darmgase Kohlendioxid, Wasserstoff und Methan nicht als physiologische Begleiterscheinung eines normalen Verdauungsprozesses angesehen werden kann (Abb. 14.1). Hinzu kommt, dass die bei der Kohlenhydratfermentation entstehenden Darmgase völlig geruchlos sind. Vegetarier geben folglich geruchlose Darmgase ab, während Personen unter Fleischverzehr schwefelhaltige Aminosäuren aufnehmen, die übelriechenden Schwefelwasserstoff im Darm erzeugen. Ist eine im erträglichen Ausmaß auftretende Flatulenz vielleicht eher ein soziales Dilemma als das Symptom einer krankhaft gestörten Verdauung? Zu dieser Schlussfolgerung kommen dänische Ärzte, die zu einem unverkrampften Umgang mit Darmgasen raten [15]. In Tab. 14.1 sind Saccharidklassen aufgeführt, die der bakteriellen Fermentation im Dickdarm unterliegen. Sie unterscheiden sich im Wesentlichen durch ihre Kettenlänge. Langkettige bzw. verzweigte Polysaccharide werden im Kolon strukturabhängig partiell und eher langsam degradiert und tragen bei Reizdarmpatienten weniger zur Symptomatik bei. Hauptvertreter sind Ballaststoffe (chemisch: Nicht-Stärke-Polysaccharide und Lignin) und im Dünndarm unvollständig abgebaute Stärke. Oligosaccharide nehmen eine Mittelstellung ein und tragen wegen ihres geringen Gehalts in natürlichen Lebensmitteln (z. B. Fruktooligosaccharide in Lauch, Zwiebeln, Knoblauch, Artischocken) nur wenig zur Darmgasbildung bei. Ihre Bedeutung als Präbiotika (vgl. Kap. 14.3) gewinnen sie in erster Linie durch artefizielle Supplementierung von Lebensmitteln.

Tab. 14.1: Beispiele für im Kolon bakteriell fermentierbare Saccharide. FODMAP = fermentable oligosaccharides, disaccharides, monosaccharides and polyols.

FODMAPs	Oligosaccharide	Polysaccharide
Monosaccharide – Fruktose – Arabinose – Xylose	Fruktooligosaccharide Galaktooligosaccharide	Nicht-Stärke-Polysaccharide (= Ballaststoffe) resistente Stärke Polyfruktose (Inulin)
Disaccharide – Laktose – Laktulose		
Zuckeralkohole – Sorbitol – Mannitol		

In letzter Zeit erfuhren sehr kleine Saccharidstrukturen großes Interesse im Rahmen des australischen FODMAP-Konzepts. FODMAPs (*fermentable oligosaccharides, disaccharides, monosaccharides and polyols*) umfassen, wie die englische Definition aussagt, kleine fermentierbare Zuckerstrukturen.

Merke: Aufgrund ihrer geringen Molekülgröße werden FODMAPs rasch bakteriell abgebaut, was zur beschleunigten Darmgasfreisetzung führt.

Das „low-FODMAP"-Konzept entspricht somit einer Vermeidungsstrategie durch verminderten Verzehr bestimmter Gemüse (z. B. Artischocke, Spargel, Blumenkohl, Zwiebel), Früchte (z. B. Apfel, Kirsche, Nektarine, Pfirsich), laktosehaltiger Milchprodukte (z. B. Kuhmilch, Joghurt), Leguminosen, Vollkornprodukte, fruktosehaltiger Lebensmittel (z. B. Honig) oder Zuckerersatzstoffen wie Sorbit. Hiermit konnten die auf einer visuellen Analogskala semiquantitativ gemessenen Darmsymptome von Reizdarmpatienten signifikant reduziert werden [16]. Aufgrund der weitreichenden Restriktionen dieser Ernährungsform sollten im Verlauf einzelne Lebensmittel nach und nach wiedereingeführt werden. Probleme bestehen darin, dass zahlreiche Komponenten einer gesunden Ernährung in der low-FODMAP-Diät verboten sind, dass Patienten ernährungstechnisch stigmatisiert werden und dass nur wenige Diätassistenten in der speziellen Beratung geschult sind. Da im Gegensatz zur Therapie der Zöliakie mittels glutenfreier Diät keine prognoserelevante Erkrankung behandelt werden soll (vgl. Kap. 16), wird der low-FODMAP-Ansatz vielfach kritisch gesehen.

Der Wasserstoff (H_2)-Atemgastest wird seit der grundlegenden Arbeit von M. D. Levitt [17] zur Diagnostik unspezifischer Bauchbeschwerden (Abdominalschmerzen, chronische Diarrhoe, Meteorismus, Flatulenz) eingesetzt. Bei geringer Invasivität können Zustände erfasst werden, die mit einer gesteigerten bakteriellen Fermentationsaktivität im Darmlumen und mit Bildung von H_2 einhergehen. Je nach Fragestellung werden dabei unterschiedliche Saccharide oral zugeführt (Tab. 14.2) und die Exhalation von H_2 in einen Sammelbeutel alle 15 Minuten für die Dauer von 2–3 Stunden bestimmt. Vereinbarungsgemäß gilt ein Konzentrationsanstieg von exspiratorischem H_2 von mehr als 20 ppm (*parts per million*) als positives Testergebnis. Die H_2-Messung erfolgt heutzutage mit Hilfe kostengünstiger Handgeräte.

Tab. 14.2: Klinisch häufig eingesetzte Varianten des Wasserstoff-Atemgastests.

Testsaccharid	Dosis	Fragestellung
Laktose	50 g	Laktoseunverträglichkeit
Fruktose	25 g	Intestinale Fruktoseunverträglichkeit (reduzierte Dosis zur besseren Diskriminierung von gesunden Fruktose-Malabsorbern)
Glukose	50 g	Bakterielle Fehlbesiedelung des oberen Dünndarms (Glukose gelangt nicht in den Dickdarm)
Laktulose	10 g	Orozökale Transitzeit, H_2-Nonproducer Status

In erster Linie wird der H_2-Atemgastest in der gastroenterologischen Praxis zur Erfassung einer Laktoseunverträglichkeit eingesetzt. Abgesehen von seltenen Formen der sekundären Laktoseunverträglichkeit, beispielsweise im Rahmen einer Zöliakie, ist die primäre Form ein Zustand ohne Krankheitswert. Bei der Mehrheit der Weltbevölkerung (Südamerika: 60–100 %, Afrika: 60–100 %, Südostasien: 80–100 %) liegt im Erwachsenenalter eine Laktoseunverträglichkeit vor, die im globalen Maßstab somit der Norm und nicht der Ausnahme entspricht. Die vermehrte Darmgasbildung geht darauf zurück, dass das Laktose-Disaccharid, bestehend aus Glukose und Galaktose, im Dünndarm enzymatisch nicht gespalten und somit im Kolon bakteriell fermentiert wird. Zur Symptomkontrolle bietet sich eine Vermeidungsstrategie an mit Verzicht auf Frischmilch(produkte) oder Verwendung der inzwischen vielfältig im Handel befindlichen laktosefreien Lebensmittel. Vorfermentierte Milchprodukte (z. B. Hartkäse, naturbelassener Joghurt) werden meist vertragen. Aus Hefe- oder Schimmelpilzen gewonnene Laktasepräparate in Form von Tabletten und Kapseln können die verminderte körpereigene Laktase substituieren und, kurz vor dem Konsum laktosehaltiger Lebensmittel eingenommen, Beschwerden wie Blähungen, Bauchschmerzen oder Durchfälle vermindern. Die Dosis ist variabel und hängt von der zugeführten Laktosemenge und dem Grad der Beschwerden ab.

Eine ähnliche Symptomatik besteht bei der intestinalen Fruktoseunverträglichkeit, die von der seltenen, aber schwerwiegend verlaufenden hereditären Fruktoseintoleranz mit Hypoglykämie und Schock zu unterscheiden ist.

Merke: Bei der einfachen intestinalen Fruktoseunverträglichkeit kommt es infolge einer partiellen Fruktosemalabsorption im Dünndarm zum Übertritt des Monosaccharids in das Kolon und somit den Ort des bakteriellen Abbaus mit Gasbildung.

Bereits bei einer oralen Zufuhr von 25 g Fruktose im Rahmen des Fruktosetoleranztests findet sich bei ca. $\frac{1}{3}$ der Darmgesunden ein Anstieg der Wasserstoffexhalation. Analog reagiert der Darm auf Sorbit, einen Zuckeralkohol, der ähnlich wie Fruktose metabolisiert wird. Da dieser zum Süßen von Kaugummi verwendet wird und Sorbit osmotisch bedingte Durchfälle auslösen kann, spricht man auch von der Kaugummi-Diarrhoe. Einen Krankheitswert im engeren Sinn hat auch die intestinale Fruktoseunverträglichkeit nicht.

Der Sonderfall einer exorbitanten Wasserstoffbildung im Kolon liegt bei der Pneumatosis cystoides intestinalis vor. Bei Patienten mit diesem seltenen Krankheitsbild fehlen in der Darmmikrobiota methanbildende und sulfatreduzierende Bakterien, welche Wasserstoff abbauen und damit zu einer Volumenreduktion der Darmgase beitragen. Endoskopisch findet man Gasblasen in der Kolonwand, die hohe Wasserstoffkonzentrationen aufweisen. Die ausgeprägte Flatulenz wird durch Einhalten einer polysaccharidarmen Kost abgemildert [18].

14.6 Mikrobiota des Kolons – neue Daten aus der Grundlagenforschung

Die Einführung kulturunabhängiger Untersuchungsmethoden in den vergangenen 20 Jahren hat die Erforschung der intestinalen Mikrobiota auf eine neue Ebene gehoben. Mit Hilfe der 16S-rRNA-Technik und verschiedener Sequenzierungsmethoden ist es möglich geworden, das Mikrobiom in seiner Gesamtheit und in kurzer Untersuchungszeit zu charakterisieren. In dem von der Europäischen Union geförderten MetaHIT-Projekt (*Metagenomics of the Human Intestinal Tract*) wurde eine Bibliothek der Gene der intestinalen Mikrobiota erstellt. Demnach steht das bakterielle Mikrobiom des Darms mit ca. 20 Millionen Genen dem humanen Genom mit ca. 20.000 Genen gegenüber.

Merke: Grundsätzlich wird eine Reduktion mikrobieller Diversität mit der Entstehung von Krankheiten in Verbindung gebracht.

Beschrieben sind Assoziationen zwischen einer intestinalen „Dysbiose" und Diabetes mellitus Typ 2, Adipositas, Lebererkrankungen (speziell der nicht-alkoholischen Steatosis und Steatohepatitis), dem kolorektalen Karzinom und der rheumatoiden Arthritis [19]. Sogar Einflüsse der Mikrobiomzusammensetzung auf die Darm-Hirn-Achse mit Auswirkungen auf neurologische und neuropsychiatrische Pathologien wurden postuliert. Die in-vitro-Forschung ist geeignet, neue Hypothesen zu generieren, die allerdings in der Folge den weiten Weg durch klinische Studien durchlaufen müssen. Grundlagenwissenschaftler sollten sich daher mit Erfolgsmeldungen aus dem Labor zurückhalten, bis gesicherte und klinisch anwendbare Erkenntnisse aus aussagekräftigen Humanstudien vorliegen [20].

14.7 Expertenempfehlungen in der Nussschale

– Verzichten Sie angesichts derzeit unzureichender Wirksamkeitsbelege auf den Einsatz von Präbiotika.
– Wählen Sie in den beschriebenen Nischenindikationen diejenigen Probiotika aus, die indikationsspezifisch die beste Datenlage aufweisen.
– Limitieren Sie den fäkalen Mikrobiomtransfer derzeit auf die Indikation „rezidivierende und auf Fidaxomycin nicht ansprechende Clostridienkolitis" und überweisen Sie gegebenenfalls die Patienten an Zentren mit ausgewiesener Anwendungserfahrung.
– Überinterpretieren Sie die Zustände der Laktose- bzw. Fruktoseunverträglichkeit nicht im Sinne eigenständiger Krankheitsbilder.
– Beobachten Sie methodenkritisch die Mikrobiota-Forschung und warten Sie mit der Anwendung auf gesicherte Erkenntnisse aus aussagekräftigen Humanstudien.

Literatur

[1] Cummings JH, Engineer A. Denis Burkitt and the origins of the dietary fibre hypothesis. Nutr Res Rev. 2018;31:1–15.
[2] Cummings JH, Branch W, Jenkins DJ, et al. Colonic response to dietary fibre from carrot, cabbage, apple, bran. Lancet. 1978;1:5–9.
[3] Stephen AM, Cummings JH. Mechanisms of action of dietary fibre in the human colon. Nature. 1980;284:283–4.
[4] Scheppach W. Effects of short chain fatty acids on gut morphology and function. Gut. 1994;35 (Suppl.1):35-8.

[5] Welters CF, Heineman E, Thunnissen FB, et al. Effect of dietary inulin supplementation on inflammation of pouch mucosa in patients with an ileal pouch-anal anastomosis. Dis Colon Rectum. 2002;45:621–7.

[6] Cummings JH, Christie S, Cole TJ. A study of fructo oligosaccharides in the prevention of travellers' diarrhoea. Aliment Pharmacol Ther. 2001;15:1139–45.

[7] Bouhnik Y, Pochart P, Marteau P, et al. Fecal recovery in humans of viable Bifidobacterium sp. ingested in fermented milk. Gastroenterology. 1992;102:875–8.

[8] Hempel S, Newberry SJ, Maher AR, et al. Probiotics for the prevention and treatment of antibiotic-associated diarrhea: a systematic review and meta-analysis. JAMA. 2012;307:1959–69.

[9] McFarland LV. Probiotics for the Primary and Secondary Prevention of C. difficile Infections: A Meta-analysis and Systematic Review. Antibiotics. 2015;4:160–78.

[10] Kruis W, Fric P, Pokrotnieks J, et al. Maintaining remission of ulcerative colitis with the probiotic Escherichia coli Nissle 1917 is as effective as with standard mesalazine. Gut. 2004;53:1617–23.

[11] Kucharzik T, Dignass AU, Atreya R, et al. Aktualisierte S3-Leitlinie Colitis ulcerosa der Deutschen Gesellschaft für Gastroenterologie, Verdauungs- und Stoffwechselkrankheiten (DGVS). Z Gastroenterol. 2018;56:1087–169.

[12] Layer P, Andresen V, Pehl C, et al. S3-Leitlinie Reizdarmsyndrom: Definition, Pathophysiologie, Diagnostik und Therapie. Z Gastroenterol. 2011;49:237–93.

[13] Van Nood E, Vrieze A, Nieuwdorp M, et al. Duodenal infusion of donor feces for recurrent Clostridium difficile. N Engl J Med. 2013;368:407–15.

[14] Kluthe R, Dittrich A, Everding R, et al. Das Rationalisierungsschema 2004 des Bundesverbandes Deutscher Ernährungsmediziner (BDEM) e. V., der Deutschen Adipositas Gesellschaft e. V., der Deutschen Akademie für Ernährungsmedizin (DAEM) e. V., der Deutschen Gesellschaft für Ernährung (DGE) e. V., der Deutschen Gesellschaft für Ernährungsmedizin (DGEM) e. V., des Verbandes der Diätassistenten – Deutscher Bundesverband (VDD) e. V. und des Verbandes der Diplom-Oecotrophologen (VDO$_E$) e. V. Aktuel Ernahrungsmed. 2004;29:245–53.

[15] Pommergaard HC, Burcharth J, Fischer A, Thomas WE, Rosenberg J. Flatulence on airplanes: just let it go. N Z Med J. 2013;126:68–74.

[16] Halmos EP, Power VA, Shepherd SJ, Gibson PR, Muir JG. A diet low in FODMAPs reduces symptoms of irritable bowel syndrome. Gastroenterology. 2014;146:67–75.

[17] Levitt MD. Production and excretion of hydrogen gas in man. N Engl J Med. 1969;281:122–7.

[18] Christl SU, Gibson GR, Murgatroyd PR, Scheppach W, Cummings JH. Impaired hydrogen metabolism in pneumatosis cystoides intestinalis. Gastroenterology. 1993;104:392–7.

[19] Steinhagen PR, Baumgart DC. Grundlagen des Mikrobioms. Internist. 2017;58:429–34.

[20] Diener HC. Editorial – Grundlagenforscher und Epidemiologen: Zurückhaltung gefordert. Arzneimitteltherapie. 2017;35:307.

15 Nahrungsmittelallergien

Martin Raithel, Volker Rödl

15.1 Definitionen und Basisinformationen

Bei der Nahrungsmittelallergie (NMA) und den Nahrungsmittelunverträglichkeiten (NMU) handelt es sich um zweierlei Entitäten, die sich hinsichtlich des Beschwerdebilds ähneln können, jedoch vom Mechanismus und der Genese vollkommen unterschiedlich sind (Abb. 15.1). Kernsymptomatik beider Krankheitsbilder sind akute oder chronische Beschwerden, die durch Nahrungsmittel (NM) oder mit dem Essen aufgenommene Substanzen (Allergene versus Intoleranztrigger) ausgelöst werden [1–6].

Da in der Regel die Allergenaufnahme über die Schleimhaut des Gastrointestinaltrakts (GIT) erfolgt (Ausnahme: Kontakturtikaria auf Lebensmittel), wird der Begriff der NMA zuverlässiger mit dem Ausdruck „gastrointestinal vermittelte Allergie"

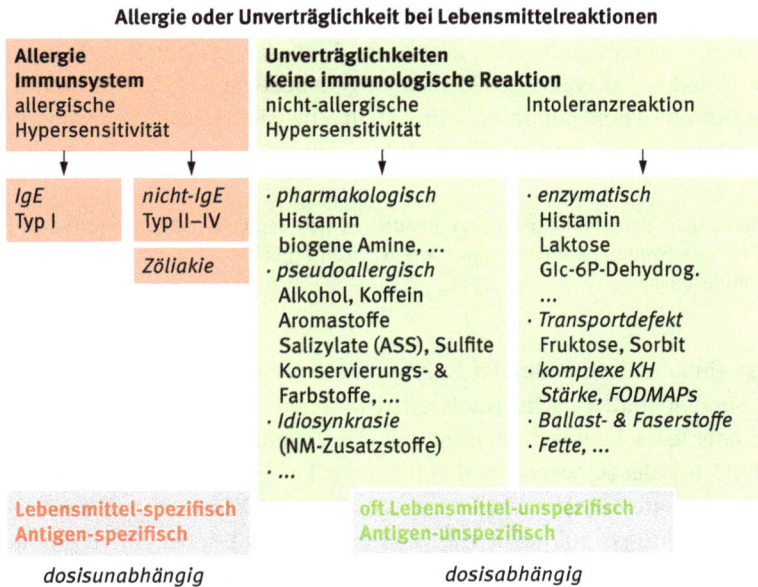

Allergie oder Unverträglichkeit bei Lebensmittelreaktionen

Allergie Immunsystem allergische Hypersensitivität		Unverträglichkeiten keine immunologische Reaktion	
		nicht-allergische Hypersensitivität	Intoleranzreaktion
↓	↓	↓	↓
IgE Typ I	*nicht-IgE* Typ II–IV	· *pharmakologisch* Histamin biogene Amine, ...	· *enzymatisch* Histamin Laktose Glc-6P-Dehydrog. ...
	Zöliakie	· *pseudoallergisch* Alkohol, Koffein Aromastoffe Salizylate (ASS), Sulfite Konservierungs- & Farbstoffe, ... · *Idiosynkrasie* (NM-Zusatzstoffe) · ...	· *Transportdefekt* Fruktose, Sorbit · *komplexe KH* Stärke, FODMAPs · *Ballast- & Faserstoffe* · *Fette, ...*
Lebensmittel-spezifisch Antigen-spezifisch		oft Lebensmittel-unspezifisch Antigen-unspezifisch	
dosisunabhängig		*dosisabhängig*	

Abb. 15.1: Spektrum der Nahrungsmittelunverträglichkeiten. Immunologische Reaktionen (Allergietypen I–IV) treten in der Regel dosisunabhängig auf. Bei den nicht-immunologischen Intoleranzreaktionen ist die Dosisreduktion unter einen individuellen Schwellenwert wirksam. ASS = Azetylsalizylsäure; Glc-6P-Dehydrog = Glukose-6Phosphat-Dehydrogenase; FODMAP = Fermentierbare Oligo-, Di-, Monosaccharide und Polyole; KH = Kohlenhydrate; NM = Nahrungsmittel.

https://doi.org/10.1515/9783110632699-015

beschrieben, wobei der Grad I bis IV das jeweilige Ausbreitungsstadium der Erkrankung angibt [3,7].

Merke: Die Nahrungsmittelallergie (NMA) ist eine immunologisch bedingte Hypersensitivitäts-
reaktion des systemischen oder ortsständigen Immunsystems, die an verschiedenen Manifestati-
onsorten (Haut, Gastrointestinaltrakt, Mundhöhle, Nase, Lunge, Kreislauf u. a.) auftreten kann.

Sie kann daher jeweils systemisch oder lokal als Soforttyp-Allergie (Typ-I-Allergie,
Soforttyp-Reaktion, IgE-vermittelt) oder als T-Zell-vermittelte Spätreaktion (Typ-IV-
Allergie, nicht-IgE-vermittelte Reaktion) bzw. auch als eine gemischte IgE- und
nicht-IgE-vermittelte Reaktion auf ein mit der Nahrung zugeführtes Allergen ablaufen [1–7] (Abb. 15.1).

Hierzu gehören u. a. auch die besonders durch eosinophile Granulozyten vermittelten allergischen gastrointestinalen Erkrankungen (z. B. eosinophile Gastroenteritis), die von idiopathischen oder anderen eosinophilen Infiltraten (z. B. Parasiteninin-
festation) abgegrenzt werden müssen. Die Überempfindlichkeitsreaktion auf das Allergen kann systemisch und/oder lokal auftreten, an einem oder an mehreren Organen auftreten und im Extremfall das klinische Bild einer Anaphylaxie hervorrufen.

Eine Sonderform der immunologisch, aber nicht durch IgE vermittelten, Erkrankungen stellt die Zöliakie dar (vgl. Kap. 16). Sie ist gekennzeichnet durch Autoanti-
körper gegen die Gewebe-Transglutaminase und stellt eine wichtige Differenzialdiagnose bei der Unverträglichkeit von Getreideprodukten dar [3,7,11,12].

Merke: Bei den Nahrungsmittelunverträglichkeiten handelt es sich um nicht-immunologisch vermittelte gastrointestinale Symptome, denen verschiedene Unverträglichkeitsreaktionen auf Nahrungsmittel zu Grunde liegen.

Ursachen können ein genetisch bedingter Enzymmangel (primäre NMU; z. B. Laktase, Diaminoxidase), nicht-allergische Intoleranzreaktionen, idiopathische Reaktionen, Infektionen oder toxische Reaktionen sein, die zu Unverträglichkeitssymptomen
auf NM führen [7,13,14]. Bei schweren Infektionen oder Enteritiden kann ein toxisch
oder entzündlich bedingter Enzymmangel zur passageren NMU (sekundäre NMU)
führen, die nach Abheilung der Entzündung wieder reversibel ist. Bei einem primären Enzymmangel (z. B. adulter Laktasemangel) finden sich keine morphologischen
Läsionen der intestinalen Mukosa (biochemischer Defekt), während bei einem sekundären Enzymmangel die verursachenden Mukosaläsionen erkennbar sind (z. B. Zöliakie, M. Crohn) [13–16].

15.1.1 Epidemiologie

Merke: Die Prävalenz der immunologisch vermittelten NMA liegt bei 5–8 % für Kinder und bei 2–5 % für Erwachsene [1–6].

Allerdings ist derzeit in den westlichen Ländern der Welt eine Zunahme verschiedenster Allergien zu verzeichnen (pollenassoziierte NMA, Nahrungsprotein-induzierte Enterokolitis, Allergie auf rotes Säugetierfleisch u. a.), so dass die o. g. Prävalenzen mit den klinisch eindeutig gesicherten Fällen vermutlich nur die Spitze des Eisbergs abbilden.

Bei den nicht-immunologisch vermittelten NMU ist in der Bevölkerung mit einer kumulativen Häufigkeit von mindestens 25–35 % zu rechnen (Laktoseunverträglichkeit 15 %, Alkoholunverträglichkeit 7–8 %, Salizylatunverträglichkeit 1–2 %). In dieser Gruppe finden sich auch viele verschiedene individuelle Unverträglichkeiten, die z. T. nicht zur Diagnose kommen, da Betroffene die auslösenden Lebensmittel selbst erkennen und meiden und dann keine Krankheitssymptome mehr aufweisen [2,7,12–15].

15.2 Symptomatik und klinische Bilder

Im Prinzip kann durch NMA und NMU eine Vielzahl an Beschwerden und Symptomen ausgelöst werden, die mittels gezielter Anamnese und danach ausgerichteter Stufendiagnostik abgeklärt werden. Postprandial auftretende Krankheitsbilder erfordern oft eine Ausschlussdiagnostik wichtiger organische Erkrankungen. Sie müssen aber auch positiv nachgewiesen werden, was bei Allergien und Unverträglichkeiten nur durch strukturierte Provokationstestungen oder standardisierte Expositions- und Karenzversuche mit der gebotenen Sicherheit geleistet werden kann. Sie können prinzipiell alle Organsysteme inklusive des zentralen Nervensystems oder des Herz-Kreislauf-Systems betreffen [2–4]. Die vielfältige und oft unspezifische Symptomatik bei der nicht-immunologischen NMU ist in einem separaten Kapitel (Kap. 14) abgehandelt.

In Tab. 15.1 werden die Häufigkeiten der Organmanifestation und die individuelle Patientengefährdung bei gastrointestinal vermittelten Allergien (GMA, *gastrointestinally mediated allergy*) angegeben, bei denen es sich sowohl um IgE- als auch nicht-IgE vermittelte NMA handelt. Die Angaben basieren auf dem Erlanger interdisziplinären Register für allergische und chronische entzündliche Magen-Darmerkrankungen aus einem internistischen Patientenkollektiv mit Notfallaufnahmen [4,7,19]. Die Häufigkeiten können allerdings je nach Fachgebiet (Dermatologie, Pädiatrie, Umweltmedizin etc.) variieren, da die Vorstellung bei einem bestimmten Fachgebiet bereits zu einer Selektion führt. Die Detailauswertung der Erlanger Registerdaten zeigt, dass die Proportionen zwischen den einzelnen Ausbreitungsgraden relativ konstant sind, dass aber in der Endoskopie die Frequenz von Personen mit gesicherten NMA (GMA Grad I–IV) im Zeitraum von ca. 20 Jahren um fast das 6-fache zugenommen hat.

Tab. 15.1: Verschiedene Ausbreitungsgrade bei gastrointestinal vermittelten Allergien Grad I-IV eines internistischen Patientenkollektivs. [4,7]. Die Häufigkeitsverteilungen entstammen einem internistischen Patientenkollektiv einschließlich Notfallaufnahmen, ausgewertet aus dem Erlangen Register für allergischen und chronisch entzündliche Magen-Darmerkrankungen.

Grad	Ausbreitung	Gefährdung	Häufigkeit
	isolierte Organmanifestation (Grad I)		
IA	lokale Manifestation am GI-Trakt oder nur bestimmten Abschnitten	–	30 %
IB	lokale extraintestinale Manifestation (Auge, Bronchialsystem, Herz etc.)	+	< 5 %
	mehrere Organmanifestationen (Grad II-IV)		
II	gastrointestinale Allergie und Manifestation an nur einem extraintestinalen Organ	+ +	30 %
III	gastrointestinale Allergie und Manifestation an mehr als einem extraintestinalen Organ	+ +	35 %
IV	gastrointestinale und mehrere extraintestinale Organmanifestationen mit Kreislaufreaktion und/oder Anaphylaxie	+ + +	< 1 %

Merke: Die Nahrungsmittelallergie wird für den praktizierenden Gastroenterologen eine immer wichtigere Differentialdiagnose bei Patienten, die sich mit rezidivierenden Beschwerden, funktionellen Beschwerden und vor allem ohne makroskopisch auffällige endoskopische Befunde vorstellen.

Bei IgE- und nicht-IgE-vermittelten NMA sind Symptome der Haut (Exanthem, Flush, Urtikaria etc.) und des Verdauungstrakts am häufigsten. Dessen oft zunächst unspezifische Symptome wie Übelkeit, Bauchschmerzen oder Bauchkrämpfe sind diagnostisch nicht wegweisend und können sowohl bei der NMA als auch der NMU auftreten. Ebenso lassen eine Reizdarmsymptomatik, Pruritus, flüchtige Erytheme oder psychosomatische Beschwerden keine strenge Differenzierung zwischen NMA und NMU zu.

15.2.1 Gastrointestinale Symptome der IgE-vermittelten Nahrungsmittelallergie

Merke: Für die IgE-vermittelte NMA ist ein rascher Beginn innerhalb von Minuten bis Stunden nach Allergenaufnahme typisch.

Die Allergene sind üblicherweise proteinbasierte Antigenstrukturen (Ausnahme Fleischallergie durch Kohlenhydratallergen α-Gal). Eine Reaktion der Mundhöhle (orales Allergiesyndrom, OAS) wird oft schon beim Verzehr festgestellt, während Reaktionen von Magen, Dünndarm oder Dickdarm oft erst mit einer gewissen Latenz auftreten, je nachdem wie schnell das Allergen im Mahlzeitengemisch den mit Allergiezellen betroffenen Abschnitt des GIT erreicht. Denn es ist nicht immer der gesamte GIT Reaktionsort der Allergie, sondern es sind oft nur bestimmte Abschnitte. Es gibt auch IgE-vermittelte Soforttyp-Reaktionen, die gewöhnlich erst mit 4- bis 6-stündiger Verzögerung nach bestimmten Allergenen (z. B. spezielle Fleischallergien α-Gal) auftreten. Manche Reaktionen erfordern die Anwesenheit von Kofaktoren wie Alkohol oder Schmerzmitteln oder treten erst im Zusammenhang mit bzw. nach körperlicher Betätigung bei bestimmten Allergenen auf (z. B. weizenabhängige Allergie bzw. – Anaphylaxie – ω5-Gliadin) [1–3,5,16]. Diese Variablen erschweren die Anamnese und Differenzialdiagnose.

Eine Sonderform bildet das OAS, das bevorzugt bei pollensensibilisierten Patienten auftritt, mit Reaktionen gegenüber pflanzlichen hitzelabilen Lebensmittelallergenen aus Obst, Nüssen, Karotten u. a., die mehr oder weniger stark kreuzreaktiv zu Pollenallergenen sind.

Merke: Das orale Allergiesyndrom findet sich besonders im Rahmen der allergischen Rhinokonjunktivitis, kann ebenso isoliert auftreten und hat selten systemische Folgen.

Die Symptomlokalisation betrifft den Oropharynx und schließt Juckreiz, Pelzigkeitsgefühl, Niesreiz sowie eine milde Lippen- und Zungenschwellung ein [1,3,5,17]. Inwieweit diese pflanzlichen Allergene in tieferen Abschnitten des GIT zu Beschwerden führen, ist derzeit unklar. Die medikamentöse Hemmung der Magensäureproduktion könnte hierbei aufgrund einer reduzierten Allergendegradation zur verstärkten Sensibilisierung führen [18].

Symptome des oberen GIT können durch hitzelabile, hitzestabile und verdauungsresistente Allergene ausgelöst werden (s. o. sowie Fleisch, Milch, Zerealien etc.). Sie umfassen Schluckstörungen, Bolusobstruktion, Übelkeit, Erbrechen, Sodbrennen, Völlegefühl und Oberbauchschmerzen [2,5,10].

Merke: Symptome des mittleren und unteren GIT werden in der Regel durch hitze- und verdauungsresistente Allergene ausgelöst, die den üblichen Digestionsprozessen gegenüber resistent sind [6,16,21].

Sie können Darmkrämpfe, -koliken, Diarrhöen, Hitzegefühl und Brennen im Abdominalbereich, Malabsorption, Meteorismus, Schmerzen, Flatulenz u. a. induzieren bis hin zu blutigen Enterokolitiden [2,22,23]. Diese Symptome treten abhängig von der Passagezeit des Allergens erst verzögert nach Übertritt in die tieferen Darmabschnitte, im Schnitt ca. 2 bis 12 h, manchmal auch erst 24 h später auf und sind dann von nicht IgE-vermittelten Reaktionen klinisch nicht zu trennen.

15.2.2 Extraintestinale Symptome der IgE-vermittelten Nahrungsmittelallergie

Hautreaktionen wie Aufflammen eines atopischen Ekzems, Urtikaria oder Angioödems sind die häufigsten dermalen Manifestationen. Es wird vermutet, dass bis zu 10 % der akuten Urtikariafälle durch NMA verursacht werden.

Merke: Extraintestinale Symptome, die in Zusammenhang mit gastrointestinalen Beschwerden auftreten, sind ein starker klinischer Hinweis für das Vorliegen einer gastrointestinal vermittelten Allergie.

Deshalb sollte anamnestisch erfragt werden, ob bei den Bauchschmerzen beispielsweise auch Nasenschwellung, Rhinitis, Juckreiz, Atemnot oder Hauterscheinungen auftreten [1,2,4,14]. Während bei schwachen allergischen Reaktionen (z. B. Mastzelldegranulation) im GIT lediglich lokale Symptome auftreten (intestinale Manifestation; Tab. 15.1), führen stärkere Reaktionen zur Abflutung von Mastzell- und Immunmediatoren in periphere Gewebe, in denen sich dann extraintestinale Symptome manifestieren. Bei systemischem Mitbefall kann es zu respiratorischer Symptomatik bis hin zur generalisierten Anaphylaxie mit Blutdruckabfall, Herzrhythmusstörungen und schlimmstenfalls Tod kommen.

15.2.3 Gastrointestinale Symptome der nicht-IgE-vermittelten Nahrungsmittelallergie

Bei der nicht IgE-vermittelten NMA treten die Symptome meist mit stärkerer zeitlicher Latenz (24–72 Stunden postprandial) auf. Sie treten auch schleichend oder eher chronisch auf, umfassen im Wesentlichen aber die gleichen klinischen Beschwerdebilder des oberen, mittleren und unteren GIT wie bei der IgE-vermittelten NMA. Wichtige klinische Bilder der nicht-IgE-vermittelten NMA sind Motilitätsstörungen, gastroösophagealer Reflux, Malabsorption sowie Enterokolitissyndrom bei Kindern und Erwachsenen (z. B. Sojaproteine, Weizen, Muttermilch), während sich kutane Reaktionen oft als Ekzeme äußern. Verzögerte Reaktionen können u. a. auch zu Fie-

ber, Lymphknotenschwellungen, Migräneanfällen, Gelenkschmerzen, Kreislaufdys-
regulation, Malabsorption und Vaskulitis führen [7–11,20].

Merke: Verzögerte allergische Nahrungsmittelreaktionen sind wesentlich schlechter erforscht als
die typischen Allergiesymptome der IgE-vermittelten Sofort-Typ-Allergie.

Die Zöliakie wurde früher als T-Zell vermittelte nicht-IgE-ausgelöste NMA betrachtet,
sie wird heute aber als eine durch Gluten vermittelte Autoimmunerkrankung klassifiziert [3,11,12,14,26] (vgl. Kap. 16). Charakteristisch bei der Zöliakie ist die mukosale
Zottenatrophie mit positivem Nachweis zöliakiespezifischer Antikörper, eine Infiltration durch intraepitheliale Lymphozyten bei negativem spezifischen IgE gegenüber
Weizen, während eine NMA gegenüber Weizen oder Getreide nur selten eine Muko-
saatrophie zeigt. Bei der NMA gegenüber Weizen oder Getreide kann neben dem lokalen oder systemischen Nachweis von spezifischem IgE gegenüber Weizenallerge-
nen eine Eosinophilen- oder Mastzellinfiltration anzutreffen sein [3,11,26].

15.2.4 Extraintestinale Symptome der nicht-IgE-vermittelten Nahrungsmittelallergie

Auch bei den verzögerten Reaktionstypen können aufgrund der immunologischen
Natur der Erkrankung extraintestinale Symptome auftreten (ähnlich wie bei chronisch entzündlichen Darmerkrankungen). Diese äußern sich bei NMA eher als chronische Reaktionen wie Arthralgien, Ekzem, Dermatitis, Lymphknotenschwellungen,
Nasennebenhöhlenaffektionen, Pruritus und Fieber. Da sie erst verzögert in Erschei-
nung treten, ohne obligate Koppelung mit gastrointestinalen NM-Reaktionen und ohne leicht erkennbare zeitliche Koppelung zum Essen, sind sie wesentlich schwieriger
zu diagnostizieren [6,9,14].

15.2.5 IgE- und nicht-IgE-vermittelte Nahrungsmittelallergie und chronische Krankheitsbilder

Bei einer Vielzahl von Erkrankungen sind immunpathogenetische Mechanismen der
Typ I–IV-Allergie nach Coombs und Gell auch am Verdauungstrakt diskutiert worden.
Allergische Reaktionstypen können tatsächlich bei Erkrankungen mit gestörter Darm-
barriere oder erhöhter Immunzellpräsenz gehäuft auftreten. Ob primäre gastrointestinal vermittelte Allergien zum Erscheinungsbild der chronischen entzündlichen Darmerkrankungen (CED) führen ist unklar; sie können allerdings in schweren Fällen CED-
artige Verläufe imitieren, als erosive Enterokolitis verlaufen und müssen von den idiopathischen CED Morbus Crohn und Colitis ulcerosa abgegrenzt werden. Auch beim

Reizdarmsyndrom bestehen Hinweise, dass intestinale allergische Reaktionen und/ oder eine Kombination aus Atopie, Allergiemechanismen, erhöhter Mastzellaktivität u. a. zu diesem heterogenen Krankheitsbild beitragen können [9,20,22–25].

15.3 Diagnostik

Die primäre Basisdiagnostik erfordert zunächst eine Trennung der Nahrungsmittelunverträglichkeit (NMU) von einem entzündlichen Krankheitsmechanismus oder anderen organischen Krankheitsbildern.

> **Merke:** Am Anfang der Diagnostik steht bei Personen mit Verdacht auf eine Nahrungsmittelallergie die detaillierte Anamnese.

Die Führung eines Ernährungstagebuchs über 2 bis 4 Wochen kann zur Identifizierung eines Allergens oder eines Intoleranztriggers beitragen.

Eine organische Erkrankung wie Morbus Crohn, Colitis ulcerosa, mikroskopische Kolitis, eine gastrointestinale Infektion und eine Neoplasie sollten prinzipiell bei Erwachsenen mittels gastroenterologischer Bildgebung und Histologie sowie Labordiagnostik von Stuhlproben (Mikrobiologie, Entzündungsmarker, u. a.) sicher ausgeschlossen werden. Die obligate primäre Basisdiagnostik ist dabei in Tab. 15.2 dargestellt, sofern keine klare NMA vorliegt. Bei Kindern leistet die Bestimmung von Calprotectin oder Laktoferrin im Stuhl gute Dienste bei der nicht-invasiven Diagnostik auf das Vorliegen einer organischen Erkrankung.

Tab. 15.2: Basisdiagnostik bei nahrungsmittelabhängigen Beschwerden.

Sinnvolle primäre Basisdiagnostik	Nicht sinnvolle primäre Basisdiagnostik
– Anamnese, Ernährungstagebuch – Diff-BB, BKS, CRP, Ferritin (alpha-1-saures Glykoprotein) – Transglutaminase-IgA Ak, IgA, IgE – Stuhlkulturen darmpathogene Erreger – Fäkale Elastase-1 (Calprotectin, 5HIES, Chromogranin) – Sono Abdomen & Darmwand – H_2-Atemtests – Endoskopie & Histologie – Dünndarmdiagnostik (MRT, Kapsel, Enteroskopie)	– Analyse der Stuhlflora, Veränderungen (sekundär) bzgl. pH, Anaerobier, Laktobazillen, Zusammensetzung etc. – Einzelbestimmung der Diaminoxidase (keine Korrelation Plasma/Dünndarm) – IgG bzw. IgG_4 Antikörpertests – Zytotest (Zelldegranulation)

Mit der standardisierten Bestimmung der Mediatoren im Urin (z. B. Methylhistamin, Leukotriene) kann nachgewiesen werden, ob bei einer Person überhaupt eine Mehrproduktion dieser Mediatoren vorliegt und die geklagte Symptomatik ggf. dadurch ausgelöst wird [4,7,27,28]. In Tab. 15.3 ist dargestellt, mit welchen Mediatoren die entsprechenden Symptombilder am günstigsten erfasst werden können.

Tab. 15.3: Funktionsdiagnostik mittels Nahrungsmittelbelastung und Elimination über oligoantigene Kartoffel-Reisdiät zum Nachweis einer erhöhten Mediatorenproduktion. Anhand der Bestimmung geeigneter Mediatoren kann eine Zuordnung zu bestimmten Symptombildern getroffen werden. KÖF = Körperoberfläche.

Objektivierende Mediatorendiagnostik:
- 2 Tage Vollkost und 2 Tage Kartoffel-Reis-Diät (Belastungstest und Elimination)
- Mediatordiagnostik
  - Histamin im Plasma, eosinophiles kationisches Protein (ECP), Tryptase im Serum
  - bei V. a. Typ-IV-Reaktion TNFα im Plasma
  - Methylhistamin im 12-h-Urin (NW ≥ 6,5 µg Methylhistamin · mmol^{-1} Kreatinin · m^{-2} KÖF)
    - Bei NMA: Anstieg unter Vollkost, Abfall unter Kartoffel-Reisdiät, persistierend hohe Spiegel sprechen für Mastozytose
  - Leukotriene C4, D4, E4 (Alternative bei normalem Methylhistamin bzw. V. a. erhöhte Eicosanoidproduktion; typisch bei Intoleranz gegenüber nicht-steroidalen Antiphlogistika (NSAR-, Salizylat-, Aspirinintoleranz) oder anderen organischen Säuren

Die Mehrproduktion an Mastzellmediatoren (z. B. Methylhistamin im Urin) zeigt Personen an, die Histamin- oder Mastzell-vermittelte Erkrankungen aufweisen. Für die gastrointestinale NMA ist typisch, dass unter einer Vollkost, die unverträgliche Allergene enthält, eine erhöhte Methylhistaminproduktion in Verbindung mit klinischen Symptomen anzutreffen ist [4,27]. Bei Kartoffel-Reisdiät fallen die Methylhistaminspiegel in der Regel ab, bei systemischer Mastozytose bleiben sie persistierend erhöht [27]. Der Funktionstest wurde nicht nur bei IgE-vermittelten NMA, sondern auch bei nicht-IgE vermittelten Allergien überprüft. Bei Methylhistamin-negativen Personen, aber hohem Verdacht auf Mastzellaktivierung, kann ergänzend die Leukotrien C4, D4, E4 Ausscheidung im Urin bestimmt werden (Tab. 15.3) [28].

15.3.1 IgE-vermittelte Nahrungsmittelallergie

Bei entsprechender Anamnese (Sofort-Typ-Reaktion, Typ-I-Allergie) erfordert die Diagnostik dieser Form der NMA die Durchführung von Hauttests (Prick-Test, Ablesung nach 20 min) auf Lebensmittel, Schimmelpilze, Gewürze und evtl. weitere Umweltantigene (Pollen, Hausstaub u. a.). Die Ablesung nach 24–48 h kann einen Hinweis auf verzögerte Allergien ergeben (Tab. 15.4). Bei negativem Pricktest kann ggf. auch eine intradermale Injektion mit dem vermuteten Agens erfolgen.

Tab. 15.4: Diagnostik von IgE-vermittelten Nahrungsmittelallergien in verschiedenen Immunkompartimenten. Positive Prick-Hauttests und die spezifische IgE-Bestimmung aus Körperflüssigkeiten gelten generell als Indikatoren für eine IgE-Sensibilisierung. Diese kann sich systemisch (seropositive Allergie; oft Atopie) oder lokal (seronegative Allergie; Entopie) manifestieren. Je nach Anamnese und Manifestation der Symptome am GIT sind unterschiedliche Allergene, Allergentypen (hitzelabil – hitzestabil – verdauungsresistent) und Kreuzreaktionen (Pollen-kreuzreaktive Lebensmittel) in Betracht zu ziehen (vgl. Tab. 15.5 und Abb. 15.2).

Hauttestung
– Pricktest
    – Ablesen nach 20 min bei Sofort-Typ-Reaktion
    – Ablesen nach 24 h und 48 h bei V. a. verzögerte Reaktion
– Intrakutantest – ggf. bei negativem Pricktest
– ggf. Epikutantest (atopy patch test)

Spezifisches IgE im Serum
– Nachweis spezifischer IgE-Antikörper auf natives Einzelantigen zur Erstellung eines IgE Sensibilisierungsprofils (erfasst auch Kreuzreaktionen)
– Simultane Messung verschiedener Allergenkomponenten (molekulare Allergiediagnostik) mittels Biochip-basiertem semiquantitativen ImmunoCap-ISAC-Test (z. B. 112 Allergene)

Spezifische IgE Bestimmung in Körperflüssigkeiten (Nasensekret, Mundspülung, Darmlavage)
– Nachweis spezifischer IgE-Antikörper auf natives Einzelantigen (in Lavageflüssigkeit nach Anreicherung) zur Erstellung eines organspezifischen Sensibilisierungsprofils (erfasst auch Kreuzreaktionen)

Merke: Insgesamt ist die Aussagekraft der Hauttests allerdings eingeschränkt, da sie nur die kutane Sensibilisierung anzeigen, die nicht unbedingt mit der organspezifischen Sensibilisierung übereinstimmt.

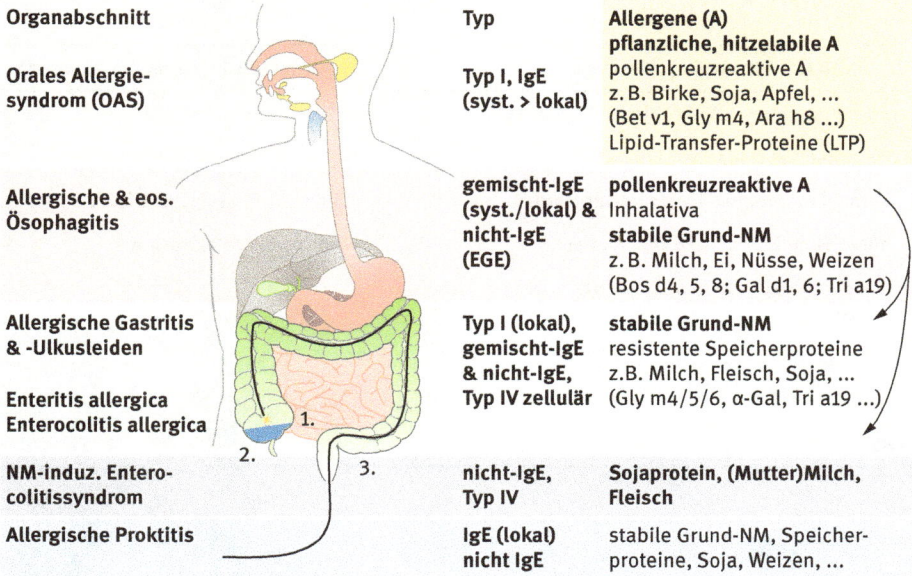

Organabschnitt	Typ	Allergene (A)
		pflanzliche, hitzelabile A
Orales Allergie-syndrom (OAS)	Typ I, IgE (syst. > lokal)	pollenkreuzreaktive A z. B. Birke, Soja, Apfel, ... (Bet v1, Gly m4, Ara h8 ...) Lipid-Transfer-Proteine (LTP)
Allergische & eos. Ösophagitis	gemischt-IgE (syst./lokal) & nicht-IgE (EGE)	pollenkreuzreaktive A Inhalativa **stabile Grund-NM** z. B. Milch, Ei, Nüsse, Weizen (Bos d4, 5, 8; Gal d1, 6; Tri a19)
Allergische Gastritis & -Ulkusleiden **Enteritis allergica Enterocolitis allergica**	Typ I (lokal), gemischt-IgE & nicht-IgE, Typ IV zellulär	**stabile Grund-NM** resistente Speicherproteine z.B. Milch, Fleisch, Soja, ... (Gly m4/5/6, α-Gal, Tri a19 ...)
NM-induz. Entero-colitissyndrom	nicht-IgE, Typ IV	**Sojaprotein, (Mutter)Milch, Fleisch**
Allergische Proktitis	IgE (lokal) nicht IgE	stabile Grund-NM, Speicher-proteine, Soja, Weizen, ...

Abb. 15.2: Nahrungsmittelallergien am Gastrointestinaltrakt: Reaktionstypen, Organabschnitte und wichtige häufige Allergene. Den einzelnen Organmanifestationen bzw. Erkrankungen sind wichtige Beispiele für unterschiedliche Reaktionstypen und Allergenarten zugeordnet. Die Ziffern 1.–3. bezeichnen typische Lokalisationen zur Durchführung der endoskopisch gesteuerten segmentalen Darmlavage (lokale IgE-Produktion). Die relevanten Allergenkomponenten der Einzelallergene sind mit den Abkürzungen aufgeführt: Birke (Bet v1), Soja (Gly m4, hitzelabil, kreuzreaktiv zu Pollen; Gly m5,6 Cupin), Erdnuss (Ara h8, PR-10), Milchallergenkomponenten (Bos d4 α-Laktalbumin; Bos d5 β-Laktoglobulin; Bos d6 Serumalbumin), Hühnereikomponenten (Gal d1 Ovomukoid; Gal d5 Serumalbumin), Weizenkomponenten (Tri a19 ω5-Gliadin) und α-Gal (Komponente aus rotem Säugetierfleisch). EGE = eosinophile Gastroenteritis, OAS = orales Allergiesyndrom, NM = Nahrungsmittel.

Des Weiteren erfolgt die Bestimmung des Gesamt-IgE, des NM-spezifischen IgE im Serum und die Anfertigung eines Differenzialblutbilds mit der Frage nach Eosinophilie zur Beurteilung einer Sensibilisierung bzw. einer allergischen Diathese. Bei anamnestisch deutlichem Hinweis auf ein bestimmtes Allergen und diesbezüglich positivem Haut- oder Bluttest ist die Diagnose der NMA klinisch bereits gesichert. Bei unklarem Bezug zum aufgenommenen Allergen sollte zumindest auf die in Tab. 15.5 zusammengestellten wichtigsten Grundnahrungsmittel getestet werden, da die Anamnese manchmal unzuverlässig ist.

Tab. 15.5: Übersicht der wichtigsten Nahrungsmittelallergene bei Erwachsenen.

Pflanzliche (oft hitzelabile) Allergene	Tierische (oft hitzestabile) Allergene
Kern- und Steinobst (Apfel, Birne, Pfirsich etc.)	Milch- und Milchprodukte
Nüsse (Haselnuss, Mandel, Walnuss)	Schweine- und Rindfleisch
Sojaprodukte, Erdnuss und Hülsenfrüchte	Hühnereiweiß (Eigelb, Eiklar)
Gemüse (Sellerie, Karotten, Paprika etc.)	Fisch und Meeresfrüchte
Getreide und Getreideprodukte Weizen, Roggen, Gerste, Hafer, Mais etc.	
Lupinen	
Senf, Sesam	
Gewürze	

Merke: Bei hochgradigem klinischen Verdacht und fehlenden Sensibilisierungszeichen an Haut und Blut muss an eine lokale Manifestation im Sinne einer seronegativen IgE-vermittelten Allergie gedacht werden; differentialdiagnostisch ist auch an eine nicht-IgE vermittelte verzögerte Allergie zu denken.

Die Diagnostik der seronegativen IgE-vermittelten Allergie ist aufwendig. In jedem Fall kann eine Provokationstestung am Patienten bei der Diagnosesicherung helfen, wenn standardisierte Testbedingungen (z. B. verblindete Exposition) gewählt werden [1,5,11,12]. Zur ersten Orientierung ist bei unklaren Fällen, bei vermuteter lokaler Beteiligung des GIT, bei verzögerten Reaktionen, bei vermuteten nicht-IgE-vermittelten Allergietypen bzw. chronischem Krankheitsbild sowie zur Feststellung von histaminassoziierten Erkrankungen (z. B. Mastozytose) die Bestimmung der Methylhistaminausscheidung im 12-h-Sammelurin hilfreich (Tab. 15.3). In diesen Fällen findet man eine Erhöhung der Methylhistaminkonzentration im Vergleich zu Gesunden. Außerdem kann bei Vorliegen einer NMA der Abfall der Methylhistaminkonzentration nach Einhalten einer hypoallergenen Kost als typisches Kriterium einer gastrointestinalen Allergie, verzeichnet werden [4,20,27].

Die Bestimmung des eosinophilen kationischen Proteins (ECP), einem Entzündungsmediator aus eosinophilen Granulozyten, im Blut, Urin oder Stuhl bzw. der Mastzelltryptase im Serum kann weitere Hinweise auf oft schwer erkennbare gastrointestinale Allergien, Atopie, Mastzellaktivierung oder selteneren eosinophilen Gastroenteritiden und/oder eine Mastozytose geben (Tab. 15.3).

Als weiterführende endoskopische Diagnostikmöglichkeit steht die Ileokoloskopie mit endoskopisch gesteuerter segmentaler Darmlavage zur Verfügung [4,19,24].

Dabei werden in drei Segmenten (z. B. terminales Ileum, Zökum, rektosigmoidaler Übergang) je 50 ml NaCl 0,9 % in den Darm gespült und nach 1 min wieder abgesaugt. Ziel ist es, die dort vorhandenen, lokal gebildeten spezifischen IgE-Antikörper und Entzündungsmediatoren zu bestimmen. Dadurch können Personen, die verstärkt im Darm Allergieantikörper bilden, identifiziert werden, und es kann eine entsprechende Karenz eingeleitet werden [24]. Da primär im Verdauungstrakt keine IgE-Antikörper vorkommen, erlaubt diese Methode in vielen Fällen eine Identifizierung des kausal wirksamen Allergens. Daraufhin eingeleitete Karenzmaßnahmen zeigen in mehr als 70 % der Fälle ein gutes klinisches Ansprechen [19,29].

Merke: Die in diesem Abschnitt benannten Diagnostikbausteine stellen oft nur Hinweise auf eine gastrointestinal vermittelte Allergie dar und bedürfen stets einer bestätigenden klinischen Evaluation.

Diese kann entweder durch eine dokumentierte Expositions- und Karenzphase erfolgen oder – in schwierigen Fällen bei psychischer Belastung oder Polysensibilisierung – in Form einer plazebokontrollierten, doppelt-blinden oralen Provokationstestung als „Goldstandard" [1,2,19,28]. Bei anamnestisch schwereren Symptomen sollten beide Formen der Exposition aufgrund der Gefahr einer schweren allergischen oder gar anaphylaktischen Reaktion unter entsprechenden Kautelen mit angemessenem Monitoring der Vitalfunktionen und Möglichkeit zur sofortigen Einleitung der gebotenen Gegenmaßnahmen erfolgen.

15.3.2 Nicht-IgE-vermittelte Nahrungsmittelallergie

Bei Verdacht auf eine NMA vom Spättyp (verzögerte Reaktionen, Typ II–IV-Allergie) empfiehlt sich primär die gleiche Diagnostik wie bei der IgE-vermittelten NMA, da zunächst andere Soforttypreaktionen ausgeschlossen werden müssen, insbesondere solche, die in tieferen Darmabschnitten ablaufen und daher verzögert erscheinen.

Merke: Zur Detektion der verzögerten Allergietypen II–IV kann es nützlich sein, die Prick-Testung der Haut nochmals nach 24 bis 48 h abzulesen, da ein kleiner Teil der Patienten verspätete kutane Reaktionen zeigen kann.

Ähnliches gilt für die epikutane Lebensmitteltestung (Atopy Patch Test), wobei dies aufgrund unzulänglicher Sensitivitäten in der Routine nicht durchgeführt wird.

Weitere Bausteine zur Objektivierung nicht-IgE-vermittelter Reaktionen sind die Bestimmung des Methylhistamins im Urin, die Durchführung von Provokationstestungen und/oder unter wissenschaftlichen Aspekten die Bestimmung der Zytokinantwort im Blut oder an der Darmschleimhaut nach Provokation des Patienten bzw. der

Darmbiopsien [6,8,9,27,30]. Auch hier ist zur definitiven Diagnosesicherung eine standardisierte Provokation sinnvoll, die aber ausreichend lange und mit ausreichender Dosis des vermuteten Allergens durchgeführt werden muss [8,9].

15.4 Therapie von gastrointestinal vermittelten Allergien

Das Therapieziel ist die Linderung oder vollständige Beseitigung der klinischen Beschwerden und die Alltagsbewältigung mit einer modifizierten Ernährung, ohne dass nutritive Mangelsymptome auftreten.

Merke: Basis einer erfolgreichen Behandlung der NMA oder einer NMU ist die professionelle ernährungstherapeutische Beratung, so dass der Betroffene Kenntnisse zum Vorkommen des Allergens bzw. Auslösers erwerben kann.

Außerdem soll das sichere Benutzen und Auswählen von Ersatzprodukten erlernt werden sowie die Berücksichtigung möglicher Kreuzreaktivitäten und einer ausgewogenen Kalorienzufuhr [2,6,7,15,20]. Einen Überblick über die zur Verfügung stehenden multimodalen Behandlungsmöglichkeiten bei NMA gibt Abb. 15.3. Da die Patientenkollektive bei gastrointestinal vermittelten Allergien heterogen sind (verschiedene Allergietypen, verschiedene Allergene, verschiedene Grunderkrankungen, Unterschiede in Mikrobiota u. a.). liegen nicht für alle empfohlenen Therapieschritte hohe Evidenzgrade vor; die angegebenen individuellen Therapiemöglichkeiten sollten jedoch im Einzelfall ausprobiert werden, da zu den genannten Therapieoptionen erfolgreiche Erfahrungswerte aus der klinischen Praxis vorliegen bzw. in Kasuistiken berichtet wurden [2,7,17,20].

Merke: Die Allergenkarenz steht im Mittelpunkt der Therapie einer NMA. Sie ist die effektivste und billigste Therapie und gehört zu den Basismaßnahmen.

Bei mehreren Allergenen empfiehlt sich, zusätzlich zur tolerierten Kost eine hypoallergene Trinknahrung einzunehmen, um einer Mangelernährung vorzubeugen.

Probiotika (vgl. Kap. 14.4) könnten die gastrointestinale Permeabilität in der Weise beeinflussen, dass allergische Reaktionen weniger stark ausgeprägt verlaufen; zu diesem Konzept liegt aber abgesehen von einzelnen Fallberichten noch keine ausreichende Evidenz vor [33,35,36]. Möglicherweise ist der präventive Effekt der Probiotikagabe stärker als ein therapeutischer Effekt bei bereits etablierter Erkrankung [37,38].

In der medikamentösen Therapie können mit topischer Wirksamkeit Cromoglicinsäure (z. B. Pentatop®) oder lokale Kortikosteroide wie Budesonid eingesetzt werden [7,14,24,32]. Bei starker Symptomatik können auch systemische Antihistaminika (sedierend: Ketotifen; nicht-sedierend: Rupatadin, Cetirizin, Loratadin) angewendet werden [32]. Hier muss allerdings die im Vergleich zur allergischen Rhinokonjunktivitis deutlich höhere Dosierung beachtet werden.

Bei ausgeprägtem Krankheitsbild muss auf systemische Glukokortikoide, Budesonid oder selten auf Immunsuppressiva bzw. Anti-IgE-Antikörper (Omalizumab) zurückgegriffen werden (Abb. 15.3). Letztere besitzen keine Zulassung für die NMA, so dass eine Kostenübernahme bei der Krankenkasse als individuelle Therapie beantragt werden muss. Allerdings ist die Komorbidität der gastrointestinalen Allergie mit der chronisch spontanen Urtikaria und dem schwer einstellbaren Asthma bronchiale zu sehen, bei denen eine Indikation für die Gabe des anti-IgE-Antikörpers besteht.

Mögliche Therapiestufen

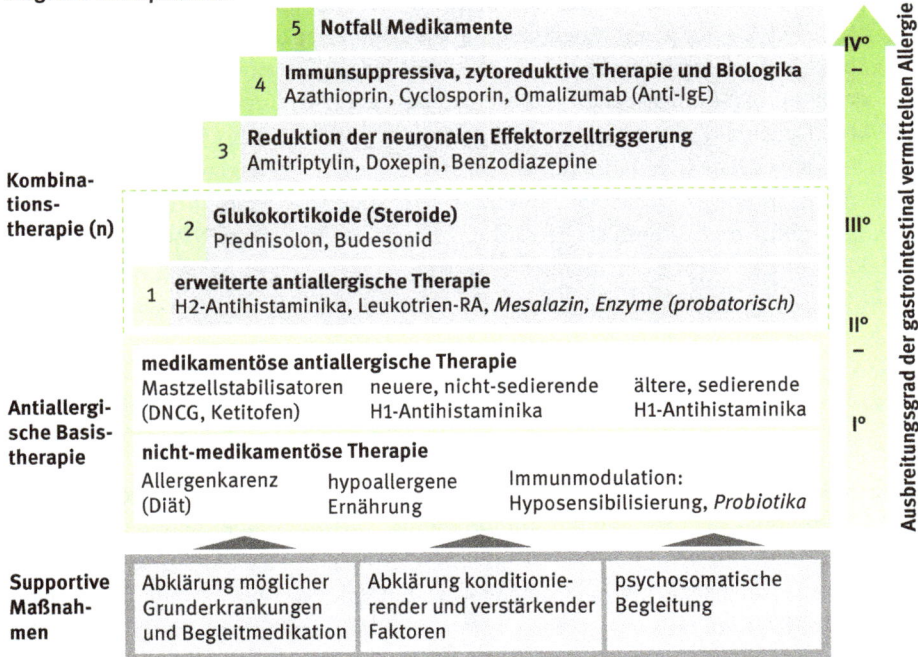

5 **Notfall Medikamente** — IV°

4 **Immunsuppressiva, zytoreduktive Therapie und Biologika**
Azathioprin, Cyclosporin, Omalizumab (Anti-IgE)

3 **Reduktion der neuronalen Effektorzelltriggerung**
Amitriptylin, Doxepin, Benzodiazepine

Kombinations-therapie (n)

2 **Glukokortikoide (Steroide)**
Prednisolon, Budesonid — III°

1 **erweiterte antiallergische Therapie**
H2-Antihistaminika, Leukotrien-RA, *Mesalazin, Enzyme (probatorisch)* — II°

Antiallergische Basistherapie

medikamentöse antiallergische Therapie

Mastzellstabilisatoren (DNCG, Ketitofen)	neuere, nicht-sedierende H1-Antihistaminika	ältere, sedierende H1-Antihistaminika

I°

nicht-medikamentöse Therapie

Allergenkarenz (Diät)	hypoallergene Ernährung	Immunmodulation: Hyposensibilisierung, *Probiotika*

Supportive Maßnahmen

Abklärung möglicher Grunderkrankungen und Begleitmedikation	Abklärung konditionierender und verstärkender Faktoren	psychosomatische Begleitung

Ausbreitungsgrad der gastrointestinal vermittelten Allergie

DNCG = Dinatriumcromoglicinsäure, Leukotrien-RA = Leukotrien Rezeptorantagonisten

Abb. 15.3: Übersicht zur multimodalen Therapie bei Nahrungsmittelallergien. Neben der Allergenidentifikation und spezifischen Allergenkarenz werden bei NMA oft eine supportive Behandlung, obligate Basismaßnahmen und medikamentöse Interventionen benötigt. Probiotika, Pankreasenzyme und neurovegetativ stabilisierende Maßnahmen können manchmal erforderlich und erfolgreich sein. Topische und systemisch wirksame Steroide sollten zeitlich begrenzt eingesetzt werden.

Eine subkutane, sublinguale oder orale Hyposensibilisierung kann ebenfalls zur Besserung der Symptome versucht werden (z. B. begleitende Pollinosis und orales Allergiesyndrom), hat aber in Studien noch keinen signifikanten Vorteil gegenüber der alleinigen Allergenkarenz gezeigt [2,6,17]. Dennoch sollten gastroenterologisch und internistisch tätige Ärzte die Hyposensibilisierung schon aus dem Grunde empfehlen, dass am oberen Respirationstrakt kein Etagenwechsel zum Asthma bronchiale oder anderen schweren Allergiemanifestationen stattfindet.

15.5 Wichtige Differentialdiagnosen zur Nahrungsmittelallergie

15.5.1 Histaminunverträglichkeit

Die Histaminunverträglichkeit ist hier insofern von Bedeutung, da bei Patienten mit einer NMA oder einer gastrointestinalen allergischen Reaktion fälschlicherweise die Diagnose einer Histaminintoleranz gestellt wird [14,20,39]. In diesen Fällen sind die beobachteten histaminassoziierten Beschwerden Folge der Immunzelldegranulation im Verdauungstrakt, die zu peripheren Allergiesymptomen führt [3,4]. In einem solchen Fall handelt es sich daher um eine Allergie, oft auf IgE-basierten Mechanismen. Da es Überlappungen zwischen IgE-basierter Histaminfreisetzung und reduziertem Histaminabbau bei bestimmten Erkrankungen gibt (z. B. Atopie, NMA, Mastozytose, Zöliakie), ist der Begriff der Histaminunverträglichkeit insgesamt schlecht definiert [39,40].

Merke: Vor der Diagnose eines Histaminintoleranz-Syndroms (HIS) sollte immer eine fundierte allergologische, gastroenterologische und internistische Abklärung erfolgen.

Beim HIS liegt meist eine pharmakologische Intoleranz vor, die bei Abwesenheit einer Allergie oder entsprechenden Komorbiditäten als eine nicht-allergische Hypersensitivität klassifiziert wird. Die Histaminunverträglichkeit entsteht, wenn bei Zufuhr von nicht-toxischen Histaminmengen (< 150–200 mg) ein bestimmter Schwellenwert an Histamin im Körper überschritten wird [40]. Bei Zufuhr von größeren Histaminmengen, mehr als 200–250 mg Histamin, bekommen alle Personen Symptome; man spricht dann von einer Histaminintoxikation (sog. Scromboidintoxikation).

Wenn Symptome bereits bei Zufuhr niedriger Histaminmengen auftreten, kann eine Histaminunverträglichkeit vorliegen. Da oft gleichzeitig mehrere Organsysteme betroffen sein können, bezeichnet man dieses Krankheitsbild als ein Syndrom (HIS). Zu seiner klinischen Manifestation können aber verschiedene Mechanismen beitragen, die zum Überschreiten eines individuellen Histaminschwellenwertes führen. Ursächlich für das Ungleichgewicht zwischen anfallendem Histamin und Histaminabbau kann ein Mangel oder Verlust der im Dünndarm lokalisierten Diaminoxidase

(DAO) oder deren Blockade sein (Alkohol, Antibiotika, Mukolytika u. a.). Es kann aber auch die erhöhte exogene Zufuhr histaminhaltiger Produkte (Käse, Rotwein, Thunfisch u. a.) zu Symptomen führen. Außerdem können bislang nicht bekannte endogene Histaminfreisetzungsreaktionen an der Entstehung des HIS beteiligt sein. Die Symptome können denen einer systemischen oder lokalen IgE-vermittelten NMA oder einer anderen Soforttyp-Allergie entsprechen und bis zur Imitation eines anaphylaktischen Schocks durch hohe Histaminmengen gehen. Ursächlich für das HIS ist ein gestörter Histaminabbau über die beiden Enzyme Diaminoxidase und Histamin N-Methyltransferase, wobei zur Manifestation des Symptombildes noch zahlreiche weitere Variablen und Kofaktoren beitragen.

Für die Diagnostik können nach Jarisch et al. [39] die Histaminkonzentration im Plasma, die DAO-Aktivität, die Methylhistamin- und Histaminkonzentration im Urin bestimmt werden, um weitere Hinweise für einen gestörten Histaminabbau oder eine verstärkte endogene Produktion zu erhalten [39–41]. Mittels biopsiebasierten Tests kann immunohistochemisch nach der Expression der Diaminoxidase untersucht werden. Bei begründetem Verdacht kann auch eine Bestimmung der Genotypen sinnvoll sein.

Merke: Definitiv nachgewiesen wird die Histaminintoleranz durch eine orale Provokation mit 75–100 g Histamin mit Dokumentation der dadurch ausgelösten Symptome, am besten über einen definierten Beschwerde-Score, z. B. Erlanger Score zur Objektivierung allergischer Symptome [40].

15.5.2 Mastozytose und Mastzellaktivierungssyndrom

Ähnlich wie das HIS und gastrointestinal vermittelte Allergien können auch primär oder sekundär durch eine Mastzellaktivierung ausgelöste Erkrankungen verlaufen und die Differentialdiagnose zur NMA erschweren [5–7,14,41]. Neben der primären, seltenen Mastozytose (z. B. kutane, indolente oder systemische Form) mit der charakteristischen KIT-Mutation (Codon D816V) wurden inzwischen zunehmend Fälle einer kontinuierlichen Mastzellaktivierung beschrieben, die durch andere Mutationen und Mechanismen aufrechterhalten werden [42]. Die Symptomatologie solcher KIT-Mutation-negativer, aber durch eine kontinuierliche Mastzellaktivierung, Mastzellakkumulation oder Mastzellmediatorproduktion gekennzeichneter Patienten wird heute als Mastzellaktivierungssyndrom gekennzeichnet. Derartige Formen sind von der sekundären Mastzellaktivierung infolge einer Allergie abzugrenzen. Mastzellen sind primär im GIT ortsständige Immunzellen, die Kontrollfunktionen über die intestinale Homöostase, geregelte intestinale Funktionen, die Mikrobiota, die Neurotransmission und weitere lokale Gewebefaktoren ausüben. Da sie jederzeit sekundenschnell bei Abweichungen vom physiologischen Zustand mit ihren Sekretionsprodukten eingreifen können, kann eine derartige Erkrankung ähnlich wie eine NMA oder ein HIS verlaufen [40–42]. Klinisch relevant führt eine Mastzelldegranulation ähnlich wie bei gastrointestinalen Allergien zur Barrierestörung, Malabsorption, kardiovaskulären Symptomen und Auftreten von extraintestinalen Erscheinungen und neuro-psychiatrischen Symptomen.

15.6 Leitlinienempfehlungen in der Nussschale

– Mit Zunahme der Allergieprävalenz in der Bevölkerung steigt auch die Zahl der Patienten, die mit Nahrungsmittelallergie und gastrointestinalen Allergiesymptomen beim Gastroenterologen vorstellig werden.
– Abhängig vom Ausbreitungsgrad – lokal bis systemisch, bzw. anaphylaktisch – wird eine gastrointestinal vermittelte Allergie mit Angabe des Ausbreitungsgrads (Grad I–IV) klassifiziert.
– Gastrointestinal vermittelte Allergien können IgE- oder nicht-IgE-vermittelt sein und können als Sofort-Typ oder verzögert ablaufen.
– Der stufenweise Diagnostikprozess beinhaltet Anamnese, Prick-Hauttest, spezifische IgE-Bestimmungen auf vermutete Lebensmittelallergene, Bestimmung des Methylhistamins im Urin sowie eine klinische Bestätigungsreaktion mit Exposition- oder Provokationstests.
– Kutane und systemische Reaktionsformen sind leichter mit der IgE-Diagnostik erfassbar als lokale seronegative Allergien, die eine intestinale IgE-Bestimmung und/oder eine klinische Provokationstestung erfordern.
– Der wichtigste Therapiebaustein ist die allergenspezifische Karenz, die erst nach einer klinischen Bestätigungsreaktion eingeleitet werden sollte und einer Ernährungsberatung bedarf.

Literatur
[1] Worm M, Reese I, Ballmer-Weber, et al. Guidelines on the management of IgE-mediated food allergies. Allergo J Int. 2015;24:256–93.
[2] Oriel RC, Wang J. Diagnosis and management of food allergy. Pediatr Clin North Am. 2019;66:941–54.
[3] Hahn M, Hagel AF, Hirschmann S, et al. Moderne Diagnostik der Zöliakie und relevante Differentialdiagnosen bei Getreideunverträglichkeiten. Allergo Journal. 2014;23:67–77.
[4] Raithel M., Hahn EG, Baenkler HW. Klinik und Diagnostik von Nahrungsmittelallergien Gastrointestinal vermittelte Allergien Grad I – IV). Dtsch Ärzteblatt Int. 2002;99:A780-6.
[5] Anvari S, Miller J, Yeh CY, Davis CM. IgE-mediated food allergy. Clin Rev Allergy Immunol. 2019;57:244–60.
[6] Sicherer SH, Sampson HA. Food allergy: A review and update on epidemiology, pathogenesis, diagnosis, prevention, and management. J Allergy Clin Immunol. 2018;141:41–58.
[7] Raithel M, Hotfiel K, Stein J. Nahrungsmittelallergien und Nahrungsmittelunverträglichkeiten. In: Labordiagnostik in der Gastroenterologie und Hepatologie (Hrsg. Stein J, Farrag K). Bremen , Unimed Science. 2018:13–34.

[8] Nowak-Wegrzyn A, Berin MC, Mehr S. Food protein-induced enterocolitis syndrome. J Allergy Clin Immunol Pract. 2020;8:24–35.

[9] Cianferoni A. Non-IgE Mediated Food Allergy. Current Pediatric Reviews. 2020;16:1–11.

[10] Ruffner MA, Spergel JM. Non-IgE Mediated Food Allergy Syndromes. Ann Allergy Asthma Immunol. 2016;117:452–454.

[11] Pietzak M. Celiac disease, wheat allergy, and gluten sensitivity: When gluten free is not a fad. J Parenter Enteral Nutr. 2012;36:68S–75S.

[12] Raithel M, Kluger AK, Dietz B, Hetterich U. Nichtallergische Glutensensitivität: Ein umstrittenes Krankheitsbild – oder noch nicht ausreichend erforscht? Bundesgesundheitsbl. 2016;59:821–826.

[13] Posserud I, Stotzer PO, Björnsson ES, Abrahamsson H, Simrén M. Small intestinal bacterial overgrowth in patients with irritable bowel syndrome. Gut. 2007;56:802–808.

[14] Skypala I. Adverse food reactions – an emerging issue for adults. J Am Diet Assoc. 2011;111:1877–1891.

[15] Raithel M, Weidenhiller M, Hagel AFK, et al. The malabsorption of commonly occurring mono- and disaccharides – levels of investigation and differential diagnosis. Dtsch Aerztebl Int. 2013;110:775–782.

[16] Hofmann SC, Jakob T. Molekulare Diagnostik bei nahrungsmittelabhängiger anstrengungsinduzierter Anaphylaxie. In: Molekulare Allergiediagnostik (Hrsg.Kleine-Tebbe J, Jakob T). 2015;15:245–256.

[17] Mastrorilli C, Cardinale F, Giannetti A, Caffarelli C. Pollen-Food Allergy Syndrome: A not so Rare Disease in Childhood. Medicina. 2019;55:641.

[18] Jordakieva G, Kundi M, Untersmayr E, et al. Country-wide medical records infer increased allergy risk of gastric acid inhibition. Nat Commun. 2019;3010:3298.

[19] Schwab D, Raithel M, Klein P, et al. Immunoglobulin E and eosinophilic cationic protein in segmental lavage fluid of the small and large bowel identifies patients with food allergy. Am J Gastroenterol. 2001;96:508–514.

[20] Stein J, Kist M, Raithel M. Erkrankungen durch Nahrungsmittel (Food-borne diseases). Stuttgart, Wissenschaftliche Verlagsgesellschaft, 2011.

[21] Kennedy JL, Stallings AM, Platts-Mill ThAE, et al. Galactose-alpha-1,3-galactose and delayed anaphylaxis, angioedema and urticaria in children. Pediatrics. 2013;131:e1545-1552.

[22] Moneret-Vautrin DA, Sainte-Laudy J, Kanny G. Ulcerative colitis possibly due to hypersensitivity to wheat and egg. Allergy. 2001;56:458–459.

[23] Vivinus-Nebot M, Dainese R, Anty R, et al. Combination of allergy factors can worsen diarrheic Irritable Bowel Syndrome: Role of barrier defects and mast cells. Am J Gastroenterol. 2012;107:75–81.

[24] Raithel M, Hahn M, Donhuijsen K, et al. Eosinophilic gastroenteritis with refractory ulcer disease and gastrointestinal bleeding as a rare manifestation of seronegative gastrointestinal food allergy. Nutrition Journal. 2014;13:93.

[25] Rajendran N, Kumar D. Role of diet in the management of inflammatory bowel disease. World J Gastroenterol. 2010;6:1442–1448.

[26] Schuppan D, Zimmer KP. The diagnosis treatment of celiac disease. Dtsch Aerztebl Int. 2013;110:835–846.

[27] Raithel M, Hagel A, Albrecht H, et al. Excretion of urinary histamine and N-tele methylhistamine in patients with gastrointestinal food allergy compared to non-allergic controls during an unrestricted diet and a hypo-allergenic diet. BMC Gastroenterol. 2015;15:41.

[28] Raithel M, Zopf Y, Kimpel S, et al. The measurement of leukotrienes in urine as diagnostic option in systemic mastocytosis. J Physiol Pharmacol. 2011;62:469–472.

[29] Krischke E. Intestinales IgE, Nahrungsmittelelimination und Veränderungen klinischer Parameter anhand der Rom III Kriterien und der Schweregradskalierung bei Reizdarmpatienten. Inaugural- Dissertation Friedrich-Alexander-Universität Erlangen 2017.

[30] Paajanen L, Vaarala O, Kartunen R, et al. Increased gamma IFN secretion from duodenal biopsy samples in delayed-type cow's milk allergy. Pediatr Allergy Immunol. 2005;16:439–444.

[31] Kagalwalla AF, Sentongo TA, Ritz S, et al. Effect of six-food elimination diet on clinical and histologic outcomes in eosinophilic esophagitis. Clin Gastroenterol Hepatol. 2006;4:1097–1102.

[32] Raithel M. Therapie und Prophylaxe von Nahrungsmittelallergien (Gastrointestinal vermittelte Allergien Grad I–IV). Falk Titisee Kongressband 2012,1–10.

[33] Laitinen K, Isolauri E. Management of food allergy: vitamins, fatty acids or probiotics? Eur J Gastroenterol Hepatol. 2005;17:1305–1311.

[34] Yamakawa Y, Ohtsuka Y, Ohtani K, et al. Effects of Leukotriene Receptor Antagonists on Peripheral Eosinophil Counts and Serum IgE Levels in Children with Food Allergy. Drugs R D. 2010;10:147–154.

[35] Kuruvilla ME, Mathew S, Avadhani V. Treatment of Refractory Mastocytic Enterocolitis with Budesonide. J Gastrointestin Liver Dis. 2018;27:327–329.

[36] Canani RB, Paparo L, Nocerino R, et al. Gut microbiome as target for innovative strategies against food allergy. Frontiers Immunol. 2019;10:191.

[37] Nocerino R, Di Costanzo M, Bedogni G, et al. Dietary Treatment with Extensively Hydrolyzed Casein Formula Containing the Probiotic Lactobacillus rhamnosus GG Prevents the Occurrence of Functional Gastrointestinal Disorders in Children with Cow's Milk Allergy. J Pediatr. 2019;213:137–142.

[38] Wopereis H, van Ampting MTJ, Cetinyurek-Yavuz A, et al. A specific synbiotic-containing amino acid-based formula restores gut microbiota in non-IgE mediated cow's milk allergic infants: a randomized controlled trial. Clin Transl Allergy. 2019;31:9:27.

[39] Jarisch R, Götz M, Raithel M. Histamin – Intoleranz. Histamin und Seekrankheit. Stuttgart, Thieme, 2013.

[40] Weidenhiller M, Layritz Ch, Kuefner MA, et al. Histaminintoleranz-Syndrom (HIS): Vielfalt der Mechanismen von physiologischer, pathophysiologischer und toxischer Wirkung und deren Unterscheidung. Z Gastroenterol. 2012;50:1302–1309.

[41] Cimolai N. Comparing histamine intolerance and non-clonal mast cell activation syndrome. Intest Res. 2020;18:134–135.

[42] Afrin LB, Butterfield J, Raithel M, Molderings GJ. Often seen, rarely recognized: Mast cell activation disease – a guide to diagnosis and therapeutic option. Annals Medicine. 2016;8:190–201.

16 Zöliakie und Nicht-Zöliakie-Weizensensitivität

Michael Schumann

16.1 Einleitung

Die Zöliakie ist eine Erkrankung, die Ärzten seit langer Zeit bekannt ist. Zöliakie ist ein eingedeutschter Begriff des ursprünglich griechischen *koiliakós* (deutsch „an der Verdauung leidend"), der mutmaßlich durch Aretaeus dem Kappadokier eingeführt wurde, einem griechischen Arzt, der im 1. Jh. n. Chr. in Kleinasien praktizierte. Viele haben zur Aufklärung dieser Erkrankung beigetragen. Herausragend ist sicherlich die Leistung des Holländers Willem Karel Dicke, der nach dem zweiten Weltkrieg aufgrund seiner guten Beobachtungsgabe und der Tatsache, dass er Müttern zöliakiebetroffener Kinder gut zuhörte, die Proteinkomponente des Weizens und Roggens – und damit Gluten – als zöliakieauslösend identifizierte.

Dahingegen ist die Nicht-Zöliakie-Weizensensitivität (NZWS) so neu auf dem Gebiet der Nahrungsmittelunverträglichkeiten, dass ihre Existenz weiterhin umstritten ist und der molekulare Trigger, der diese Erkrankung auslöst, ebenfalls Gegenstand der Diskussion ist.

16.2 Grundlagen

16.2.1 Definitionen

Merke: Die Zöliakie ist eine lebenslange, immunologisch vermittelte, chronisch-entzündliche Darmerkrankung, die Folge einer fehlgerichteten Immunantwort auf Gluten ist [1].

Aufgrund der Existenz von Autoantikörpern, der genetisch darstellbaren Verwandtschaft zu anderen Autoimmunerkrankungen und der Art der zugrundeliegenden Immunreaktion, wird sie den Autoimmunerkrankungen zugeordnet und nicht (trotz der Existenz eines proteinösen Auslösers) den Allergien (Abb. 16.1).

Merke: Unter einer Nicht-Zöliakie-Weizensensitivität (NZWS) wird eine erst in den letzten Jahren näher beschriebene Nahrungsmittelunverträglichkeit verstanden.

Sie entsteht entweder als Resultat einer angeborenen Immunreaktion auf Nicht-Gluten-Getreideproteine oder ist klinischer Ausdruck einer Unverträglichkeit von bestimmten fermentierbaren Kohlenhydraten, den so genannten FODMAPs (vgl. Kap. 16.2.5, Kap. 16.5.4. und Kap. 14.5). Üblicher Bestandteil der Definition der

https://doi.org/10.1515/9783110632699-016

```
                    weizenassoziierte Erkrankungen
        ┌───────────────────────┬──────────────────────────┐
   autoimmun                allergisch            angeborenes Immunsystem
   ┌ Zöliakie               Weizenallergie          └─ Weizensensitivität
   ├ Gluten-Ataxie          ┌ Nahrungsmittelallergie
   └ Dermatitis             ├ WDEIA
     herpetiformis          └ Kontaktallergie
```

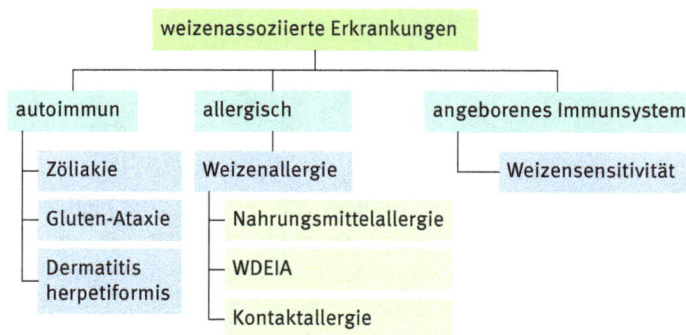

Abb. 16.1: Mutmaßliche Pathogenese der weizenassoziierten Erkrankungen (adaptiert aus [2]). WDEIA = Wheat-dependent exercise-induced anaphylaxis.

NZWS ist die Besserung der Symptomatik unter einer glutenfreien Diät und der Ausschluss einer Zöliakie [2].

Merke: Davon abzugrenzen sind Allergien gegen Weizenproteine bzw. -peptide. Dazu gehört die IgE-vermittelte weizenabhängige durch körperliche Anstrengung ausgelöste Anaphylaxie (WDEIA, *wheat dependent exercise induced anaphylaxis*)

Bei der WDEIA entwickeln sich rasch nach körperlicher Anstrengung und vorheriger Aufnahme von weizenhaltiger Nahrung typische Anaphylaxiesymptome wie Pruritus, Urtikaria und Dyspnoe (Abb. 16.1). Relevante zusätzliche Kofaktoren umfassen die Einnahme von Azetylsalizylsäure, anderen Analgetika oder Alkohol sowie Stress oder das Vorliegen von Infektionen. Auslösend für die WDEIA sind in erster Linie kurze ω5-Gliadinpeptide [3]. Außerdem gibt es nicht-IgE-vermittelte Weizenallergien, bei denen ebenfalls kurz nach der Weizenexposition gastrointestinale, respiratorische oder kutane Symptome auftreten (vgl. Kap. 15.2.3 und Kap. 15.2.4) [4].

16.2.2 Vom Getreidekorn zu Prolaminen

Glutene sind bekannt als die Klebereiweiße aus den Getreidearten Weizen, Roggen, Gerste, Dinkel, Kamut, Emmer und Einkorn. Wo finden sich diese Eiweiße in der Getreidepflanze? Welche Eigenschaften machen sie immunologisch so besonders? Und wie können Sie nachgewiesen werden?

Den Aufbau eines Getreidekorns veranschaulicht die Abb. 16.2. Aus einem Getreidekorn können neben 85 % Kohlenhydraten (Stärke) 15 % Proteine isoliert werden, die sich entsprechend der Osborne-Fraktionen aufteilen: Wasserlösliche Albu-

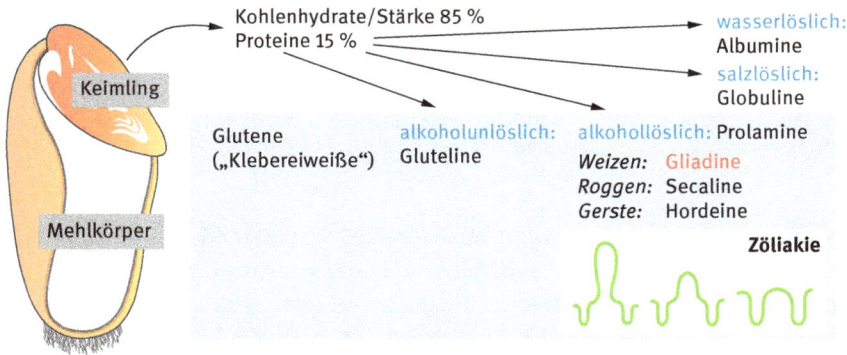

Abb. 16.2: Proteinzusammensetzung eines Getreidekorns (Korn aus Wikipedia [Süßgräser]). Der Proteinanteil enthält außerdem Amylase-Trypsin-Inhibitoren (ATI), 17 strukturell ähnliche, kleine (15 kDa) Proteine.

mine, salzlösliche Globuline, und die im Mehlkörper sich anfindenden Glutene, die wiederum in alkohollösliche Prolamine und unlösliche Gluteline unterteilt werden [4]. Unter Gliadinen versteht man die Prolamine des Weizens. Die für die Zöliakie-pathogenese bedeutsamen Eigenschaften der Gliadine/Prolamine werden z. T. durch ihren Aminosäuregehalt reflektiert: Die ungewöhnlich hohen Anteile der Aminosäuren Glutamin und Prolin begründen die T-Zell-abhängige Immunogenität (vgl. Kap. 16.2.4) bzw. die Unverdaulichkeit der Gliadine, da dem menschlichen Organismus Prolylendopeptidasen fehlen. Zur Überprüfung des Gehalts von Gluten in Nahrungsmitteln kommen in der Nahrungsmittelindustrie vornehmlich Tests zur Anwendung, die auf der Verwendung hochaffiner gliadinspezifischer Antikörper basieren (z. B. G12-Antikörper).

Merke: Nach den aktuellen EU-Verordnungen gilt < 20 mg·kg^{-1} (< 20 ppm) als „glutenfrei" bzw. < 100 mg·kg^{-1} als „sehr geringer Glutengehalt" [5].

16.2.3 Zöliakie-Genetik

Zöliakie wird genetisch vermittelt. Das zeigten bereits Zwillingsstudien, aus denen sich eine Konkordanz eineiiger Zwillinge von immerhin 80 % ergibt und für erstgradige Verwandte ein Risiko von 10 %, ebenfalls an einer Zöliakie zu erkranken. Dies sollte auch Gegenstand des Aufklärungsgesprächs bei Erstdiagnose sein, da dieser Umstand eine serologische Diagnostik bei erstgradigen Verwandten rechtfertigt [6].

Bereits Ende der 80er Jahre wurde die Assoziation der Zöliakie mit den HLA-Genen DQ2.5 und DQ8 gezeigt, die für eine bestimmte Proteinkonstellation des MHC-II-Antigenpräsentationskomplexes kodieren [7]. Diese genetische Assoziation kann für die Ausschlussdiagnostik, nicht aber für den Nachweis einer Zöliakie verwendet werden.

Merke: Ein Patient, der nicht Träger des HLA-DQ2- oder -DQ8-Gens ist, hat mit hoher (95 %) Wahrscheinlichkeit keine Zöliakie.

Ferner wurde gezeigt, dass homozygot für HLA-DQ2.5 kodierende Individuen aufgrund eines Gendosiseffekts, der sich in der Kinetik der Antigenpräsentation begründet, ein messbar erhöhtes Risiko tragen, an Zöliakie zu erkranken und im Falle einer Erkrankung einen schweren Verlauf zu nehmen. Im letzten Jahrzehnt haben sog. Ganzgenomstudien dazu beigetragen, Gene zu identifizieren, die mit der Zöliakie assoziiert sind, aber außerhalb der HLA-Region liegen. Dazu gehören die Interleukin-Gene IL-2 und IL-21 sowie Gene, die die T-Zellantwort definieren. Dabei wurde auch klar, dass viele der bei Zöliakie-Erkrankten beschriebenen Non-HLA-Gene auch für die Assoziation mit anderen Autoimmunerkrankungen wie Multiple Sklerose, rheumatoide Arthritis oder systemischen Lupus erythematodes beschrieben sind. Diese Befunde erklären die erhöhte Wahrscheinlichkeit, neben der Zöliakie an weiteren Autoimmunerkrankungen zu leiden.

16.2.4 Immunpathologie der Zöliakie

Zentral in der Immunpathologie der Zöliakie ist die gliadinspezifische T-Zelle (Abb. 16.3) [8]. Diese findet man jedoch im peripheren Blut von Zöliakiepatienten sehr selten, sie konnte aber aus der Lamina propria endoskopischer Dünndarmbiopsien gewonnen werden [9]. Diese T-Zelle wird nach Präsentation von Gliadinfragmenten durch eine mit dem DQ2- oder DQ8-MHC-Komplex ausgestattete monozytäre oder dendritische Zelle aktiviert. Damit die antigenpräsentierende Zelle das Gliadinpeptid optimal präsentiert, bedarf es einer Modifikation der Aminosäuresequenz des Gliadins.

Merke: Durch die Gewebstransglutaminase werden Glutaminreste des Gliadins zu Glutamatresten deamidiert, die als negative Ladungsträger die Affinität des deamidierten Gliadins zum DQ2-/DQ8-Präsentationsmolekül entscheidend erhöhen [10].

Nur bestimmte, mit einer mittleren Frequenz von 0,5 % im Darm vorkommende CD4-positive T-Zellen werden im Rahmen der Induktion der glutenspezifischen Immunantwort im mesenterialen Lymphknoten aktiviert. Diese T-Zellen müssen dazu den passenden T-Zellrezeptor tragen, der den Komplex aus deamidiertem Gliadinfragment und der Präsentationsmaschinerie (inklusive des HLA-DQ-Komplexes) der antigenpräsentierenden Zelle erkennt. Nach Aktivierung reifen sie unter dem Einfluss von epithelialem IL-15 zu Gliadin-spezifischen T_H1-Zellen aus, die im Stande sind, bestimmte Zy-

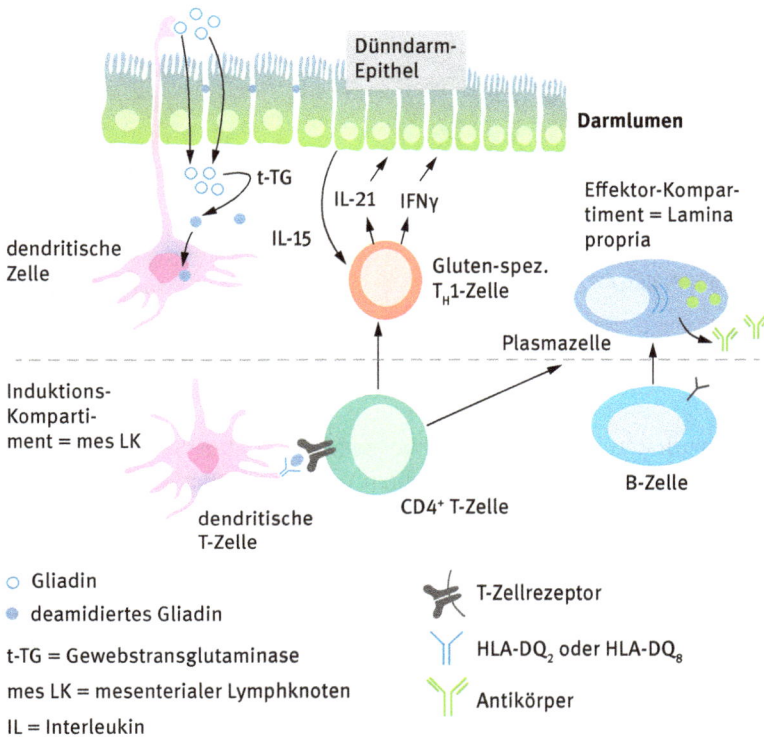

Abb. 16.3: Die adaptive Immunreaktion bei Zöliakie: Im Mittelpunkt steht die glutenspezifische T-Zelle (modifiziert nach [8]).

tokine (u. a. IL-21, Interferon-γ) zu sezernieren (Effektorphase der Immunantwort). Diese T_H1-Zellen unterscheiden sich von den für den Morbus Crohn typischen T_H17-Zellen durch ihr Zytokinprofil, was auch die Verschiedenheit dieser beiden chronisch-entzündlichen Dünndarmerkrankungen unterstreicht. Ferner sind es auch diese gliadinspezifischen T-Zellen, die B-Zellen zur Ausreifung hin zu Gliadinpeptid- und Transglutaminase-Antikörper-produzierenden Plasmazellen veranlassen.

Der zweite für die Zöliakieentstehung hochrelevante Immunzelltyp ist die gewebsständige zytotoxische T-Zelle (CD8+ CTL) [8]. Die Expansion dieser CD8+ CTLs kennt jeder Histopathologe als ein histologisches Charakteristikum der Zöliakie, die intraepitheliale Lymphozytose, also die erhöhte (> 25 pro 100 Enterozyten) Zahl intraepithelialer CD3+ CD8+ T-Zellen. Obwohl diese Zellen einen T-Zellrezeptor tragen, ist bislang unklar, ob ein bestimmtes Agens existiert, das die Zellen über diesen Rezeptor stimuliert. Bei Zöliakie weisen diese Zellen ein verändertes Expressionsprofil für bestimmte Natural-Killer-Rezeptoren auf (Abb. 16.4). So wird der autoinhibierende CD94/NKG2A-Rezeptor vermindert exprimiert und dafür NKG2C- und NKG2D-Re-

Epithel-Zytolyse

CD8+ CTL

Interaktion HLA-E-NKG2C

Interaktion MIC-A-NKG2D

Interaktion MHC-TCR

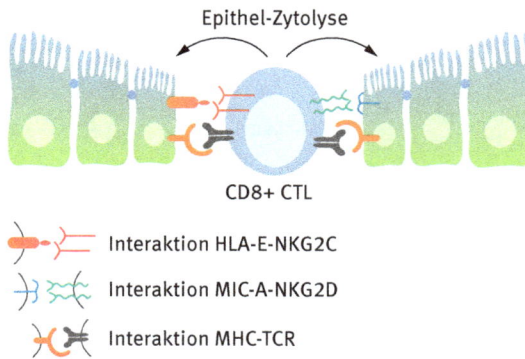

Abb. 16.4: Gewebsständige, zytotoxische T-Zellen (histopathologisch als intraepitheliale Lymphozyten diagnostisch relevant) bei Zöliakie (modifiziert nach [8]). MHC = Histokompatibilitätsantigen, TCR = T-Zellrezeptor, andere Abkürzungen siehe Text.

zeptoren atypisch exprimiert. Diese können über epitheliale Stressproteine (HLA-E und MIC-A) in Anwesenheit von Gliadinfragmenten und IL-15 den zöliakietypischen Epithelschaden verursachen.

Die geschilderten Immunmechanismen des adaptiven Immunsystems und des angeborenen Immunsystems verursachen durch den epithelialen Schaden und den damit assoziierten Umbau der Mukosaarchitektur des Dünndarms mit Zottenatrophie und Kryptenhyperplasie eine Malabsorption von Nährstoffen. Ferner trägt die Aktivierung von Matrixmetalloproteinasen durch die o. g. T_H1-Zytokine zum Architekturumbau bei [11].

16.2.5 Hypothesen zur Pathogenese der Nicht-Zöliakie-Weizensensitivität

Die Pathogenese der Nicht-Zöliakie-Weizensensitivität (NZWS) ist bislang unklar. Fermentierbare Oligo-, Di-, Monosaccharide und Polyole (FODMAPs) können zu Diarrhoe führen, indem sie im Dünndarm osmotisch Wasser ziehen, was bei Ileostomapatienten unter einer FODMAP-reichen Diät gezeigt wurde. Ferner konnte auch ein erhöhtes intraluminales Flüssigkeitsvolumen mittels Kernspintomographie gezeigt werden. Die von den vielen Patienten als Leitsymptom geschilderte intestinale Gasbildung wird durch die bakterielle Fermentierung der Kohlenhydrate im Kolon verursacht (vgl. Kap. 14.5), was ebenfalls in der Kernspintomographie, aber auch mittels H_2-Atemtests gezeigt werden konnte [12,13].

Neben dem Konzept, dass FODMAPs für die Entstehung einer reizdarmähnlichen NZWS zuständig sind, gibt es auch von verschiedenen Mausmodellen abgeleitete alternative Modelle einer autoimmun vermittelten NZWS. In diesen spielen Amylase-Trypsin-Inhibitoren (ATI) die zentrale Rolle und sie erscheinen ausreichend plausibel, um sie im Folgenden kurz vorzustellen [2]. ATIs sind kleine Getreideproteine, die bei der Aufreinigung der Glutene in der Fraktion der Gliadine mitlaufen (und diese „verunreinigen" können) und als natürliche Pestizide der Getreidepflanze fungieren.

> **Merke:** In den letzten Jahren konnte vornehmlich in Mausmodellen gezeigt werden, dass Amyla-se-Trypsin-Inhibitoren in der Lage sind, über den Mustererkennungsrezeptor *Toll-like receptor-4* (TLR4) eine Immunreaktion im mesenterialen Lymphknoten zu triggern, die Ursache einer ganzen Reihe von Autoimmunphänomenen sein könnte [14].

16.3 Klinisches Bild

Beide Erkrankungen, Zöliakie wie auch NZWS, können mit einem ganzen Spektrum einzeln oder in Kombination auftretender klinischer Symptome einhergehen. Diese sind vergleichend in der Tab. 16.1 dargestellt.

Tab. 16.1: Klinische Symptome bei Zöliakie und bei Nicht-Zöliakie-Weizensensitivität (modifiziert nach [1]).

Zöliakie		Nicht-Zöliakie-Weizensensitivität	
intestinale Symptome	extraintestinale Symptome	intestinale Symptome	extraintestinale Symptome
chronische Diarrhoe	Gewichtsverlust	chronische Diarrhoe	Hautefloreszenzen
Übelkeit/Erbrechen	Wachstumsstörung beim Kind	dyspepsieartige Beschwerden	Kopfschmerzen
Bauchschmerzen	verzögerte Pubertät	Bauchschmerzen	Konzentrations-schwierigkeiten
aufgeblähtes Abdomen	späte Menarche/ Amenorrhoe		Fatigue
Flatulenz	Anämie		Depression
Obstipation	Osteomalazie/ Osteoporose		Taubheitsgefühle (Extremitäten)
	Zahnschmelz-veränderungen		Gelenkschmerzen
	Periphere Neuropathie/ Polyneuropathie		
	Tetanie/Muskel-schwäche		
	Nachtblindheit		
	Hämatome		
	Ödeme		
	rezidivierende orale Aphthen		
	Transaminasenanstieg		

Nach der Leitlinie der DGVS [1] spricht man von einer klassischen Zöliakie, wenn die typische Klinik der Malabsorption mit chronischer Diarrhoe und Gewichtsverlust vorliegt und von einer symptomatischen Zöliakie, wenn nur einzelne zöliakietypische Symptome vorliegen. Eine subklinische Zöliakie liegt vor, wenn der Patient die diagnostische Konstellation einer Zöliakie aufweist, aber keinerlei Symptomatik zeigt [1].

Bei der NZWS können reizdarmähnliche Beschwerden vorliegen (Diarrhoe, Blähschmerzen), die aber typischerweise auch von einer extraintestinalen Symptomatik mit oft schwer fassbaren Beschwerden wie Konzentrationsschwierigkeiten (im Englischen bildhaft als *foggy mind* bezeichnet), uncharakteristischen Hautefloreszenzen oder Arthralgien begleitet werden [2].

16.4 Diagnostik

16.4.1 Diagnostik der Zöliakie

Merke: Bei Erwachsenen basiert die Diagnostik der Zöliakie auf drei Säulen: 1. Zöliakieserologie. 2. Duodenale Histologie. 3. Klinische Besserung unter einer glutenfreien Diät.

Die beiden ersten Kriterien sind nur unter den Bedingungen einer Glutenexposition verwertbar. Ernährt sich der Patient bereits geraume Zeit (mehrere Wochen/Monate) glutenfrei, ist eine Diagnostik nach zweimonatiger Glutenexposition zu erwägen. Der Gentest (HLA-DQ2/-DQ8) kann in dieser Situation als Ausschlussverfahren hinzugezogen werden.

16.4.2 Zöliakieserologie

Die früher verwendeten nativen Gliadinantikörper sind aufgrund ihrer schlechten diagnostischen Genauigkeit obsolet. Die Endomysiumantikörper (EMA, Test mittels indirekter Immunfluoreszenz) wie auch die Transglutaminaseantikörper (TGA, ELISA-Test) erkennen das gleiche Antigen, nämlich die Gewebstransglutaminase und haben exzellente Sensitivitäts- und Spezifitätswerte (jeweils > 90 %). Sie sind daher serologisches Diagnostikum der Wahl. Die deamidierten Gliadinpeptidantikörper sind in der Diskussion, da widersprüchliche Daten vorliegen. Die deutsche Leitlinie [1] rät von ihrer Verwendung ab, da inzwischen mehrere Studien mit schlechten Spezifitätswerten vorliegen. Üblicherweise werden bei serologischen Zöliakietests IgA-Antikörper untersucht, da sie die besseren Sensitivitätswerte im Vergleich zu den IgG-Antikörpern der gleichen Spezifität haben. Bei negativen Resultaten muss deshalb stets ein selektiver IgA-Mangel ausgeschlossen werden, der bei Zöliakie-Erkrankten sogar häufiger ist und zu falsch negativen Ergebnissen führen kann. Die serologische Point-of-Care-Diagnostik (POCT) ist derzeit noch nicht reif für den klinischen Alltag [1].

Merke: Insbesondere die Pädiater plädieren dafür, dass bei hohen TGA-Titern (> 10 × obere Norm) und gleichzeitig vorliegendem Positivergebnis der EMA auf die zusätzliche Durchführung einer Duodenoskopie zur Biopsiegewinnung verzichtet werden kann, da der positiv prädiktive Wert dieser serologischen Konstellation so hoch ist, dass die Zöliakiediagnose als sicher anzusehen ist.

16.4.3 Endoskopie und Dünndarmhistologie bei Zöliakie

Traditionell wurde die Zöliakie anhand der histologischen Untersuchung endoskopischer Dünndarmbiopsien diagnostiziert. Dabei stellten sich die drei Charakteristika der Enteropathie bei Zöliakie dar: Zottenatrophie, Kryptenhyperplasie und intraepitheliale Lymphozytose. Diese Veränderungen werden nach dem englischen Pathologen Marsh in der Klassifikation nach Marsh-Oberhuber beschrieben (Tab. 16.2). Grundsätzlich ist die Histologie auch heutzutage noch ein zentraler Baustein in der Zöliakiediagnostik, jedoch haben sich zwischenzeitlich drei relevante Aspekte aufgetan. Erstens ist die serologische Diagnostik unter bestimmten Bedingungen so zuverlässig, dass insbesondere in der Pädiatrie eine Diagnostik ohne Biopsie durchgeführt werden kann (vgl. Kap. 16.4.2). Zweitens haben jüngere Real-Life-Untersuchungen zur Qualität histopathologischer Befunde mit Beurteilung durch einen Referenzpathologen erhebliche Zweifel an der diagnostischen Sicherheit dieser Untersuchung aufkommen lassen [15]. Offenbar spielen hier die Einbettung der Gewebsproben und die Schnittführung durch den Paraffinblock eine große Rolle, die – so sie nicht längs der Zottenachse gelingt – zu falschen Beurteilungen der Zottenhöhe führen kann. Drittens ist eine Mindestzahl von sechs, am besten aus der Pars descendens duodeni entnommenen, Biopsiepartikeln erforderlich, denn aufgrund des mosaikartigen Verteilungsmusters der Zöliakieläsionen können diese dem Pathologen ansonsten entgehen.

Tab. 16.2: Einteilung der histologischen Veränderungen bei Zöliakie nach Marsh & Oberhuber (aus [16], mit freundlicher Genehmigung des Schattauer Verlags).

Grad	Intraepitheliale Lymphozyten (IEL) pro 100 Enterozyten	Mukosaarchitektur	Ausprägung	Beispielbild
0	Normal, d. h. < 25	Normal, d. h. Zotten : Krypten-Verhältnis ≥ 3		
I	> 25	Normal		
II	> 25	Kryptenhyperplasie		
IIIA	> 25	Zottenatrophie und Kryptenhyperplasie	partiell	
IIIB			überwiegend	
IIIC			total	

16.4.4 Diagnostik der Nicht-Zöliakie-Weizensensitivität (NZWS)

Für dieses relativ junge Krankheitsbild gibt es bislang noch keine zuverlässigen Biomarker.

> **Merke:** In der klinischen Praxis ist daher bei Verdacht auf NZWS eine Ausschlussdiagnostik hinsichtlich der Zöliakie, anderer organischer Darmerkrankungen und einer weizenabhängigen Nahrungsmittelallergie bzw. Anaphylaxie erforderlich (vgl. Tab. 16.3).

Unverzichtbar ist eine sorgfältige allergologische und Ernährungsanamnese u. a. auch bezüglich anderer weizenabhängiger Unverträglichkeitsreaktionen auf Fruktane oder FODMAPs (vgl. Kap. 14.5). Zur Ausschlussdiagnostik gehören außerdem die Zöliakieserologie, Hauttests und spezifische IgE-Bestimmungen (vgl. Kap. 15.3) sowie in allen Fällen eine Gastroduodenoskopie mit duodenalen Proben. Bei soweit negativer Diagnostik wird dann eine glutenfreie Diät unter Führung eines Beschwerdetagebuchs empfohlen. Diese Diagnose ex juvantibus hat allerdings den Schwachpunkt eines nicht kontrollierbaren Plazeboeffekts aufgrund der fehlenden Verblindung. Daher ist es – neben der aktuellen Suche nach Biomarkern für die NZWS – ein Ziel, Proben eines glutenhaltigen Getreides und gleich aussehende und auch im Geschmack nicht unterscheidbare Plazebos zur Verfügung zu stellen, so dass eine verblindete Exposition in Verbindung mit dem Symptomtagebuch zur Anwendung kommen kann. Derartige Proben wären aufgrund der Tatsache, dass glutenhaltige Getreide auch die am meisten ATI-tragenden Getreide sind, auch für die Frage einer ATI-Sensitivität nutzbar. Ein bislang ausschließlich experimentell eingesetztes und zudem sehr aufwendiges diagnostisches Verfahren benutzt die konfokale Endomikroskopie für den Nachweis eines weizenassoziierten Barrieredefekts [17]. Dabei wird während der Endoskopie eine weizenproteinhaltige Suspension auf die duodenale Schleimhaut aufgesprüht und in den folgenden Minuten der Barrieredefekt durch Leckage von intravenös gegebenem Fluoreszein in das Darmlumen bemessen. Die diagnostische Genauigkeit (d. h. prospektiv analysierte Sensitivität und Spezifität) dieser Untersuchung ist allerdings bislang unklar.

Tab. 16.3: Diagnostik bei Zöliakie, Nicht-Zöliakie-Weizensensitivität und Weizenallergie (vgl. 15.3).

Diagnostikum	Zöliakie	Nicht-Zöliakie-Weizen-sensitivität	Weizenallergie
native Gliadin-AK	obsolet	kein Stellenwert	kein Stellenwert
Transglutaminase-AK	Serologie der Wahl	negativ	negativ
Endomysium-AK	Serologie der Wahl	negativ	negativ
deamidierte Gliadinpeptid-AK	zu geringe Spezifität	kein Stellenwert	kein Stellenwert
HLA-Status	Ausschlussdiagnostik	nicht assoziiert	nicht assoziiert
Histologie duodenaler Proben	Zottenatrophie, Krypten-hyperplasie, intraepitheliale Lymphozytose (Marsh-Klassifikation)	allenfalls intraepitheliale Lymphozytose	allenfalls intraepitheliale Lymphozytose
Konfokale Endomikroskopie	keine Funktion	experimentell	bislang nicht validiert
endoskopisch gesteuerte segmentale Darmlavage	selten lokale IgE-Antikörper	z. T. Nachweis lokaler IgE Antikörper	Nachweis lokaler IgE-Antikörper (z. B. Weizen) besonders bei Entopie (IgE im Darm)
Haut-Prick-Test	kein Stellenwert	nicht evaluiert	niedrige Sensitivität
spezifische IgE-Antikörper	kein Stellenwert	nicht evaluiert	Nachweis der IgE Sensibilisierung bei Atopie (IgE in Haut, Blut), seltener bei Entopie

16.5 Therapie

16.5.1 Therapie der Zöliakie

Die bislang einzig wirksame Therapie der Zöliakie ist die glutenfreie Diät (Tab. 16.4). Wird diese konsequent durchgeführt, entfällt der Trigger für die T-Zellaktivierung des mukosalen Immunsystems und die Zöliakie wird inaktiv. Dann normalisiert sich die Zöliakieserologie und die Schleimhautläsionen des oberen Dünndarms verschwinden unter Wiederherstellung eines normalen Zotten-Krypten-Verhältnisses. Es verbleibt jedoch oftmals eine moderate intraepitheliale Lymphozytose (Marsh I). Auch geringgradige Residuen eines veränderten Zotten-Krypten-Verhältnisses (Marsh IIIA) ohne klinische oder laboranalytisch fassbare Zeichen der Malabsorption kommen als Abheilungsvariante vor. Allerdings ist das Erlernen und die konsequente Einhaltung einer glutenfreien Diät aus vielfältigen Gründen komplex: Gluten findet sich nicht nur in den offensichtlich glutenhaltigen Nahrungsmitteln (Teigwaren wie Brot, Pasta, Pizza, Kuchen, etc.), sondern auch in einer Vielzahl prozessierter Lebensmittel der Nahrungsmittelindustrie. Die Beispiele Soßenbinder, Wurst oder Gummibärchen sollen hier das große Spektrum glutenhaltiger Produkte veranschaulichen.

Merke: Bei vielen Zöliakiepatienten genügt eine sehr geringe Menge Gluten, nämlich 1/100 bis 1/200 der in Mitteleuropa im Tagesdurchschnitt konsumierten Glutenmenge von ca. 15 g, um die Zöliakie zu initiieren oder aktiv zu halten [18].

Daher sollte nach Erstdiagnose der Zöliakie eine qualitätsgesicherte Ernährungsberatung erfolgen. Erfahrungsgemäß werden dafür mehrere Termine notwendig sein, um den Patienten in das Thema einzuführen und dann nach den ersten praktischen Erfahrungen aufkommende Fragen und Probleme klären und bearbeiten zu können. Als weitere wichtige beratende Stütze bei der Überwindung praktischer Hürden hat sich die Patientenorganisation Deutsche Zöliakiegesellschaft (DZG; *www.dzg-online.de*) bewährt. Sie bietet neben dem Austausch glutenfreier Rezepte vielfältige Informationen und Erfahrungsberichte zur Bewältigung von Situationen wie glutenfreier Ernährung am Arbeitsplatz bzw. in der Mensa oder Betriebskantine, zu glutenfreier Ernährung für den ganzen Haushalt oder nur für den Betroffenen, zu glutenfreier Ernährung im Urlaub oder unterwegs und zu vielen weiteren kniffeligen Punkten in der Bewältigung eines glutenfreien Alltags. Auch sozialrechtliche Belange werden durch die DZG kompetent beraten.

Tab. 16.4: Gluten- und ATI-Gehalt verschiedener Getreidearten. ATI = Amylase-Trypsin-Inhibitoren (ATI-Daten aus [14]).

glutenhaltig	glutenfrei	ATI-Gehalt hoch	ATI-Gehalt gering
Weizen	Teff	Weizen	Hafer
Roggen	Hirse	Roggen	Teff
Gerste	Mais	Gerste	Quinoa
Dinkel	Reis	Dinkel	Soja
Kamut	Quinoa		Reis
Emmer	Amarant		Mais
Einkorn	Buchweizen		

16.5.2 Mangelerscheinungen bei Zöliakie

Bei der Zöliakie besteht ein hohes Potenzial für die Entwicklung von Mangelzuständen, insbesondere von Vitaminen und Spurenelementen (vgl. Kap. 4.4). Nach Beginn einer glutenfreien Diät und Regeneration der intestinalen Mukosa sistiert die Malabsorption, so dass die Substitution von Mikronährstoffen nur passager notwendig ist. Die deutsche Leitlinie empfiehlt für erwachsene Zöliakiepatienten die Kontrolle von Blutbild, Vitamin B_{12}, Folsäure, Ferritin, Calcium, 25-OH-Cholecalciferol und Zink [1]. Bei 80 Zöliakiepatienten (mittleres Alter 43 Jahre) fand eine holländische Arbeitsgruppe im Vergleich mit 24 Kontrollindividuen am häufigsten einen Zinkmangel, gefolgt von Eisenmangel(anämie), Folsäure-, Vitamin B_{12}- und B_6-Mangel. (Abb. 16.5) [19]. In Anbetracht der Tatsache, dass neben einer Anämie die Osteoporose eine relevante Langzeitkomplikation der Zöliakie ist, sollte auf dem Calcium- und 25-OH-Cholecalciferol-Status bzw. der Knochendichte ein besonderes Augenmerk liegen. Hinsichtlich einer routinemäßigen Knochendichtemessung bei Zöliakie sind die Daten jedoch nicht eindeutig, so dass die Leitlinie eine Knochendichtemessung nur bei Knochenfrakturen nach inadäquatem Trauma empfiehlt [1].

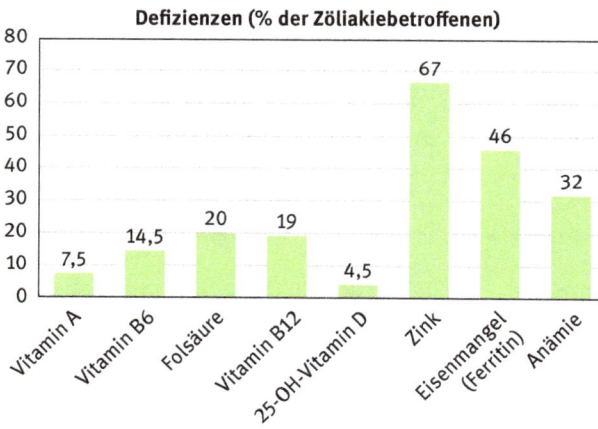

Abb. 16.5: Prävalenz erniedrigter Serumspiegel für Vitamine und Spurenelemente bei 80 Zöliakiepatienten. Daten aus [19].

16.5.3 Komplizierter Verlauf der Zöliakie – refraktäre Zöliakie

Ist nach einem Jahr glutenfreier Diät eine Zöliakie noch nicht ausgeheilt und Klinik und Paraklinik bieten weiterhin das Bild einer Malabsorption und die zöliakieassoziierten Symptome sind unter der Diät nicht rückläufig, kann eine sog. therapierefraktäre Zöliakie bestehen. Voraussetzung für das Vorliegen einer refraktären Zöliakie ist die weiterhin nachweisbare Marsh-III-Läsion trotz einer seit einem Jahr praktizierten glutenfreien Diät. Die erste differentialdiagnostische Abwägung gilt natürlich der Frage, ob die glutenfreie Diät strikt eingehalten wird. Dazu sollte die Ernährungsberatung wiederholt werden. Eine fortbestehend pathologische Zöliakieserologie kann Hinweis auf ein Diätproblem sein. In einem nächsten Schritt ist zu klären, ob eine weitere Erkrankung vorliegt. Bei chronischer Diarrhoe ist hier u. a. an eine mikroskopische Kolitis zu denken. Weitere wichtige Differentialdiagnosen umfassen chronisch-entzündliche Darmerkrankungen (insbesondere Morbus Crohn), Lambliasis, Morbus Whipple und angeborene oder erworbene Immundefekte. Liegen diese nicht vor, sollte aus duodenalen Gewebsproben mittels eines PCR-basierten Verfahrens oder mittels Immunfärbung und Durchflusszytometrie die Frage beantwortet werden, ob sich in den Proben ein aberranter klonaler Immunphänotyp von Lymphozyten findet.

Merke: Bei Nachweis eines aberranten Lymphozytenklons kann eine refraktäre Zöliakie Typ II vorliegen, die der Vorstufe eines enteropathieassoziierten T-Zell-Lymphoms entspricht.

In diesem Fall sollte das weitere therapeutische Vorgehen mit einem Zöliakiezentrum abgestimmt werden. Liegt kein aberranter klonaler Immunphänotyp vor, handelt es sich um eine refraktäre Zöliakie Typ I, die immunsuppressiv angegangen werden kann (z. B. im Dünndarm wirkendes Budesonid) [20,21].

16.5.4 Behandlung der Nicht-Zöliakie-Weizensensitivität

In der Behandlung der NZWS gibt es zwei Konzepte, die bislang nicht hinreichend gegeneinander getestet sind: Zum einen die FODMAP-reduzierte Diät, zum anderen die glutenfreie Diät, bei der wie oben geschildert auch der ATI-Verzehr vermindert wird. Beachtenswert ist ferner, dass auch eine glutenfreie Diät weniger FODMAPs enthält und somit Überschneidungen der Effekte entstehen.

Für die FODMAP-reduzierte Diät gab eine australische Studie den Anstoß, bei der sich die Patienten in einem *cross-over design* für einen recht kurzen Behandlungszeitraum mit dazwischenliegenden Auswaschphasen entweder glutenfrei oder mit FODMAP-reduzierter Kost ernährten. In Ermangelung objektiver Biomarker wurden subjektive Beschwerdemuster dokumentiert. Diese waren bei glutenfreier Diät reduziert. Die Autoren führen diesen Behandlungseffekt aber auf den reduzierten FODMAP-Gehalt der glutenfreien Kost zurück, da der Behandlungseffekt auch nach Wechsel auf eine rein FODMAP-reduzierte Kost zu beobachten war [22,23].

Eine Besserung der klinischen NZWS Symptome unter einer glutenfreien Diät wurde in mehreren Studien beobachtet, die aber nicht alle prospektiv und adäquat kontrolliert waren. Es ist bis dato nicht klar, ob dabei das Gluten, die mit dem Gluten beigemischten ATIs oder doch der FODMAP-Gehalt der nicht mehr verzehrten Getreide die beobachtete Besserung verursachen (Tab. 16.4) [24,25].

In der klinischen Praxis sind beide Diäten etabliert, d. h. eine qualitätsgesicherte Ernährungsberaterin kann Patienten in beiden Diätformen führen. Mutmaßlich ist die Einhaltung einer strikt FODMAP-reduzierten Kost für den Patienten in der Praxis schwerer umzusetzen, da es keine diesbezüglich deklarierten Lebensmittel gibt, sondern diese Diät die kundige Auswahl der richtigen Lebensmittel durch den Patienten erfordert.

Merke: Nach aktuellem Wissensstand geht man davon aus, dass zur Behandlung der Nicht-Zöliakie-Weizensensitivität anders als bei der Zöliakie eine Reduktion von FODMAP bzw. Weizenprodukten ausreicht und eine strikte Elimination von Gluten nicht eingehalten werden muss.

Es bleibt anzumerken, dass die Implementierung jeder der beiden Diäten, FODMAP-reduziert oder glutenfrei, einem Plazeboeffekt unterworfen ist und auch ein gut geführtes Symptom- und Ernährungstagebuch die Kausalität der ernährungstherapeutischen Maßnahme nicht belegt. Dies ist zu bedenken, weil sich der Patient einer finanziell aufwändigeren sowie einschränkenden Ernährungs- und Lebensweise unterzieht, die sich zu einem späteren Zeitpunkt doch als nicht zielführend erweisen mag. Dieser Umstand unterstreicht den Bedarf für die Entwicklung zuverlässiger Biomarker für die Diagnose der NZWS.

16.6 Expertenempfehlungen in der Nussschale

– Bei der Zöliakie handelt es sich in Abgrenzung zur Nicht-Zöliakie-Weizensensitivität (NZWS) um eine genetisch determinierte Reaktion des adaptiven Immunsystems auf Gluten. Sie erfordert eine lebenslange glutenfreie Ernährung.
– Die Zöliakie umfasst auch oligosymptomatische und subklinische Verläufe.
– Bei Verdacht auf eine Zöliakie sollen primär die Gewebs-Transglutaminase-IgA-Antikörper oder die Endomysium-IgA-Antikörper sowie das Gesamt-IgA im Serum untersucht werden.
– Eine refraktäre Zöliakie liegt vor, wenn bei nachgewiesener Zöliakie eine glutenfreie Diät über 1 Jahr weder klinisch noch histologisch zur Abheilung der Enteropathie geführt hat.
– Die NZWS zeigt sich ähnlich wie die Zöliakie mit intestinalen und extraintestinalen Symptomen, die auf eine Diät ansprechen, bei der Lebensmittel aus glutenhaltigem Getreide vermieden werden.
– Für das Krankheitsbild der NZWS existieren bislang keine diagnostisch einsetzbaren Biomarker. Ihre Differentialdiagnose ist vielfältig und erfordert eine sorgfältige Ausschlussdiagnostik.

Literatur

[1] Felber J, Aust D, Baas S, et al. Ergebnisse einer S2k-Konsensuskonferenz der Deutschen Gesellschaft für Gastroenterologie, Verdauungs- und Stoffwechselerkrankungen (DGVS) gemeinsam mit der Deutschen Zöliakie-Gesellschaft (DZG) zur Zöliakie, Weizenallergie und Weizensensitivität. Z Gastroenterol. 2014;52:711–43.

[2] Fasano A, Sapone A, Zevallos V, Schuppan D. Non-celiac gluten sensitivity. Gastroenterology. 2015;148:1195–204.

[3] Scherf KA, Brockow K, Biedermann T, Koehler P, Wieser H. Wheat-dependent exercise-induced anaphylaxis. Clin Exp Allergy. 2016;46:10–20.

[4] Catassi C, Alaedini A, Bojarski C, et al. The Overlapping Area of Non-Celiac Gluten Sensitivity (NCGS) and Wheat-Sensitive Irritable Bowel Syndrome (IBS): An Update. Nutrients. 2017;9:11.

[5] EU-Verordnung Nr. 609/2013 des Europäischen Parlaments und des Rates vom 12. Juni 2013 über Lebensmittel für Säuglinge und Kleinkinder, Lebensmittel für besondere medizinische Zwecke und Tagesrationen für gewichtskontrollierende Ernährung.

[6] Nistico L, Fagnani C, Coto I, et al. Concordance, disease progression, and heritability of coeliac disease in Italian twins. Gut. 2006;55:803–8.

[7] Sollid LM, Markussen G, Ek J, et al. Evidence for a primary association of celiac disease to a particular HLA-DQ alpha/beta heterodimer. J Exp Med. 1989;169:345–50.

[8] Jabri B, Sollid LM. T Cells in Celiac Disease. J Immunol. 2017;198:3005–14.

[9] Lundin KE, Scott H, Hansen T, et al. Gliadin-specific, HLA-DQ(a1*0501,b1*0201) restricted T cells isolated from the small intestinal mucosa of celiac disease patients. J Exp Med. 1993;178:187–96.

[10] van de Wal Y, Kooy Y, van Veelen P, et al. Selective deamidation by tissue transglutaminase strongly enhances gliadin-specific T cell reactivity. J Immunol. 1998;161:1585–88.

[11] Sengupta N, Macdonald TT. The Role of Matrix Metalloproteinases in Stromal/Epithelial Interactions in the Gut. Physiology. 2007;22:401–9.

[12] Tuck CJ, Biesiekierski JR, Schmid-Grendelmeier P, Pohl D. Food intolerances. Nutrients. 2019;11:1.

[13] Murray K, Wilkinson-Smith V, Hoad C, et al. Differential effects of FODMAPs (fermentable oligo-, di-, mono-saccharides and polyols) on small and large intestinal contents in healthy subjects shown by MRI. Am J Gastroenterol. 2014;109:110–9.

[14] Zevallos VF, Raker V, Tenzer S, et al. Nutritional Wheat Amylase-Trypsin Inhibitors Promote Intestinal Inflammation via Activation of Myeloid Cells. Gastroenterology. 2017;152:1100–13.

[15] Werkstetter KJ, Korponay-Szabó IR, Popp A, et al. Accuracy in Diagnosis of Celiac Disease Without Biopsies in Clinical Practice. Gastroenterology. 2017;153:924–35.

[16] Schumann M, Siegmund B. Gluten-Enteropathie. In: (Ed. Stange EF) Entzündliche Darmerkrankungen. Stuttgart, Schattauer, 2015.

[17] Fritscher-Ravens A, Schuppan D, Ellrichmann M, et al. Confocal endomicroscopy shows food-associated changes in the intestinal mucosa of patients with irritable bowel syndrome. Gastroenterology. 2014;147:1012–20.

[18] Catassi C, Fabiani E, Iacono G, et al. A prospective, double-blind, placebo-controlled trial to establish a safe gluten threshold for patients with celiac disease. Am J Clin Nutr. 2007;85:160–6.

[19] Wierdsma NJ, van Bokhorst-de van der Schueren MA, et al. Vitamin and mineral deficiencies are highly prevalent in newly diagnosed celiac disease patients. Nutrients. 2013;5:3975–92.

[20] Al-Toma A, Volta U, Auricchio R, et al. European Society for the Study of Coeliac Disease (ESsCD) guideline for coeliac disease and other gluten-related disorders. United European Gastroenterol J. 2019;7:583–613.

[21] van Gils T, Nijeboer P, van Wanrooij RL, Bouma G, Mulder CJ. Mechanisms and management of refractory coeliac disease. Nat Rev Gastroenterol Hepatol. 2015;12:572–9.
[22] Biesiekierski JR, Peters SL, Newnham ED, Rosella O, Muir JG, Gibson PR. No effects of gluten in patients with self-reported non-celiac gluten sensitivity after dietary reduction of fermentable, poorly absorbed, short-chain carbohydrates. Gastroenterology. 2013;145:320–8.
[23] Biesiekierski JR, Newnham ED, Irving PM, et al. Gluten causes gastrointestinal symptoms in subjects without celiac disease: a double-blind randomized placebo-controlled trial. Am J Gastroenterol. 2011;106:508–14.
[24] Carroccio A, Mansueto P, Iacono G, et al. Non-celiac wheat sensitivity diagnosed by double-blind placebo-controlled challenge: exploring a new clinical entity. Am J Gastroenterol. 2012;107:1898–906.
[25] Barmeyer C, Schumann M, Meyer T, et al. Long-term response to gluten-free diet as evidence for non-celiac wheat sensitivity in one third of patients with diarrhea-dominant and mixed-type irritable bowel syndrome. Int J Colorectal Dis. 2017;32:29–39.

17 Ernährung bei chronisch-entzündlichen Darmerkrankungen

Rémy Meier, Julia Pilz

17.1 Einleitung

Die zwei Hauptformen der chronisch-entzündlichen Darmerkrankung (CED) sind der Morbus Crohn (MC) und die Colitis ulcerosa (CU). Bei beiden Erkrankungen spielt die Ernährung sowohl bei der Entstehung der Erkrankung wie auch während der Therapie eine Rolle.

17.2 Vorbemerkungen

17.2.1 Beitrag der Ernährung in der CED Pathogenese

Bis heute konnten keine eindeutigen Beweise erbracht werden, dass spezifische Ernährungsfaktoren in der Entstehung dieser Erkrankungen involviert sind. Allerdings sind zum Beitrag der Ernährung in der CED Pathogenese sowohl protektive als auch schädliche Faktoren beschrieben. Ein protektiver Effekt wurde in verschiedenen Studien zur Brusternährung in den ersten sechs Monaten gefunden [1]. Bei MC, aber nicht bei der CU, gibt es Hinweise, dass ein hoher Faserkonsum mit Gemüse und Früchten einen protektiven Effekt haben könnte. Einige Studien zeigten, dass die Einnahme von ω3-Fettsäuren in Form von fettem Fisch oder Pflanzen bei der CU einen protektiven Effekt haben könnte [2,3]. Ein erhöhtes Erkrankungsrisiko für MC und CU wird bei übermäßigem Konsum von gesättigten Fettsäuren und ω6-Fettsäuren vermutet [4]. Für die Primärprävention gibt es keine gesicherte Assoziation bezüglich der Menge an raffinierten Kohlenhydraten. Das gilt auch für die klassische mediterrane Ernährung. Obwohl vieles unklar ist, empfehlen die ESPEN-Leitlinien zur Prävention eine Diät reich an Früchten, Gemüse und Milchprodukten, reich an ω3-Fettsäuren und arm an ω6-Fettsäuren [5]. Für Mikronährstoffe gibt es ebenfalls keine gesicherten Daten; bei Frauen wurde eine gewisse inverse Assoziation zwischen der Einnahme von Vitamin D und der CU gefunden. Beim MC traf dies nicht zu [6,7]. Im Verlaufe der Erkrankungen sind bei beiden Erkrankungen Vitamin D-Defizite häufig. Es gibt aber keine Daten, ob normale Vitamin D-Spiegel Rezidive verhindern können.

Merke: Abgesehen vom Stillen gibt es keine spezifische Ernährungsform, für die eine Wirksamkeit in der Primärprävention von CED belegt ist.

https://doi.org/10.1515/9783110632699-017

17.2.2 Effekte der CED auf Stoffwechsel und Ernährungszustand

Jede Erkrankung, welche mit Schmerzen, Übelkeit und Diarrhoe einhergeht, führt über eine verminderte Nahrungsaufnahme zur Verschlechterung des Ernährungsstatus. Die chronische Inflammation bedingt einen gesteigerten katabolen Metabolismus. Gastrointestinale Verluste können den Ernährungsstatus weiter verschlechtern. Die Prävalenz von Ernährungsdefiziten und Mangelernährung ist bei Patienten mit MC deutlich höher als bei der CU. Bei MC findet man einen Gewichtsverlust in bis zu 75 % der hospitalisierten Patienten und während der aktiven Krankheitsphase eine negative Stickstoffbilanz in über 50 %. Patienten mit MC zeigen deshalb oft Zeichen einer Mangelernährung. Patienten mit CU, bei denen nur der Dickdarm befallen ist, haben i. d. R. einen besseren Ernährungszustand, können aber bei schweren akuten Schüben auch deutliche Zeichen der Mangelernährung aufweisen [8]. Es ist daher sinnvoll, bei dieser Risikopopulation regelmäßig validierte Screening- und Assessmentinstrumente (vgl. Kap. 2) einzusetzen, um eine drohende oder bereits eingetretene Mangelernährung rechtzeitig erkennen und behandeln zu können. Ein Screening auf Mangelernährung soll bei CED initial und im Verlauf mindestens alle 6 Monate durchgeführt werden [3]. Eine adäquate Ernährung besonders bei Risikopatienten hat einen günstigen Effekt auf den Verlauf [5].

Merke: Die Erfassung des Ernährungszustands ist bei CED wichtig, da eine Mangelernährung den Krankheitsverlauf negativ beeinflusst.

Die Ätiologie der Protein-Energie-Mangelernährung und der Defizite an verschiedenen Vitaminen und Spurenelementen ist multifaktoriell. Die zytokininduzierte Anorexie ist ein Hauptgrund bei der CED-assoziierten Mangelernährung. Ausgedehnte Entzündungen und Resektionen im Darm führen zu einer verminderten absorptiven Oberfläche. Zudem werden während akuter kataboler Phasen vermehrt Aminosäuren aus der Muskulatur mobilisiert, was mit der Zeit dann auch zur Sarkopenie, einer Abnahme der Muskelmasse führt [9,10]. Stenosebedingte postprandiale Schmerzen führen bei MC-Patienten nicht selten zu einer Vermeidungsstrategie mit vermindertem Verzehr und resultierender Mangelernährung.

Unterernährung bzw. Mangelernährung müssen behandelt werden, da sie den klinischen Verlauf, die Mortalität und die Lebensqualität verschlechtern sowie die Rate der postoperativen Komplikationen erhöhen [3].

Merke: Ernährungsdefizite und Mangelernährung sind bei den CED häufig und haben einen Einfluss auf den Verlauf der Erkrankung. Eine adäquate Ernährungstherapie verbessert den Krankheitsverlauf.

Bei CED findet man nicht selten erniedrigte Spiegel von Spurenelementen und Vitaminen, bei MC häufiger als bei der CU. Vorrangig betroffen sind die Mikronährstoffe Eisen, Vitamin B_{12}, Folsäure und Zink [7]. Eine Eisenmangelanämie ist wegen der blutigen Diarrhoen vor allem bei der CU zu finden. Eine Untersuchung bezüglich Mikronährstoffmangel soll bei CED initial und regelmäßig im Verlauf durchgeführt werden, wenn klinische Zeichen eines Defizits oder erhöhte Risiken für Mikronährstoffmangel vorliegen [3].

Mangelernährung, chronische Entzündung und Glukokortikoide vermindern die Knochendichte. Bei Patienten mit MC sind niedrige Vitamin D-Spiegel assoziiert mit Störungen der Knochengesundheit, unabhängig davon, ob der Patient Glukokortikoide einnimmt. Die Prävalenz einer Osteopenie liegt bei 50 % und die einer Osteoporose bei 15 % [11,12]. Kalzium- und Vitamin D-Supplementation sind somit entscheidend zur Erhaltung eines gesunden Knochens. Zahlen zur Prävalenz von Ernährungs- und Mikronährstoffdefiziten bei MC und CU sind in Tab. 17.1 zusammengefasst.

Tab. 17.1: Prävalenz von Ernährungs- und Mikronährstoffdefiziten bei Morbus Crohn und Colitis ulcerosa. Adaptiert von [13].

Ernährungsdefizite	Morbus Crohn Häufigkeit (%)	Colitis ulcerosa Häufigkeit (%)
Gewichtsverlust	65–75	18–62
Hypoalbuminämie	25–80	25–50
intestinale Eiweißverluste	75	selten
negative N-Bilanz	70	selten
Anämie	60–80	66
Eisenmangel	39	81
Vitamin B_{12} .Mangel	48	5
Folsäuremangel	54	36
Vitamin A Mangel	11	keine Daten
Vitamin B_1 Mangel	möglich	keine Daten
Vitamin C Mangel	möglich	keine Daten
Vitamin D Mangel	75	möglich
Vitamin K Mangel	möglich	keine Daten
Zinkmangel	40	möglich
Kupfermangel	möglich	möglich
Selenmangel	möglich	möglich

17.2.3 Energie- und Proteinbedarf

Der Ruheumsatz bei CED Patienten variiert sehr stark und ist abhängig von der entzündlichen Aktivität. Während akuter Schübe kann besonders beim MC der Ruheumsatz deutlich gesteigert sein mit einer relativen Erhöhung der Fett- und Verminderung der Kohlenhydratoxidation [14,15]. Der Energiebedarf ist während akuter Krankheitsphasen meistens höher als in Remissionsphasen. Der Energiebedarf kann mit der Harris-Benedict-Formel (vgl. Kap. 4.2.1) abgeschätzt und in der akuten Phase mit einem Faktor 1,5 multipliziert werden. In den meisten Fällen reicht die Energiezufuhr von 25–30 kcal·kg^{-1}·d^{-1} bezogen auf das aktuelle Körpergewicht [8]. Während akuter Phasen wird zum Erreichen einer positiven Stickstoffbilanz eine Proteinzufuhr zwischen 1,0 und 1,5 g·kg^{-1}·d^{-1} empfohlen. Bei schwer mangelernährten Patienten können aber bis zu 2,0 g·kg^{-1}·d^{-1} erforderlich werden [3,13]. Der Proteinbedarf während der Remission ist nicht erhöht und 1,0 g·kg^{-1}·d^{-1} reicht bei diesen Patienten meistens aus.

Merke: In akuten Schüben wird eine Energiezufuhr von 25–30 kcal·kg^{-1}·d^{-1} und eine Proteinzufuhr zwischen 1,0–1,5 g·kg^{-1}·d^{-1} empfohlen.

17.3 Ernährungstherapie bei aktiver CED

Ziel der Ernährungstherapie ist die Prävention oder die Behandlung von Ernährungsdefiziten zur Reduktion von Entzündungsaktivität und Komplikationen und zum Erhalt längerer Remissionen. Die Mangelernährung ist bei MC mit einer verminderten Leistungsfähigkeit des GI-Trakts (vgl. Kap. 1.2) sowie einem verzögerten Ansprechen auf die Therapie assoziiert und führt zu vermehrten postoperativen Komplikationen. Für die CU bestehen keine Daten zu dieser Frage [5]. Darüber hinaus hat die Ernährungstherapie auch das Potenzial, die Funktion des GI-Trakts zu verbessern, die Krankheitsaktivität eines entzündlichen Schubes zu vermindern und eine Remissionsinduktion zu erzielen.

17.3.1 Orale Kost

Solange sich der Patient bezüglich Energie und Protein bedarfsdeckend ernähren kann, wird eine mediterrane Ernährung empfohlen. In der akuten Krankheitsphase gibt es für Patienten mit MC oder CU, welche keine Ernährungsdefizite aufweisen, keine spezifische Kostform von belegter Wirksamkeit.

17.3.2 Oral bilanzierte Diäten (OBD)

Morbus Crohn

Schon 1983 zeigten Harries und Mitarbeiter die Wirksamkeit einer zweimonatigen ergänzenden polymeren OBD (600 kcal·d⁻¹) bei 28 mangelernährten Patienten mit MC [16]. Die mittel- und längerfristige Therapieadhärenz bei OBD ist allerdings unbefriedigend.

Colitis ulcerosa

Zur Wirksamkeit einer oralen Ernährungstherapie in der Behandlung einer aktiven CU liegen keine Daten vor.

17.3.3 Enterale Ernährung

Morbus Crohn

Mit einer alleinigen enteralen Ernährung kann man etwa 60 % der MC Patienten in Remission bringen [17]. Allerdings zeigten verschiedene Metaanalysen und ein Cochrane-Review, dass Glukokortikoide zu einem höheren und rascherem Ansprechen führen als die enterale Ernährung alleine [18,19]. Es gibt keine Studie, welche die Kombination von enteraler Ernährung und Glukokortikoiden mit Glukokortikoiden allein vergleicht.

> **Merke:** Bei erwachsenen Patienten mit Morbus Crohn kann eine ausschließlich enterale Ernährung im akuten Schub als primäre Therapie zur Remissionsinduktion durchgeführt werden.

Eine ausschließlich enterale Ernährung kann erwogen werden unter den Voraussetzungen, dass die Remission mittels leitliniengerechter medikamentöser Therapie nicht erreicht werden kann, oder die medikamentöse Therapie wegen unerwünschter Wirkungen schlecht oder gar nicht vertragen wird oder der Patient die leitliniengerechte medikamentöse Therapie ablehnt [3].

In der enteralen Ernährung wird primär die nasogastrale Ernährung eingesetzt. Für eine langfristige enterale Ernährung eignet sich auch die perkutane endoskopische Gastrostomie (PEG), wenn der Patient keinen Crohn-Befall im oberen Magen-Darm-Trakt hat.

Die Energiezufuhr sollte 25 bis 35 kcal·kg⁻¹·d⁻¹ betragen und die Sondennahrung mittels kontinuierlicher Infusion verabreicht werden. In verschiedenen Studien fand man keinen Unterschied zwischen der Verabreichung von niedermolekularen im Vergleich mit hochmolekularen Diäten (vgl. Kap. 5.1.1) bei Patienten mit einem aktiven MC [17,18,20].

Merke: Für die enterale Ernährung zur Behandlung des aktiven Morbus Crohn sind hochmolekulare Standarddiäten gleichermaßen geeignet wie Peptid- oder Elementardiäten und daher zu bevorzugen.

Niedermolekulare oder Elementardiäten werden nur bei Unverträglichkeiten eingesetzt. Mehrere Metaanalysen bestätigen dieses Vorgehen.

Colitis ulcerosa

Zur Wirksamkeit der enteralen Ernährung in der Remissionseinleitung bei CU liegen keine Studiendaten vor.

17.3.4 Parenterale Ernährung

Für die parenterale Ernährung (PE) beim MC und der CU ist eine Wirksamkeit als Therapie der aktiven CED nicht belegt. Das Konzept der „Ruhigstellung des Darms" durch PE hat sich als unwirksam erwiesen [8,21]. Die PE hat einen Stellenwert in der Behandlung des toxischen Megakolons und in all jenen Fällen, in denen die enterale Ernährung nicht bedarfsdeckend erfolgen kann, beispielsweise bei nicht therapierbarem Erbrechen, Stenosen, Kurzdarmsyndrom oder Perforationen des Gastrointestinaltraktes. Auch perioperativ ist die PE grundsätzlich nur Therapie der zweiten Wahl. In Zeiten vor der allgemeinen Akzeptanz der enteralen Ernährung hatte die PE eine Bedeutung bei akuten Fisteln; ein Fistelverschluss konnte in bis zu 63 % erreicht werden [22].

17.4 Ernährungstherapie zum Remissionserhalt

17.4.1 Orale Kost

In der Remissionsphase benötigen die wenigsten Patienten eine Ernährungstherapie; man empfiehlt hier eine ausgewogene Ernährung. Generell wird eine mediterrane Ernährung empfohlen. In der Remissionsphase hilft die professionelle Ernährungsberatung dem Patienten, mit individuellen Nahrungsmittelunverträglichkeiten (z. B. Laktoseintoleranz) umzugehen, aber auch mit scharfen Speisen, Frittiertem und Lebensmitteln, welche zu Blähungen führen (z. B. FODMAPs, vgl. Kap. 14.5).

Merke: Patienten mit CED in Remission kann eine mediterrane Diät empfohlen werden.

17.4.2 Exklusionsdiäten

Morbus Crohn und Colitis ulcerosa

Exklusionsdiäten können nicht empfohlen werden, da sie nach der ungenügenden Datenlage keinen Effekt auf den Remissionserhalt haben. Einige Exklusionsdiäten zeigten lediglich einen Effekt in der Linderung von Symptomen [23,24].

17.4.3 Orale bilanzierte Diät oder enterale Ernährung

Oral bilanzierte Diäten, Supplemente oder eine enterale Ernährung können empfohlen werden, wenn die Mangelernährung mit einer optimalen oralen Kost und professioneller Ernährungsberatung nicht behoben werden kann.

Morbus Crohn

Eine systematische Übersicht auf Basis von zwölf randomisierten, kontrollierten Studien und nicht randomisierten Kohortenstudien zeigte, dass unter einer enteralen Ernährung im Vergleich zu normaler Kost oder Therapie mit Mesalazin oder Azathioprin im Zeitraum von sechs Monaten und vier Jahren signifikant weniger Rezidive auftraten [25].

Colitis ulcerosa

Bei der CU sind keine Studien bekannt zu diesem Thema.

17.4.4 Fettmodifizierte bilanzierte Diät

Morbus Crohn

Verschiedene Fettzusammensetzungen in der enteralen Ernährung wurden bei MC untersucht. Die Daten sind aber äußerst kontrovers. In einer Cochrane-Analyse wurde ein positiver Trend für eine fettarme Diät gegenüber einer fettreichen Diät gefunden [26]. Des Weiteren wurden zwei Standarddiäten entweder mit einem hohen Ölsäureanteil oder einem hohen α-Linolensäure-Anteil untersucht. Die Remissionsraten mit der α-Linolensäure waren deutlich besser als mit der Ölsäure (63 % vs. 27 %) [27].

Colitis ulcerosa

Bei der CU sind keine Studien zu diesem Thema bekannt.

17.4.5 ω3-Fettsäure angereicherte bilanzierte Diät

Morbus Crohn

Über längere Zeit wurde ω3-Fettsäuren eine remissionserhaltende Wirkung zugeschrieben. In einem systematischen Review wurden 13 kontrollierte Studien analysiert [28]. In sechs Studien wurde für ω3-Fettsäuren ein positiver Effekt lediglich auf einzelne Verlaufsparameter gefunden. In drei Studien konnte unter ω3-Fettsäuren eine Reduktion der Glukokortikoiddosis beobachtet werden; nur in einer Studie war dieser Effekt signifikant. Inzwischen haben zwei große Studien (EPIC1 und EPIC2) keine Wirksamkeit für ω3-Fettsäuren bezüglich der Rezidivraten während eines Jahres belegen können [29].

Colitis ulcerosa

Bei der Colitis ulcerosa liegen diesbezüglich praktisch keine Daten vor.

17.4.6 Mikronährstoffe in der Remissionsphase

Vor allem bei Patienten mit einer Ileumresektion muss der Vitamin B_{12} Status regelmäßig kontrolliert und bei nachgewiesenem Mangel eine Substitution begonnen werden. Ein Folsäuremangel besteht nicht selten und sollte ebenfalls substituiert werden. Bei Patienten mit einer längerfristigen Therapie mit Sulfasalazin oder Methotrexat soll Folsäure regelmäßig substituiert werden [5]. Auch in der Remissionsphase ist der Vitamin D-Status zu prüfen und ggf. eine adäquate Vitamin D- und Kalziumsupplementierung vorzunehmen.

17.5 Prä- und Probiotika

Präbiotika (Inulin, Pektin, Fructo- und Galactooligosaccharide) sind ausgezeichnete Substrate für die Fermentation (vgl. Kap. 14). Die entstehenden kurzkettigen Fettsäuren (vor allem Buttersäure) haben einen antientzündlichen Effekt [30]. In einer Studie an CU-Patienten in Remission wurde beobachtet, dass sich die Rezidivraten unter Plantago ovata Samen nicht von der Kontrolle unter Mesalazin unterschied [31]. Für Präbiotika gibt es keine weiteren Daten zu Remissionsinduktion oder -erhalt bei CED.

Probiotika sind apathogene Bakterien, welche insbesondere im Gastrointestinaltrakt positive Gesundheitseffekte erzeugen [32,33]. Verschiedene Probiotika wurden bei CED untersucht.

17.5.1 Morbus Crohn

Für Probiotika konnten bisher keine positiven Effekte in Remissionsinduktion oder -erhalt bei MC gefunden werden. Dementsprechend werden Probiotika bei MC nicht empfohlen [5].

17.5.2 Colitis ulcerosa

Bei der CU gibt es Daten zu Escherichia coli Nissle 1917 oder einer Kombination von acht verschiedenen Probiotika (VSL#3®). Zu letzterer gibt es zwei größere multizentrische, randomisierte, doppelblinde plazebokontrollierte Studien, die in der Remissionsinduktion bei Patienten mit leichter bis mittelschwerer CU eine Reduktion der CU-Aktivität zeigten [34,35]. Bezüglich der erzielten Remissionsraten zeigte sich in einer Studie nach 8-wöchiger Behandlung ein positiver Trend [34] und in der zweiten Studie nach 12-wöchiger Behandlung ein signifikanter Vorteil (43 % vs. 16 %) [35]. Auch bezüglich der Mukosaheilung zeigte die Probiotikamischung einen Vorteil (32 % vs. 15 %) [35].

Merke: Probiotika haben das Potenzial zur Remissionsinduktion bei milder bis mittelschwerer CU. Bei dieser Patientengruppe war eine Probiotikamischung aus acht Bakterienstämmen wirksamer als Plazebo.

Bezüglich Remissionserhalt bei Patienten mit CU zeigten drei Studien, zwei mit E. coli Nissle 1917 [36,37], und eine mit Lactobacillus rhamnosus GG [38], eine vergleichbare Wirksamkeit für das untersuchte Probiotikum wie für Mesalazin (vgl. Kap. 14.4).

Merke: Die Probiotika E. coli Nissle 1917 und Lactobacillus rhamnosus GG können zum Remissionserhalt einer CU eingesetzt werden. Andere Probiotika sind bei dieser Indikation bislang ohne Wirksamkeitsnachweis.

17.5.3 Pouchitis

Nach Proktokolektomie mit Anlage einer ileoanalen Pouch-Anastomose können im weiteren Verlauf Pouchitiden auftreten, die in erster Linie mit Antibiotika behandelt werden. Eine Verminderung sowohl des Auftretens einer Pouchitis nach der Operation wie auch der Rate von Pouchitisrezidiven wurde in Studien mit Verwendung eines Gemischs acht verschiedener Probiotika (VSL#3®) bzw. mit Verwendung von E. coli

Nissle 1917 beobachtet [39,40]. Diese Ergebnisse sind nicht generalisierbar für andere, nicht bei dieser Indikation untersuchte Probiotika.

17.6 Sekundäre Pflanzenstoffe

Die Resultate zur Wirkung der als Nahrungsergänzungsmittel verabreichten sekundären Pflanzenstoffe (vgl. Kap. 4.4.3) Resveratrol, Katechin oder Kurkumin sind ebenfalls kontrovers mit einem Trend für einen positiven Effekt für Kurkumin [41]. Es gibt bislang keine Daten, die eine Wirksamkeit sekundärer Pflanzenstoffe bei CED belegen.

17.7 Ernährungstherapie bei CED Komplikationen

17.7.1 Eisenmangel

Die Anämie ist die häufigste extraintestinale Manifestation einer CED und wird in 6 bis 74 % der Fälle gefunden [42]. Eine nicht behandelte Anämie verschlechtert den Krankheitsverlauf [42,43]. Häufig handelt es sich um die Kombination einer Eisenmangelanämie und der Anämie einer chronischen Entzündung [42]. Die Eisensupplementation ist bei Patienten mit einer Eisenmangelanämie indiziert und kann bei einer milden Anämie als orale Eisentherapie versucht werden. Nachteile dieses Therapiekonzepts liegen in seiner langen Behandlungsdauer und einer oft ungenügenden Therapieadhärenz. Es gilt heute den Eisenmangel intravenös zu therapieren, wenn das Ferritin < 30 μg·l^{-1} und das Hämoglobin < 100 g·l^{-1} betragen [5].

Merke: Bei Eisenmangel mit einem Ferritin < 30 μg·l^{-1} und einem Hämoglobin < 100 g·l^{-1} sollte die Korrektur bevorzugt intravenös erfolgen.

17.7.2 CED und Knochengesundheit

Die Osteomalazie und Osteoporose wurden lange bei den CED vernachlässigt. Beide Formen treten bei Patienten mit CED auf. Signifikanter Risikofaktor bei Erwachsenen sind eine Mangelernährung und eine längerfristige Therapie mit Glukokortikoiden [44]. Die kumulative Glukokortikoiddosis ist ein wesentlicher Risikofaktor für eine niedrige Knochenmineralisierung [45]. Der bei diesen Patienten häufig gefundene Vitamin D-Mangel spielt eine additive Rolle. Eine adäquate Kalzium- und Vitamin D-Zufuhr ist bei diesen Patienten essenziell, insbesondere, wenn sie unter Glukokortikoiden stehen. Empfohlen wird die orale Substitution von 1000 mg Kalzium und 800–1200 IE Colecalciferol pro Tag [3].

Merke: Eine adäquate Kalzium- und Vitamin D-Substitution ist besonders wichtig während einer Therapie mit Glukokortikoiden.

17.7.3 Morbus Crohn mit intestinalen Strikturen

Intestinale Strikturen und Stenosen sind eine schwerwiegende Komplikation bei MC. Verschiedene medikamentöse, endoskopische oder operative Möglichkeiten zur Behebung dieser Komplikationen sind gut etabliert. Bei Patienten mit inkompletten Stenosen kann man einen Versuch mit alleiniger enteraler Ernährung unternehmen. Eine prospektive Studie an 59 Patienten mit CED zeigte eine Verbesserung der Symptome in 81 %; eine radiologische sowie eine klinische Remission wurden in 54 bzw. 65 % erzielt [46]. Demgegenüber zeigt eine kleine Studie an sieben Patienten mit parenteraler Ernährung keinen klinischen Effekt bezüglich der Strikturen [47].

17.7.4 Perioperative Ernährung bei CED

Patienten mit einem signifikanten Gewichtsverlust und niedrigen Albuminwerten (< 30 g·l^{-1}) haben eine erhöhte postoperative Komplikationsrate [5]. Wenn die nötige Operation für eine gewisse Zeit verschoben werden kann ohne dem Patienten zu schaden, ist es vorteilhaft, zunächst den Ernährungszustand des Patienten durch eine präoperative orale oder enterale Ernährung zu verbessern zusammen mit einer notwendigen medikamentösen Therapie. Die präoperative parenterale Ernährung ist als alleinige oder als ergänzende Ernährungsform hilfreich, wenn mit der enteralen Ernährung das Zufuhrziel nicht erreicht werden kann [48].

Merke: Ein verbesserter präoperativer Ernährungszustand verbessert das Behandlungsergebnis des Patienten.

Die frühe (≤ 24 h) postoperative enterale Ernährung zeigte in einer Metaanalyse von 11 Studien eine signifikante Reduktion von Infektionen und Krankenhausverweildauer sowie einen Trend für weniger Anastomosendehiszenzen [49].

17.8 CED und körperliche Aktivität

Eine niedrige Muskelmasse sowie eine verminderte Muskelkraft können bei Patienten mit einer CED häufig gesehen werden. Patienten mit einer CED, welche eine reduzierte körperliche Aktivität haben, leiden öfters unter Müdigkeit, Gelenkbeschwerden und Schwäche. Alle CED Patienten mit einer verminderten Muskelmasse sollten eine adäquate Proteinzufuhr sowie ein regelmäßiges Training durchführen. Es wird empfohlen, ein Ausdauertraining über 30 Minuten dreimal pro Woche und ein Krafttraining zweimal pro Woche durchzuführen [5].

17.9 Leitlinienempfehlungen in der Nussschale

- Ernährungsdefizite und Mangelernährung sind bei CED häufig; ihre Prävalenz ist bei MC höher als bei CU.
- Die Erfassung des Ernährungszustands von CED-Patienten ist wichtig, da eine adäquate Ernährungstherapie den Verlauf verbessert.
- Zur Verbesserung des Ernährungszustands eignen sich orale Supplemente oder die enterale Ernährung; dabei werden hochmolekulare gegenüber niedermolekularen Diäten bevorzugt.
- In akuten Schüben wird eine Energiezufuhr von 25–30 kcal·kg^{-1}·d^{-1} und eine Proteinzufuhr zwischen 1,0 und 1,5 g·kg^{-1}·d^{-1} empfohlen.
- Mikronährstoffdefizite sind häufig und sollten adäquat substituiert werden.
- Es gibt keine in ihrer Wirksamkeit belegte spezifische Kostform für Patienten mit CED.
- Bei CU, nicht aber MC, sind einige wenige Probiotika wirksam in Remissionsinduktion und -erhalt.

Literatur

[1]   Barclay AR, Russell RK, Wilson ML, et al. Systematic review: the role of breastfeeding in the development of pediatric inflammatory bowel disease. J Pediatr. 2009;155:421e6.

[2]   Ananthakrishnan AN, Khalili H, Konijeti GG, et al. Long-term intake of dietary fat and risk of ulcerative colitis and Crohn's disease. Gut. 2014;6:776e84.

[3]   Bischoff SC, Koletzko B, Lochs H, Meier R und das DGEM Steering Committee. S3-Leitlinie der
Deutschen Gesellschaft für Ernährungsmedizin. Klinische Ernährung in der Gastroenterologie
(Teil 4)-Chronisch.entzündliche Darmerkrankungen. Aktuel Ernährungsmed. 2014;39:e72-98.

[4]   Hou JK, Abraham B, El-Serag H. Dietary intake and risk of developing in- flammatory bowel
disease: a systematic review of the literature. Am J Gas- troenterol. 2011;106:563e73.

[5]   Forbes A, Escher J, Hebuterne X, et al. ESPEN Guideline: Clinical nutrition in inflammatory bowel
disease. Clin Nutr. 2017;36:321–347.

[6]   Ananthakrishnan AN, Khalili H, Higuchi LM, Bao Y, Korzenik JR, Giovannucci EL, et al. Higher
predicted vitamin D status is associated with reduced risk of Crohn's disease. Gastroenterology.
2012;142:482e9.

[7]   Ananthakrishnan AN, Khalili H, Song M, et al. Zinc intake and risk of Crohn's disease and ulcerative colitis: a prospective cohort study. Int J Epidemiol. 2015;44:1995e2005.

[8]   Lochs H, Dejong C, Hammarqvist F, et al. ESPEN guidelines on enteral nutrition: gastroenterology. Clin Nutr. 2006;25:260–274.

[9]   Royall D, Greenberg GR, Allard JP, Baker JP, Jeejeebhoy KN. Total enteral nutrition support improves body composition of patients with active Crohn's disease. J Parenter Enteral Nutr.
1995;19:95–99.

[10] Schneeweiss B, Lochs H. Zauner C, et al. Energy and substrate metabolism in patients with active Crohn's disease. J Nutr. 1999;129:844–848.

[11] Abitbol V, Roux C, Chaussade S, et al. Metabolic bone assessment in patients with inflammatory
bowel disease. Gastroenterology. 1995;108: 417–422.

[12] Schulte C, Dignass UA, Mann K, et al. Reduced bone mineral density and unbalanced bone metabolism in patients with inflammatory bowel disease. Inflamm Bowel Dis. 1998;4:268–275.

[13] Han PD, Burke A, Baldassano RN, Rombeau JL, Lichtenstein GR. Nutrition and inflammatory bowel disease. Gastroentrol Clin North Am. 1999;28:423–443.

[14] Royall D, Greenberg GR, Allard JP, Baker JP, Jeejeebhoy KN. Total enteral nutrition support improves body composition of patients with active Crohn's disease. J Parenter Enteral Nutr.
1995;19:95–99.

[15] Schneeweiss B, Lochs H. Zauner C, et al. Energy and substrate metabolism in patients with active Crohn's disease. J Nutr. 1999;129:844–848.

[16] Harries AD, Jones LA, Danis V, et al. Controlled trial of supplemented oral nutrition in Crohn's
disease . Lancet. 1983;1:887–890.

[17] Griffiths AM, Ohlsson A, Sherman PM, Sutherland LR. Metaanalysis of enteral nutrition as a primary treatment of active Crohn's disease. Gastroenterology. 1995;108:1056–1067.

[18] Fernándes Bañares F, Cabré E, Esteve-Comas M, Gassull MA. How effective is enteral nutrition
in inducing clinical remission in active Crohn's disease? A meta-analysis of the randomized clinical trials. Journals of Parenteral and Enteral Nutrition. 1995;19:356–364.

[19] Zachos M, Tondeur M, Griffiths AM. Enteral nutritional therapy for inducing remission of Crohn's
disease. Cochrane Database Syst Rev 2001; CD000542.

[20] González-Huix F, Fernández Bañares F, Esteve M, et al. Enteral versus parenteral nutrition as
adjunct therapy in acute ulcerative colitis. Am J Gastroenterol. 1993;88:227–232.

[21] Ostro MJ, Greenberg G, Jeejeebhoy KN. Total parenteral nutrition and comlete bowal rest in the
management of Crohn's disease. JPEN J Parenter Enteral Nutr. 1985;9:280–287.

[22] McIntyre PB, Ritchie JK, Hawley PR, Bartram CI, Lennard-Jones JE. Management of enterocutane- ous fistula: a review of 132 cases. Br J Surg. 1984;71:293–296.

[23] Charlebois A, Rosenfeld G, Bressler B. The impact of dietary interventions on the symptoms of inflammatory bowel disease: a systematic review. Crit Rev Food Sci Nutr. 2015;10:1370e8.

[24] Sigall-Boneh R, Pfeffer-Gik T, Segal I, et al. Partial enteral nutrition with a Crohn's disease ex- clusion diet is effective for in- duction of remission in children and young adults with Crohn's disease. Inflamm Bowel Dis. 2014;20:1353e60.

[25] El-Matary W, Otley A, Critch J, Abou-Setta AM. Enteral feeding therapy for maintaining remission in Crohn's disease: a systematic review. J Parenter Enter Nutr. 2015 Dec 8. pii: 0148607115621051.

[26] Zachos M , Tondeur M, Griffiths AM. Enteral Nutritional Therapy for Induction of Remission in Crohn's Disease. Cochrane Database Syst Rev 2007, (1), CD000542.

[27] Gassull MA, Fernandes-Banares F, Cabre E, et al. Fat composition may be a clue to explain the primary therapeutic effect of enteral nutrition in Crohn's disease: results of a double blind ran- domised multicentre European trial. Gut. 2002;51:164–168.

[28] MacLean CH, Mojica WA, Newberry SJ, et al. Systematic review of the effects of n-3 fatty acids in inflammatory bowel disease. Am J Clin Nutr. 2005;82:611–619.

[29] Feagan BG, Sandborn WJ, Mittmann U, et al. Omega-3 free fatty acids for the maintenance of remission in Crohn disease: the EPIC randomized controlled trials. JAMA. 2008;299:1690–1697.

[30] Hammes WP, Hertel C. Research approaches for pre- and probiotics: challenges and outlook. Food Res Int. 2002;35:165–170.

[31] Fernández Bañares F, Hinojosa J, Gomollón F, et al. Randomized clinical trial of Plantago ovata (dietary fibre) as compared to Mesalamine in maintaining remission in ulcerative colitis. Am J Gastroenterol. 1999;94:427–433.

[32] Schiffrin EJ, Rochat F, Link-Amster H, Aeschlimann JM, Donnet-Hughes A. Immunomodulation of human blood cells following the ingestion of lactic acid bacteria. J Dairy Sci. 1995;78:491–497.

[33] Link-Amster H, Rochat F, Saudan KY, Mignot O, Aeschlimann JM. Modulation of a specific humo- ral immune response and changes in intestinal flora mediated through fermented milk intake. FEMS. Immunology and Medical Microbiology. 1994:10:55–64.

[34] Tursi A, Brandimarte G, Papa A, et al. Treatment of Relapsing Mild-to-Moderate Ulcerative Colitis With the Probiotic VSL#3 as Adjunctive to a Standard Pharmaceutical Treatment: A Double- Blind, Randomized, Placebo-Controlled Study. American Journal of Gastroenterology. 2010; 105 (10):2218–2227.

[35] Sood A, Midha V, Makharia GK, et al. The probiotic preparation, VSL#3 induces remission in patients with mild-to-moderately active ulcerative colitis. Clin Gastroenterol Hepatol. 2009;7:1202–9.

[36] Remacken BJ, Snelling AM, Hawkey PM, Chalmer D, Axon AT. Nonpathogenic Escherichia coli versus Mesalazine for the treatment of ulcerative colitis: a randomized trial. Lancet. 1999;354;635–639.

[37] Kruis W, Frič P, Pokrotnieks J, et al. Maintaining remission of ulcerative colitis with the probiotic Escherichia coli Nissle 1917 is as effective as with standard Mesalazine. Gut. 2004;53:1617– 1623.

[38] Zocco MA, Zileri dal Verme L, Cremonini F, et al. Efficacy of Lactobacillus GG in maintaining re- mission of ulcerative colitis. Aliment Pharmacol Ther. 2006;23:1567–1574.

[39] Gionchetti P, Rizzello F, Venturi A, et al. Oral bacterio-therapy as maintenance treatment in pa- tients with chronic pouchitis: a double-blind, placebo-controlled trial. Gastroenterology. 2000;119:305–309.

[40] Gionchetti P, Rizzello F, Helwig U, et al. Prophylaxis of pouchitis onset with probiotic th4erapy: a double-blind, placebo-controlled trial. Gastroenterology. 2003;124:1202–1209.

[41] Hanai H, Iida T, Takeuchi K, et al. Curcumin maintenance therapy for ulcerative colitis: Randomized, multicenter, double-blind placebo-controlled trial. Clin Gastroenterol Hepatol. 2006;4:1502–1506.

[42] Reinisch W, Staun M, Bhandari S, Mun~ agnose and efficiently treat iron deficiency anaemia in inflammatory bowel disease. J Crohns Colitis. 2013:429e40.

[43] Cucino C, Sonnenberg A. Cause of death in patients with inflammatory bowel disease. Inflamm Bowel Dis. 2001;7:250e5.

[44] Bakker SF, Dik VK, Witte BI, et al. Increase in bone mineral density in strictly treated Crohn's disease patients with concomitant calcium and vitamin D supplementation. J Crohns Colitis. 2013;7:377e84.

[45] Lopes LH, Sdepanian VL, Szejnfeld VL, de Morais MB, Fagundes-Neto U. Risk factors for low bone mineral density in children and adolescents with in-flammatory bowel disease. Dig Dis Sci. 2008;53:2746e53.

[46] Hu D, Ren J, Wang G, et al. Exclusive enteral nutritional therapy can relieve inflammatory bowel stricture in Crohn's disease. J Clin Gastroenterol. 2014;48:790e5.

[47] Fuchigami T, Ohgushi H, Imamura K, et al. Ef- fects of total parenteral nutrition on colonic lesions in Crohn's disease: radiographic and endoscopic study. Gastroenterol Jpn. 1982;17:521e9.

[48] Gouma DJ, von Meyenfeldt MF, Rouflart M, et al. Preoperative total parenteral nutrition in severe Crohn's disease surgery. Surgery. 1988;103:648–662.

[49] Lewis SJ, Egger M, Sylvester PA, Thomas S. Early enteral feeding versus "nil by mouth" after gastrointestinal surgery: systematic review and meta-analysis of controlled trials. BMJ. 2001;323:773–6.

18 Darmversagen, Kurzdarm-Syndrom

Georg Lamprecht

18.1 Einleitung

18.1.1 Begriffsbestimmungen

Der Begriff *Kurzdarmsyndrom*, der über viele Jahrzehnte verwendet wurde, soll nicht mehr angewendet werden. Stattdessen sollen die funktionsorientierten Begriffe *Darmversagen* (*intestinal failure*) und *Darminsuffizienz* (*intestinal insufficiency*) verwendet werden.

> **Merke:** Darmversagen bezeichnet die Verminderung der Darmfunktion unter das für Gesundheit und/oder Wachstum notwendige Minimum für die Resorption von Makronährstoffen und/oder Wasser und Elektrolyten, sodass eine intravenöse Supplementierung notwendig wird.

Die Reduktion der Absorption, die einer solchen intravenösen Supplementierung noch nicht oder nicht mehr bedarf, wird als Darminsuffizienz bezeichnet [1].

Ursächlich für ein Darmversagen (oder eine Darminsuffizienz) können ein Kurzdarm, eine intestinale Fistel, eine intestinale Dysmotilität, eine Obstruktion oder eine schwere Mukosaerkrankung sein. Die Kurzdarmsituation ist die häufigste Ursache des Darmversagens. Entitätisch liegen am häufigsten eine mesenteriale Ischämie, ein Morbus Crohn, Komplikationen vorangegangener Operationen, eine Strahlenenteritis oder ein abdominelles Trauma zugrunde. Nicht selten findet sich auch eine Kombination verschiedener Faktoren [1]. Aufgrund dieser Ätiologien ist die Gastroenterologie in Kooperation mit der Viszeralchirurgie die Subdisziplin der Inneren Medizin, die hier ernährungsmedizinisch gefordert ist.

Anhand des zeitlichen Verlaufs erfolgt eine Unterteilung in (a) ein akutes Darmversagen, welches sich in der Regel innerhalb weniger Wochen kompensiert, (b) ein prolongiertes akutes Darmversagen, welches üblicherweise durch einen komplikativen Verlauf einer Operation mit nachfolgender Sepsis gekennzeichnet ist, und (c) ein chronisch stabiles Darmversagen [1].

Das Darmversagen auf der Basis eines Kurzdarms tritt in der Regel plötzlich ein, nämlich im Zusammenhang mit einer oder mehreren in kurzer Folge durchgeführten Operationen und kann durch eine langsame Adaptation kompensiert werden; hier werden Zeiten von 2–5 Jahren als Perspektive angenommen [2]. Demgegenüber führen die anderen pathophysiologischen Mechanismen üblicherweise zu einer langsam progredienten Entwicklung eines Darmversagens.

https://doi.org/10.1515/9783110632699-018

18.1.2 Funktionelle Anatomie

Entscheidend für die Pathophysiologie, den Verlauf und die Prognose eines Darmversagens auf der Basis eines Kurzdarms ist die funktionelle Anatomie. Hier werden drei Typen unterschieden (Abb. 18.1): Kurzdarm mit endständigem Dünndarmstoma (Typ I), Kurzdarm mit jejunokolischer Anastomose (Typ II) und Kurzdarm mit jejuno-ilealer Anastomose mit erhaltener Ileozökalklappe und erhaltenem Kolon bzw. Teilen des Kolons (Typ III) [1].

Gelegentlich ist auch die Anatomie des oberen Gastrointestinaltrakts chirurgisch verändert, was eine hohe funktionelle Bedeutung haben kann, aber in der genannten Einteilung nicht spezifisch aufgegriffen wird. Bei der klinischen Einschätzung sind solche Veränderungen wegen der daraus resultierenden pathophysiologischen Mechanismen, beispielsweise Dumping oder pancreatico-cibale Asynchronität, stets fallbezogen zu berücksichtigen

Die ESPEN Special Interest Group hat 2015 eine Schweregradeinteilung des Darmversagens vorgeschlagen, in die das Infusionsvolumen und die substituierte Energiemenge eingehen (Tab. 18.1). Diese Stratifizierung wird zur Verlaufsbeurteilung im Rahmen von Studien hilfreich sein. Für die Routine veranschaulicht sie, dass – anders als bei anderen Indikationen zur parenteralen Ernährung – benötigtes Volumen und benötigte Nährstoffdichte über ein großes Spektrum variieren können [1].

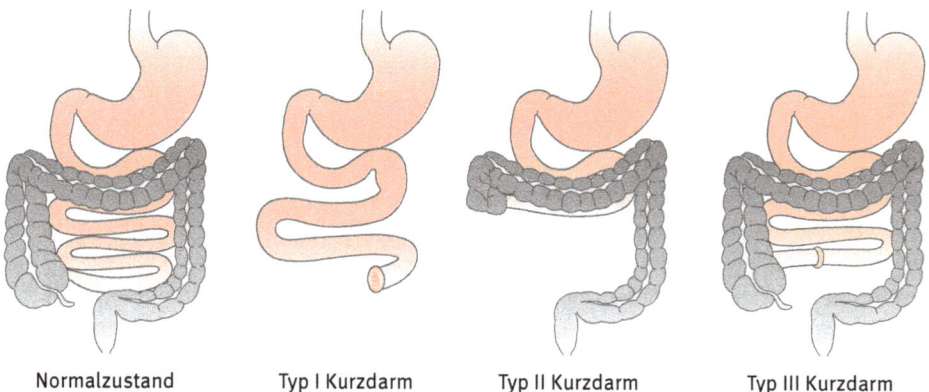

| Normalzustand | Typ I Kurzdarm | Typ II Kurzdarm | Typ III Kurzdarm |

Abb. 18.1: Einteilung der funktionellen Anatomie des Kurzdarmsyndroms.

Tab. 18.1: Schweregradeinteilung des Darmversagens anhand von Infusionsvolumen und parenteral zugeführter Energie [1].

Energiezufuhr	Volumenzufuhr			
	< 1000 ml	1000–2000 ml	2001–3000 ml	> 3000 ml
0 kcal·kg^{-1}·d^{-1}	A1	A2	A3	A4
1–10 kcal·kg^{-1}·d^{-1}	B1	B2	B3	B4
11–20 kcal·kg^{-1}·d^{-1}	C1	C2	C3	C4
> 20 kcal·kg^{-1}·d^{-1}	D1	D2	D3	D4

18.1.3 Adaptation

Die spontane Reaktion des verbliebenen Darms und des Gesamtorganismus auf die Kurzdarmsituation wird als Adaptation bezeichnet. Es handelt sich um einen langsamen Prozess, der bis zu fünf Jahre in Anspruch nehmen kann. Daher muss im Regelfall das Darmversagen durch intravenöse Supplementierung über Monate bis Jahre kompensiert werden, während die Adaptation langsam voranschreitet.

Merke: Für einen erfolgreichen Adaptationsprozess ist die regelmäßige luminale Substratzufuhr im Sinne einer oralen Nahrungszufuhr von entscheidender Bedeutung.

Insbesondere bei der Typ-II- und der Typ-III-Anatomie kommt es zur Zottenhypertrophie und damit zur Vergrößerung der Resorptionsfläche. Dem Kolon wird eine große Bedeutung in der endokrinen Regulation dieser Zottenhypertrophie zugeschrieben. Außerdem kann das Kolon seine Kapazität zur Wasserreabsorption und zur Energieabsorption durch Absorption kurzkettiger Fettsäuren aus dem bakteriellen Abbau nicht absorbierter Kohlenhydrate erheblich steigern. Die zugrunde liegenden molekularen Mechanismen sind allerdings nicht vollständig verstanden [3].

Insbesondere die Typ-I-Anatomie hat nur eine geringe Tendenz zur Adaptation, zumindest wenn als Zielparameter das Erreichen einer oralen Autonomie betrachtet wird [2]. Auf dieser Sachlage basiert das Konzept – wenn möglich – zu einem geeigneten Zeitpunkt rekonstruktiv-chirurgisch eine günstigere Anatomie wiederherzustellen (vgl. Kap. 18.7).

18.2 Parenterale Substitution

Merke: Die parenterale Substitution ist Organersatztherapie des Darmversagens, vergleichbar mit der Dialyse, der Beatmung oder einem *cardiac assist device*.

Entsprechend differenziert ist diese Therapie festzulegen, zu steuern, zu kontrollieren und qualitativ abzusichern. Im Folgenden sind die einzelnen Komponenten dargelegt [4]. Tab. 18.2 zeigt eine Zusammenfassung. Es ist von entscheidender Bedeutung, dass alle Beteiligten, insbesondere der verordnende Arzt und die *compoundende* Apotheke die gleiche Sprache von Millimol und Gramm verwenden, um Rezeptierfehler zu vermeiden.

Tab. 18.2: Richtwerte zur parenteralen Substitution bei infusionspflichtigem Darmversagen.
* Es sollen maximal 4 $g \cdot kg^{-1}$ in 24 h infundiert werden. Üblicherweise wird nur 12-14-16 Stunden infundiert; daraus resultieren dann Gesamtmengen von 120–200 $g \cdot d^{-1}$.

Bestandteil	Menge
Aminosäuren	0,8–1,4 $g \cdot kg^{-1} \cdot d^{-1}$
Glukose	120–200 $g \cdot d^{-1}$ * (maximal 4 $g \cdot kg^{-1} \cdot d^{-1}$)
Fett	0,8–1,0–1,3 $g \cdot kg^{-1} \cdot d^{-1}$
Natrium	1,0–1,5 $mmol \cdot kg^{-1} \cdot d^{-1}$ Grundbedarf bei Dünndarmstoma: plus 100 mmol pro Liter Stoma-Output bei Kolon in Kontinuität: plus 30 mmol pro Liter Durchfall bzw. Stoma-Output
Kalium	0,6–1,0 $mmol \cdot kg^{-1} \cdot d^{-1}$ Grundbedarf bei Dünndarmstoma: plus 10–30 mmol pro Liter Stoma-Output bei Colon in Kontinuität: plus 30–50 mmol pro Liter Durchfall bzw. Stoma-Output
Kalzium	0,1–0,15 $mmol \cdot kg^{-1} \cdot d^{-1}$
Magnesium	0,1–0,2 $mmol \cdot kg^{-1} \cdot d^{-1}$
Phosphat	0,3–0,5 $mmol \cdot kg^{-1} \cdot d^{-1}$
Chlorid/Azetat	Verhältnis 2:1–4:1
Zink	0,045 $mmol \cdot d^{-1}$ plus 0,18 mmol pro Liter Durchfall
Spurenelemente	vollständige Kombinationspräparate
Vitamine	vollständige Kombinationspräparate
Volumen	20 $ml \cdot kg^{-1} \cdot d^{-1}$ plus Durchfallverluste
Laufzeit	8–16–24 Stunden
Tage pro Woche	2–7

18.2.1 Wasser und Elektrolyte

Die Kompensation von Wasser- und Elektrolytverlusten spielt bei der Therapie des Darmversagens meist eine größere Rolle als die Supplementierung von Eiweiß/Aminosäuren und Energieträgern (Kohlenhydrate und Fette). Dies gilt besonders für die Typ-I-Anatomie. Anders als die Niere kann der Darm keinen osmotischen Gradienten aufbauen. Außerdem hat der Dünndarmstuhl immer eine Natriumkonzentration von ca. 100 mmol$\cdot$l^{-1}. In den Dünndarm gelangen aus der Nahrung, mit dem Magensekret, der Galle und dem Pankreassekret sowie vor allem durch Sekretion aus dem oberen Dünndarm täglich ca. 9000 ml Wasser und entsprechend bis zu 900 mmol Natrium. Entlang des Dünn- und Dickdarms werden das Wasser und das Natrium nahezu vollständig reabsorbiert.

Merke: Über ein (hohes) Dünndarmstoma gehen Wasser und Natrium in großen Mengen verloren und es resultiert Durst als nicht erschöpflicher Reflex.

Getrunken wird in der Regel Wasser ohne relevanten Natriumanteil. Der verbliebene Darm absorbiert in der dekompensierten Situation immer weniger Wasser und damit geht immer mehr Natrium über das Stoma verloren. Das Ausmaß der Störung ist gut am Urinvolumen und an der Natriumkonzentration im Urin abzulesen. Beide Parameter sind stark vermindert. In der dekompensierten Situation liegt das Urinvolumen typischerweise unter 10 ml$\cdot$kg$^{-1}\cdot$d^{-1}, das Urin-Natrium unter 20 mmol$\cdot$l^{-1}. Aus diesem Pathomechanismus resultiert das prinzipielle Therapieziel – nämlich die Prävention von imperativem Durst und unkontrolliertem Trinken (Abb. 18.2). Zu diesem Zweck müssen die Flüssigkeits- und Natriumverluste über ein Dünndarmstoma (bzw. gelegentlich über ein Dickdarmstoma oder per anum) durch Infusion ausgeglichen werden.

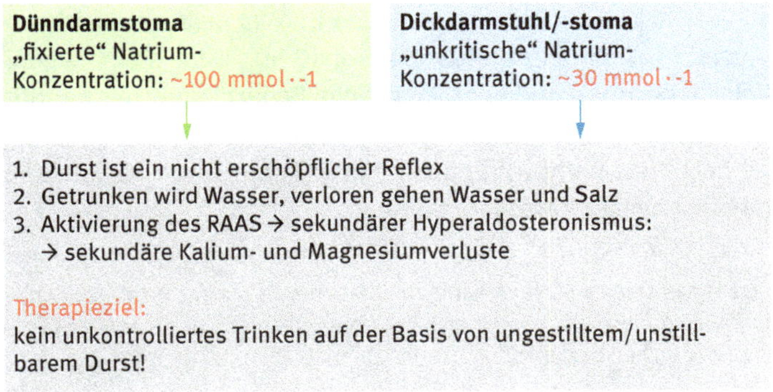

Dünndarmstoma
„fixierte" Natrium-
Konzentration: ~100 mmol$\cdot$-1

Dickdarmstuhl/-stoma
„unkritische" Natrium-
Konzentration: ~30 mmol$\cdot$-1

1. Durst ist ein nicht erschöpflicher Reflex
2. Getrunken wird Wasser, verloren gehen Wasser und Salz
3. Aktivierung des RAAS → sekundärer Hyperaldosteronismus:
   → sekundäre Kalium- und Magnesiumverluste

Therapieziel:
kein unkontrolliertes Trinken auf der Basis von ungestilltem/unstillbarem Durst!

Abb. 18.2: Pathomechanismus des Darmversagens durch natriumreiche Verluste über ein Dünndarmstoma oder mit dem Dickdarmstuhl. RAAS = Renin-Angiotensin-Aldosteron-System.

Merke: Objektive Zielparameter sind ein normales Urinvolumen (> 15 ml·kg^{-1}·d^{-1}) und eine normale Natriumausscheidung im Urin (> 20 mmol·l^{-1}).

Über ein Stoma, insbesondere ein Dünndarmstoma, gehen auch Bikarbonat, Kalzium und Magnesium verloren und müssen ebenfalls ersetzt werden. Zu den intestinalen Verlusten von Kalium und Magnesium, die auch in den Serumwerten deutlich werden, treten zusätzliche renale Verluste infolge eines sekundären, durch Volumen- und Natriummangel bedingten Hyperaldosteronismus. Sie gehen daher bei besserer Kompensation des Volumen- und Natriumstatus zurück.

Nicht kompensierte enterale Bikarbonatverluste äußern sich als metabolische Bikarbonatverlustazidose mit einer normalen Anionenlücke. Bikarbonat lässt sich in einer parenteralen Ernährung nicht als solches zuführen, weil es mit Kalzium als Kalziumkarbonat (Gips) ausfällt. Stattdessen wird Azetat zugeführt, welches im Krebs-Zyklus zu Bikarbonat metabolisiert wird und damit basisch wirkt. Die Azetat-Clearance der gesunden Leber ist so effizient, dass hier praktisch keine Limitationen bestehen. In der Zusammensetzung einer individuell zusammengestellten parenteralen Ernährung werden üblicherweise Natrium, Kalium, Kalzium und Magnesium als positiv geladene Teilchen und das Phosphat als negativ geladenes Teilchen in Millimol dezidiert beziffert. Mit den Aminosäuren kommen weitere negative Valenzen hinzu, die aber in Gramm und nicht in Millimol angegeben werden. Es empfiehlt sich daher, die wesentlichen negativ geladenen Teilchen, nämlich Chlorid und Azetat, als Verhältnis anzugeben, z. B. als Chlorid-zu-Azetat-Verhältnis von 3:1. Die Realisierung des angestrebten Chlorid-Azetat-Verhältnisses ist dann Aufgabe des Apothekers.

18.2.2 Makronährstoffe

Die Resorption von Makronährstoffen ist auch beim Darmversagen in gewissem Umfang erhalten, denn es besteht ja eine Resorptionsfläche und es bestehen keine eigentlichen Verluste (Ausnahme: Protein-Verlust-Enteropathie). Dem steht gegenüber, dass die tatsächliche Absorption und der tatsächliche Bedarf kaum zu quantifizieren sind. Stattdessen sind Schätzwerte einzusetzen, die anhand des Gewichtsverlaufes, des Hungers, der Leberwerte, des Albumins und der klinischen Einschätzung von Anabolie bzw. Katabolie angepasst werden müssen.

Merke: In der frühen Phase eines Darmversagens kann zunächst davon ausgegangen werden, dass nur wenig Aminosäuren absorbiert werden und gleichzeitig im Rahmen der Katabolie/Anabolie ein Bedarf von 1,0 bis 1,4 g·kg^{-1}·d^{-1} besteht.

Die Glukosezufuhr sollte darauf Rücksicht nehmen, dass üblicherweise nur 14–16 Stunden am Tag infundiert wird und die Rate von 4 g·kg^{-1}·d^{-1} nicht überschritten werden sollte. Hieraus resultieren Glukosemengen von 120 bis max. 200 g während einer auf 12–14 Stunden begrenzten Infusion. Das entspricht 480 bis 800 kcal. In der Folge muss bei vollständiger parenteraler Ernährung ein erheblicher Energieanteil über Fett bereitgestellt werden, oft um 1 g·kg^{-1}·d^{-1}. In der Abwägung von Glukose gegen Fette dürfen die modernen Fettemulsionen als weniger risikoreich für die Entwicklung eines IFALD (*intestinal failure associated liver disease*, vgl. Kap. 18.3.4) gelten als die Glukose.

Merke: In der Regel kann die Zufuhr von Aminosäuren und Energieträgern im Krankheitsverlauf deutlich reduziert werden, wobei insbesondere die Frage nach dem Appetit unter der parenteralen Ernährung Hinweise liefert.

Wenn die Adaptation fortschreitet und das Ausschleichen der parenteralen Ernährung als konkretes Therapieziel avisiert ist, ist häufig eine erhebliche Hyperphagie notwendig.

18.2.3 Mikronährstoffe

Serumspiegel von Vitamin B$_{12}$, Vitamin D und Zink sowie die INR als Surrogat für das Vitamin K sind als Abbild des Mikronährstoffstatus zuverlässig und biologisch aussagekräftig zu messen. Für die übrigen Mikronährstoffe gilt das nur eingeschränkt. In einem pragmatischen Ansatz empfiehlt es sich daher, die empfohlene Tageszufuhr (vgl. Kap. 4.4) mit entsprechend dosierten Multivitamin- und Spurenelementpräparaten abzudecken. Zink geht mit dem Durchfall vermehrt verloren, so dass über die Standarddosis hinaus zusätzlich Zink zugeführt werden muss.

18.2.4 Compounding

In der Mehrzahl der Fälle lässt sich die parenterale Substitution für ein schweres Darmversagen nicht mit einem Standard-3-Kammer-Beutel bewerkstelligen, sondern es bedarf eines oder gelegentlich mehrerer individuell zusammengestellter Ernährungslösungen, sogenanntes *Compounding*. Die in Deutschland verfügbaren Beutel fassen maximal 3500 ml (bis 3800 ml). In eine entsprechende Verordnung müssen alle Bestandteile aufgenommen werden. Die oft ungewöhnlichen Mengen, insbesondere der Elektrolyte setzen voraus, dass sich alle Beteiligten der Therapie im Sinne eines Organersatzverfahrens im Klaren sind.

18.3 Probleme und Komplikationen

18.3.1 Medikamentenabsorption

Zur Absorption von Medikamenten in der Kurzdarmsituation gibt es kaum aussage-kräftige Untersuchungen. Soweit verfügbar sollten andere Applikationswege genutzt werden. Protonenpumpeninhibitoren intravenös, Opiatanalgetika und nicht-Opiat-analgetika transdermal, Antikoagulantien subkutan oder mit messbarer Wirkung (beispielsweise niedermolekulares Heparin oder Phenprocoumon bzw. Coumadin), neuropsychiatrische Medikamente transdermal. Ansonsten muss anhand der biologischen Wirkung dosiert werden, wobei es für retardierte Präparate keine gute Rationale gibt. Oft resultiert eine erstaunliche „Vereinfachung" der Medikation.

18.3.2 Nephropathie

Wie oben ausgeführt (vgl. Kap. 18.2.1) sind Patienten mit Darmversagen bzw. -insuffizienz durch ihren labilen Volumenstatus gefährdet, so dass sie einem erhöhten Risiko für ein prärenales Nierenversagen ausgesetzt sind. Sie entwickeln auch häufig Nierensteine. Die Oxalat-Nephrolithiasis bzw. -nephropathie ist klassisch. Vieles spricht dafür, dass der chronische Volumenmangel ein wichtiger und vor allem therapierbarer Faktor zur Verhinderung einer chronischen Niereninsuffizienz und einer Nephrolithiasis ist. Bei Typ II und Typ III Anatomie mit Verlust des terminalen Ileums kommt es infolge der gestörten Fettassimilation zum Übertritt von Oxalat-anionen in das Kolon, wo sie absorbiert werden und zu einer erhöhten Oxalurie und dem Risiko der Oxalatsteinbildung führen.

18.3.3 Osteopathie

Die langfristige parenterale Ernährung geht mit dem Risiko einer Osteopathie einher. Diese kann durch einen sekundären Hyperparathyreoidismus bedingt sein. Durch Messen des Parathormonspiegels im Serum sowie der Kalzium-, Magnesium- und Phosphatausscheidung im Urin kann dieser Mechanismus erfasst und entsprechende Maßnahmen ergriffen werden. Allerdings spielen weitere, noch unzureichend verstandene, Mechanismen eine Rolle.

18.3.4 Intestinal failure associated liver disease (IFALD)

Die langfristige parenterale Ernährung hat ein hepatotoxisches Potenzial. Im Rahmen eines Darmversagens kann es zu einer eigenständigen Hepatopathie kommen, die als *intestinal failure associated liver disease* (IFALD) bezeichnet wird. Wenn auch eine parenterale Ernährung besteht, ist die Abgrenzung zur *parenteral nutrition associated liver disease* (PNALD) formal schwierig [5,6]. Klinisch sind zwei Verlaufsformen abzugrenzen: ein früh auftretendes, hepatitisch geprägtes, oft rasch progredientes Krankheitsbild und eine spät auftretende, cholestatisch geprägte, langsam verlaufende Hepatopathie. Ursächlich werden die Fettemulsionen (bzw. darin enthaltene Phytosterole), die Glukose, eine Hyperalimentation, septische Komplikationen und eine Barrierestörung am Darm angeschuldigt. Der Einsatz moderner Fettemulsionen (z. B. Soja-, MCT-Fette, Oliven- und Fischöl; SMOF), die zurückhaltende Dosierung von Glukose und das Vermeiden einer Hyperalimentation haben das Krankheitsbild seltener werden lassen. Die üblichen Scores zur Einschätzung eines Leberschadens (Child- und MELD-Score) erfassen die Krankheitsschwere nicht. Der Anstieg des Bilirubins auf mehr als das 3-fache der oberen Normgrenze gilt bereits als kritisch. Wenn sich ein IFALD entwickelt, sollte der Patient umgehend in einem Zentrum vorgestellt werden, damit auch die Frage der Darm- bzw. der Multiviszeraltransplantation (Leber plus Darm) geklärt wird.

18.4 Zentralvenöse Zugänge für die parenterale Substitution

Für die langfristige Applikation einer häuslichen parenteralen Ernährung wird ein getunnelter zentralvenöser Zugang benötigt. Infrage kommen Hickman- oder Broviac-Katheter, Ports oder sogenannte PICC-Lines.

Merke: Einige kontrollierte Studien, aber vor allem die Erfahrung großer Zentren sprechen dafür, dass einlumige, getunnelte Katheter (Hickman- oder Broviac-Katheter) ein niedrigeres Infektionsrisiko haben als Ports.

Darüber hinaus können diese Katheter im Falle eines Infektes mit höherer Erfolgsrate sterilisiert werden. Das genaue Einsatzfeld der PICC-Lines wird kontrovers diskutiert; aktuell sind viele Zentren zurückhaltend und nutzen diese Option allenfalls, wenn die parenterale Substitution absehbar maximal 3–6 Monate benötigt werden wird.

18.4.1 Katheter-assoziierte Infektionen

Katheter-assoziierte Infektionen sind die häufigste Komplikation der häuslichen parenteralen Ernährung. Unterschieden werden die Katheterinfektion, die *exit site* Infektion und der Tunnelinfekt. Die Katheterinfektionen kommt dadurch zustande, dass statisch im Biofilm an der Katheterwand lebende Bakterien in ein planktonisches Wachstumsstadium übergehen und dann mit der Infusion eingeschwemmt werden. Klinische Zeichen sind Fieber und Schüttelfrost in zeitlichem Zusammenhang mit dem Beginn einer Infusion. 30 % der Katheterinfektionen haben jedoch eine atypische, protrahierte Klinik mit verschlechtertem Allgemeinbefinden, ansteigendem Bilirubin und abfallendem Albumin sowie weiteren unspezifischen Symptomen und Zeichen. Die Diagnose der Katheterinfektion wird mittels gepaarter Blutkulturen aus dem Katheter und aus einer peripheren Vene gestellt, wobei die zentrale Blutkultur früher positiv werden muss als die periphere Blutkultur (*differential time to positivity*). Das Erregerspektrum der Katheterinfektionen ist in Tab. 18.3 dargestellt. Meistens handelt es sich um Infektionen mit koagulasenegativen Staphylokokken (Staphylococcus epidermidis) oder gramnegativen Stäbchenbakterien. Seltener sind koagulasepositive Staphylokokken (Staphylococcus aureus), Pilze oder Mischinfektionen nachzuweisen. Prinzipiell sollte versucht werden den Katheter zu retten und zu sterilisieren und ihn nicht primär zu entfernen, weil das Entfernen dieser getunnelten Zugänge oft zum Verschluss der zugehörigen Vene und damit zum Verlust der zentralvenösen Zugänge an der oberen Thoraxapertur führt. Die Indikationen zum Sterilisationsversuch sind ebenfalls in Tab. 18.3 dargelegt. Der Sterilisationsversuch ist üblicherweise erfolgreich und auch sicher [7].

Merke: Taurolidinhaltige Katheterblocklösungen haben sich in verschiedenen Studien als wirksame Prophylaxe gegen Katheterinfektionen erwiesen [8,9].

Als *exit site* Infektion wird eine lokale bakterielle oder mechanisch bedingte Reizung an der Katheteraustrittsstelle oder über der Portkammer bezeichnet. Die Therapie ist konservativ, gelegentlich muss der Katheter für einige Tage stillgelegt werden. Tunnel- und Porttaschen-Infektionen sind *device associated infections*, die der Antibiotikatherapie nicht zugänglich sind und Indikation zur Entfernung des Ports bzw. des Katheters darstellen.

Tab. 18.3: Empfehlungen zur Einteilung und Therapie der Katheter assoziierten Infektionen [10].

Katheter-assoziierte Infektion	Häufigkeit	Therapie	Kommentar
1. Katheterinfektion			
Koagulase-negative Staphylokokken (Staph. epi.) Enterokokken	30–40 %	Katheter belassen resistenzgerechte Antibiose: 10–14 Tage Taurolidin-Block alternativ: Antibiotika-Block	
Koagulase-positive Staphylokokken (Staph. aureus)	15–20 %	Katheter entfernen oder belassen (Risikoabwägung) resistenzgerechte Antibiose: 6 Wochen	individuelle Entscheidung, ob Katheter entfernt oder belassen werden soll
Gram-negative Stäbchenbakterien	30–40 %	Katheter belassen resistenzgerechte Antibiose: 10–14 Tage Taurolidin-Block alternativ: Antibiotika-Block	
Candida	5–10 %	Katheter entfernen resistenzgerechte Antimykose 14 Tage über die erste sterile Blutkultur hinaus	
Mischinfektion	10–15 %	Katheter entfernen resistenzgerechte Antibiose für 14 Tage	typische Mischinfektion mit Candida und Staph. epi.!
2. Exit site infection		Konservativ, ggf. Port für einige Tage nicht benutzen	
3. Tunnel-Infektion oder Porttaschenabszess		Katheter entfernen resistenzgerechte Antibiose: 7–10 Tage	Wundverschluss bei Porttaschenabszess nach kompletter Entfernung der Abszessmembran möglich, ggf. sekundär
4. Septische Thrombose, Endokarditis, Osteomyelitis, Spondylodiszitis		Katheter entfernen resistenzgerechte Antibiose: 4-6-8 Wochen	interdisziplinäres Vorgehen mit Kardiologie, Orthopädie, interventioneller Radiologie

18.4.2 Katheterokklusion, Thrombosen

Katheterokklusionen können durch Ablagerungen der parenteralen Ernährungslösung im Katheterlumen entstehen. Gelegentlich kann interventionell-radiologisch mit einem Draht oder einer Bürste wieder eine Durchgängigkeit erreicht werden. Katheter-assoziierte Thrombosen haben das gleiche Erscheinungsbild wie eine Okklusion und spielen sich meist an der Katheterspitze ab. Es werden spezifische lokale Lyseprotokolle zur Wiedereröffnung empfohlen [11].

18.5 Gezielte medikamentöse Therapie

Die gezielte medikamentöse Therapie der Kurzdarm-Situation umfasst prinzipiell die Sekretionshemmung, die Motilitätsbremsung, die Substitution von Elektrolyten. Mit dem stabilen GLP2-Analogon Teduglutide steht schließlich ein trophischer Faktor zur Verfügung (Tab. 18.4).

Tab. 18.4: Medikamentöse Therapie bei Darminsuffizienz und Darmversagen (Kurzdarmsyndrom).

Mechanismus/Substanz	Dosis
Säureblockade	
– Protonenpumpeninhibitor	2 × 40 mg i. v. (ggf. auch p. o.)
Motilitätsbremsung	
– Loperamid	bis 8 (–16) mg tgl.
– Tinctura opii	bis 4 × 15 Trpf. tgl.
Gallensäurebindung (falls Kolon in Kontinuität)	
– Colestyramin	4 g Beutel oder 2 g Lutschtbl.: bis 2-1-1
– Colesevelam	625 mg Kps: 1-(1)-1
Pankreasenzymsubstitution	z. B. 10.000 oder 40.000 IE zu den Mahlzeiten
Somatostatin(analogon)	
– Octreotid	2 × 50 µg s. c.

Protonenpumpeninhibitoren: Die hochdosierte, vorzugsweise intravenös applizierte Säuresuppression mit einem Protonenpumpeninhibitor vermindert die Magensaftsekretion und wirkt der reaktiven Hypergastrinämie in der Anfangsphase einer Kurzdarmsituation entgegen.

Gallensäurebindung: Gallensäuren werden normalerweise im terminalen Ileum reabsorbiert (enterohepatischer Kreislauf). Wenn dieser Teil des Dünndarms fehlt und die Gallensäuren ins Kolon gelangen, erzeugen sie dort eine sekretorische Diarrhoe (chologene Diarrhoe). Dieses Geschehen kann durch die Gallensäurebindung mittels Colestyramin oder Colesevelam mitigiert werden.

Motilitätsbremsung: Mit Loperamid und Tinctura opii stehen wirksame motilitätsbremsende Substanzen zur Verfügung, die vor allem auf das Kolon wirken. Oft sind sehr hohe Dosen notwendig, z. B. 4×2 mg Loperamid oder 4×3 bis 15 Tropfen Tinctura opii normata.

Orale Basen-Substitution: Die orale Substitution von Basen zum Ausgleich einer metabolischen Bikarbonatverlust-Azidose kann mit Bicanorm versucht werden, Die 1000 mg Tablette enthält allerdings nur 11,9 mmol Bikarbonat.

Orale Magnesium-Substitution: Magnesium wird schlecht absorbiert, geht mit dem Dünndarminhalt spezifisch verloren und wird auch im Rahmen eines sekundären Hyperaldosteronismus vermehrt renal ausgeschieden. Daher kann die Versorgung mit Magnesium bei ansonsten vollständig oral kompensierter Darminsuffizienz (Kurzdarmsyndrom) ein Problem darstellen [12]. Oral stehen zahlreiche Magnesiumpräparate zur Verfügung, die sehr unterschiedliche Mengen Magnesium enthalten. Das Magnesium-Oxid soll besser absorbiert werden als die anderen Magnesiumsalze. Magnetrans, Magnetrans forte und Magnetrans extra enthalten Magnesium-Oxid und haben sich bewährt, z. B. 1-1-2. Auf die laxierende Nebenwirkung muss hingewiesen werden.

Pankreasenzym-Substitution: Die Substitution von Pankreasenzymen mit dem Ziel die Fettverdauung zu verbessern ist bei intakter Anatomie am oberen Gastrointestinaltrakt umstritten.

Somatostatin-Analoga: Somatostatin wirkt antisekretorisch und motilitätsbremsend. Mehrere kleine Studien zeigen einen günstigen Effekt von 2×50 µg Octreotid s. c. täglich auf den Stoma-Output bei Dünndarmstomata. Die diabetogene Nebenwirkung und die Begünstigung der Entwicklung von Gallensteinen ist im Auge zu behalten. Insgesamt wird diese Substanzklasse nur sehr selten angewendet.

GLP-2 Analoga: *Glucagon like Peptide 2* wird nahrungsabhängig aus den L-Zellen im distalen Ileum und Kolon freigesetzt, bremst die Dünndarmmotilität, stimuliert die Darmdurchblutung und hat einen trophischen Effekt auf die Dünndarmschleimhaut. Die Resektion oder Ausschaltung des ileozökalen Übergangs führt zur Entfernung des größten Teils der L-Zellen. Mit Teduglutide steht ein stabiles GLP2-Analogon zur $1 \times$ täglichen subkutanen Anwendung ($0{,}05$ mg·kg^{-1}) zur Verfügung. Die Substanz ist beim stabilen, chronischen Darmversagen zugelassen und soll mit dem Ziel angewendet werden, die Infusionsintensität und die Infusionstage pro Woche zu reduzieren [13]. Manches spricht dafür, diese teure Medikation nur in erfahrenen Händen anzuwenden, weil die Reduktion der parenteralen Substitution aus einer stabilen Situation heraus oft nicht trivial ist.

18.6 Diätetische Überlegungen

Eine spezifische Diät zur Kompensation einer Darminsuffizienz besteht nicht. Tab. 18.5 fasst einige allgemeine Überlegungen zusammen.

Tab. 18.5: Diätempfehlungen bei Darminsuffizienz und Darmversagen.

Diätempfehlung
Essen und Trinken voneinander trennen
Isotone Getränke bevorzugen – Ggf. WHO-Rehydrationslösung (z. B. Elotrans® Btl. 2–4 tägl.)
Osmotischen Load verringern – Mono- und Disaccharide reduzieren: – „nichts Süßes" – Säfte und Softdrinks verdünnen: 1:2 bis 1:3
keine Rohkost, stattdessen Kompott und Mus
weniger Digestion mehr Resorption: – gut kochen/gut durchkochen
unlösliche Ballaststoffe reduzieren

18.7 Chirurgische Intervention und Transplantation

Aus der Pathophysiologie des Darmversagens ergibt sich die prinzipielle Indikationsstellung zur rekonstruktiven Chirurgie durch Wiederanschluss ausgeschalteter distaler Darmabschnitte bzw. zur Fistelsanierung. Hierfür muss der Zeitpunkt optimal gewählt werden, in der Regel 6 bis 12 Monate nach der letzten Operation und nach Verschluss sekundär heilender Wunden [14]. Durch eine solche Operation lässt sich häufig aus einer Typ-I-Anatomie eine Typ-II-Anatomie herstellen, die deutlich einfacher kompensiert werden kann und bessere Aussichten auf eine orale Autonomie auf der Basis einer besseren Adaptation in sich trägt.

Die Darm- bzw. Multiviszeraltransplantation ist bei scheiternder parenteraler Substitution indiziert, wenn entweder mehr als zwei Venen an der oberen Thorax apertur verschlossen sind oder ein IFALD trotz Ausschöpfen aller Maßnahmen mit persistierend 5-fach über die Norm erhöhten Bilirubinwerten fortschreitet [15].

18.8 Leitlinienempfehlungen in der Nussschale

- Parenterale Substitution früh beginnen, wenn ein Darmversagen absehbar wird. Adaptation braucht Zeit, die überbrückt werden muss.
- Therapieziel: „Kein unkontrolliertes Trinken auf der Basis von ungestilltem Durst"
- Bei hohen Stomaverlusten individuell zusammengestellte (*Compounding*) parenterale Substitution einsetzen.
- Einlumige getunnelte Katheter (Hickman- oder Broviac-Katheter) als zentralvenöser Zugang der 1. Wahl für die häusliche parenterale Substitution.
- Bei Katheterinfektion zunächst Rettung (= Sterilisation) des Katheters anstreben und nicht sofort entfernen.
- Bei sich abzeichnendem IFALD (*intestinal failure associated liver disease*) Vorstellung in einem Zentrum.

Literatur

[1] Pironi L, Arends J, Baxter J et al. ESPEN endorsed recommendations. Definition and classification of intestinal failure in adults. Clin Nutr. 2015;34:171–180.

[2] Amiot A, Messing B, Corcos O, et al. Determinants of home parenteral nutrition dependence and survival of 268 patients with non-malignant short bowel syndrome. Clin Nutr. 2013;32:368–374.

[3] Lamprecht G, Bodammer P. Nutritional strategies to enhance adaptation in intestinal failure. Curr Opin Organ Transplant. 2016;21:140–146.

[4] Lamprecht G, Pape U-F, Witte M, et al. S3-Leitlinie der Deutschen Gesellschaft für Ernährungsmedizin e. V. in Zusammenarbeit mit der AKE, der GESKES und der DGVS. Aktuel Ernahrungsmed. 2014;39:e57-e71.

[5] Lal S, Pironi L, Wanten G, et al. Clinical approach to the management of Intestinal Failure Associated Liver Disease (IFALD) in adults: A position paper from the Home Artificial Nutrition and Chronic Intestinal Failure Special Interest Group of ESPEN. Clin Nutr. 2018;37:1794–1797.

[6] Plauth M, Bernal W, Dasarathy S, et al. ESPEN guideline on nutrition in liver disease. Clin Nutr. 2019;38:485–521.

[7] Dibb MJ, Abraham A, Chadwick PR, et al. Central Venous Catheter Salvage in Home Parenteral Nutrition Catheter-Related Bloodstream Infections: Long-Term Safety and Efficacy Data. JPEN J Parenter Enteral Nutr. 2016;40:699–704.

[8] Wouters Y, Theilla M, Singer P, et al. Randomised clinical trial: 2 % taurolidine versus 0.9 % saline locking in patients on home parenteral nutrition. Aliment Pharmacol Ther. 2018;48:410–422.

[9] Bisseling TM, Willems MC, Versleijen MW, et al. Taurolidine lock is highly effective in preventing catheter-related bloodstream infections in patients on home parenteral nutrition: a heparin-controlled prospective trial. Clin Nutr. 2010;29:464–468.

[10] Mermel LA, Allon M, Bouza E, et al. Clinical practice guidelines for the diagnosis and management of intravascular catheter-related infection: 2009 Update by the Infectious Diseases Society of America. Clin Infect Dis. 2009;49:1–45.

[11] Baskin JL, Pui C-H, Reiss U, et al. Management of occlusion and thrombosis associated with long-term indwelling central venous catheters. Lancet. 2009;374:159–169.

[12] Nightingale J, Woodward JM. Guidelines for management of patients with a short bowel. Gut. 2006;55(Suppl 4):iv1-12.

[13] Jeppesen PB, Pertkiewicz M, Messing B, et al. Teduglutide reduces need for parenteral support among patients with short bowel syndrome with intestinal failure. Gastroenterology. 2012;143:1473–1481.

[14] Witte MB. Reconstructive Surgery for Intestinal Failure. Visc Med. 2019;35:312–319.

[15] Pironi L, Joly F, Forbes A, et al. Long-term follow-up of patients on home parenteral nutrition in Europe: implications for intestinal transplantation. Gut. 2011;60:17–25.

19 Adipositastherapie in der Arztpraxis

Klaus Winckler

19.1 Einleitung

Bei einer Prävalenz der Adipositas in Deutschland von derzeit etwa 25 % sind deren bekannte Folgekrankheiten (Diabetes mellitus Typ 2, arterielle Hypertonie, koronare Herzkrankheit, Schlafapnoe, orthopädische Erkrankungen u. a.) häufig anzutreffende Krankheitsbilder in hausärztlichen Praxen. Diese und weitere Folgeerkrankungen der Adipositas werden mit großem finanziellem Aufwand und unter Einsatz erheblicher Ressourcen des Versorgungssystems behandelt. Die Grundkrankheit Adipositas ist dagegen noch immer ein Stiefkind im Behandlungsansatz, obwohl – bestens evidenzbasiert – die erfolgreiche Behandlung der Adipositas auch ohne Erzielung eines Normalgewichtes zu einer überproportionalen Linderung der Folgekrankheiten führt [1]. Beispielsweise ist eine Remission des Typ-2-Diabetes durch langfristige konservative und adipositaschirurgische Behandlung erreichbar [1]. Adipositas ist eine komplexe Erkrankung multifaktorieller Genese mit erheblichen Auswirkungen auf Körper und Psyche.

Merke: Die Behandlung der Erkrankung, die von der WHO als chronische Erkrankung angesehen wird und für die es bis heute keine Heilung gibt, erfordert – wie auch andere chronische Erkrankungen – eine dauerhafte und multiprofessionelle Therapie.

19.2 Adipositas und Hausarztpraxis

Die Adipositaserkrankung ist im besonderen Maß vom Verhalten des Betroffenen im Alltag (Lebensstil) bestimmt, welches aber wiederum starken Einflüssen genetischer und epigenetischer Herkunft unterliegt. Außerdem erlebt der von Adipositas Betroffene im Alltag, insbesondere bei höhergradiger Ausprägung, eine jahrelange und ständig wiederkehrende Stigmatisierung seiner Person. Dies führt oft zu einem unvollständigen bis falschen Krankheitsverständnis sowohl bei Patienten, Ärzten und Therapeuten wie auch in der Lebenswelt der Erkrankten.

Vor der Therapieplanung ist eine sachgerechte Diagnosestellung der Ausprägung der Adipositas, der Folgeerkrankungen und daraus resultierender Risiken erforderlich. Primärer ärztlicher Ansprechpartner für den Betroffenen ist in der Regel der allgemeinmedizinische oder internistische Hausarzt. Bereits auf dieser Ebene sollte eine Einschätzung beispielsweise im Rahmen der regelmäßigen Gesundheitsvorsorgeuntersuchung erfolgen. Durch Erfassung von Größe und Gewicht zur Ermittlung des Adipositasgrades (WHO I–III) und bereits vorhandener Begleiterkrankungen können dem Patienten die Behandlungsoptionen sowie deren potentieller Nutzen dargelegt werden.

https://doi.org/10.1515/9783110632699-019

Merke: Aufgrund der langjährigen Krankheitsgeschichte mit zahlreichen erfolglosen Diätversuchen erfordert die Klärung der Motivation zur Behandlung eine besondere Sensibilität des Arztes. Schuldgefühle und Schamempfinden bei den Betroffenen führen zu ablehnenden Reaktionen, insbesondere auf „gutgemeinte" Ratschläge.

Eine Hilfestellung für den angemessenen Umgang mit dem Patienten findet der interessierte Leser bei Sharma [2]. Hier zeigen u. a. die Regeln der sogenannten 5 A einen Weg von der Ansprache des Betroffenen bis hin zu langfristiger Therapieplanung (Tab. 19.1).

Tab. 19.1: Der 5A-Leitfaden zum Adipositas-Management (kostenfreier Download: https://www.ifb-adipositas.de/sites/default/files/5a-adipositas-management-manual-fuer-behandler_0.pdf) [3].

Komponente	Ziel	Beispiele und Maßnahmen für die Praxis
Ask	Erlaubnis einholen, über das Gewicht zu sprechen. Erkundung der individuellen Motivation zur Gewichtsreduktion. *Nur wenn der Betroffene den Arzt/Therapeuten an dieser Stelle „legitimiert", sollte das Thema Gewichtsmanagement weiter verfolgt werden.*	Bereitet Ihnen Ihr Gewicht Sorge? Sollten wir über Ihr Gewicht miteinander reden? Wie wichtig ist es Ihnen, auf einer Skala von 1–10 jetzt abzunehmen?
	Passt die Umgebung in den Praxisräumen? – Wartezimmer – Sprechzimmer – Erhebung biometrischer Daten	Zeitschriftenauswahl Schwerlastliege, Bestuhlung Waage mit ausreichendem Messbereich, Maßbänder, Blutdruckmanschetten mit passendem Armumfang
	Umgang des Praxispersonals mit Adipösen	Schulung des Teams
Assess	Festlegung des Adipositas-assoziierten Risikos	WHO-Klassifizierung (BMI) und mehrdimensionales Einstufungssystem (EOSS)
Advice	Benennung der Risiken der Adipositas und des persönlichen Nutzens einer moderaten Gewichtsreduktion Aufzeigung langfristiger und individueller Therapieoptionen	
Agree	Vereinbarung realistischer Ziele	Gewichtsreduktion von 5–10 % konservativ, langfristige Therapieplanung
Assist	Aufzeigung von Hilfen in der Überwindung von Barrieren	Vermittlung von Fachkräften im Bereich Ernährung und Bewegung, ggf. auch Verhalten Vereinbarung Follow-up-Untersuchungen

19.3 Die Schwerpunktpraxis Ernährungsmedizin BDEM

Die Adipositastherapie ist aufgrund der multifaktoriellen Genese und des Fortschreitens der Erkrankung nicht ausschließlich auf eine ärztliche Behandlung beschränkt. Vielmehr ist ein multiprofessionelles Team zur fachgerechten Therapie erforderlich, wie dies in den Leitlinien der Fachgesellschaften als Basistherapie definiert wird [1]. Das Team zur Behandlung der Adipositas besteht aus Ernährungsfachkräften (Diätassistenten, bzw. Ernährungswissenschaftler oder Oecotrophologen mit gleichwertiger Ausbildung), Psychotherapeuten, Bewegungstherapeuten (Sportwissenschaftler, Physiotherapeuten) und einem ernährungsmedizinisch qualifizierten Arzt. Die Qualifizierung des Arztes für die speziellen Anforderungen der Adipositastherapie ist ein wesentlicher Ausbildungsinhalt des Faches Ernährungsmedizin [4].

Merke: Ernährungsmediziner und Ernährungsteam finden in der „Schwerpunktpraxis für Ernährungsmedizin BDEM" ein gemeinsames Dach.

Der Bundesverband Deutscher Ernährungsmediziner e. V. (BDEM) hat im Jahr 2004 erstmals die „Schwerpunktpraxis Ernährungsmedizin BDEM" als unabhängig zertifizierte Einrichtung vorgestellt. Eines ihrer Ziele ist, „die Qualität der Behandlung von Patienten mit ernährungsbedingten Erkrankungen und Patienten mit Adipositas zu verbessern und langfristig Folgeerkrankungen zu vermeiden" [4]. Für den Ernährungsmediziner in der Schwerpunktpraxis bietet sich damit, im Unterschied zur üblichen Kassenarzttätigkeit in der Sprechstunde, ein neuer und herausfordernder Aufgabenbereich. Als ärztlicher Leiter und Koordinator des interdisziplinären Therapiekonzeptes und des ernährungstherapeutischen Teams hat er die Möglichkeit, eine langfristige und wirksame Adipositastherapie zu verwirklichen. Die medizinische Diagnostik und Indikationsstellung für die Behandlung sowie die medizinische Betreuung und Beurteilung des Langzeitverlaufs liegen in seiner Verantwortung. Seit 2005 wurden in Deutschland etwa hundert Arztpraxen und Ambulanzen als „Schwerpunktpraxis Ernährungsmedizin BDEM" zertifiziert. Publikationen zu den Behandlungskonzepten, Therapieerfolgen und Abrechnungsverfahren liegen mittlerweile vor [5,6].

Schwerpunktpraxis Ernährungsmedizin BDEM:
– Zertifikat seit 2004 durch den Bundesverband Deutscher Ernährungsmediziner e. V.
– Ernährungstherapeutisches Team aus mindestens
    – Facharzt mit Zusatzbezeichnung Ernährungsmedizin
    – Ernährungsfachkraft, z. B. Diätassistent oder Oecotrophologe mit gleichwertiger Fortbildung (qualifiziert entsprechend der Rahmenvereinbarung zur Qualitätssicherung 2019 [7])
    – Bewegungstherapeut
    – Verhaltenstherapeut

- vorhandene Räumlichkeiten (Schulungsraum, Lehrküche)
- Schriftlich fixierte Behandlungskonzepte und Dokumentation
- Teambesprechungen

19.3.1 Adipositastherapie in der Schwerpunktpraxis Ernährungsmedizin BDEM

Aufgrund der langjährigen praktischen Erfahrungen in den Schwerpunktpraxen hat eine Arbeitsgruppe des BDEM den Behandlungspfad Adipositas entwickelt. Dieser Pfad beschreibt den Ablauf der Behandlung von der Indikationsstellung in der Hausarztpraxis bis hin zur langfristigen und dauerhaften Behandlung in Schwerpunktpraxen und Adipositaszentren in Zusammenarbeit mit anderen Versorgungseinrichtungen (Abb. 19.1).

Der Ablauf im Behandlungspfad gestaltet sich folgendermaßen. Nach Untersuchung und Diagnosestellung durch den Hausarzt oder Facharzt, Klärung der Motivation des Patienten und letztlich Entscheidung für eine gezielte Adipositastherapie erfolgt die Überweisung in die Schwerpunktpraxis Ernährungsmedizin. In der Schwerpunktpraxis findet die genaue Ist-Analyse und Diagnosestellung statt. Neben dem Ausprägungsgrad der Adipositas und bereits eingetretener Begleiterkrankungen gilt die Aufmerksamkeit insbesondere dem Essverhalten (Ernährungsanalyse und Anamnese), der Identifikation von Essstörungen und emotionalen Störungen. Eine besondere Rolle spielen vorangehende Gewichtsreduktionsversuche, da aus Studien bekannt ist, dass sog. *weight-cycling* und der Jo-Jo-Effekt die Erfolgsaussichten für Gewichtsreduktionen nachhaltig verschlechtern. Das ärztliche Gespräch und die gezielte Erhebung der Ernährungsanamnese durch die Ernährungsfachkraft liefern die Grundlagen für eine angemessene und individuell passende Therapieentscheidung.

Zentrale Bedeutung für eine erfolgreiche Therapieplanung hat die Vereinbarung eines individuellen Behandlungsziels. Der Betroffene legt in aller Regel große Hoffnung auf eine möglichst schnelle und maximale Gewichtsabnahme. Jahrzehntelange Studienerfahrungen zeigen, dass die Erwartungen der Patienten die erreichbaren Ziele meist weit übersteigen und deren Unerreichbarkeit mit ständig wiederholter Enttäuschung und Frustration verbunden ist.

Merke: Eine realistische, gemeinsam von Betroffenem und Behandlungsteam vorgenommene Festlegung des Behandlungsziels ist somit für den Langzeiterfolg von großer Bedeutung.

Die Therapie kann als individuelle Behandlung geplant werden, diese ist sehr flexibel gestaltbar und entspricht oft dem Wunsch von Patienten, die schon zahlreiche Gewichtsreduktionsversuche erlebt haben. Eine strukturierte und multimodale Adipositastherapie in Gruppen erscheint kosteneffektiver und eventuell auch wirksamer, da die Isolierung des Betroffenen und mögliche Enttäuschungen im Behandlungsver-

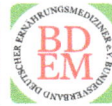

Behandlungspfad 3.0 ERNÄHRUNGSMEDIZIN zur Adipositastherapie in Kooperation mit adipositaschirurgischen Zentren

BDEM

B. Schilling-Maßmann/Tecklenburg, K. Winckler/Frankfurt a.M. (01.03.2013)

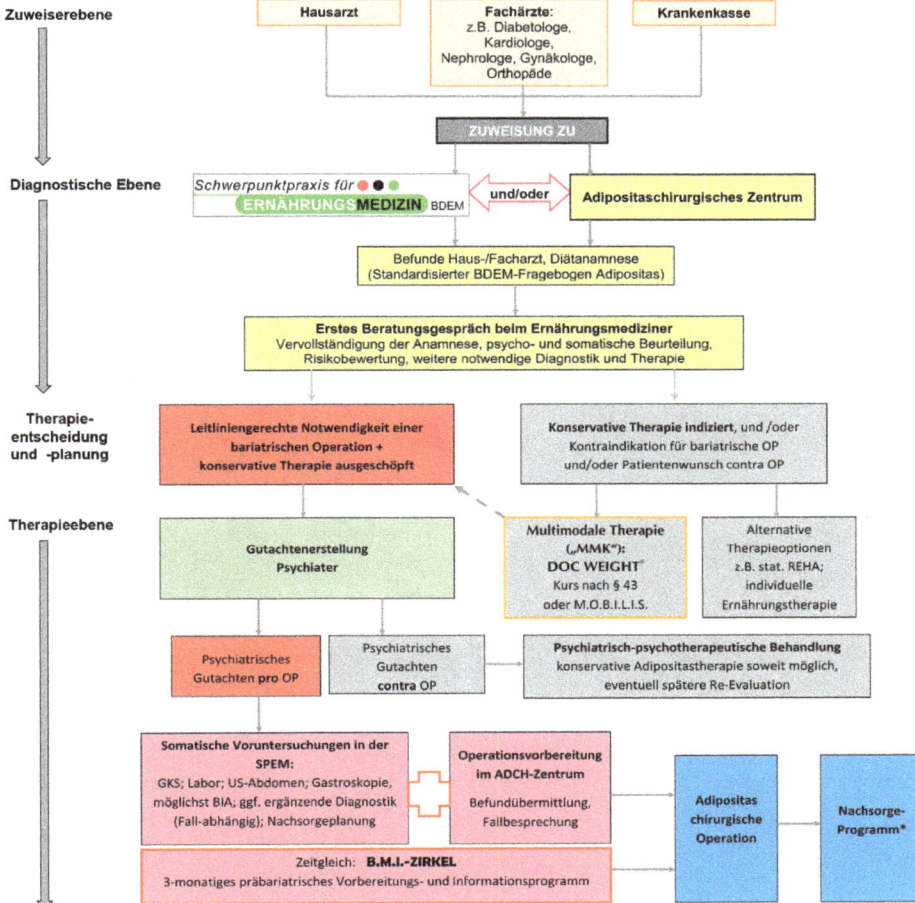

Zuweiserebene

| Hausarzt | Fachärzte: z.B. Diabetologe, Kardiologe, Nephrologe, Gynäkologe, Orthopäde | Krankenkasse |

ZUWEISUNG ZU

Diagnostische Ebene

Schwerpunktpraxis für ● ● ● ERNÄHRUNGSMEDIZIN BDEM **und/oder** Adipositaschirurgisches Zentrum

Befunde Haus-/Facharzt, Diätanamnese (Standardisierter BDEM-Fragebogen Adipositas)

Erstes Beratungsgespräch beim Ernährungsmediziner
Vervollständigung der Anamnese, psycho- und somatische Beurteilung, Risikobewertung, weitere notwendige Diagnostik und Therapie

Therapie-entscheidung und -planung

Leitliniengerechte Notwendigkeit einer bariatrischen Operation + konservative Therapie ausgeschöpft

Konservative Therapie indiziert, und /oder Kontraindikation für bariatrische OP und/oder Patientenwunsch contra OP

Therapieebene

Gutachtenerstellung Psychiater

Multimodale Therapie („MMK"): DOC WEIGHT® Kurs nach § 43 oder M.O.B.I.L.I.S.

Alternative Therapieoptionen z.B. stat. REHA; individuelle Ernährungstherapie

Psychiatrisches Gutachten pro OP

Psychiatrisches Gutachten contra OP

Psychiatrisch-psychotherapeutische Behandlung konservative Adipositastherapie soweit möglich, eventuell spätere Re-Evaluation

Somatische Voruntersuchungen in der SPEM:
GKS; Labor; US-Abdomen; Gastroskopie, möglichst BIA; ggf. ergänzende Diagnostik (Fall-abhängig); Nachsorgeplanung

Operationsvorbereitung im ADCH-Zentrum
Befundübermittlung, Fallbesprechung

Adipositas chirurgische Operation

Nachsorge-Programm*

Zeitgleich: **B.M.I.-ZIRKEL**
3-monatiges präbariatrisches Vorbereitungs- und Informationsprogramm

* Standardisiertes Nachsorgeprogramm in der Schwerpunktpraxis Ernährungsmedizin BDEM
Neben der chirurgischen Nachsorge wird hier ein interdisziplinäres Nachsorgeprogramm über einen Zeitraum von zwei Jahren vorgestellt und über die Schwerpunktpraxen angeboten:
a. Ernährungsmedizinische Nachuntersuchungen (4 x im 1. Jahr, 2 x im 2. Jahr) mit körperlicher u. laborchemischer Untersuchung, BIA, Überwachung der Supplementation, ausführliche Beratung, Beurteilung des Verlaufs
b. curriculäre, 12 Einheiten umfassende Ernährungstherapie gemäß VDD-Beratungsstandard „Ernährung im Kontext der bariatrischen Chirurgie"
c. Bewegungstherapie als REHA-Sport (50 Einheiten in 18 Monaten)
d. Psychotherapeutische Unterstützung einzelfallabhängig.

Abb. 19.1: Behandlungspfad 3.0 Ernährungsmedizin zur Adipositastherapie in Kooperation mit adipositaschirurgischen Zentren.

lauf besser bewältigt werden können. Die zur Verfügung stehenden Behandlungskonzepte in der Schwerpunktpraxis sind tabellarisch in Tab. 19.2 zusammengefasst.

Tab. 19.2: Multimodale Adipositastherapie in der Schwerpunktpraxis Ernährungsmedizin BDEM.
SGB V = Sozialgesetzbuch V; GKV = gesetzliche Krankenversicherungen.

Individualtherapie im Ernährungsteam			
Ernährungsmedizinische Diagnostik und Therapieplanung	diätetische Beratungen über 6–12 Monate	Bewegungstherapie z. B. als Rehasport, Vereinssport	Verhaltens-/Psychotherapie bei Indikation
Finanzierung			
GKV/Selbstzahler	Kostenerstattung § 43 SGB V	GKV/Selbstzahler	GKV

Gruppentherapie im Ernährungsteam			
DOC WEIGHT® Jahresprogramm	ernährungsmedizinische Untersuchungen, Ergometrie u. a.	multimodale Gruppensitzungen	Ernährungstherapie Bewegungstherapie Verhaltenstherapie
OPTIFAST (in Kliniken) Jahresprogramm Formulaprogramm	ärztliche Untersuchungen, Ergometrie u. a.	multimodale Gruppensitzungen	Ernährungstherapie Bewegungstherapie Verhaltenstherapie
Finanzierung			
Kostenerstattung von 80–100 % am Programmende durch zahlreiche GKVs, regionale Unterschiede			

Weitere Programme in Schwerpunktpraxen
ABC-Programm, B.M.I.-Zirkel, Bodymed-Ernährungskonzept

19.3.2 Medikamentöse Adipositastherapie

Die medikamentöse Adipositasbehandlung spielt bisher in der ärztlichen Praxis eine untergeordnete Rolle. Die zur Verfügung stehenden Medikamente müssen aufgrund gesetzlicher Regelungen (§ 34 SGB V: Ausschluss der Verordnungsfähigkeit von gewichtsreduzierenden Medikamenten) vom Patienten bezahlt werden. Die bisherigen pharmakologischen Therapiekonzepte führten häufig aufgrund nicht akzeptabler Nebenwirkungen zur Rücknahme der Zulassungen. Sibutramin, ein Appetitzügler, verursachte schwerwiegende kardiovaskuläre Nebenwirkungen und wurde im Januar 2010 vom Markt genommen. Der Endocannabinoid-Rezeptorblocker Rimonabant, ursprünglich zur Raucherentwöhnung entwickelt, wurde bereits 2007 wegen schwerwiegender psychiatrischer Nebenwirkungen wie Depression oder erhöhte Suizidalität vom Markt genommen.

GLP-1-Analoga, die primär in der Behandlung des Diabetes mellitus Typ 2 zum Einsatz kommen, haben bei einigen Patienten eine gewichtssenkende Wirkung. In der SCALE-Studie wurden adipöse Patienten 52 Wochen mit Liraglutid 3 mg täglich oder Plazebo behandelt; in der Behandlungsgruppe kam es zu einer zusätzlichen Gewichtsabnahme von durchschnittlich etwa 5 kg. Nach Absetzen des Medikamentes war der Effekt schnell aufgehoben [8]. Die Wirkung des Medikamentes auf die Gewichtsabnahme zeigte eine sehr hohe Varianz [9]. Liraglutid ist in Deutschland für die Adipositasbehandlung zugelassen; aufgrund der hohen Kosten, die vom Patienten selbst getragen werden müssen, und des begrenzten Effektes kommt es selten zum Einsatz.

Im Jahr 2018 wurde ein Kombinationspräparat aus Bupropion (Antidepressivum) und Naltrexon (Opioidantagonist) zugelassen, aufgrund erheblicher Nebenwirkungen ist die Anwendung ebenfalls umstritten [10].

19.3.3 DOC WEIGHT®

Seit 2009 findet das multimodale Gruppentherapieprogramm Anwendung in der Adipositastherapie. Das Programm wurde für Menschen mit Adipositas WHO II° und III° mit Begleitkrankheiten vom Bundesverband deutscher Ernährungsmediziner (BDEM e. V.), dem Verband der Diätassistenten (VDD e. V.) und weiteren Experten entwickelt. DOC WEIGHT® orientiert sich in seiner Programmstruktur an den Leitlinien der Fachgesellschaften [1]. Es ist multimodal strukturiert, wird in Gruppen von 8–12 Teilnehmern durchgeführt und dauert ein Jahr. Der personelle Aufwand ist erheblich, das Behandlungsteam besteht aus dem ernährungsmedizinischen Leiter und den Ernährungs-, Verhaltens- und Bewegungstherapeuten mit entsprechenden Personal- und Raumkosten. Aus der Kostenkalkulation (Teilnahmegebühr pro Patient € 1.705; Stand 2019) ist die Finanzierung des Programms für die Praxis abgesichert.

Merke: Zahlreiche gesetzliche Krankenkassen erstatten dem Teilnehmer nach Kursende 80–100 % des Aufwands.

Anwendungsstudien zeigen eine hohe Effektivität mit Gewichtsabnahmeraten von durchschnittlich 5–10 % [6], einer erheblichen Verbesserung von Begleitkrankheiten und insbesondere der psychischen und somatischen Lebensqualität [11].

Vor Anwendung des Programms in der Praxis muss vom Behandlungsteam eine online-Schulung und eine anschließende Präsenzschulung in der Praxis durchlaufen werden. Die Programmmaterialien mit vollständig durchstrukturiertem Behandlungsverlauf ermöglichen dann die sofortige Umsetzung (weitere Informationen: www.docweight.de).

19.3.4 Welche Ernährung ist die Richtige zum Abnehmen?

Dies ist sicher die meistgestellte Frage in der Adipositastherapie. Viele Betroffene haben schon die verschiedensten verfügbaren Diät- und Ernährungsformen über kürzere oder längere Zeit praktiziert; mehr als 90 verschiedene „Diäten" wurden bereits 2005 von der Stiftung Warentest untersucht [12]. Die allseits bekannten 10 Regeln der DGE (mit hohem Kohlenhydratanteil) richten sich an Gesunde und sind keine Empfehlungen zur Adipositastherapie. Nach heftiger Kritik aus der ernährungswissenschaftlichen Fachwelt im Jahr 2017 wurden sie überarbeitet. Eine viel beachtete und zitierte Studie aus Israel, in der „low carb", mediterrane Ernährung und „low fat" über 2 Jahre verglichen wurden, bevorzugt letztlich die beiden erstgenannten Ernährungsweisen. Die Autoren kommen aber auch zu der – nach Meinung des Autors wichtigsten – Empfehlung, dass eine individuelle Beratung die persönlichen Präferenzen und Gewohnheiten des Patienten berücksichtigen sollte [13]. Denn letztlich müssen die Änderungen der Ernährungsweise mit dem Ziel einer Gewichtsreduktion auch dauerhaft beibehalten werden.

19.4 Neue Klassifikationssysteme der Adipositas – Fallbeispiel

Der BMI ist bekanntlich nicht geeignet, die gesamte Krankheitslast der Adipositas genau zu erfassen.

Merke: Die Einbeziehung von Komorbiditäten auf psychischem und somatischem Gebiet lässt eine weit genauere Erfassung der Krankheitsschwere zu.

Hierzu wurde von Arya Sharma das *Edmonton-Obesity-Scoring-System* (EOSS) entwickelt und seine Tauglichkeit zur Risikostratifizierung nachgewiesen [14]. Auf Basis des EOSS lassen sich risikoadaptierte therapeutische Konsequenzen ziehen.

Fallbeispiel: Eine 37-Jährige stellt sich in der Praxis mit dem Wunsch zur Gewichtsreduktion vor. Die ärztliche Anamnese zeigt bei einer Adipositas WHO III° mit einem BMI von 42 kg·m^{-2} bereits eingetretene Folgeerkrankungen. Es besteht ein Typ-2-Diabetes (mit Metformin behandelt), eine Gonarthrose sowie depressive Verstimmungen mit Schlaf- und Konzentrationsstörungen und Essanfällen (*Binge-Eating-Disorder*). In den letzten zwei Jahren hat sie stetig ca. 10 kg an Gewicht zugenommen.

Die Ernährungsanamnese zeigt einen stark gestörten Mahlzeitenrhythmus mit häufigem „Snacken", verbunden mit emotionalen Störungen (Schuldgefühle). Die Patientin arbeitet halbtags und ist alleinerziehende Mutter von 2 Kindern (8 und 10 Jahre). Die körperliche Aktivität ist infolge der beruflichen und privaten Doppelbelastung, der Depressivität und der orthopädischen Einschränkung stark reduziert. Bei einer Adipositas WHO III° und bereits behandlungsbedürftigen Folgeerkrankungen liegt ein Erkrankungsstadium 2 nach EOSS vor.

Mit der Patientin wird eine individuelle Ernährungstherapie vereinbart, die Teilnahme an einer Adipositasgruppe ist ihr zeitlich nicht möglich. Das Behandlungsziel besteht anfangs im Erreichen eines regelmäßigen Essverhaltens und somit als kurzfristiges Ziel ein Stopp der weiteren Gewichtszunahme. Wege zur Steigerung der reduzierten körperlichen Aktivität werden ihr aufgezeigt.

Es wird eine Verhaltens-Psychotherapie initiiert zur Bewältigung der Depressivität und Anpassungsstörung bei hohem psychosozialem Risiko (finanzielle Probleme, alleinerziehend, Überforderungssituation).

Eine nach den Leitlinien zur Chirurgie der Adipositas [15] denkbare Indikation zur chirurgischen Behandlung der Adipositas (vgl. Kap. 20.1.1) wird auch auf Wunsch der Patientin zunächst zurückgestellt und vereinbart, dass der Behandlungsverlauf regelmäßig quartalsweise in der Arztsprechstunde besprochen werden soll. Langfristige Behandlungsziele sind eine Remission des Diabetes Typ 2, Erzielung einer Gewichtsreduktion auf einen BMI < 35 kg·m^{-2} und eine Steigerung der Lebensqualität durch psychische Stabilisierung. Hierzu ist in der Folge die Teilnahme an einer Adipositasgruppe (z. B. DOC WEIGHT®) sinnvoll.

19.5 Multimodale Adipositastherapie in der Schwerpunktpraxis

Die bisherigen Ausführungen machen deutlich, dass die Behandlung der Adipositas vielfältig im Sinne der beteiligten Professionen und langfristig im Hinblick auf den Krankheitsverlauf gestaltet werden muss. Die multimodale Therapie wird bei Erfolglosigkeit der konservativen Therapie um chirurgische Behandlungsmethoden erweitert. Das bedeutet aber nicht, dass die konservative Therapie jetzt abgebrochen werden sollte. Der Fokus der konservativen Behandlung richtet sich nun aber auf die Vorbereitung zur Operation und Planung der Weiterbehandlung nach der Operation.

Merke: Aus heutiger Sicht ist die Adipositas in höhergradiger Ausprägung mit keiner der zur Verfügung stehenden Behandlungsmethoden heilbar. Alle Maßnahmen dienen der Symptomlinderung und der Remission bzw. Attenuierung von Folgeerkrankungen.

Die Definition der Erfolglosigkeit konservativer Therapie als Voraussetzung zur Indikationsstellung für einen adipositaschirurgischen Eingriff ist immer wieder Streitpunkt, der gelegentlich auch – zum Nachteil für den Patienten aufgrund des Zeitverlustes – vor Sozialgerichten ausgetragen wird. Die Leitlinie zur Chirurgie der Adipositas ist in diesem Zusammenhang nur bedingt hilfreich [15]. Erfolglosigkeit wird hier konstatiert, wenn bei Patienten mit einem BMI > 40 kg·m^{-2} die Gewichtsreduktion nach nur 6-monatiger konservativer Therapie weniger als 20 % des Ausgangsgewichtes beträgt (vgl. Kap. 20.1.1). Diese Forderung erhöht in unnötiger Weise den Druck auf Patienten und Therapeuten zum schnellen Behandlungserfolg. Dieses Vorgehen wird aber dem Krankheitsbild nicht gerecht, das als chronisch gilt und einer langfristigen Therapieplanung bedarf.

19.5.1 Vorbereitung auf Adipositaschirurgie

Zur Vorbereitung auf einen adipositaschirurgischen Eingriff gehört die fachlich korrekte Indikationsstellung. In den Leitlinien zur Adipositaschirurgie wird gefordert, dass die Indikation multidisziplinär gestellt werden soll [15]. Ein im Sinne des bereits genannten Behandlungspfades Adipositas (Abb. 19.1) behandelter Patient erfüllt diese Voraussetzung. Die weiteren Schritte vor der Operation umfassen eine ernährungstherapeutische Vorbereitung und umfassende Schulung zur Anpassung an die Ernährungsweise nach der Operation. Das Schulungs- und Informationsprogramm B.M.I.-Zirkel [16] steht hierfür zur Verfügung. Da der Anteil psychiatrischer Komorbiditäten in dieser Patientengruppe überdurchschnittlich groß ist, besteht die Forderung nach einer fachärztlichen Untersuchung vor dem Eingriff. In diesem Fall ist eine gezielte Vorbehandlung durch Psychiater bzw. Psychotherapeuten erforderlich.

Merke: Unbehandelte Erkrankungen mit instabilem psychischem Befinden erhöhen das Risiko für einen komplizierten Verlauf nach der OP erheblich.

19.5.2 Nachsorge nach Adipositaschirurgie

Zweck des operativen Eingriffs ist eine gravierende Veränderung der Anatomie und der Physiologie des Verdauungstrakts. Im Ergebnis werden, abhängig vom verwendeten Verfahren, nach restriktiven Prozeduren nur stark reduzierte Portionsgrößen toleriert und nach Ausschaltung unterschiedlich langer Darmsegmente eine chronische iatrogene Maldigestion und Malabsorption geschaffen (vgl. Kap. 20.2). Bei nicht ausreichender Schulung und Mitarbeit des Patienten drohen daher ernsthafte und langfristige Komplikationen infolge von Mikro- und Makronährstoffdefiziten. Zu den Details der medizinisch notwendigen Nachsorge sei auf Kap. 20.4 dieses Buchs verwiesen.

Die langfristigen, postoperativen Veränderungen sind bisher unzureichend untersucht. Störungen des Zuckerstoffwechsels (Dumping, Spontanhypoglykämien), mechanische Störungen (Reflux, Hernierung) und Zustände der Mangelernährung – insbesondere Eiweißmangel – werden häufiger angetroffen [17]. Die regelmäßige Weiterbehandlung des Patienten nach der Operation in einer – möglichst wohnortnahen – ambulanten Einrichtung wie der „Schwerpunkpraxis Ernährungsmedizin BDEM" in Zusammenarbeit mit dem Hausarzt ist medizinisch notwendig und sichert den langfristigen Behandlungserfolg.

19.6 Aktuelle Situation der Adipositasversorgung in der Arztpraxis

Eine in diesem Sinne durchgeführte Behandlung des von Adipositas Betroffenen in der Praxis des Kassenarztes stößt nach heutigem Stand der Dinge auf das Problem der fehlenden Finanzierung der erforderlichen Behandlungsschritte. Lösungswege für Teilbereiche der Adipositastherapie sind für die ernährungsmedizinische Praxis bereits ausführlich beschrieben [5]. Beispielsweise kann auf dem Wege der Kostenerstattung nach § 43 des Sozialgesetzbuches V ein Teil der Ernährungstherapie finanziert werden (vgl. Kap. 19.5).

> **Merke:** Wünschenswert ist eine flächendeckende Finanzierung aller Module der Therapie einschließlich der ärztlichen und ernährungsmedizinischen Behandlungen.

Die teuren Folgeerkrankungen der Adipositas könnten in erheblichem Maß reduziert werden [18], wenn die chronische Krankheit Adipositas dauerhaft und erfolgreich behandelt wird.

19.7 Expertenempfehlungen in der Nussschale

– Diagnose der behandlungsbedürftigen Adipositas bereits in der Hausarztpraxis.
– Aufzeigen von Behandlungswegen, Anpassung an individuelle Ressourcen und Barrieren.
– Multiprofessionelle Behandlung in Schwerpunktpraxen Ernährungsmedizin und Adipositaszentren.
– Adipositas als chronische Erkrankung bedarf lebenslanger Therapie mit individuell angepasster Intensität.
– Adipositaschirurgie als Ergänzung zur unzureichenden konservativen Behandlung erfordert sorgfältige Vorbereitung und dauerhafte Nachsorge.

Literatur

[1] Deutsche Adipositasgesellschaft, Deutsche Diabetesgesellschaft, Deutsche Gesellschaft für Ernährung, Deutsche Gesellschaft für Ernährungsmedizin. S3-Leitlinie Prävention und Therapie der Adipositas, AWMF Register Nr 050–001, Version 2.0, 2014

[2] Freedhoff Y, Sharma A. BEST WEIGHT – Ein Leitfaden für das Adipositasmanagement in der Praxis. Lengerich, Pabst Science Publishers, 2012

[3] https://www.ifb-adipositas.de/aktuelles-presse/infomaterial [letzter Abruf: 23.10.2020].

[4] Nothbaum N, et al. Aufbau, Entwicklung und Zertifizierung einer Schwerpunktpraxis Ernährungsmedizin BDEM. Aktuel Ernahrungsmed. 2014;39:378–381.

[5] Winckler K. Abrechnung und Codierung in der Schwerpunktpraxis Ernährungsmedizin BDEM. Aktuel Ernahrungsmed. 2014;39:397–400.

[6] Keuthage W, Schmich R, Schoppe T. Evaluation von drei Programmen zur Lebensstiloptimierung. Diabetes aktuell. 2018;16:15–20.

[7] https://www.dge.de/fileadmin/public/doc/fb/19-04-29-KoKreis-EB-RV.pdf [letzter Abfruf: 10.05.2020].

[8] Pi-Sunyer X, Astrup A, Fujioka K, et al. A Randomized, Controlled Trial of 3.0 mg of Liraglutide in Weight Management. N Engl J Med. 2015;373:11–22.

[9] https://www.methodsman.com/blog/liraglutide-and-weight-loss-the-real-skinny [letzter Abruf: 10.05.2020].

[10] https://www.ernaehrungsmedizin.blog/2018/02/22/mysimba-kommt-gefaehrliche-diaetpille-zugelassen [letzter Abruf 10.05.2020].

[11] Rudolph A, Hellbardt M, Baldofski S, de Zwaan M, Hilbert A. Evaluation des einjährigen multimodalen Therapieprogramms DOC WEIGHT® 1.0 zur Gewichtsreduktion bei Patienten mit Adipositas Grad II und III. Psychother Psych Med. 2016;66:316–323.

[12] https://www.test.de/Diaeten-im-Vergleich-Mischkost-Diaeten-1131879-0 [letzter Abruf: 10.05.2020].

[13] Shai I, Schwarzfuchs D, Henkin Y, et al. Weight Loss with a Low-Carbohydrate, Mediterranean, or Low-Fat Diet. N Engl J Med. 2008;359:229–41.

[14] Padwal RS, Pajewski NM, Allison DB, Sharma AM. Using the Edmonton obesity staging system to predict mortality in a population-representative cohort of people with overweight and obesity. CMAJ. 2011;183:E1059-66.

[15] Deutsche Gesellschaft für Allgemein- und Viszeralchirurgie. S3-Leitlinie Chirurgie der Adipositas und metabolischer Erkrankungen, AWMF Register Nr. 088–001. Version 2.3, 2018.

[16] BMI-Zirkel: http://www.bdem.de/index.php?page=91 [letzter Abruf 10.05.2020].

[17] Stein J, Stier C, RaabH, Weiner R. The nutritional and pharmacological consequences of obesity surgery. Aliment Pharmacol Ther. 2014;40:582–609.

[18] Nolting H-D, Krupka S, Sydow H, Tisch T. Versorgungsreport Adipositas _ Chancen für mehr Gesundheit. Heidelberg, medhochzwei Verlag, 2016, 86–98.

20 Ernährung und metabolische Folgen nach bariatrischen Eingriffen

Nadine Oberänder, Arved Weimann

20.1 Einleitung

Die Adipositas zählt zu den größten Gesundheitsproblemen sowohl in den westlichen Ländern als auch zunehmend in Schwellen- und Entwicklungsländern. Orientierend an den Leitlinien „Therapie und Prävention der Adipositas" wird zunächst allen adipösen Patienten ab einer Adipositas WHO II° (BMI ≥ 35 kg·m^{-2}) mit Komorbiditäten bzw. ab einer Adipositas WHO III° (BMI ≥ 40 kg·m^{-2}) eine konservative multimodale Gewichtsreduktion, bestehend aus Verhaltens-, Ernährungs- und Bewegungstherapie, empfohlen [1]. Die in Deutschland angebotenen konservativen Programme können sich in ihren Abläufen und in der Intensität stark unterscheiden, weshalb in der Literatur auch unterschiedliche Ergebnisse erzielt wurden (vgl. Kap. 19.3.3). Aus eigener Erfahrung heraus kann bei Vorliegen eines streng strukturierten Programmes unter Verwendung einer Formulaernährung und optionaler Einlage eines Magenballons eine absolute Gewichtsreduktion von 22 % (*Excess Weight Loss* [EWL] 46 %) nach 12 Monaten resultieren [2].

20.1.1 Indikation für die Adipositaschirurgie

Nach Ausschöpfen der konservativen Gewichtsreduktionsmöglichkeiten sind die nachfolgend (vgl. Kap. 20.2) beschriebenen restriktiv und malabsorptiv wirkenden, metabolisch chirurgischen Verfahren indiziert.

Merke: Laut aktueller S3-Leitlinie gelten konservative Maßnahmen als ausgeschöpft, wenn nach mindestens 6 Monaten umfassender Lebensstilintervention in den letzten zwei Jahren eine Reduktion des Ausgangsgewichts von > 15 % bei einer Adipositas WHO II° und von > 20 % bei Adipositas WHO III° nicht erreicht wurde [3].

Man spricht ebenso von einer Erschöpfung der Maßnahmen, wenn zwar Gewicht reduziert wurde, die fortbestehenden adipositasassoziierten Erkrankungen aber durch eine bariatrische Operation weiter verbessert werden können oder bei zunächst erfolgreicher Gewichtsreduktion, aber Wiederzunahme von > 10 %. Eine Primärindikation für einen adipositaschirurgischen Eingriff kann ab einem BMI von 50 kg·m^{-2} gestellt werden. Zudem ist laut aktueller S3-Leitlinie auch bei Patienten ohne erfolgsversprechende konservative Therapie oder bei besonderer Schwere der Begleiterkrankungen eine primäre Operation ohne Aufschub indiziert [3].

https://doi.org/10.1515/9783110632699-020

20.1.2 Kontraindikationen für die Adipositaschirurgie

Als Kontraindikationen für einen adipositaschirurgischen Eingriff gelten instabile psychopathologische Zustände (vgl. Kap. 19.5.1), eine unbehandelte Bulimia nervosa, eine aktive Substanzabhängigkeit, konsumierende Grunderkrankungen, maligne Neoplasien, unbehandelte endokrine Ursachen, chronische Erkrankungen, die sich durch einen postoperativen katabolen Stoffwechsel verschlechtern sowie das Vorliegen oder die Planung einer Schwangerschaft [3].

20.2 Operative Verfahren

20.2.1 Magenband

Diese restriktiv wirkende Methode lässt durch das laparoskopische Einlegen eines Silikonbandes um den oberen Teil des Magens einen Vormagen und einen Restmagen entstehen (Abb. 20.1). Ein mit dem Band verbundenes Reservoir wird subkutan platziert und erlaubt eine Justierung des Durchlasses vom Vormagen in den Restmagen und damit der Entleerung des Vormagens. Aufgrund des eingeschränkten Volumens des Vormagens entsteht eine schnelle Sättigung. Der Vorteil des Magenbandes liegt in der vollständigen Reversibilität sowie der kurzen Operationszeit. Als Nachteil müssen die häufigen Dislokationen mit erforderlicher Revision und das mögliche Einwachsen des Bandes genannt werden. So beschrieben Shen et al [4] in Langzeituntersuchungen eine hohe Spätkomplikationsrate (43 %) mit Notwendigkeit zum Magenbandausbau (23 %) und zu Revisionseingriffen (37 %). Die Datenlage zeigt eine geringere Effektivität des Magenbandes, sodass leitliniengerecht primär die Sleeve-Gastrektomie, der Roux-Y-Bypass oder der Ein-Anastomosenbypass empfohlen werden.

Merke: Die Einlage des Magenbandes ist daher in den letzten Jahren aufgrund der genannten Nachteile völlig in den Hintergrund getreten und wird nur nach Abwägung und in individuellen Fälle sowie auf ausdrücklichen Patientenwunsch bei einem BMI > 50 kg·m^{-2} genutzt [3].

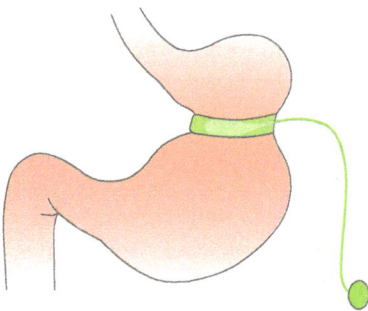

Abb. 20.1: Prinzip der Magenbandeinlage.

20.2.2 Sleeve-Gastrektomie

Als resezierendes operatives Verfahren entwickelte sich die restriktive laparoskopische Sleeve-Gastrektomie (Schlauchmagen) vor allem in den letzten Jahren. Durch vertikale Resektion der großen Kurvatur, beginnend 4–6 cm oral des Pylorus, sowie des gesamten Magenfundus mit anschließender Formung eines kleinkurvaturseitigen Magenschlauches verbleibt ein Volumen von ca. 100 ml (Abb. 20.2). Aufgrund des kleinen Magenschlauches kann der gastrale intraluminale Druck steigen und damit einen Reflux von Magensäure begünstigen, was sich nachteilig in Hinblick auf die Entwicklung einer Barrettmukosa auswirken kann. Daher sollte diese Methode bei Patienten mit symptomatischem Reflux kritisch besprochen werden.

Merke: Vorteile dieses Verfahrens liegen in der erhaltenen Kontinuität der Magen-Darmpassage und somit einem unangetasteten gastroösophagealen und gastroduodenalen Übergang, so dass ein späterer endoskopischer Zugang möglich bleibt.

Neben der rein restriktiven Wirkung sind auch eine Reduktion der Intrinsic-Faktor- und Magensäureproduktion sowie geringe Hungergefühle durch reduzierte Ghrelinspiegel nachweisbar. Zu den häufigsten Komplikationen nach Sleeve-Gastrektomie zählen Fisteln der Klammernaht, Abszesse und (Nach-)Blutungen.

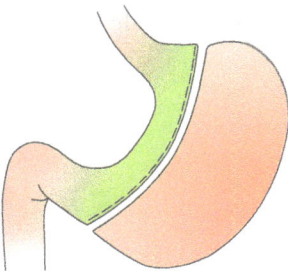

Abb. 20.2: Prinzip der Sleeve-Gastrektomie.

20.2.3 Roux-Y- Bypass

Merke: Der Roux-Y-Bypass ist das älteste und derzeit das am häufigsten eingesetzte adipositaschirurgische Verfahren, welches sowohl restriktiv als auch malabsorptiv wirkt. Es wird häufig als „Goldstandard" der Adipositaschirurgie betrachtet.

Der Roux-Y-Bypass erfolgt wie auch die Sleeve-Gastrektomie minimal-invasiv. Das Prinzip dieser Operation ist das Absetzen des Magens mit Bildung eines Magenpouches mit einem Volumen ca. 20 ml, welcher mit einer hochgezogenen Dünndarmschlinge verbunden wird (Abb. 20.3). Dabei gelten die Standardempfehlungen von 50–80 cm für die biliopankreatische Schlinge und 150–200 cm Länge für die alimentäre Schlinge. Es entstehen dabei zwei Anastomosen. Der restliche abgesetzte Magen verbleibt im Patienten. Aufgrund der reduzierten Schleimhautfläche des verkleinerten Magens ist eine reduzierte Produktion von Intrinsic-Faktor und Magensäure die Folge. Die Ausschaltung des Duodenums und des proximalen Jejunums zieht sowohl eine Malabsorption als auch Maldigestion nach sich. In der präoperativen Aufklärung müssen daher auch die Gefahren des Dumping-Syndroms, innerer Hernien und das Auftreten von Mangelzuständen infolge der Dünndarmausschaltung als bedeutsame langfristige Nebenwirkungen angesprochen werden. Zu den häufigsten Komplikationen nach Roux-Y-Bypass zählen Fisteln der Klammernaht, Anastomoseninsuffizienzen, Abszesse und (Nach-)Blutungen. Vorteilhaft ist die Reduktion der Ghrelinspiegel, welche zusammen mit erhöhten Glukagon-like-1-Peptid- und Peptid YY-Spiegeln Hungergefühle dämpfen und die Insulinsensitivität steigern.

Merke: Aufgrund seiner Auswirkung auf intestinale Peptidhormone kommt der Roux-Y-Bypass insbesondere bei Patienten mit Diabetes mellitus Typ 2 zur Anwendung.

Hier ist nicht nur eine Verbesserung durch eine Gewichtsreduktion zu erwarten, sondern es wurde auch eine gewichtsunabhängige Verbesserung des Glukosemetabolismus durch die bereits erwähnte Veränderung der intestinalen Hormonfreisetzung, durch eine Veränderung des Gallensäurestoffwechsels und ein verändertes Mikrobiom nachgewiesen [5,6].

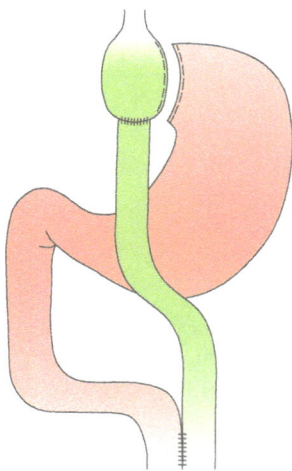

Abb. 20.3: Prinzip des Roux-Y-Bypass.

20.2.4 Omega Loop-Bypass (Ein-Anastomosen-Bypass)

Der Omega Loop-Bypass ist eine Variante des Roux-Y-Bypasses und stellt ebenso ein restriktiv-malabsorptives Verfahren dar (Abb. 20.4). Bei dieser Methode wird ein etwas größerer Magenpouch als bei dem Roux-Y-Magenbypass gebildet, welcher anschließend mit einer Jejunumschlinge verbunden wird. Restmagen, Duodenum und oberes Jejunum (ca. 200 cm) verbleiben in situ.

Merke: Der Vorteil dieser Methode liegt in nur einer Anastomose zwischen Restmagen und Dünndarm, weshalb man auch von einem Ein-Anastomosen- oder Mini-Bypass spricht.

Eine geringere perioperative Morbidität bei kürzerer Operationszeit, eine kürzere Krankenhausverweildauer und mit dem Roux-Y-Bypass vergleichbare positive Effekte auf das metabolische Syndrom sind weitere Vorteile. Als nachteilig wird der mögliche Gallereflux beschrieben, welcher die Gefahr von Ulzera entstehen lässt. Ein dadurch erhöhtes Risiko für eine Karzinomentstehung wurde bisher nicht beschrieben [7]. Robert et al. [8] verglichen den Roux-Y-Bypass (n = 124) und den Ein-Anastomosen-Bypass (n = 129) und fanden nach 2 Jahren keinen Unterschied in der BMI-Senkung. Unerwünschte gastrointestinale Ereignisse waren jedoch in der Ein-Anastomosengruppe häufiger (Diarrhoe 20 % vs. 7 %, ausgeprägtere Steatorrhoe) und es traten mehr Komplikationen in der Omega-Bypass-Gruppe auf (40 vs. 24 Fälle). Für beide Verfahren ist eine günstige Beeinflussung des Diabetes mellitus Typ 2 bewiesen.

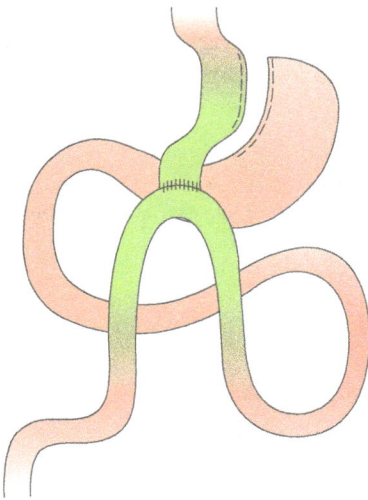

Abb. 20.4: Prinzip des Ein-Anastomosen-Bypass (Omega-Loop-Bypass).

20.2.5 Biliopankreatische Diversion

Ergänzend seien die restriktiv und malabsorptiv wirkenden Verfahren der biliopankreatischen Diversion mit und ohne Duodenal-Switch erwähnt, welche aber gegenwärtig in Deutschland wenig zum Einsatz kommen. Die biliopankreatische Diversion nach Scopinaro et al. [9] wird ebenfalls laparoskopisch durchgeführt. Nach Bildung eines ca. 300 ml großen Magenpouches wird der Dünndarm 250 cm oral der Ileozökalklappe durchtrennt und eine Gastroileostomie zwischen dem aboralen Schenkel und dem Magenpouch gebildet. Die Fußpunktanastomose wird zwischen dem biliopankreatischen Schenkel und dem alimentären Schenkel 50 cm oral der Ileozökalklappe angelegt.

Merke: Die intestinale Aufnahme von Nährstoffen ist auf den 50 cm langen gemeinsamen Schenkel beschränkt. Die Methode bewirkt eine Malabsorption mit Bildung von Fettstühlen und ist daher auch mit einer verminderten Aufnahme fettlöslicher Vitamine verbunden.

Vitamin D-Mangelzustände und hohe Kalzium- und Phosphatverluste wurden in > 60 %, Vitamin A- und E-Mangel in 40 % beschrieben, ebenso wie relevante Zink- und Eisendefizite [10]. An dieser Stelle sei auch auf die verminderte Bioverfügbarkeit von Arzneimitteln hingewiesen.

20.3 Ergebnisse nach bariatrisch-metabolischen Operationen

Die prospektive *Swedish Obese Subject Study* (SOS-Studie) zeigte als erste Langzeitbeobachtung, welche Effekte bis zu 20 Jahre nach bariatrischer Chirurgie zu erwarten sind. Sjöström et al. [11,12] beschrieben nach 2, 10, 15 und 20 Jahren eine Gewichtsreduktion von 23 %, 17 %, 16 % und 18 %.

Merke: Die höchste Gewichtsreduktion ist demnach innerhalb der ersten beiden Jahre nach der Operation zu erwarten. Eine Gewichtszunahme in den Folgejahren ist für alle operative Verfahren dokumentiert.

Als bedeutsame Ergebnisse der metabolischen Chirurgie wurden signifikante Senkungen der Gesamtmortalität, der kardiovaskulären Mortalität und der Anzahl an Myokardinfarkten, Schlaganfällen und Malignomen beschrieben.

Die Langzeitbeobachtung aus Salt Lake City an 418 Roux-Y-Bypass-Patienten zeigte einen Gewichtsverlust von 45 kg nach 2 Jahren, 36 kg nach 6 Jahren und 35 kg nach 12 Jahren [13]. Bei 70 % dieser Patienten bestand 12 Jahre nach der Operation eine Gewichtsreduktion von mindestens 20 % des Ausgangsgewichtes. Diese überdurchschnittlich guten Ergebnisse sind vermutlich durch die ausschließliche

Verwendung eines malabsorptiven Verfahrens erklärbar. Im deutschen *Bariatric-Sur-gery-Register* wurden im 5-Jahres-Follow-Up BMI-Verluste von 14 kg·m^{-2} beschrieben sowie signifikante Verbesserungen bezüglich der Führung von Diabetes mellitus Typ 2, Bluthochdruck und Schlafapnoe [14]. Für Typ 2-Diabetiker bilden medikamentöse Therapie und Beratung zur Lebensstilmodifikation mit mehr Bewegung und Gewichtsreduktion die Basis. Zunehmend konnte aber gezeigt werden, dass die metabolische Chirurgie bessere Ergebnisse in der Behandlung des Typ 2 Diabetes erzielen kann [3]. Eine komplette Remission nach Kriterien der *American Diabetes Association* mit einem HbA1c < 6,0 % ohne diabetes-spezifische Medikation für mindestens ein Jahr erreichten 30 bis 63 % der untersuchten Patienten [3]. Allerdings muss von einer temporären Remission ausgegangen werden, da Langzeitstudien nach 1 bis 5 Jahren bei 35 bis 50 % der untersuchten Studienteilnehmer ein Diabetesrezidiv nachwiesen. Die Effektivität der bariatrischen Operation scheint dann am höchsten, wenn der Diabetes mellitus nur kurz bestand oder noch kein Insulin verwendet wurde [3]. Der Ausgangs-BMI war kein Prädiktor einer besseren oder schlechteren Effektivität der Operation. Schauer et al. [15] konnten bei Diabetespatienten nach Roux-Y-Bypass bzw. Sleeve-Gastrektomie eine durchschnittliche HbA1c-Reduktion von 2,1 % (vs. 0,3 % konservativ) nach 5 Jahren nachweisen. Neben der Verbesserung der Stoffwechselführung können auch Verbesserungen der diabetischen Nephropathie und der Mikroalbuminurie erreicht werden [16].

20.3.1 Allgemeine Komplikationen

Die Risiken der Adipositaschirurgie waren in einer großen Metaanalyse gering. Die 30-Tage Letalität wurde mit 0,08 % und die Komplikationsrate mit 17 % angegeben. [17].

Merke. Zu den längerfristigen Risiken zählen: Mangelversorgung mit Vitaminen und anderen Mikronährstoffen, Osteoporose, Dumping-Syndrom, Hautfaltenbildung, Folgeeingriffe, erneute Gewichtszunahme, psychologische Probleme/erhöhte Suizidalität (Tab. 20.1).

Für 435 im deutschen *Bariatric-Surgery-Register* erfasste Gastric-Sleeve-Patienten wird eine postoperative Komplikationsrate von 4,1 % und eine Rate spezieller Komplikationen (z. B. Staplernaht-Insuffizienzen) von 4,6 % angegeben [14]. Daten der Qualitätssicherung in der Adipositaschirurgie von 2005–2012 in Deutschland zeigten für intraoperative Komplikationen eine Konversionsrate von minimal-invasiver auf offene Zugangsweise von 0,5–0,8 %, Organverletzungen 0,5 % und Blutungskomplikationen von 0,2 % [18]. Bei den frühpostoperativen Komplikationen liegen die therapiepflichtigen Nachblutungen mit 1,4 % im Rahmen der Literatur (1–4 %). Eine Insuffizienz der Gastroenterostomie wurde mit 1,5 %, Abszesse mit 0,4 % und andere seltene schwere Komplikationen mit < 0,1 % aufgeführt [18].

Tab. 20.1: Chirurgische und nichtchirurgische Komplikationen nach 0 bis 6 Monaten vs. > 6 Monate.

	perioperativ bis 6 Monate	> 6 Monate postoperativ
Chirurgische Komplikationen	– Nachblutung – Organverletzungen – Nahtundichtigkeit – (Wund)Infektion mit der Notwendigkeit einer Reoperation und nachfolgend ggf. prolongierten Verlauf bis hin zur Intensivtherapie einschließlich parenteraler Ernährung Schwerste Komplikationen: – chronisches Darmversagen mit Indikation zur parenteralen Ernährung – Peritonitis und mehrfache Reoperationen	– Anastomoseninsuffizienz – Abszess – Fistel der Klammernaht – innere Hernien – Folgeeingriffe
Andere Komplikationen	– Übelkeit, Erbrechen – Dumping- Syndrom – Diarrhoe, Steatorrhoe – Blähungen – Verstopfung – Bakterielle Fehlbesiedlung des Dünndarms – Nahrungsmittelunverträglichkeiten – Laktoseunverträglichkeit – Gastroösophagealer Reflux	– Mikronährstoffmangel – Cholelithiasis – Nephrolithiasis – neue bzw. vorbestehende psychische Störungen, Essstörungen – erhöhte Suizidalität – Hautfaltenbildung – erneute Gewichtszunahme

20.4 Postoperative Ernährung

Eine präoperative ernährungstherapeutische Schulung wird allen Patienten empfohlen, um die Bedeutung und die Inhalte der empfohlenen prä- und postoperativen Essregeln und Ernährungsempfehlungen zu vermitteln (vgl. Kap. 19.5.1).

Merke: Grundsätzlich stellen bariatrische Operationen eingreifende Veränderungen in das Essverhalten dar. Von Patientenseite muss verstanden werden, dass die Empfehlungen einen großen Anteil am Gelingen der dauerhaften Gewichtsabnahme haben.

Zu Beginn stehen die Flüssigphasen vor und nach dem Eingriff sowie der Kostaufbauplan für zu Hause.

In Tab. 20.2 sind die Grundregeln aufgeführt, die sich im interdisziplinären Adipositasprojekt des Klinikum St. Georg gGmbH (Leipzig) in der Praxis bewährt haben.

Tab. 20.2: Ernährungstherapeutische Grundregeln am Adipositaszentrum des Klinikums St. Georg gGmbH (Leipzig).

prä- und post-operative Flüssigphase	– Beginn der präoperativen Flüssigphase 7–14 Tage vor dem Eingriff – postoperativer Beginn am 1. Tag: schluckweise Wasser und Tee (300 ml·d⁻¹) – zunächst klare Flüssigkeiten, im Verlauf Übergang zu gestrichenen Suppen, Joghurt (max. 100 ml·d⁻¹) – ab 10. Tag Kostaufbau mit Obst/Gemüsepüree, Milchprodukte, Eier, Fisch – ab ca. 14. Tag: Einbau stückiger Lebensmittel – ab 4. Woche: Mischkost mit weicher Konsistenz, 5 Mahlzeiten tägl.
allgemeine Essregeln	– 4 bis 6 kleine Mahlzeiten, regelmäßig über den Tag verteilt. – Feste Essenszeiten entwickeln! – Langsam Essen (20 min für jede Mahlzeit einplanen) ohne Ablenkungen (kein Radio/Fernseher/Computer). – Essen und Trinken voneinander trennen (Abstand von ca. 30 Minuten). – Schluckweise Trinken, 100 ml sollten auf einmal nicht überschritten werden. – Meidung kohlensäurehaltiger und gezuckerter Getränke – Gutes Kauen der Nahrungsmittel, um ein gutes Vermischen mit dem Speichel zu erzielen, bis im Mund eine flüssige/breiige Masse entstanden ist. Erst danach Speisebrei hinunterschlucken. – Beginn jeder Mahlzeit mit den eiweißreichen Lebensmitteln. – Beim ersten Verspüren eines Druckgefühls, Nahrungszufuhr beenden. – Kleine Portionen essen: ein kleiner Teller bzw. kleines Besteck unterstützen. – Bevorzugen von fettarmen und eiweißreichen Lebensmitteln, Einschränkung leicht resorbierbarer Kohlenhydrate (Zucker). – Auswahl leicht verträglicher Lebensmittel (Verzicht auf Kohlgemüse, Hülsenfrüchte), neue Lebensmittel vorsichtig ausprobieren, Unverträglichkeiten können postoperativ entstehen. – Speisen sollten nicht zu heiß, zu kalt, zu scharf oder zu fettig sein. – Wichtig: jeden Tag Multivitamin- und Mineralstoffsupplemente einnehmen. – Zusätzlich empfehlen wir, die Einnahme eines Eiweißpulvers über den Tag verteilt aufzunehmen.

Merke: Das intermittierende Führen eines Ernährungstagebuches hilft operierten Patienten zunächst bei der Etablierung einer Regelmäßigkeit der Mahlzeitenaufnahme und bei der Überwachung von Nährstoffzufuhr und Trinkmenge.

Zudem erhält der Therapeut einen guten Überblick über die zugeführte Tageskalorienmenge und Qualität der Lebensmittel. Eine inadäquate Ernährung kann rasch erkannt und zielgerichtet therapiert werden. Ein Tagebuch kann aber auch eine langsame Wiederzunahme des Süßigkeitenkonsums und Snacks nach bariatrischer Operation offenlegen [19]. Nahrungsmittel mit zu hohem Energiegehalt und geringer

Nährstoffdichte werden erkannt, nährstoffreiche günstigere Lebensmittel können in der Ernährungstherapie besprochen werden.

Mit diesen Maßnahmen kann das Risiko eines Nährstoff-, Vitamin- und Spurenelementmangels minimiert werden; sie ersetzen aber niemals die lebenslange Supplementierung durch ein Multivitaminpräparat. Die tägliche Proteinzufuhr von mindestens 60 g·d⁻¹ (Schlauchmagen, Bypässe) wird allgemein empfohlen [3,20], um einem größeren Verlust an Muskelmasse vorzubeugen. Empfehlungen einer Eiweißzufuhr von 1,5 g·kg⁻¹·d⁻¹ beziehen sich auf ein adjustiertes (Ideal-)Gewicht. Dies kann sehr einfach unter Zugrundelegung eines BMI von 22 kg·m⁻² errechnet werden. Da die postoperative Eiweißversorgung in der Regel unter den Empfehlungen liegt, wird der Einsatz eines Proteinsupplementes (in Pulverform oder als Drink) angeraten. Zudem sollten im Speiseplan eiweißreiche Lebensmittel wie Fisch, weißes Fleisch, Quark, Milch, Käse, Naturjoghurt, Eier und Hülsenfrüchte enthalten sein.

Einer besonderen Aufklärung über das mögliche Auftreten eines Dumping-Syndroms bedarf es gerade für Patienten mit Bypass-Verfahren. Der verkleinerte Vormagen („Pouch") besitzt keinen Schließmuskel, sodass zuckerhaltige flüssige Nahrung den Magen rasch verlassen kann, den Dünndarm erreicht, aufgenommen wird und durch schnelle Anflutung von Zucker im Blut große Mengen an Insulin ausgeschüttet werden, welche schließlich zur Hypoglykämie führen. Eine zuckerarme, ballaststoffreiche Ernährung ist also Voraussetzung zur Vorbeugung eines Dumping-Syndroms.

Ebenso ist mit postoperativen Nahrungsmittelunverträglichkeiten, Laktoseunverträglichkeit, Gefahr des Refluxes (insbesondere nach Sleeve-Gastrektomie) und Stuhlunregelmäßigkeiten (Diarrhoe, Steatorrhoe, Obstipation) zu rechnen. An dieser Stelle sei hervorzuheben, dass für eine erfolgreiche und dauerhafte Gewichtsreduktion nach bariatrischer Operation eine regelmäßige strukturierte Betreuung (Nachsorgetermine im Behandlungszentrum) durch ein interdisziplinäres Team aus den Bereichen Chirurgie, Ernährungsmedizin/-therapie und Psychologie unabdingbar ist (vgl. Kap. 19.5.2). So können Probleme frühzeitig erkannt und Gegenmaßnahmen eingeleitet werden.

20.5 Kostenübernahme und strukturelle Voraussetzungen

20.5.1 Kostenübernahme

Merke: Adipositaschirurgische Eingriffe sind kein Bestandteil des Regelleistungskataloges der Gesetzlichen Krankenkassen (GKV), und müssen als Einzelfallentscheidung beantragt werden.

Als Voraussetzung gilt der Nachweis, dass konservative Maßnahmen ausgeschöpft sind. Mit Ausnahme der Primärindikation aufgrund eines BMI > 50 kg·m^{-2} sollte deshalb vor Antragstellung eine sechsmonatige Behandlung erfolgt sein mit einem konservativen multimodalen Konzept, das die Module Ernährungs-, Verhaltens- und Bewegungstherapie umfasst. Nach Stellung des Kostenübernahmeantrages bei der zuständigen Krankenkasse sollte die Prüfung, ggf. auch mit Einschaltung des Medizinischen Dienstes der Krankenkassen, innerhalb von 5 Wochen abgeschlossen sein. Das Sozialgericht München (Bescheid vom 21. April 2017, S 29 KR 270/16) urteilte, dass bei Verstreichen der Frist eine fiktive Genehmigungswirkung vorliege, dass die Kosten übernommen werden.

20.5.2 Strukturelle Voraussetzungen

Die aktuelle S3-Leitlinie: „Chirurgie der Adipositas und metabolischer Erkrankungen" empfiehlt, dass adipositaschirurgische Eingriffe nur in Kliniken vorgenommen werden sollen, welche zertifiziert sind oder die Zertifizierung anstreben, oder die die Kriterien der Zertifizierungsordnung der DGAV (Deutsche Gesellschaft für Allgemein- und Viszeralchirurgie 2015) erfüllen [3]. An einem Zentrum für Adipositaschirurgie können folgende Patienten behandelt werden [3].
  Patientenspektrum eines Zentrums für Adipositaschirurgie:
– Patientenalter zwischen ≥ 18 und < 65 Jahren
– Patienten ohne schwere Begleiterkrankungen (ASA ≤ 3)
– Patienten mit BMI < 60 kg·m^{-2}
– Adipositaschirurgische Standardeingriffe: Schlauchmagenbildung, Magenband, proximaler Roux-Y-Magenbypass und Omega-Loop-Magenbypass

Außerhalb dieser Kriterien liegende Patienten und primär metabolische Eingriffe sollen an einem Zentrum mit besonderer Expertise vorgenommen werden.

Merke: Voraussetzung für adipositaschirurgische Eingriffe ist ein multidisziplinäres bariatrisches Behandlungsteam, bestehend aus einem Chirurgen sowie einem Internisten, Hausarzt, Ernährungsmediziner mit Erfahrung in adipositaschirurgischen bzw. metabolischen Eingriffen.

Zudem sollte eine Ernährungsfachkraft mit entsprechender Expertise (Diätassistenz, Ökotrophologe) und ein Mental Health Professional (Facharzt für Psychosomatische Medizin und Psychotherapie oder Facharzt für Psychiatrie und Psychotherapie oder Psychologischer Psychotherapeut) zur Verfügung stehen [3]. Für metabolische Eingriffe ergänzt ein in der Diabetologie versierter Arzt/Diabetologe das Team. Voraussetzung für die operierende Klinik ist das Angebot einer lebenslangen Nachsorge, ggf. mit ambulanten Kooperationspartnern. Zudem muss eine geeignete Ausstattung zur Behandlung von adipösen Patienten (angepasste Operationstische, Betten, Stühle, Toiletten etc.) vorliegen sowie ein klinikinterner Bereitschaftsdienst mit Adipositasexpertise vorhanden sein. Außerdem muss täglich über 24 h eine bildgebende Diagnostik und Endoskopie mit geeigneter apparativer Ausrüstung auch für schwer adipöse Patienten zur Verfügung stehen. Die Leitlinie betont zudem, dass eine ausreichende Qualitätssicherung ein zentrales Anliegen der medizinischen Fachgesellschaften darstellt. Unabhängig vom Stand der Zertifizierung oder Art des Zentrums gelten die Qualitätskriterien für alle Kliniken, die adipositaschirurgische oder metabolische Eingriffe vornehmen [3].

20.6 Leitlinienempfehlungen in der Nussschale

- Nur durch eine umfangreiche Lebensstilmodifikation kann auch nach bariatrischer Chirurgie eine dauerhafte Gewichtsreduktion gelingen.
- Nach Ausschöpfen der konservativen Maßnahmen zur Gewichtsreduktion (Mindestdauer 6 Monate) kann leitliniengerecht die Indikation zu einer bariatrisch-metabolischen Operation gestellt werden.
- Umfassende Aufklärung über das perioperative Management, chirurgische Komplikationen, aber auch metabolische Auswirkungen und Langzeitfolgen ist essenziell.
- Engmaschige Betreuung mit Sicherung der lebenslangen Nachsorge ist in einem Adipositaszentrum, welches alle strukturellen Voraussetzungen bietet, zu gewährleisten.
- Entstehende überschüssige Hautfalten (meist Abdomen, Mamma, Extremitäten) sollten erst nach Erreichen des Zielgewichtes und nach Stabilisierung dieses Gewichtes über mindestens 6, besser 12 Monate einer plastisch chirurgischen Operation unterzogen werden. Dies bedarf einer separaten Kostenübernahmegenehmigung durch die zuständigen Krankenkassen.

Literatur

[1] Deutsche Adipositasgesellschaft, Deutsche Diabetesgesellschaft, Deutsche Gesellschaft für Ernährung, Deutsche Gesellschaft für Ernährungsmedizin. S3-Leitlinie Prävention und Therapie der Adipositas, AWMF Register Nr 050–001. Version 2.0, 2014

[2] Weimann A, Fischer M, Oberänder N, Prodehl G, Weber N, Andrä M et al. Willing to go the extra mile: Prospective evaluation of an intensified non-surgical treatment for patients with morbid obesity. Clin Nutr 2018,38,1773–1781

[3] Deutsche Gesellschaft für Allgemein- und Viszeralchirurgie. S3-Leitlinie Chirurgie der Adipositas und metabolischer Erkrankungen, AWMF Register Nr. 088–0, Version 2.3, 2018

[4] Shen X, Zhang X, Bi J, Yin K: Long-term complications requiring reoperations after laparoscopic adjustable gastric banding: A systematic review. Surg Obes Relat Dis 2015,11,956–64

[5] Batterham RL, Cummings DE: Mechanisms of diabetes improvement following bariatric/ metabolic surgery. Diabetes Care 2016,39,893–901

[6] Parseus A, Sommer N, Sommer F, Caesar R, Molinaro A, Stahlman M et al: Microbiota-induced obesity requires farnesoid X receptor: Gut 2017,66,429–37

[7] Mahawar KK, Jennings N, Brown J, Gupta A, Balipuri S, Small PK: „Mini" Gastric Bypass: Systematic Review of a controversial Procedure, Obes Surg 2013,23,1890–1890

[8] Robert M, Espalieu P, Pelascini E, et al. Efficacy and safety of one anastomosis gastric bypass versus Roux-en-Y gastric bypass for obesitiy (YOMEGA): a multicentre, randomised, open-label, non-inferiority trail. Lancet 2019,393,1299–309

[9] Scopinaro N, Gianetta E, Civalleri D, Bonalumi U, Bacchi V. Bilio-pancreatic bypass for obesity: II. Initial experience in man. Br J Surg 1979,66,618–620

[10] Ballesteros-Pomar MD, González de Francisco T, Urioste-Fondo A, González-Herraez L, Calleja-Fernández A, Vidal-Casariego A, et al. Biliopancreatic Diversion for Severe Obesity. Long-term effectiveness and nutritional complications. Obes Surg 2016,26,38–44

[11] Sjöström L, Narbro K, Sjostrom CD, et al. Effects of bariatric surgery on mortality in Swedish obese Subjects. N Engl J Med 2007,357,741–52

[12] Sjöström L, Peltonen M, Jacobsen P, et al. Bariatric surgery and long-term cardiovascular events. JAMA 2012,307,56–65

[13] Adams TD, Davidson LE, Liwin SE, Jaewhan K, Kolotkin RLM, Nanjee MN, Gutierrez JM, Frogley SJ, Ibele AR, Briton EA, Hopkins PN, McKInlay R, Simper SC, Hunt SC: Weight and metabolic outcomes 12 years after gastric bypass. N Engl J Med 2017, 377, 1143–1155.

[14] Gärtner D, Stroh C, Hukauf M, Benedix F, Manger T, Obesity Surgery Working Group, Competence Network Obesity: Sleeve gastrektomy in the German Bariatric Surgery Registry from 2005–2016: perioperative und 5-year results. Surg Obes Relat Dis 2018,15,187–193

[15] Schauer PR, Deepak LB, Bhatt M. D., Kirwan JP, Wolski K, Aminian A, Brethauer SA, Naveneethan AD, Singh RP, Pothier CE, Nissen SE, Kashyap SR: Bariatric surgery versus intensive medical therapy for Diabetes- 5Year Outcomes. N Engl J Med 2017,376,641–65

[16] Schauer PR, Kashyap SR, Wolski K, et al. Bariatric surgery versus intensive medical therapy in obeses patients with diabetes. N Engl J Med 2012,366,1567–76

[17] Chang SH, Stoll CR, Song J, Varela JE, Eagon CJ, Colditz GA. The effectiveness and risks of bariatric surgery: an updated systematic review and meta-analysis 2003–2012. JAMA Surg 2014,149,275–287

[18] Weiner RA, Stroh C, El-Sayes I, Frenken M, Theodoridou S, Scheffel O, Weiner S. Management von Frühkomplikationen in der Adipositaschirurgie, Chirurg 2015,86,56–66

[19] Dautel SR, von Feilitzsch M, Königsrainer A, Bischoff SC, Schollenberger AE. Change of the food Selection, energy and nutrient composition after laparoscopic sleeve gastrectomy and laparoscopic Roux-en Y-Gastric Bypass. Aktuel Ernahrungsmed 2017,42,21–35

[20] Moize V, Andreu A, Rodriguez L, Flortes L, Ibewrzabal A, Lacy A, Jimenez A, Vidal J. Protein intake and lean tissue mass retention following bariatric surgery. Clin Nutr 2013,32,550–555

21 Ernährung des geriatrischen Patienten

Caroline Girsemihl, Diana Rubin

21.1 Einleitung

Der biologische Prozess des Alterns umfasst eine große Zeitspanne. Es verwundert daher nicht, dass die Gruppe der älteren Menschen sehr heterogen ist und ein Spektrum von gesunden und leistungsfähigen bis hin zu multimorbiden und gebrechlichen Senioren umfasst. Aus diesem Grund sind für Personengruppen ermittelte Referenzwerte für den einzelnen älteren Menschen nicht selten unbrauchbar. Außerdem können nicht alle für die Allgemeinbevölkerung ermittelten Referenzwerte auf Ältere übertragen werden. Das Sterblichkeitsrisiko älterer Menschen ist schon bei einem BMI < 23 kg·m^{-2} erhöht, so dass der gesunde Gewichtsbereich nach WHO (18,5–24,9 kg·m^{-2}) für ältere Menschen nicht zutrifft [1]. Ältere Menschen (≥ 65 Jahre) weisen in einem BMI-Bereich von 25–30 kg·m^{-2} die geringste Sterbewahrscheinlichkeit auf [1].

Bausteine für die Gesunderhaltung des Körpers sind gesunde Ernährung, körperliche Aktivität, soziale Kontakte und der bewusste Umgang mit Alkohol und Nikotin. Ebenfalls hilfreich sind die Anpassung an und die Kompensation von alterungsbedingten physiologischen Veränderungen wie vermindertem Appetit, reduziertem Durstempfinden oder einer nachlassenden kutanen Syntheseleistung für Vitamin D [2]. Deshalb sollte bei gefährdeten Senioren frühzeitig auf eine ausreichende Vitamin D-Zufuhr, ggf. auch durch Supplemente, geachtet werden. Durch einen Vitamin D-Mangel kann Osteopenie entstehen, welche dann zu Knochenbrüchen, Immobilisierung mit sekundärer Sarkopenie und Einbußen an Lebensqualität führt [3]. In der Studie von Kortebein et al. [4] konnte gezeigt werden, dass bei älteren Menschen schon nach 10 Tagen Bettruhe ein Verlust der Muskelkraft von 15 % und ein Rückgang der muskulären Eiweißsyntheserate um 30 % eintreten kann (Abb. 21.1).

Zu solchen physiologischen Veränderungen (Tab. 21.1) treten häufig nicht nur eine, sondern mehrere Krankheiten mit einer Polymedikation, welche Inappetenz oder Dysgeusie auslösen und so zu einer geringeren Nahrungsaufnahme führen können [5]. Dysphagie und schlechter Zahnstatus prädestinieren ältere Menschen für die Entstehung einer Mangelernährung.

Merke: In der Deutschen Mangelernährungsstudie wies mehr als jeder zweite geriatrische Patient bei Aufnahme in die Klinik ein Risiko für eine Mangelernährung oder sogar eine manifeste Mangelernährung auf [6].

Diese Patientengruppe ist besonders vulnerabel und weist eine hohe Sterblichkeit auf. Für die Ernährungstherapie geriatrischer Patienten ist es deshalb besonders

https://doi.org/10.1515/9783110632699-021

wichtig, ihren Allgemein- und Ernährungszustand sowie individuelle Ernährungsgewohnheiten zu berücksichtigen.

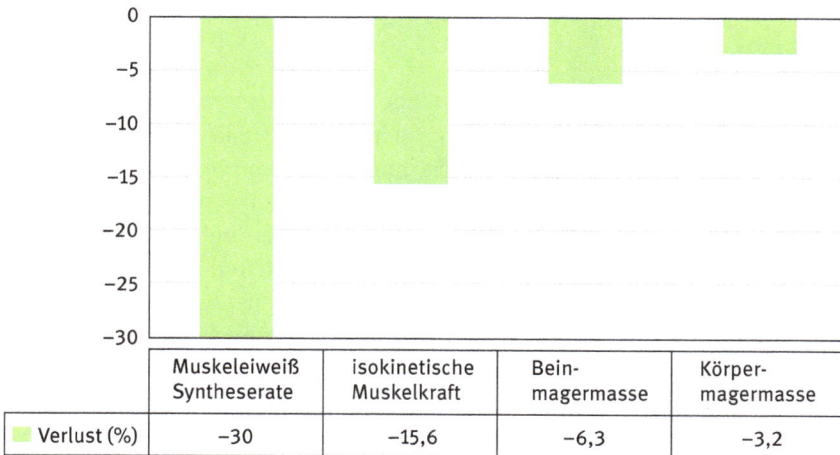

	Muskeleiweiß Syntheserate	isokinetische Muskelkraft	Bein-magermasse	Körper-magermasse
■ Verlust (%)	−30	−15,6	−6,3	−3,2

Abb. 21.1: Auswirkung von 10-tägiger Bettruhe auf den Muskelstoffwechsel von gesunden Senioren (Daten von Kortebein et al. [4].

Tab. 21.1: Physiologische Veränderungen im Alter.

Physiologie	Veränderungen

Körperzusammensetzung	– gesteigerter Fettanteil (vor allem intraabdominell)
	– Reduktion des fettfreien Körpermasseanteils (FFM):
	  – Muskelmasse
	  – Knochenmasse
	  – Körperwasser

Regulation der Nahrungsaufnahme	– herabgesetztes Geschmacks- und Geruchsempfinden – verminderter Appetit
Wasserhaushalt	– geringeres Gesamtkörperwasser – vermindertes Durstempfinden – verminderte Konzentrationsfähigkeit der Nieren
Magen-Darm-Trakt	– weitgehend gleichbleibende Digestions- und Absorptionsleistung – Obstipationsneigung
Vitamin D	– reduzierte Syntheseleistung der Haut – herabgesetzte Hydroxylierungsfähigkeit der Niere

21.2 Auswirkungen des Alterns auf die Ernährung

21.2.1 Langsamere Adaptation des alten Menschen

Für die Entstehung einer Mangelernährung ist die mit dem Alter langsamer und schwerfälliger werdende Anpassung an veränderte Verhältnisse von Bedeutung. So gelingt es alten Menschen nicht, nach Perioden einer experimentell auferlegten reduzierten Nahrungsaufnahme nach Freigabe der Verzehrmenge ihren Verzehr wieder auf das bedarfsgerechte Maß zu erhöhen, während junge Menschen diese Umstellung sofort vollziehen [2]. Nach Gewichtsverlust ist eine Rekompensation im Alter wesentlich schwieriger als bei jüngeren Menschen [7]. Restriktive Diäten sollten daher bei Senioren unbedingt vermieden werden [8].

Merke: Um positive Effekte zu erzielen, müssen ernährungstherapeutische Maßnahmen bei Senioren langfristig und kontinuierlich durchgeführt werden.

21.2.2 Anorexie, Anosmie, Dysgeusie

Appetit

Der Appetit ist im Alter nicht grundsätzlich beeinträchtigt. Es gibt jedoch einige Besonderheiten in der Physiologie des gesunden Älteren zu berücksichtigen. So ist auf Grund einer verringerten Dehnung und anschließend langsameren Leerung des Magens das Hungergefühl bei Älteren häufig herabgesetzt [9]. Der damit verbundene Verlust an Essantrieb wird als Altersanorexie beschrieben.

Merke: Ein reduzierter Appetit ist sowohl bei hospitalisierten als auch bei ambulanten Patienten ein unabhängiger Prädiktor für erhöhte Morbidität und Mortalität.

Durst

Ältere Personen haben ein verringertes Durstempfinden aufgrund von Defiziten im Sensing des verringerten extrazellulären Volumens. Dieses ist am ehesten durch verringerte Empfindlichkeit der Barorezeptoren bei niedrigem und hohem Blutdruck bedingt. Die Durstreaktion scheint verringert zu sein, während die Angiotensin-Vasopressin-Reaktionen auf Hypertonizität erhalten bleiben. Es ist aber unwahrscheinlich, dass die primären sensorischen Osmorezeptor-Neuronen im Hypothalamus, die zur AVP-Sekretion oder zum Durst führen, altersabhängig unterschiedlich beeinflusst werden. Daher kann das Durstdefizit im Alter aus bisher schlecht definierten Veränderungen resultieren, die den Durst ins Bewusstsein bringen [10]. Ein vermindertes Durstempfinden sorgt dafür, dass unzureichend getrunken wird und ein Defizit zu spät oder nicht realisiert wird [11]. Außerdem erhöht die im Alter verminderte Konzentrationsfähigkeit der Nieren das Risiko einer Dehydratation.

Geruch und Geschmack

Das Geruchs- und Geschmacksempfinden ist bei älteren Menschen häufig herabgesetzt [7]. Lieblingsspeisen werden nun als fad empfunden und auch appetitanregende Essensgerüche werden nicht mehr ausreichend wahrgenommen.

Merke: Die reduzierte Geruchs- und Geschmackswahrnnehmung ist mitverantwortlich für die Altersanorexie, welche durch den resultierenden Appetitverlust häufig mit unzureichendem und einseitigem Essen einhergeht.

Typischerweise handelt es sich um einen schleichenden Prozess, bei dem die chronisch verminderte Nahrungsaufnahme zur langfristig negativen Energiebilanz und daraus resultierendem Gewichtsverlust und Mangelernährung führt [7]. Aus diesem Grund sollten frühzeitig geeignete Ernährungsinterventionen eingesetzt werden. Beispielsweise können intensive Gerüche durch Röstaromen fokussiert werden. Hierfür eignet sich sowohl der Duft von Kaffee als auch der von frisch gebackenem Brot. Speisen sollten intensiver abgeschmeckt werden; um dabei einen übermäßigen Salzkonsum zu vermeiden, können süß-saure Speisen angeboten werden. Neben Geruchs- und Geschmackssinn können auch andere Sinne den Verzehr fördern. Optisch anregend angebotene Speisen mit Farbvielfalt und Dekoration auf dem Teller können den Verzehr steigern. Auch über die haptische Komponente verschiedener Konsistenzen (bissfest, cremig) kann die Motivation beim Essen und der Verzehr befördert werden. Häufigere kleinere Mahlzeiten sind schon von der optischen Präsentation anregender als große Portionen, die den Patienten überfordern.

21.2.3 Dysphagie und Dysmotilität

Altersbedingte Veränderungen des Schluckakts und Erkrankungen sind prädisponierende Faktoren für die Dysphagie des älteren Menschen.

Merke: Konservative Schätzungen deuten darauf hin, dass 15 % der älteren Bevölkerung von Dysphagie betroffen sind.

Grundlage der altersbedingten Veränderungen der Schluckphysiologie ist eine Dysmotilität der oropharyngealen Muskulatur. Im Rahmen der altersbedingten Sarkopenie wird auch eine sarkopenische Dysphagie beobachtet, die nach krankheitsbedingter oraler Karenz in Folge der Inaktivität aggraviert werden kann [12]. Eine Verringerung der Peristaltik der Speiseröhre und des Drucks des unteren Schließmuskels der Speiseröhre ist auch im Alter häufiger und kann zu gastroösophagealem Reflux führen.

Die Dehnung des Antrums ist das wichtigste gastrointestinale Sättigungssignal. Mit zunehmendem Alter verzögert sich die Magenentleerung erheblich und führt so zu einem schnelleren Sättigungsgefühl [13]. Eine verminderte Compliance des Magenfundus führt zu einer schnelleren Antrumfüllung und einer früheren Antrumdehnung, die ganz entscheidend zum Völlegefühl beiträgt. Altersbedingte Veränderungen in anderen Teilen des Magen-Darm-Trakts scheinen in geringerem Maße zum Sättigungssignal beizutragen [14]. Die propulsive Peristaltik des Kolons ist ebenfalls verringert, und diese Veränderung ist mit neurologischen und endokrin-parakrinen Veränderungen in der Kolonwand verbunden [15]. Eine Obstipationsneigung, die durch die veränderte Motilität im Darm verursacht wird, führt ebenfalls zu einer verminderten Nährstoffaufnahme [16].

21.2.4 Magenfunktion

Anders als in früheren retrospektiven Studien beschrieben, bleibt die Säuresekretion des Magen auch im Alter prinzipiell erhalten. Nicht zuletzt in Folge der bei Älteren häufig praktizierten Polypharmakotherapie (NSAR u. a.) gewinnen jedoch alterungsbedingt abnehmende Schutzmechanismen an Bedeutung.

Merke: Die wichtigste altersbedingte Veränderung ist die chronisch atrophische Gastritis.

Ihre Entstehung wird durch die altersabhängige Zunahme der Helicobacter-pylori-Infektion begünstigt und führt zu Motilitätsveränderungen und Beschwerden wie Übelkeit, Dyspepsie oder Erbrechen [17]. Die Prävalenz einer atrophischen Gastritis steigt mit zunehmendem Lebensalter und ist mitverantwortlich für eine unzureichende Vitamin B_{12} Resorption mit daraus resultierenden niedrigen Vitamin B_{12}-Serumspiegeln (Vitamin B_{12} < 150 mmol·l^{-1}) [7,16]. So konnte gezeigt werden, dass selbstversorgende Senioren zu 5–15 % und Senioren in Pflegeheimen zu 30–40 % erniedrigte Serumspiegel aufweisen [18]. Die Ursachen liegen zu 40–70 % in einer Malabsorption und nur zu maximal 5 % in einer verminderten oralen Aufnahme. Zudem befördern häufig im Alter verordnete Medikamente (PPI, Metformin u. a.) die verminderte Resorption von Vitamin B_{12} (vgl. Kap. 21.3.1). Ein Screening auf einen Vitamin B_{12}-Mangel ist daher im höheren Lebensalter insbesondere bei entsprechender Medikation empfehlenswert.

21.2.5 Pankreasfunktion

Nach Stimulation mit Sekretin und Pankreozymin zeigten Studien eine reduzierte Sekretion von Trypsin und Amylase im Alter, aber weniger für Lipase; die klinische Relevanz dieser Befunde ist jedoch unklar. Da altersabhängige Unterschiede insbesondere nach Doppelstimulation sichtbar wurden, betonen die Autoren, dass vor allem die Kompensationsfähigkeit des Pankreas im höheren Alter eingeschränkt ist. Trotz der involutiven Einschränkung der exokrinen Pankreasfunktion ist bei gesunden alten Menschen eine Einschränkung der digestiven Kapazität nicht regelhaft zu erwarten [19].

21.2.6 Darmfunktion

Der alternde Darmtrakt zeigt eine heterogene Entwicklung. Dünndarmmotilität und Nährstoffabsorption bleiben im Wesentlichen unverändert erhalten, ebenso wie Permeabilität, Mukosaarchitektur und Aktivität der Brush-Border-Enzyme mit der Ausnahme einer nachlassenden Laktaseaktivität im Duodenum. Mukosaprotektive Funktionen (Bikarbonat- und Schleimsekretion) oder regenerative Kapazität nehmen mit dem Alter jedoch ab [17].

21.2.7 Leberfunktion

Spezifisch altersbedingte Lebererkrankungen sind nicht bekannt, jedoch kommt es vergleichbar mit der altersbedingten Abnahme von Knochen- und Muskelmasse bei über 65-Jährigen auch zu einer Abnahme von der Lebergröße um 25 % und des hepatischen Blutflusses um 33 % [20]. Als funktionelle Folgen dieser Involution sind eine erhöhte Suszeptibilität für verschiedene Noxen und eine verminderte Kapazität des Fremdstoffmetabolismus beschrieben, ohne dass es jedoch zu altersspezifischen Veränderungen in den klinischen Laborparametern (Transaminasen, Bilirubin, Cholestaseenzyme) kommt [20].

Merke: Die Fähigkeit der Leber zum Abbau von Alkohol und Medikamenten ist daher im Alter vermindert. Die mit dem Alter zunehmende Insulinresistenz verstärkt die metabolischen Risiken einer Fettleberkrankung.

21.3 Polymorbidität und Gebrechlichkeit des älteren Menschen

21.3.1 Medikamente und Ernährung

Im Alter ist Polypharmakotherapie häufig, so dass neben Arzneimittelinteraktionen auch Wechselwirkungen zwischen Lebensmitteln und Medikamenten zu beachten sind. So können beispielsweise Protonenpumpeninhibitoren und Metformin die Resorption von Vitamin B_{12} beeinträchtigen [21]. Zudem kann die Polymedikation zu einer vorzeitigen Sättigung beitragen.

21.3.2 Hypo-/hypermotorisches Delir

Das Risiko für ein Delir steigt mit dem Grad an Multimorbidität und mit dem Alter. Insbesondere Krankenhauspatienten sind im Rahmen von Eingriffen gefährdet. Dehydratation und Mangelernährung stellen eigenständige Risikofaktoren für ein Delir da. Umgekehrt kann es im Rahmen eines hypomotorischen Delirs zu einer stark verminderten Nahrungsaufnahme kommen. Bei Vorliegen eines hypermotorischen Delirs kann es hingegen zu einem erhöhten Energiebedarf kommen, der durch die Nahrungsaufnahme, die häufig eingeschränkt ist, nicht mehr gedeckt werden kann. Eine künstliche Ernährung ist in dieser Situation aufgrund der fehlenden Compliance oft nicht möglich [22].

21.4 Screening und Assessment

21.4.1 Screening in der Geriatrie

Für das Screening auf Mangelernährung des älteren Menschen empfiehlt die Leitlinie der DGEM das *Mini Nutritional Assessment* (MNA), auch in Kurzform [7] (vgl. Kap. 2.2.3). Es sollte bei stabilen Bewohnern in einer Senioreneinrichtung alle drei Monate und in Hausarztpraxen einmal jährlich durchgeführt werden [7]. Sollte das Risiko einer Mangelernährung vorliegen, muss ein umfangreiches Ernährungsassessment mit einem Ernährungs- und Trinkprotokoll und der Erfassung von Ursachen, wie beispielsweise eines schlechten Zahnstatus oder individuelle Ernährungsbedürfnisse, erfolgen. Das Ziel ist die bedarfsgerechte Ernährung durch Behebung der Ursachen.

21.4.2 Frailty Assessment

Die Gebrechlichkeit ist ein multidimensionales Syndrom, für welches aktuell keine allgemeingültige Definition existiert [23]. Aufgrund der umfangreichen Auslöser bzw.

mitverursachenden Mechanismen ist derzeit kein standardisiertes alleiniges Assessmentinstrument für die Gebrechlichkeit vorhanden. Daraus ergibt sich die Notwendigkeit zur Anwendung verschiedener geriatrischer Assessmentverfahren. Das älteste und am häufigsten verwendete Assessmentinstrument ist der Phänotyp nach Fried et al. [24] (vgl. Kap. 3.2.2). Im Ergebnis kann danach eine Klassifizierung als *frail* (≥ Symptome zutreffend), *prefrail* (1–2 Symptome zutreffend) oder robust (kein Symptom zutreffend) vorgenommen werden.

21.5 Nährstoffbedarf des alten Menschen

21.5.1 Energie

Wie schon der Harris-Benedikt-Formel (vgl. Kap. 4.2.1) zu entnehmen ist, sinkt der Grundumsatz mit dem Alter. Auch der Anteil der für körperliche Betätigung verbrauchten Energie nimmt mit zunehmendem Alter ab.

Merke: Je nach Ausmaß von Mobilität oder Gebrechlichkeit und Morbidität kann der Energiebedarf von Senioren sehr stark variieren ($24-36$ kcal·kg^{-1}·d^{-1}) [7].

21.5.2 Eiweiß

Die Deutsche Gesellschaft für Ernährung (DGE) empfiehlt für gesunde Menschen über 65 Jahren eine erhöhte Eiweißzufuhr von $1,0$ g·kg^{-1}·d^{-1} (vgl. 4.3.3). Für kranke Senioren empfehlen Leitlinien eine Eiweißzufuhr von mindestens $1,0$ g·kg^{-1}·d^{-1} [7,25]. In Expertenempfehlungen werden sogar Zufuhrraten von $1,2-1,5$ g·kg^{-1}·d^{-1} für Senioren mit chronischen Krankheiten [26] und bis zu $2,0$ g·kg^{-1}·d^{-1} bei schwerer akuter Krankheit propagiert [27].

Merke: Der Erfahrungsalltag zeigt allerdings, dass schon die Realisierung einer Eiweißzufuhr von $1,2$ g·kg^{-1}·d^{-1} eine große Herausforderung darstellt.

21.5.3 Mikronährstoffe

Der Bedarf an Vitaminen und Mineralstoffen unterscheidet sich nicht von dem jüngerer Menschen (vgl. Kap. 4.4). Bei geriatrischen Patienten findet man häufig einen unzureichenden Verzehr von zudem qualitativ oft minderwertigen Lebensmitteln; Defizite an Mikronährstoffen sind in dieser Situation häufig. In der Bethanien Ernährungsstudie bestand bei ⅔ der hospitalisierten Hochbetagten ein Defizit an mindestens einem Vitamin [28]. Darauf basiert die Empfehlung, Makro- und Mikronährstoffdefiziten durch entweder vollbilanzierte Nahrung oder zumindest Supplementierung eines Multivitaminpräparates vorzubeugen. Da der Vitamin B_{12}-Mangel bei Senioren häufiger auf einer gestörten Absorption und seltener auf einer unzureichenden Zufuhr beruht (vgl. Kap. 21.2.4), sollte auch unter Multivitaminsupplementierung eine Spiegelkontrolle erfolgen. Die Autoren der DGEM-Leitlinie empfehlen eine tägliche Supplementierung von 800 IU Vitamin D bei immobilen, ans Haus gebundenen Senioren mit fehlender Sonnenlichtexposition [7], zumal auch die kutane Eigensynthese von Vitamin im Alter abnimmt. Die Mikronährstoffsupplementierung zur Prävention einer demenziellen Entwicklung kann nach einer aktuellen Cochrane Analyse nicht empfohlen werden [29].

21.5.4 Flüssigkeit

Die Autoren der DGEM-Leitlinien und die Deutsche Gesellschaft für Ernährung empfehlen eine Flüssigkeitszufuhr von 30 ml·kg^{-1}·d^{-1} [7]. Die Autoren der ESPEN-Leitlinien schlagen vor, älteren Frauen eine tägliche Trinkmenge von mindestens 1,6 l und älteren Männern von mindestens 2,0 l anzubieten, sofern dies nicht krankheitsbedingt (Herzinsuffizienz, Niereninsuffizienz u. a.) kontraindiziert ist [25]. Durch große Hitze, Diarrhoe und Erbrechen kann der Bedarf erhöht sein. Je weniger gegessen wird, desto mehr muss getrunken werden, denn durch die geringe Nahrungszufuhr fehlt es an dem in auch festen Speisen enthaltenem Wasser.

21.6 Ernährungstherapie in der Geriatrie

21.6.1 Allgemeine Maßnahmen

Altersbedingte Veränderungen wie Anorexie und Verlust von Geruchs- und Geschmackssinn können Ursache einer unzureichenden oder einseitigen oralen Nahrungsaufnahme sein.

> **Merke:** Älteren Menschen sollten keine restriktiven Diäten oder Beschränkungen bei Nahrungsmitteln empfohlen werden [30]. Grundsätzlich empfehlenswert ist der Verzehr von energie- und nährstoffreichen Lebensmitteln [24].

Die Beseitigung und/oder Berücksichtigung der Ursachen für eine unzureichende Nahrungsaufnahme beispielsweise einer insuffizienten Zahnprothese, ist für das therapeutische Gesamtkonzept notwendig und sollte deshalb Priorität haben. Die in Tab. 21.2 aufgezeigten Therapieansätze können dabei als Leitfaden dienen. Zur Überprüfung von Ernährungsinterventionen eignen sich Ernährungsprotokolle.

Tab. 21.2: Ursachen einer Mangelernährung bei älteren Menschen und Therapieansätze.

Ursache	Therapieansatz
schlechter Zahnstatus	– Kostform adaptieren und anreichern – Verbesserung des Zahnstatus, Mundpflege
Schluckstörungen	– Kostform adaptieren und anreichern – Konsistenzmodifikation – logopädische Therapie – Anlage einer perkutanen endoskopischen Gastrostomie (PEG)
Polymedikation	– Überprüfung der Indikation
Multimorbidität/ Versorgungsproblem	– Einkaufshilfen, Essen auf Rädern, Pflegedienst, Angehörige einbeziehen
verminderte Sinneswahrneh- mung (Geschmacks- und Geruchsinn)	– Speisen intensiver abschmecken und an die individuellen Vorlieben anpassen – Röstprodukte (anbraten) unterstützen einen intensiven Geschmack und den Duft der Speisen
chronische Erkrankungen	– Leitliniengerechte Ernährung und individuellen Nährstoffbedarf anpassen – keine restriktiven Diäten
Depressionen und Einsamkeit	– Einbezug von Angehörigen für gemeinsames Essen (Essen in Gesellschaft) – Öffentlich nutzbare Kantinen in Senioreneinrichtungen – Gruppenaktivitäten
Altersanorexie	– Portionsgrößen anpassen – individuelle Speisenwünsche berücksichtigen
kognitive Defizite	– Essen anreichen – Trink- und Ernährungsprotokoll – Speisen anreichern – Aufforderung zum Essen

21.6.2 Speisenanreicherung

Wenn bei unzureichendem Verzehr einer normalen Kost eine bedarfsdeckende Zufuhr nicht erreicht wird, sollte der Nährstoffgehalt der Kost erhöht werden, so dass mit kleineren Verzehrsmengen eine ausgeglichene oder positive Nährstoffbilanz erzielt wird [7]. Die Gabe von volumenreduzierten, energiereichen Speisen durch die Anreicherung mit Lebensmitteln wie Butter, Sahne, Öl und Zucker führte in Studien zur signifikanten Steigerung der Energieaufnahme [31] und des Gewichtes [32]. Durch Verwendung proteinreicher Lebensmittel wie Quark oder Joghurt kann auch die Proteinaufnahme gesteigert werden [33]. Außerdem kann der Energiegehalt durch Zumischen von Maltodextrin Pulver oder der Eiweißgehalt durch Zumischen von Eiweißpulver erhöht werden. Diese Maßnahmen lassen sich am besten unter Nutzung der Expertise der Diätassistenz des interdisziplinären Ernährungsteams umsetzen.

21.6.3 Orale bilanzierte Diäten

Wenn die in Tab. 21.2 aufgeführten Maßnahmen nicht ausreichen und das Ernährungsziel auch durch Speisenanreicherung nicht erreichbar ist, sollten oral bilanzierte Diäten (vgl. Kap. 5.1.1) zum Einsatz kommen. In den DGEM-Leitlinien wird die Empfehlung ausgesprochen, in dieser Situation Trinknahrung bei mangelernährten älteren Menschen und sogar schon bei solchen mit dem Risiko einer Mangelernährung einzusetzen, um das Komplikations- und Mortalitätsrisiko zu senken [7]. Eine Cochrane-Analyse kommt ebenfalls zu dem Ergebnis, dass Energie- und Eiweißsupplemente bei dieser Patientengruppe Ernährungszustand, Sterblichkeit und Komplikationsrisiko verbessern können [34]. Oral bilanzierte Diäten können in Form von Trinknahrung, hochkalorischen Suppen und/oder Puddings eine Steigerung der Energie- und Eiweißzufuhr ermöglichen.

21.6.4 Dickungsmittel bei Dysphagie

Ältere Menschen, die an Dysphagie leiden, jedoch noch in der Lage sind, orale Nahrung aufzunehmen, benötigen konsistenzadaptierte Getränke und Speisen [7]. In welcher Konsistenz diese vorliegen müssen, ist durch eine logopädische Evaluierung zu ermitteln.

Merke: Für Getränke kann ein geordneter Schluckakt durch Andickung erleichtert werden; dafür geeignete Dickungsmittel werden von verschiedenen Firmen angeboten.

Auch industriell konfektionierte angedickte Flüssigkeiten stehen zur Verfügung, die eine Flüssigkeitsaufnahme durch Einnahme mit dem Löffel erlauben. Dickungsmittel können auch bei Soßen, Suppen, oral bilanzierten Diäten und Eintöpfen zum Einsatz kommen. Bei soliden Lebensmitteln reicht es oft, die Speisen zu pürieren oder zu passieren, bis sie die gewünschte Konsistenz haben. Darüber hinaus stehen adaptierte Lebensmittel (Brot, Fisch, Gemüse, Fleisch, u. a.) als gebrauchsfertig konfektionierte Produkte zur Verfügung. Dysphagiepatienten haben ein besonders hohes Risiko, ihren Kalorien- und Flüssigkeitsbedarf nicht zu decken, insbesondere, wenn sie Hilfe bei der Speisenaufnahme benötigen.

21.6.5 Künstliche Ernährung (PEG, enterale und parenterale Ernährung)

In der Indikationsstellung zur künstlichen Ernährung gibt es keine Veranlassung, bei älteren Menschen grundsätzlich anders zu verfahren als bei jüngeren Menschen. Immer sind die Abwägung von Nutzen und Risiko und der Patientenwille von vorrangiger Bedeutung [35]. Diese Abwägung stellt bei älteren Menschen in Folge der oft vorliegenden Multimorbidität mit ggf. einer Krebserkrankung oder einer Demenz eine besondere Herausforderung dar (vgl. Kap. 23.3 und Kap. 23.4). Diese ist bei einer akuten Erkrankung mit gutem prämorbiden Performancestatus und Lebensqualität sowie günstiger Prognose weniger komplex als bei chronischer Polymorbidität und limitierter Teilhabe.

In der Behandlung der nicht selten passageren Dysphagie im Rahmen eines Schlaganfalls hat die PEG einen gesicherten Stellenwert [36]. Bei schwerer Dysphagie, beispielsweise im Rahmen einer Parkinsonerkrankung mit dauerhaft unzureichender oder keiner oralen Nahrungsaufnahme, ermöglicht die Anlage einer PEG eine ausreichende Ernährung und die sichere Verabreichung oraler Medikamente [36]. Auch bei geriatrischen Patienten ohne Dysphagie kann eine PEG-Anlage erwogen werden, wenn die orale Nahrungszufuhr dauerhaft zu gering, die Prognose jedoch günstig ist und der Patient dies wünscht. Wenn die orale bzw. enterale Ernährung nur unzureichend oder gar nicht durchführbar ist, ist ebenso wie bei jüngeren auch bei älteren Menschen die Indikation zur parenteralen Ernährung zu prüfen.

21.7 Kombination von Ernährungs- und Sporttherapie

Auch bei Senioren kann die Ernährungstherapie ihre besten Ergebnisse in Kombination mit einer Bewegungstherapie erzielen und die Entwicklung der primären und sekundären Sarkopenie (vgl. Kap. 3.2.6) attenuieren [37]. Durch spezifisch angepasste körperliche Aktivität können Übergewicht und Mobilität günstig beeinflusst werden [7] und durch Erhalt und Verbesserung der Muskelkraft das Sturzrisiko reduziert und so Lebensqualität erhalten oder verbessert werden. Die sporttherapeutischen Maßnahmen sollten nach Maßgabe einer vorgeschalteten Gebrechlichkeitsdiagnostik (vgl. Kap. 3.4) individuell angepasst erfolgen. Die Trainingszusammenstellung orientiert sich bei älteren Menschen sinnvoller Weise an den Alltagsaktivitäten, denn für Patienten mit herabgesetztem Leistungsniveau ist die Förderung dieser Aktivitäten entscheidend. Bei ihnen stellt das Trainieren von Lagewechseln aus dem Sitz in den Stand eine dem Maximalkrafttraining vergleichbare Beanspruchung dar. Deshalb sollte das Training zunächst aus gelenkschonenden Übungen mit geringem Widerstand wie Aquafitness oder Gymnastik bestehen, um die Patienten auf das Krafttraining vorzubereiten. Bei untrainierten älteren Menschen verbessert sich die Muskelkraft schon bei Training mit geringen Widerständen [38]. Für den Erhalt bzw. die Verbesserung der Mobilität sollte das Krafttraining auf die unteren Extremitäten fokussiert werden [39]. Nachdem die geeignete Kraftübung durch den Therapeuten festgelegt wurde, sollte diese dreimal wöchentlich durchgeführt werden, um beste Resonanzen zu erzielen [40]. Insgesamt hat das Training nur dann Erfolg, wenn es dauerhaft in den Alltag integriert wird. Neben dem kontinuierlichen Training scheint auch Umfang der jeweiligen Trainingseinheit entscheidend zu sein. So konnte gezeigt werden, dass bei regelmäßigem Training (ab 16 Wochen) ein Mehrsatztraining mit 3 × 10 Wiederholungen bessere Effekte auf den Erhalt der Muskelmasse als ein Einsatztraining mit 1 × 10 Wiederholungen hat [41].

Merke: Regelmäßige Sporteinheiten fördern die Lebensqualität durch Erhalt der Muskelmasse und den damit verbundenen Erhalt der Selbständigkeit.

21.8 Leitlinienempfehlungen in der Nussschale

–   Absorption und Verwertung der Makronährstoffe zeigen keine relevanten altersbedingten Einschränkungen.
–   Bei älteren Menschen sollte regelmäßig ein Screening auf Mangelernährung und ggf. eine Gebrechlichkeitsdiagnostik durchgeführt werden.
–   Wesentliche Ziele der Ernährung des geriatrischen Patienten sind der Erhalt von Muskelmasse und -funktion und der davon abhängigen Selbstständigkeit sowie die Vermeidung von Mikronährstoffdefiziten.
–   Im höheren Alter sollte einmal jährlich der Vitamin B_{12}-Serumspiegel gemessen werden; institutionalisierte Ältere benötigen regelhaft eine Vitamin D-Supplementation.
–   Ältere Menschen sollten eine Energiezufuhr von 24–36 kcal·kg^{-1}·d^{-1} und eine Eiweißzufuhr von mindestens 1,0–1,2 g·kg^{-1}·d^{-1} erhalten.
–   Die Optimierung der oralen Ernährung des geriatrischen Patienten steht in der ersten Linie der Therapieoptionen und sollte durch ein interdisziplinäres Team erfolgen, um das Potenzial der vielfältigen Behandlungsansätze auszuschöpfen.

Literatur

[1] Winter JE, MacInnis RJ, Wattanapenpaiboon N, Nowson CA. BMI and all-cause mortality in older adults: a meta-analysis. Am J Clin Nutr. 2014;99:875–90.

[2] Roberts SB, Fuss P, Heyman MB, Evans WJ, et al. Control of food intake in older men. JAMA. 1994;272:1601–6.

[3] Janssen HCJP, Samson MM, Verhaar HJJ. Vitamin D deficiency, muscle function, and falls in elderly people. Am J Clin Nutr. 2002;75:611–5.

[4] Kortebein P, Ferrando A, Lombeida J, Wolfe R, Evans WJ. Effect of 10 days of bed rest on skeletal muscle in healthy older adults. JAMA. 2007;297:1772–4.

[5] Duursma S, Castleden M, Cherubini A, et al. European Union Geriatric Medicine Society. Position statement on geriatric medicine and the provision of health care services to older people. J Nutr Health Aging. 2004;8:190–5.

[6] Pirlich M, Schütz T, Norman K, et al. The German hospital malnutrition study. Clin Nutr. 2006;25:563–72.

[7] Volkert D, Bauer J, Frühwald T, et al. Leitlinie der Deutschen Gesellschaft für Ernährungsmedizin (DGEM) in Zusammenarbeit mit der GESKES, der AKE und der DGG. Aktuel Ernahrungsmed. 2013;38:e1-e48.

[8] Volkert D, Sieber C. Mangelernährung in der Geriatrie. Aktuel Ernahrungsmed. 2011;36:175–90.

[9] Landi F, Picca A, Calvani R, Marzetti E. Anorexia of Aging: Assessment and Management. Clin Geriatr Med. 2017;33:315–23.

[10] Phillips PA, Johnston CI, Gray L. Disturbed fluid and electrolyte homoeostasis following dehydration in elderly people. Age Ageing. 1993;22:S26-33.

[11] Volkert D, Kreuel K, Stehle P. Fluid intake of community-living, independent elderly in Germany–a nationwide, representative study. J Nutr Health Aging. 2005;9:305–9.

[12] Mori T, Fujishima I, Wakabayashi H, et al. Development, reliability, and validity of a diagnostic algorithm for sarcopenic dysphagia. J Cachexia, Sarcopenia Muscle-Clinical Reports. 2017;2:1–10.

[13] Brogna A, Loreno M, Catalano F, et al. Radioisotopic assessment of gastric emptying of solids in elderly subjects. Aging Clin Exp Res. 2006;18:493–6.

[14] MacIntosh C, Morley JE, Chapman IM. The anorexia of aging. Nutrition. 2000;16:983–95.

[15] Grassi M, Petraccia L, Mennuni G, et al. Changes, functional disorders, and diseases in the gastrointestinal tract of elderly. Nutr Hosp. 2011;26:659–68.

[16] Bhutto A, Morley JE. The clinical significance of gastrointestinal changes with aging. Curr Opin Clin Nutr Metab Care. 2008;11:651–60.

[17] Frieling T. Oberer Gastrointestinaltrakt und Alter. Aktuel Ernahrungsmed. 2012;37:228–31.

[18] Andrès E, Affenberger S, Vinzio S, et al. Food-cobalamin malabsorption in elderly patients: clinical manifestations and treatment. Am J Med. 2005;118:1154–9.

[19] Laugier R, Bernard JP, Berthezene P, Dupuy P. Changes in pancreatic exocrine secretion with age: pancreatic exocrine secretion does decrease in the elderly. Digestion. 1991;50:202–11.

[20] Mayet W-J. Lebererkrankungen im Alter. Aktuel Ernahrungsmed. 2012;37:232–4.

[21] Aroda VR, Edelstein SL, Goldberg RB, et al. Long-term Metformin Use and Vitamin B12 Deficiency in the Diabetes Prevention Program Outcomes Study. J Clin Endocrinol Metab. 2016;101:1754–61.

[22] Holroyd-Leduc JM, Khandwala F, Sink KM. How can delirium best be prevented and managed in older patients in hospital? CMAJ. 2010;182:465–70.

[23] Landi F, Calvani R, Cesari M, et al. Sarcopenia as the Biological Substrate of Physical Frailty. Clin Geriatr Med. 2015;31:367–74.

[24] Fried LP, Tangen CM, Walston J, et al. Frailty in older adults: evidence for a phenotype. J Gerontol A Biol Sci Med Sci. 2001;56:M146-56.

[25] Volkert D, Beck AM, Cederholm T, et al. ESPEN guideline on clinical nutrition and hydration in geriatrics. Clin Nutr. 2019;38:10–47.

[26] Bauer J, Biolo G, Cederholm T, et al. Evidence-based recommendations for optimal dietary protein intake in older people: a position paper from the PROT-AGE Study Group. J Am Med Dir Assoc. 2013;14:542–59.

[27] Deutz NEP, Bauer JM, Barazzoni R, et al. Protein intake and exercise for optimal muscle function with aging: recommendations from the ESPEN Expert Group. Clin Nutr. 2014;33:929–36.

[28] Volkert D, Kruse W, Oster P, Schlierf G. Malnutrition in geriatric patients: diagnostic and prognostic significance of nutritional parameters. Ann Nutr Metab. 1992;36:97–112.

[29] McCleery J, Abraham RP, Denton DA, et al. Vitamin and mineral supplementation for preventing dementia or delaying cognitive decline in people with mild cognitive impairment. Cochrane Database Syst Rev 2018,11,CD011905.

[30] Darmon P, Kaiser MJ, Bauer JM, Sieber CC, Pichard C. Restrictive diets in the elderly: never say never again? Clin Nutr. 2010;29:170–4.

[31] Odlund Olin A, Armyr I, Soop M, et al. Energy-dense meals improve energy intake in elderly residents in a nursing home. Clin Nutr. 2003;22:125–31.

[32] Gants R. Detection and correction of underweight problems in nursing home residents. J Gerontol Nurs. 1997;23:26–31.

[33] Smoliner C, Norman K, Scheufele R, et al. Effects of food fortification on nutritional and functional status in frail elderly nursing home residents at risk of malnutrition. Nutrition. 2008;24:1139–44.

[34] Milne AC, Potter J, Vivanti A, Avenell A. Protein and energy supplementation in elderly people at risk from malnutrition. Cochrane Database Syst Rev 2009.

[35] Oehmichen F, Ballmer P, Druml C, et al. Leitlinie der Deutschen Gesellschaft für Ernährungsmedizin (DGEM). Aktuel Ernahrungsmed. 2013;38:112–7.

[36] Wirth R, Dziewas R, Jäger M, et al. Leitlinie der Deutschen Gesellschaft für Ernährungsmedizin (DGEM) in Zusammenarbeit mit der GESKES, der AKE, der DGN und der DGG. Aktuel Ernahrungsmed. 2013;38:e49-e89.

[37] Fiatarone MA, O'Neill EF, Ryan ND, et al. Exercise training and nutritional supplementation for physical frailty in very elderly people. N Engl J Med. 1994;330:1769–75.

[38] Fisher J, Steele J, Smith D. High- and Low-Load Resistance Training: Interpretation and Practical Application of Current Research Findings. Sports Med. 2017;47:393–400.

[39] Bray NW, Smart RR, Jakobi JM, Jones GR. Exercise prescription to reverse frailty. Appl Physiol Nutr Metab. 2016;41:1112–6.

[40] Borde R, Hortobágyi T, Granacher U. Dose-Response Relationships of Resistance Training in Healthy Old Adults: A Systematic Review and Meta-Analysis. Sports Med. 2015;45:1693–720.

[41] Eifler C. Empirische Überprüfung der Effekte verschiedener Ansätze zur Intensitätssteuerung im fitnessorientierten Krafttraining: Universität des Saarlandes, 2013.

22 Ernährung des Tumorpatienten

Jann Arends

22.1 Ernährungsprobleme bei Tumorerkrankung

Die Körperzusammensetzung und die Leistungsfähigkeit von Patienten mit einer Tumorerkrankung sind durch eine Reihe belastender Veränderungen bedroht, die die Nahrungsaufnahme und Verwertung sowie die metabolische Situation betreffen können. Hierzu tragen sowohl tumorassoziierte Veränderungen als auch therapieinduzierte Störungen bei. Diese Beeinträchtigungen korrelieren zumeist mit dem Tumorstadium und der Erkrankungsaktivität. Die komplexe Symptomatik aus Dysfunktionen des Gastrointestinaltrakts, psychosozialen Stressoren, chronischen Schmerzen und katabolen Stoffwechselveränderungen führt oft zu inadäquater Nahrungsaufnahme, Gewichts- und insbesondere Muskelverlust und zu Einschränkungen der Vitalität und körperlichen Leistungsfähigkeit. Letztendlich hat dies Einfluss auf die Lebensqualität, die Therapietoleranz und die Erkrankungsprognose [1].

Eine wirksame antineoplastische Therapie kann diese Situation lindern, eine Tumorheilung bis auf Therapieresiduen zur weitgehenden Normalisierung führen. Bei fortgeschrittener Tumorerkrankung mit palliativem Therapieansatz kommt es dagegen oft zu einem mehr oder weniger rasch fortschreitenden Kräfteverlust und zur körperlichen Auszehrung mit Sarkopenie bzw. Kachexie (vgl. Kap. 3.3). Wirksame Ansätze zur Sicherung der Nahrungszufuhr und zur Stabilisierung des Stoffwechsels können dann zur Verbesserung der Lebensqualität und der Verträglichkeit für onkologische Therapiekonzepte beitragen [2].

22.1.1 Chronisches Nährstoffdefizit

Abhängig vom Tumorstadium kann die Nahrungsaufnahme ganz erheblich beeinträchtigt sein (Tab. 22.1) [3]. Dies resultiert unweigerlich in einem anhaltenden Gewichtsverlust, der – gerade bei Tumoren des oberen Gastrointestinaltrakts – bereits vor der Diagnosestellung erheblich sein kann [4]. Insgesamt finden sich Zeichen einer Mangelernährung bei etwa 25 % aller Tumorpatienten [5] und bei etwa 40 % der Patienten im stationären Bereich [6]. Ursächlich sind neben durch den Tumor bedingten mechanischen und funktionellen gastrointestinalen Störungen (z. B. Stenose, Diarrhoe) ein begleitender Appetitverlust sowie eine Vielzahl von Beschwerden, die die Nahrungsaufnahme einschränken können [7]. Zu diesen Beschwerden, für die ein gezieltes Screening (vgl. Kap. 2.2) sinnvoll ist, gehören Entzündungen in Mund und Rachen, Geruchs- und Geschmackstörungen, Kau- und Schluckstörungen, Übelkeit und Erbrechen, Obstipation, Diarrhoe, frühe Sättigung, starke Schmerzen, Dyspnoe, Erschöpfung u. a. [8].

https://doi.org/10.1515/9783110632699-022

Tab. 22.1: Nahrungsaufnahme bei Patienten mit gastrointestinalen Tumoren in unterschiedlichen Stadien bei Diagnosestellung: Mittlere Abweichung der täglichen Energieaufnahme im Vergleich mit gesunden Kontrollen (nach Ravasco et al. [3]).

Tumorregion	Stadium I/II n = 65	Stadium III/IV n = 206
Kopf/Hals	–50 kcal	–910 kcal
Ösophagus	–64 kcal	–1095 kcal
Magen	–25 kcal	–491 kcal
Kolon	–20 kcal	–652 kcal

22.1.2 Energiestoffwechsel des Tumorpatienten

Entgegen einer verbreiteten Annahme ist der Energieumsatz bei Patienten mit Tumorerkrankung nicht wesentlich anders als bei vergleichbaren Gesunden. Dies beruht darauf, dass mit zunehmender Tumoraktivität zwar der Ruheenergieumsatz ansteigt, aber parallel die durchschnittliche körperliche Aktivität (Abb. 22.1) und der entsprechende Energiebedarf abnehmen [9] (vgl. Kap. 4.2). So zeigen Tumorpatienten und Gesunde allgemein vergleichbare Werte für den Gesamtenergieumsatz [10]; diese Konstellation wird allerdings nicht in jedem Einzelfall zutreffen. Eine individuelle Erfassung mit Bewegungssensoren und Messung des Ruheenergieumsatzes mit

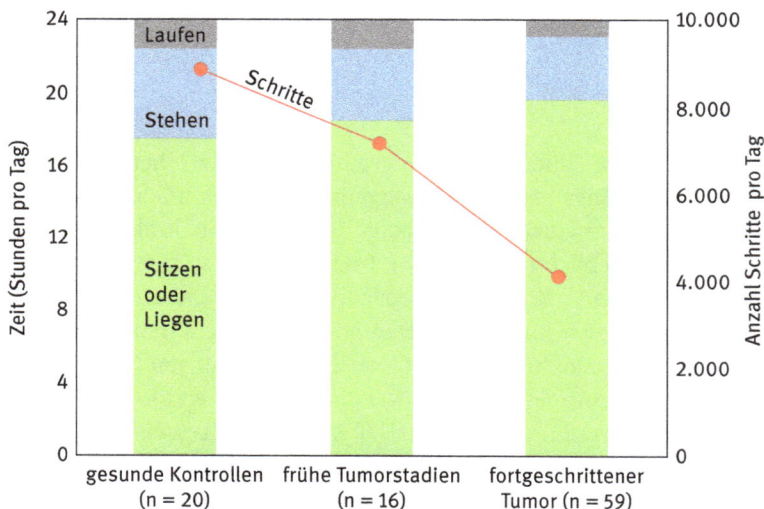

Abb. 22.1: Änderung der körperlichen Aktivität bei fortschreitender Tumorerkrankung (nach Feriolli et al [9]).

indirekter Kalorimetrie ist zwar möglich, aber bestenfalls im Rahmen klinischer Studienprojekte umsetzbar. Im Ergebnis resultiert die Einschränkung der körperlichen Aktivität in einem Mangel an anabolen Signalen und dann in einem Verlust an Muskelmasse, die wiederum die Leistungsfähigkeit reduziert.

22.1.3 Tumorbedingte systemische Entzündung

Einen wesentlichen Beitrag zum Verständnis der komplexen Veränderungen im Rahmen einer Tumorkachexie hat die Erkenntnis erbracht, dass als zentrale Triebfeder eine chronisch aktivierte tumorassoziierte systemische Inflammationsreaktion zu sehen ist [11] (vgl. Kap. 3.3.3). Akute und chronische Inflammationsprozesse induzieren Anorexie und Fatigue sowie eine anabole Resistenz, d. h. eine Behinderung anaboler Prozesse. Als Auslöser dieser metabolischen Umstimmung in Richtung allgemeiner Katabolie kommen die Infiltration des Tumorgewebes mit Abwehrzellen und parakrine Prozesse in Frage, die zur lokalen Freisetzung und dann zur systemischen Ausschwemmung pro-inflammatorischer Substanzen führen [1]. Auch wenn sich solche lokalen Prozesse nicht unmittelbar im peripheren Blut ablesen lassen, hat sich inzwischen eine enorme Evidenz angesammelt, die bei allen klinisch untersuchten Konstellationen durchgehend und nahezu unwidersprochen belegt, dass peripher messbare Inflammationsmarker ausgezeichnet mit dem klinischen Erkrankungsverlauf korrelieren (Tab. 22.2) [12]. Damit wird eine prognostische Graduierung bereits durch Verwendung eines einfachen Index aus C-reaktivem Protein (CRP) und Serumalbumin möglich. Der nach dem Wirkort des Autors DC McMillan benannte und zumeist in modifizierter Form verwendete „modifizierte Glasgow Prognostic Score (mGPS)" resultiert in einer Einteilung in 3 prognostisch relevante Kategorien mit fehlender, geringer oder hoher Inflammationslast:
- mGPS = 0: CRP normal
- mGPS = 1: CRP über dem Normbereich (> 10 mg·l^{-1}), Albumin normal (≥ 35 g·l^{-1})
- mGPS = 2: CRP über der Norm, Albumin vermindert (< 35 g·l^{-1})

Tab. 22.2: Korrelation des Glasgow Prognostic Score (GPS) mit dem klinischen Verlauf (nach McMillan DC [12]).

Studien mit Korrelation	Patientenanzahl	Patientenkategorie
28 Studien	> 8.000	chirurgisch, operabler Tumor
11 Studien	> 1.500	während Radio-/Chemotherapie
11 Studien	> 2.500	inoperabler Tumor
15 Studien	> 2.000	Tumorerkrankung allgemein

22.1.4 Tumorkrankheit und Mangelernährung

Bei Tumorpatienten liegen häufig Störungen der wichtigen Funktionalitäten Nahrungsaufnahme, körperliche Aktivität und Stoffwechsel vor (Tab. 22.3) [13]; sie können interagieren und sich gegenseitig verstärken. Insbesondere inflammatorische Prozesse induzieren oder verstärken eine möglicherweise schon vorbestehende Anorexie und Fatigue (Abb. 22.2) [1]. Sie verstärken damit die negativen Auswirkungen auf die Nahrungsaufnahme und die körperliche Aktivität und tragen wesentlich zur Entstehung und zum Fortschreiten einer Mangelernährung bei onkologischen Patienten bei.

Tab. 22.3: Beitrag tumorassoziierter Veränderungen zur Entwicklung einer Mangelernährung.

Störfaktoren	Funktionalität		Auswirkungen
Anorexia, Dysphagie, gastrointestinale Störung	Nahrungsaufnahme	→	Energie- und Nährstoffaufnahme vermindert
Fatigue, Apathie, reduzierte Muskelkraft	Körperliche Aktivität	→	Anabolie vermindert
Infektionen, Operationen, Wunden, Tumoraktivität	Stoffwechsel	→	Katabolie gesteigert

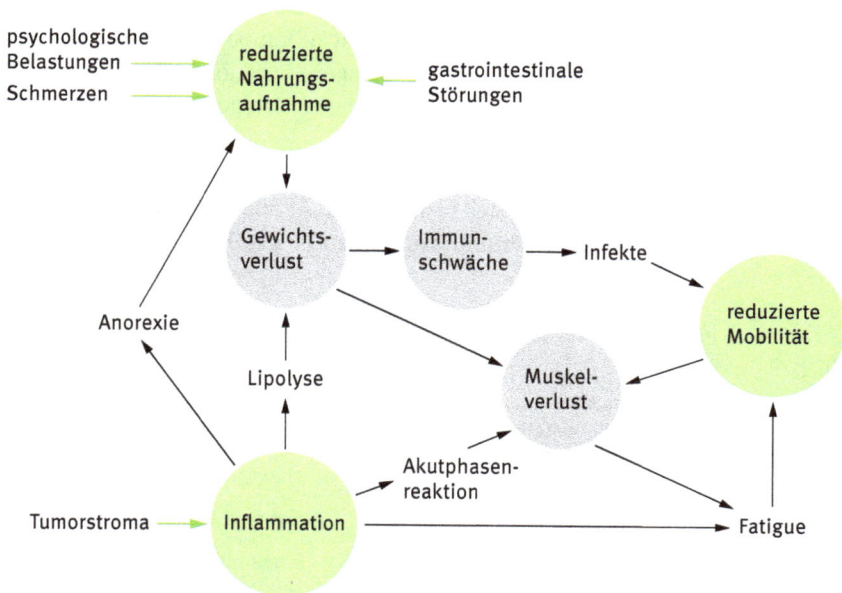

Abb. 22.2: Interaktion der Ursachen einer Mangelernährung (nach Arends J. [14]).

22.2 Ernährungskonzepte und Therapieoptionen

Bei Tumorpatienten sind Nahrungsaufnahme und körperliche Aktivität gefährdet und oft unzureichend, um das Körpergewicht und die Muskelmasse stabil zu halten; eine Aktivierung systemischer Inflammationsprozesse belastet die Körperreserven zusätzlich. Zentrale Therapieziele sind deshalb Sicherung des täglichen Energie- und Eiweißbedarfs, Anregung der körperlichen Aktivität sowie Ansätze zur Dämpfung der metabolischen Veränderungen. Aktuelle Leitlinien empfehlen hierfür Richtwerte, die eine Umsetzung in der täglichen Praxis erleichtern sollen (Tab. 22.4) [15].

Tab. 22.4: Behandlungsprinzipien der Ernährungstherapie bei Tumorpatienten. MET = metabolisches Äquivalent; moderate körperliche Tätigkeit entspricht etwa 3–6 MET.

Energiebedarf	25–35 kcal·kg^{-1}·d^{-1}
Eiweißbedarf	1,2–1,5 g·kg^{-1}·d^{-1}
Bewegung	20 MET × h pro Woche
Stoffwechsel	Systemische Inflammation minimieren

Für den betroffenen Patienten ist es von immenser Bedeutung, die oft quälenden Symptome zu lindern, die die Nahrungsaufnahme behindern und die Lebensqualität einschränken. Wichtig ist auch, dem Patienten und seinem Umfeld die machtvoll vom Körper gesteuerten Prozesse der Anorexie und Fatigue in verständlichen Worten zu erläutern, um Schuldgefühlen und gegenseitigen Vorwürfen vorzubeugen.

Ein Verständnis der komplexen Interaktionen unterschiedlicher Funktionsstörungen, die zur Mangelernährung beitragen können, macht klar, dass einzelne isolierte Therapieansätze in der Regel nur begrenzten Erfolg haben können. Fearon formulierte als erster prägnant, dass zur Behandlung einer entstehenden Mangelernährung bei Tumorpatienten ein multimodaler Ansatz erforderlich ist [16]. Dieses grundlegende Konzept erfordert eine sorgfältige und umfassende Diagnostik der Stoffwechsel-, Ernährungs- und psychosozialen Situation, um alle Faktoren darzustellen, die im individuellen Fall jedes einzelnen Patienten in unterschiedlichem Ausmaß zur Behinderung des Ernährungszustands beitragen. Dieses Assessment dient dann als Ausgangspunkt für die Planung einer Therapie, die sich gegen möglichst alle diagnostizierten Defizite richtet und schon deshalb aus mehreren Komponenten bestehen muss. Eine solche auf mehrere Ziele gerichtete Therapie erfordert zumeist ein multimodales und v. a. ein multiprofessionelles Vorgehen. Beispiele für ein solches Vorgehen listet Tab. 22.5.

Tab. 22.5: Multimodale Behandlung: Beispiele.

Behandlungsziel	Maßnahmen
GI-Störung entlasten	Ösophagus-Stent Prokinetika Behandlung von Obstipation und Diarrhoe Ggf. behandeln: Zahnstatus, Stomatitis, Ösophagitis
Nausea entlasten	Antiemetika, ggf. Therapie Hirnmetastasen
Appetitsteigerung	Psychologische Unterstützung Schmerzbehandlung Bitterstoffe, ggf. Steroide (kurzzeitig)
Nahrungszufuhr steigern	Ernährungsberatung zu – Kostwahl – Energieanreicherung der Kost – Essenssetting – Häufigkeit der Mahlzeiten – Portionsgröße Anbieten von Trinknahrungen Sondenernährung (Supplementierende) Parenterale Ernährung
Muskelaufbau steigern	Eiweißzufuhr 1,5 g·kg^{-1}·d^{-1} Muskeltraining
Entzündung dämpfen	Wirksame antineoplastische Therapie Frühe und wirksame antimikrobielle Therapie Antiphlogistische Therapie

Von entscheidender Bedeutung ist in diesem Konzept die frühzeitige Etablierung der erforderlichen strukturellen und personellen Voraussetzungen für eine solche Multikomponententherapie. Dabei sollte die Leitung des Behandlungsteams klar umrissen sein, ebenso die individuellen Zuständigkeiten und Aufgaben der beteiligten Berufsgruppen sowie die Sicherung von Transparenz und Kommunikation innerhalb der Gruppe der Behandlungspartner. Der Therapieerfolg muss regelmäßig kontrolliert und das Behandlungskonzept entsprechend angepasst werden.

Zur Sicherung der Nahrungszufuhr kann – ähnlich wie bei anderen Formen der Mangelernährung – ein eskalierendes Stufenkonzept verwendet werden (Abb. 22.3). Es basiert auf einer regelmäßigen individuellen professionellen Ernährungsberatung und setzt neben einer Anpassung der Kostauswahl Produkte zur Anreicherung der Kost mit Energie- und Eiweißträgern sowie auch oral bilanzierte Diäten (Trinknahrung, Pudding, vgl. Kap. 5.1.1) ein. Bei erheblicher Beeinträchtigung des oberen Gastrointestinaltrakts kommt eine enterale Sondenernährung in Frage, bei chronischer

Darminsuffizienz (z. B. Peritonealkarzinose oder Diarrhoe mit Malabsorption) die Ernährung über einen sicheren parenteralen Zugang.

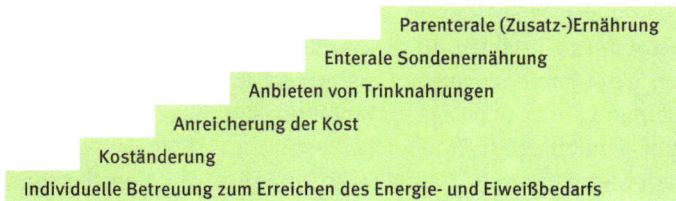

Parenterale (Zusatz-)Ernährung

Enterale Sondenernährung

Anbieten von Trinknahrungen

Anreicherung der Kost

Koständerung

Individuelle Betreuung zum Erreichen des Energie- und Eiweißbedarfs

Abb. 22.3: Eskalierendes Stufenkonzept einer Ernährungstherapie.

22.3 Ernährungskonzepte

22.3.1 Ernährung bei stabiler Krankheit und unbehinderter Nahrungsaufnahme

Eine stabile Ernährungssituation ohne das Risiko einer drohenden Mangelernährung liegt zumeist vor nach Tumorheilung, in vielen Fällen einer Rehabilitationsbehandlung sowie bei gut kontrollierter Tumorerkrankung und gutem Performance-Status. Diesen Patienten sollte ein „gesunder" Lebensstil empfohlen werden [15], wie er auch vom World Cancer Research Fund zur Krebsprävention und zur Vermeidung eines metabolischen Syndroms angeraten wird [17]. Hierzu gehören regelmäßige anstrengende körperliche Aktivität (vgl. Kap. 22.5), ein Körpergewicht möglichst im Normbereich, eine Kost reich an pflanzlichen Lebensmitteln (Gemüse, Obst), seltener Verzehr energiedichter Lebensmittel und Getränke (Softdrinks), geringer Verzehr von Fleisch und Meiden von Wurstprodukten sowie nur geringer Genuss von Alkohol. Nahrungsergänzungsmittel sind ohne nachgewiesene Wirksamkeit [17]. Diese Kostform ist vergleichbar einer „mediterranen Ernährung" oder „asiatischen Kost" oder zumindest prinzipiell auch Konzepten einer sogenannten „Steinzeiternährung", aber auch vegetarischen oder veganen Ernährungsformen. Allerdings sollte bei dieser Patientengruppe der Ernährungsstatus regelmäßig geprüft und beim Auftreten eines Tumorrezidivs oder bei Progress einer zuvor stabilen Erkrankung das Ernährungskonzept angepasst werden (vgl. 22.3.6).

22.3.2 Ernährung bei progredienter Krankheit mit Mangelernährungsrisiko

Bei Patienten mit einer aktiven Krebserkrankung besteht in Folge der fast obligaten tumorinduzierten Anorexie und anderer Einschränkungen der Nahrungsaufnahme ein hohes Risiko, dass eine Mangelernährung auftritt oder fortschreitet. In dieser Situation ist die Deckung des Energie- und Nährstoffbedarfs für den Patienten von weitaus größerer Bedeutung als die Anwendung spezieller Kostformen. Empfehlungen einer „gesunden" Kost haben bei progredienter Tumorerkrankung keinen Platz, denn beim Vorliegen ernährungsrelevanter Symptome können diese energiearmen, voluminösen und teilweise schwerer verdaulichen Speisen die Energieaufnahme behindern und so das Risiko einer Mangelernährung erhöhen. In diesem Krankheitsstadium liegen die vordringlichen Aufgaben einer professionellen Ernährungsberatung im Vermeiden kontraproduktiver Belastungen durch ungeeignete Ernährungskonzepte, um das Risiko einer Mangelernährung zu minimieren. Eine solche Betreuung ist komplex, psychologisch aufwändig und erfordert Erfahrung, Geschick, kommunikative Kompetenz und die Bereitschaft, Misserfolge und Rückschläge zu akzeptieren und dennoch Wege zur Unterstützung des Patienten zu finden. Beratungen zum Essen sollten auf die individuell am besten akzeptierten Speisen achten unter Berücksichtigung von Vorlieben und Abneigungen sowie vorhandener Störungen und Beschwerden. Letzteres betrifft u. a. Geruchs- und Geschmacksveränderungen, frühe Sättigung nach dem ersten Bissen, Kau- und Schluckstörungen, Übelkeit, Brennen im Mund, trockene Schleimhäute, abdominelle Schmerzen und Krämpfe. Beratungsinhalte betreffen die Essenszubereitung, das Setting und den konkreten Ablauf der Mahlzeiten, die Portionsgrößen und die Intervalle der Mahlzeiten. Von Bedeutung sind Möglichkeiten, die Speisen mit Fetten (Sahne, Schmand), Ölen (Rapsöl) und Eiweiß (auch in Pulverform) anzureichern. Fett sollte bei Mangelernährung wegen der hohen Energiedichte gegenüber Kohlenhydraten bevorzugt werden, um das Volumen der Mahlzeiten gering zu halten. Gleichzeitig sind Fette bei der durch die systemische Inflammation induzierten Insulinresistenz metabolisch besser verwertbar als Kohlenhydrate [15]. Die Steigerung der Eiweißzufuhr soll einer anabolen Resistenz entgegenwirken.

22.3.3 Krebsdiäten

Neben „gesunden" Kostformen werden Tumorkranken oft „heilende" Kostformen angeraten, die besondere Kräfte vermitteln sollen und die eine Verbesserung der Abwehrkräfte, der Lebensqualität oder sogar eine Tumorrückbildung versprechen [18]. Für keine dieser „Krebsdiäten" konnte bisher in adäquat kontrollierten Studien ein Wirksamkeitsnachweis geführt werden. Sie können in Einzelfällen eine vertretbare Ernährung sein, wenn sie gut toleriert werden und die ausreichende Energie- und Nährstoffzufuhr nicht gefährden; andernfalls ist dringend abzuraten [15]. Gelegentlich werden solche Kostformen trotz geschmacklicher Defizite, körperlicher Widerstände und hoher Kosten als „natürliche" Krebsbehandlung erlebt und mit eisernem Willen umgesetzt. Ganz offensichtlich kommen hier machtvolle psychologische Faktoren ins Spiel, die einen Weg zur Heilung erzwingen wollen. Hilfe kann dann durch offene, aber nicht verletzende und die Patientensicht respektierende Gespräche angeboten werden.

22.3.4 Ketogene Ernährung

Eine aktuell häufig angepriesene Krebsdiät ist die stark kohlenhydratreduzierte ketogene Ernährung [19]. Die Reduktion von Kohlenhydraten soll die auf die Metabolisierung von Glukose angewiesenen Tumorzellen in die Apoptose treiben. Das Konzept ist bisher nicht gesichert und übersieht die hohe Expression von Glukosetransportern auf Tumorzellen mit höchster Aktivität im hypoglykämischen Bereich um 20–50 mg·dl^{-1} [20]. Hinweise auf eine potenzielle Wirksamkeit bezüglich des Tumorwachstums ergaben sich aus Beobachtungen an Kindern mit Glioblastomen, die zur Kontrolle von Krampfanfällen eine ketogene Kost erhielten; die Datenlage ist aber selbst bei dieser Tumorentität auch heute noch völlig offen [21]. Die ketogene Kost kann eine ausreichende Energieversorgung sichern und ist deshalb nicht unbedingt abzulehnen; die Einnahme ist allerdings oft mit einem Gewichtsverlust assoziiert, der bei Tumorpatienten unbedingt vermieden werden sollte.

22.3.5 ω3-Fettsäuren

Obwohl pathophysiologisch gut begründet, konnte für eine Reihe von Substanzen die ihnen zugeschriebene Wirksamkeit auf das Tumorwachstum, die Immunkompetenz oder den Erhalt der Muskelmasse in kontrollierten Studien bezüglich klinisch relevanter Endpunkte nicht eindeutig bestätigt werden. Für den Einsatz von ω3-Fettsäuren sprechen überzeugende pathophysiologische Argumente, dass sie nämlich das Potenzial haben, als kompetitive Antagonisten der pro-inflammatorisch aktiven Arachidonsäure systemische Entzündungsprozesse zu dämpfen. Trotz einer Reihe von klinischen Studien können bis heute jedoch keine klaren Empfehlungen gegeben werden. Während die ESPEN-Leitlinie eine schwache Empfehlung für den Einsatz von ω3-Fettsäuren bei chemotherapierten Patienten zur Verbesserung von Nahrungsaufnahme und Körperzusammensetzung ausspricht [15], sahen die Autoren der anschließend publizierten ASCO-Leitlinie der US-amerikanischen Onkologen dagegen keine für eine Empfehlung ausreichende Evidenz [22].

22.3.6 Muskeltraining, Bewegungstherapie, Sporttherapie

Für Aufbau und Erhalt der Körperzell- und Muskelmasse ist neben einer ausreichenden Ernährung ein regelmäßiges, insbesondere auch anstrengendes Training der Muskulatur unabdingbar. Diese synergistische physiologische Beziehung muss deshalb im Rahmen einer optimierten Supportivtherapie sowohl während der Tumorerkrankung und -therapie als auch nach einer Tumorheilung gefördert und unterstützt werden [15]. Nach der Tumorbehandlung kann ein Trainingsprogramm als Reha-Sport rezeptiert werden; dabei sind Kombinationen aus Kraft- und Ausdauertraining am sinnvollsten. Ein solches Programm kann Rezidiv- und Mortalitätsraten signifikant reduzieren und positive Auswirkungen auf Fatigue, Leistungsfähigkeit und die Lebensqualität vermitteln [23,24]. Begleitend zur antineoplastischen Therapie können Muskeltrainings- und Sportprogramme insbesondere die oft lähmende Fatigue reduzieren und die Therapieverträglichkeit verbessern [25].

Bei Patienten mit fortgeschrittener Erkrankung und Mangelernährung fehlen bisher qualitativ hochwertige prospektive Untersuchungen [26]; die verfügbaren Beobachtungsstudien zeigen jedoch, dass körperliche Aktivität auch bei fortgeschrittener Tumorerkrankung und selbst in der Hospizsituation sicher ist und Vorteile für die Lebensqualität sowie die muskuläre und aerobe Leistungsfähigkeit bietet [27]. Dabei ist allerdings zu beachten, dass entkräftete und mangelernährte Patienten eine sehr viel niedrigere Belastbarkeit als andere Patientengruppen aufweisen und professionell und vorsichtig zu Übungen angeleitet werden müssen, die nicht überfordern, nicht gefährden und nicht die Motivation beeinträchtigen. Bei Tumorprogress geben viele Patienten solche begleiteten Programme wieder auf; beim therapeutischen Team liegt dann die Aufgabe, diese wichtige Behandlungskomponente individuell anzupassen und den Patienten zu unterstützen.

22.3.7 Ernährung bei fortgeschrittener Tumorerkrankung

Ist die Überlebensperspektive bei fortgeschrittener Tumorerkrankung bereits stark eingeschränkt, so sollten Ernährungsinterventionen auf wenig invasive und risikoarme Ansätze beschränkt werden, d. h. auf unterstützende Beratung und individuell adaptierte Modulation der Kost; bei absehbarer Sterbephase stehen symptomorientierte supportive und palliative Maßnahmen im Vordergrund (vgl. Kap. 23.2). Liegt die mutmaßliche Überlebenserwartung dagegen bei zumindest einigen Monaten oder wird eine antineoplastische Therapie verabreicht, so gehört eine angemessene Ernährungstherapie essenziell zur besten begleitenden Supportivtherapie (vgl. Kap. 23.3). Wenn die Nahrungsaufnahme in diesen Situationen nicht ausreichend auf oralem Weg gesichert werden kann, sollten – abhängig von schweren Störungen im oberen oder unteren Gastrointestinaltrakt – eine enterale Sondenernährung oder eine zusätzliche oder ggf. auch alleinige parenterale Ernährung angeboten werden. Ziel ist dann in jedem Fall, den Energie- und Nährstoffbedarf des Patienten zu sichern [15].

Eine indizierte und vom Patienten gewünschte enterale oder parenterale Ernährung muss professionell geleitet und begleitet werden und kann in den meisten Fällen auch im häuslichen Umfeld erfolgen [28]. Für das Gelingen der häuslichen enteralen, insbesondere aber der parenteralen Ernährung hat das planvolle Überleitungsmanagement eine Schlüsselfunktion (vgl. Kap. 24.3). Angesichts der zumeist palliativen Situation ist es aus ethischen Gründen angezeigt, mit dem Patienten und seinem Umfeld in kontinuierlichem Gespräch und Austausch zu Vor- und Nachteilen der parenteralen Ernährung zu bleiben, um eine Übertherapie während der letzten Lebenswochen zu vermeiden und um Verständnis und Zeitpunkt für eine vorsichtige und schrittweise Reduzierung der künstlichen Ernährung nicht zu verpassen. Es muss allen Beteiligten immer klar bleiben, dass Ernährungsinterventionen dem Patientenwohl dienen sollen und kein Selbstzweck sein dürfen.

22.4 Leitlinienempfehlungen in der Nussschale

- Alle Tumorpatienten sollen systematisch und regelmäßig – bei stabiler Situation zumindest alle 3 Monate, sonst häufiger – auf das Risiko einer Mangelernährung gescreent werden.
- Bei allen Risikopatienten soll durch eine Ernährungsfachkraft geprüft werden, ob eine Mangelernährung vorliegt (Ernährungsassessment).
- Im Rahmen des Ernährungsassessments soll der Tumorpatient auf das Vorliegen von Anorexie, Nahrungsaufnahme, Gewichtsverlust, systemischer Inflammationsreaktion (*Glasgow Prognostic Index*), Körperzusammensetzung (Sarkopenie) und Leistungsfähigkeit evaluiert und die erhobenen Befunde zur Verlaufsbeurteilung dokumentiert werden.
- Jedem Tumorpatienten mit Ernährungsdefizit soll eine individuell geplante Ernährungsintervention angeboten werden, mit dem Ziel, die Nahrungszufuhr zu steigern und tumorbedingte Stoffwechselfolgen zu vermindern.
- Die Ernährungsberatung von Tumorpatienten sollte sich an einer Eiweißzufuhr von 1,2–1,5 $g \cdot kg^{-1} \cdot d^{-1}$ und einer Energiezufuhr von 25–35 $kcal \cdot kg^{-1} \cdot d^{-1}$ orientieren.
- Die Wirksamkeit der Ernährungstherapie sollte durch regelmäßiges Muskeltraining im Rahmen einer Bewegungs- oder Sporttherapie verstärkt werden.

Literatur

[1] Arends J. Struggling with nutrition in patients with advanced cancer: nutrition and nourishment-focusing on metabolism and supportive care. Ann Oncol. 2018;29(suppl2):ii27–ii34.
[2] Arends J, Baracos V, Bertz H, et al. ESPEN expert group recommendations for action against cancer-related malnutrition. Clin Nutr. 2017;36:1187–96.
[3] Ravasco P, Monteiro-Grillo I, Vidal PM, Camilo ME. Cancer: disease and nutrition are key determinants of patients' quality of life. Support Care Cancer. 2004;12:246–52.
[4] DeWys WD, Begg C, Lavin PT, et al. Prognostic effect of weight loss prior to chemotherapy in cancer patients. Eastern Cooperative Oncology Group. Am J Med. 1980;69:491–7.
[5] Marshall KM, Loeliger J, Nolte L, et al. Prevalence of malnutrition and impact on clinical outcomes in cancer services: A comparison of two time points. Clin Nutr. 2019;38:644–51.
[6] Pirlich M, Schütz T, Norman K, et al. The German hospital malnutrition study. Clin Nutr. 2006;25:563–72.
[7] Omlin A, Blum D, Wierecky J, et al. Nutrition impact symptoms in advanced cancer patients: frequency and specific interventions, a case–control study. J Cachexia Sarcopenia Muscle. 2013;4:55–61.

[8]   Arends J. Mangelernährung bei Tumorpatienten. Screening, Assessment und Therapie. Im Focus Onkol. 2016;19:44–49.
[9]   Ferriolli E, Skipworth RJE, Hendry P, et al. Physical activity monitoring: a responsive and meaningful patient-centered outcome for surgery, chemotherapy, or radiotherapy? J Pain Symptom Manage. 2012;43:1025–35.
[10] Moses AWG, Slater C, Preston T, et al. Reduced total energy expenditure and physical activity in cachectic patients with pancreatic cancer can be modulated by an energy and protein dense oral supplement enriched with n-3 fatty acids. Br J Cancer. 2004;90:996–1002.
[11] Baracos VE, Martin L, Korc M, Guttridge DC, Fearon KCH. Cancer-associated cachexia. Nat Rev Dis Primers. 2018;4:17105.
[12] McMillan DC. The systemic inflammation-based Glasgow Prognostic Score: a decade of experience in patients with cancer. Cancer Treat Rev. 2013;39:534–40.
[13] Fearon K, Arends J, Baracos V. Understanding the mechanisms and treatment options in cancer cachexia. Nat Rev Clin Oncol. 2013;10:90–9.
[14] Arends J. Ernährung von Tumorpatienten. Aktuel Ernahrungsmed. 2012;37:91–106.
[15] Arends J, Bachmann P, Baracos V, et al. ESPEN guidelines on nutrition in cancer patients. Clin Nutr. 2017;36:11–48.
[16] Fearon KCH. Cancer cachexia: developing multimodal therapy for a multidimensional problem. Eur J Cancer. 2008;44:1124–32.
[17] World Cancer Research Fund, American Instute for Cancer Research. 2007. Food, Nutrition, Physical Activity and the Prevention of Cancer: A Global Perspective. Washington, DC, USA: American Institute for Cancer Research.
[18] Hübner J, Marienfeld S, Abbenhardt C, et al. Wie sinnvoll sind "Krebsdiäten"? Dtsch Med Wochenschr. 2012;137:2417–24.
[19] Klement RJ, Brehm N, Sweeney RA. Ketogenic diets in medical oncology: a systematic review with focus on clinical outcomes. Med Oncol. 2020;37:14.
[20] Arends J. Maligne Tumoren – Transketolase-like 1 (TKTL 1) – Ketogene Diät. Aktuel Ernahrungsmed. 2008;33:80–1.
[21] Martin-McGill KJ, Srikandarajah N, Marson AG, et al. The role of ketogenic diets in the therapeutic management of adult and paediatric gliomas: a systematic review. CNS Oncol. 2018;7: CNS17.
[22] Roeland EJ, Bohlke K, Baracos VE, et al. Management of Cancer Cachexia: ASCO Guideline. J Clin Oncol .2020 [published ahead of print, 2020 May 20] JCO2000611
[23] Schwartz AL, deHeer HD, Bea JW. Initiating Exercise Interventions to Promote Wellness in Cancer Patients and Survivors. Oncology. 2017;31:711–17.
[24] Stout Nl, Baima J, Swisher AK, Winters-Stone KM, Welsh J. A Systematic Review of Exercise Systematic Reviews in the Cancer Literature (2005–2017). PM & R. 2017;9(9S2):S347–84.
[25] NCCN 2020: Exercising during cancer treatment. National Comprehensive Cancer Network. https://www.nccn.org/patients/resources/life_with_cancer/exercise.aspx [08.07.2020].
[26] Grande AJ, Silva V, Maddocks M. Exercise for Cancer Cachexia in Adults: Executive Summary of a Cochrane Collaboration Systematic Review. J Cachexia Sarcopenia Muscle. 2015;6:208–11.
[27] Hardee JP, Counts BR, Carson JA. Understanding the Role of Exercise in Cancer Cachexia Therapy. Am Journal Lifestyle Med. 2017;13:46–60.
[28] Pironi L, Boeykens K, Bozzetti F, et al. ESPEN guideline on home parenteral nutrition. Clin Nutr. 2020;39:1645–66.

23 Ernährung in der Palliativmedizin

Mathias Plauth

23.1 Einleitung

Die Tätigkeit des Arztes ist es Leben zu erhalten, die Gesundheit zu schützen und sie wiederherzustellen und Sterbenden bis zum Tod beizustehen [1]. Wenn alle Möglichkeiten der kurativen Medizin ausgeschöpft und damit ihre Grenzen erreicht sind, steht der Wechsel des Therapieziels an von der bestmöglichen Wiederherstellung der Gesundheit durch eine kausale Therapie hin zur Symptomkontrolle, also einer symptomatischen Therapie, und der Sterbebegleitung [2]. Dieser Wechsel des Therapieziels beziehungsweise das Überschreiten der Grenzen der kurativen Medizin hinein in das Gebiet der Palliativmedizin ist für das Behandlungsteam und den Patienten nicht einfach und mit Krisen verbunden. Dies gilt auch für die Ernährung, die dem jeweiligen Krankheitsstadium des Patienten angepasst sein sollte.

Die Ernährung hat für Tumorkranke eine große Bedeutung: Inappetenz, Übelkeit, Erbrechen, Schluckstörungen, Bauchschmerzen, Gewichtsverlust, körperliche Schwäche und der daraus erwachsende Autonomieverlust sind auch dem Laien bekannte Symptome einer fortgeschrittenen Krebserkrankung. Die Ernährung ist in allen Stadien der Krebserkrankung relevant. Ernährungsweise und Lebensstil beeinflussen schon die Karzinogenese und die Tumorprävention. Die Ernährungstherapie kommt dann in frühen Stadien der manifesten Krebserkrankung, beispielsweise als perioperative Ernährung zum Zuge oder als supportive Therapie bei aggressiven Therapieverfahren im Stadium der progredienten aber noch nicht terminalen Erkrankung (vgl. Kap. 22.2 und 22.3) und schließlich im Stadium des terminal kranken Patienten in den letzten Lebenstagen. In diesem späten Stadium der fortgeschrittenen Krankheit stellt sich die Frage:

Merke: Handelt es sich um einen Palliativpatienten in der terminalen Phase seiner Erkrankung, bei dem der Sterbeprozess vielleicht schon begonnen hat oder um einen Palliativpatienten mit einem zwar fortgeschrittenen und nicht mehr in kurativer Intention behandelbaren, aber nicht kurzfristig zum Tode führenden Leiden?

Palliativpatienten sind aber nicht nur Patienten mit einer fortgeschrittenen unheilbaren Krebserkrankung, sondern auch Patienten mit fortgeschrittenen unheilbaren Krankheiten anderer Genese, beispielsweise Demenz, Herzinsuffizienz, arterieller Verschlusskrankheit, chronisch obstruktiver Lungenkrankheit, amyotropher Lateralsklerose.

https://doi.org/10.1515/9783110632699-023

23.2 Ernährung bei terminaler Krankheit und bei Sterbenden

Der Beginn der Sterbephase ist wissenschaftlich nicht weiter objektivierbar und deshalb können ernährungsmedizinische Maßnahmen keinem evidenzbasierten Algorithmus folgen [2].

> **Merke:** Im terminalen Krankheitsstadium rückt die Begleitung des sterbenden Patienten als Therapieziel an die erste Stelle und der Arzt muss von anderen, jetzt nicht mehr angemessenen Therapiezielen abrücken.

Es gilt nun umso mehr, von belastenden Eingriffen und Maßnahmen abzulassen. Dieser Wechsel des Therapieziels fällt Ärzten nicht immer leicht, da in der kurativen Medizin die Wiederherstellung physiologischer Verhältnisse durch eine kausale Therapie das Primat hat. Für die Ernährung des Palliativpatienten bedeutet dieser Wechsel, nicht mehr auf eine Bedarfsdeckung von Nährstoffen und Flüssigkeit zu zielen, sondern Hunger und Durst zu stillen. In der letzten Lebensphase können sich die Bedürfnisse und Wünsche des Patienten ändern, wobei jeder einzelne Mensch sein individuelles Verhalten zeigt bis hin zum Tod [2].

Nicht nur den Ärzten, sondern auch den Angehörigen fällt es nicht leicht, zu akzeptieren, dass die Krankheit stärker ist als alle medizinischen Maßnahmen. Bei Angehörigen bestehen nicht selten Vorstellungen, dass man den Patienten doch nicht verhungern lassen dürfe, dass man doch etwas tun müsse, dass die Infusion das Letzte sei, was man noch für den Kranken tun könne, dass Ernährung ein Grundbedürfnis sei und niemals zur Disposition gestellt werden dürfe bis hin zur Vorstellung, dass der Verzicht auf Ernährung und Flüssigkeitszufuhr aktive Sterbehilfe sei. Was ist solchen Vorstellungen entgegenzusetzen? Mit den Worten von Cicely Saunders können wir Angehörigen nahebringen, dass der Patient in der terminalen Krankheitsphase nicht stirbt, weil er nicht isst, sondern dass er nichts mehr isst, weil er stirbt. Die Untersuchungen von McCann [3] zeigen, dass am Lebensende, wenn der Sterbeprozess eingesetzt hat, fast zwei Drittel dieser Menschen nie ein Hungergefühl äußern und nicht nach Essen verlangen, also kein Hunger zu stillen ist. Ein Drittel der Patienten klagte weder über Hunger noch über Durst. Alle Patienten waren unter einer palliativen, auf Symptomkontrolle ausgerichteten Therapie beschwerdefrei. Wenn wir Symptome kontrollieren wollen, bedeutet das, dass wir die Individualität, also die Subjektivität des Patienten ganz obenan stellen, um diesem Menschen die belastenden Krankheitssymptome zu nehmen. In dieser Situation können eine geringe Menge Flüssigkeit, um das Durstgefühl zu stillen, Zuwendung, individuelle Medikation zur Kontrolle von Schmerzen, Obstipation, Mundpflege, etc. die entscheidenden Maßnahmen sein, nicht aber die Zufuhr von Nährstoffen und Flüssigkeit in Mengen, die sich am physiologischen Bedarf orientieren [2]. Die Autoren der DGEM-Leitlinie zur Ethik in der Ernährungsmedizin [2] konstatieren:

Merke: Eine durchgängige Notwendigkeit zur künstlichen Flüssigkeit- oder Energiezufuhr kann in dieser Lebensphase nicht angenommen werden.

Patienten empfänden häufig Mundtrockenheit, ein frühzeitiges Sättigungsgefühl, Übelkeit und Geschmacksstörungen, aber selten Hunger und Durst. Durstgefühl kann durch Anfeuchten des Mundes, Feuchthalten der Lippen, schlückchenweises Trinken von Flüssigkeit oder Lutschen von Eis, gekühltem oder gefrorenem Obst gestillt werden.

Die Angst vor dem Vorwurf der unterlassenen Hilfe oder aktiven Sterbehilfe verunsichert noch immer nicht wenige Ärzte, obwohl die öffentliche Diskussion von Patientenverfügungen und Sterbehilfe in den letzten Jahren den Informationsstand verbessert haben dürfte. In einer im Jahr 2001 veröffentlichten Umfrage, die in Rheinland-Pfalz unter palliativmedizinisch tätigen Ärzten durchgeführt wurde, zeigte sich noch eine große Unsicherheit darüber, welche Formen der Ernährungs- oder Flüssigkeitstherapie aus ärztlicher Sicht zur Basisbetreuung oder zur ärztlichen Behandlung zählen [4]. Zu diesen Fragen geben die Grundsätze zur ärztlichen Sterbebegleitung der Bundesärztekammer eine klare Orientierungshilfe [1]. Danach gehören die Gabe von Flüssigkeit und Nahrung per os nach dem Wunsch des Patienten zur Basisbetreuung, für die der Arzt in jedem Fall zu sorgen hat, ebenso wie für menschenwürdige Unterbringung, Zuwendung, Körperpflege, Lindern von Schmerzen, Atemnot und Übelkeit. Von der Basisbetreuung ist die ärztliche Behandlung zu differenzieren, die in Art und Ausmaß gemäß der medizinischen Indikation vom Arzt zu verantworten ist. Zur Behandlung zählt hier auch die künstliche Nahrungs- und Flüssigkeitszufuhr über Sonde oder als Infusion.

Merke: Die ärztlichen Pflichten bei Sterbenden bestehen in der palliativmedizinischen Versorgung und damit auch in Beistand und Sorge für die Basisbetreuung.

Dazu gehören aber nicht immer Nahrungs- und Flüssigkeitszufuhr, da sie für Sterbende eine schwere Belastung darstellen können. Hunger und Durst als subjektive Empfindungen müssen aber gestillt werden, wie es in den Grundsätzen explizit ausgeführt wird [1].

23.3 Ernährung bei fortgeschrittener Krebserkrankung

Wenn ein Patient, der noch nicht in der terminalen Krankheitsphase und dem Tode nahe ist, sondern an einer fortgeschrittenen, aber nicht mehr kurativ behandelbaren Krankheit leidet, soll auch die Ernährung die optimale Kombination von wirksamer Symptomkontrolle und bestmöglichem Erhalt physiologischer Funktionen zum Ziel haben. In dieser Krankheitsphase ist es hilfreich, sich von dem Begriff Ernährung zu lösen und von Essen zu sprechen. Als Gesunder sagen wir ja auch nicht, dass wir uns Ernähren gehen, sondern dass wir Essen gehen, weil Essen Qualitäten einschließt, die über die physiologischen Komponenten Flüssigkeitszufuhr und Nährstoffzufuhr hinausgehen. Essen hat eine große Bedeutung in unserer Tradition und Kultur, denken wir nur an Begriffe wie Symposion oder Arbeitsessen. Essen kann positive Emotionen wecken, der Kranke kann Hoffnung schöpfen, dass er mit dem Essen zu Kräften kommt, er kann im Essen Trost finden und einen Genuss erleben. Negative Emotionen können in der Angst vor postprandialen Bauchschmerzen begründet sein oder in dem unangenehmen Erleben, durch essensabhängige Beschwerden immer wieder an die Krankheit erinnert zu werden.

Merke: Wenn wir unheilbar Kranke hinsichtlich ihrer Ernährung beraten, sollten also auch emotionale Dimensionen wie Wohlbefinden und Befriedigung Berücksichtigung finden.

Dabei ist zu bedenken, dass die emotionalen Aspekte des Essens auch zu spannungsvollen Interaktionen mit dem Patientenumfeld führen können. So kann ein Patient Schuldgefühle entwickeln, wenn er die von Angehörigen wohlmeinend zubereiteten Lieblingsspeisen kaum anrührt und so das gemeinschaftliche Essen für ihn zur Last wird.

Für die Ernährung von Patienten mit fortgeschrittener und unheilbarer Krankheit ist ein abgestuftes Vorgehen sinnvoll. Das Essen auf natürlichem Wege sollte erhalten und gefördert werden, solange es möglich ist und solange der Patient dies auch positiv erleben kann. Im besten Fall kann der Patient über seine Speisen und das Essensumfeld selbst bestimmen. Essen in Gemeinschaft geht nachweislich mit höherem Verzehr einher als das einsame Essen [5]. Im häuslichen Umfeld lassen sich diese Bedingungen meist leichter schaffen als in einem Heim oder einer Klinik. Krankheit kann zu verändertem Geruchs- und Geschmacksempfinden führen und darüber zu neuen individuellen Lebensmittelpräferenzen. Bei Tumorpatienten wurde beobachtet, dass sie mit Beginn der Erkrankung ein anderes Spektrum von Speisen zu sich nehmen als zu Zeiten ihrer Gesundheit [6]. Durch die Temperierung der Speisen kann die Wahrnehmung des Geschmacks verstärkt oder abgeschwächt werden. Wie auch geriatrische Patienten bevorzugen Tumorkranke eher kleinere Portionen. Daher sollten Mahlzeiten in kleineren Portionen, in gefälliger Präsentation und zu flexiblen Zeiten angeboten werden. Außerdem kann die Nährstoffdichte erhöht und so eine ausreichende Energie- und Eiweißzufuhr durch Anreicherung mittels Maltodextrin- und Eiweißpulver (Maltodextrin® 6 SHS, Resource® Protein 88) erzielt werden. Zusätzlich kann mittels energie- und eiweißreichen und nach individuellen Geschmackspräferenzen ausgewählten Getränken die Zufuhr optimiert werden. Ein Shake des Kasseler Modells ermöglicht beispielsweise mit einer 273 g Portion die Zufuhr von 340 kcal und 12,2 g Eiweiß [7]. Alternativ sind industriell gefertigte orale

Nahrungssupplemente verfügbar, die als Trinknahrung oder als Pudding gereicht werden können. Mit Trinknahrungen hoher Nährstoffdichte können bis zu 20 g Eiweiß und 400 kcal in 125 ml Volumen (3,2 kcal·ml⁻¹) zugeführt werden (vgl. Kap. 5.3.1).

Kau- oder Schluckstörungen machen eine Anpassung der Speisenkonsistenz erforderlich, beispielsweise mit Dickungsmitteln (z. B. Nutilis®, Resource® Thicken Up, Thick & Easy®) bei Schluckstörungen. Nach Radiotherapie im Kopf-Halsbereich haben Patienten oft das leidvolle Problem einer Xerostomie infolge ungenügender Speichelbildung. Dann kann ein Essen in Gemeinschaft zur Belastung werden, weil der Betroffene einen Bissen minutenlang kauen muss und vor vollem Teller sitzt, während die anderen am Tisch schon mit dem Essen fertig sind. Die Mundtrockenheit kann durch Kaugummi, saure Bonbons und Verwendung von Suppen und Soßen gelindert werden.

Merke: Der Appetitverlust bei Tumorkranken ist in seiner Pathophysiologie nur rudimentär verstanden und entsprechend divers und mit wenig Evidenz belegt sind die Behandlungsempfehlungen.

Die Autoren der DGEM-Leitlinien geben daher nur die schwache Empfehlung, dass in der palliativen Situation unter Beachtung möglicher unerwünschter Wirkungen Gestagene oder, auf wenige Wochen begrenzt, Kortikosteroide eingesetzt werden können bzw. der Einsatz von Cannabispräparaten erwogen werden kann [8]. Bitterstoffdrogen pflanzlichen Ursprungs (Bittermandel, Ingwer, Salbei, Schafgarbe, u. a.) sind aus der empirischen Medizin in der Behandlung des Appetitverlusts bekannt.

Wenn eine ausreichende Ernährung auf oralem Wege nicht mehr möglich ist und der Patient dies wünscht, stehen die verschiedenen Modalitäten der enteralen Sondenernährung (nasogastrale Sonde, PEG) zur Verfügung [8,9] (vgl. Kap. 22). Gut belegt ist deren Indikation bei Patienten mit einer Radiochemotherapie von Kopf-Hals-Tumoren, Ösophaguskarzinom oder intraktablen Fisteln. Hier führt die enterale Sondennahrung zu besserer Lebensqualität und besserem Ernährungszustand [8].

Merke: Wenn der Patient noch nicht in die terminale Krankheitsphase eingetreten ist, aber die orale oder enterale Ernährung nicht mehr möglich sind, soll der Einsatz der häuslichen parenteralen Ernährung (HPE) erwogen werden.

Allgemein akzeptierte Kriterien für ihren Einsatz sind eine erwartete Überlebenszeit von mindestens einem Monat, der Wunsch des Patienten, die umfassende Aufklärung des Patienten sowie eine ausreichende Mitarbeit von Patient und Betreuer [10]. Um diese komplexe Therapie zum gewünschten Erfolg zu führen, müssen Patient und Angehörige ausführlich zu Nutzen und möglichen Lasten und Risiken informiert werden und ein strukturiertes Entlassmanagement erfolgen (vgl. Kap. 24.3.). Das Potenzial der HPE wird am besten ausgeschöpft, wenn sie als zyklische HPE mit nächtlicher Infusion durchgeführt wird und der Patient so tagsüber mobil sein kann. Der große Nutzen liegt in einer verbesserten Leistungsfähigkeit und der Befähigung zu einer aktiveren Teilhabe am Leben. Für Patienten mit Peritonealkarzinose bietet die HPE einen Ausweg aus dem Dilemma, zwischen Hunger und Schwäche ohne Bauchschmerzen einerseits oder Bauchschmerzen nach Essen andererseits wählen zu müssen. Nachteile der HPE liegen im Risiko der Katheterinfektion oder in Belästigungen durch die nächtlichen Infusionen, Geräusche der Infusionspumpe und verstärkten nächtlichen Harndrang in Folge der infundierten Flüssigkeitsmenge. Vor Verordnung der HPE sollten auch die häuslichen Gegebenheiten geprüft werden. Bauliche Hindernisse, beispielsweise Schlafzimmer im ersten Stock, aber Toilette im Erdgeschoss können zu Problemen führen und eventuell zusätzliche Morbidität (Schenkelhalsfraktur durch Sturz bei Toilettengang mit Infusionsständer) verursachen.

Wenn bei einem mit HPE versorgten Patienten der Übergang in die terminale Krankheits- oder Sterbephase absehbar wird, soll das Therapieziel überdacht und im Sinne der bestmöglichen Symptomkontrolle angepasst werden [2,10]. Bei der gemeinsam mit dem Patienten und seinen Angehörigen zu treffenden Entscheidung über Fortsetzung oder Beendigung der Ernährungstherapie, kann sich der betreuende Arzt auf die Grundsätze der Bundesärztekammer [1] stützen.

23.4 Ernährung bei fortgeschrittener Demenz

Nicht selten finden sich Ärzte von Endoskopieabteilungen in der problematischen Situation, dass ihnen Patienten mit fortgeschrittener Demenz zur PEG-Anlage zugewiesen werden. Fast regelhaft werden die Endoskopiker an der Indikationsstellung nicht beteiligt und finden sich schnell in der Rolle, nur noch als ausführende Techniker tätig zu werden. Vor welchem Wissensstand zum Stellenwert der Ernährungstherapie fortgeschritten Demenzkranker können wir hier Entscheidungen treffen?

Es besteht eine Diskrepanz zwischen der demographisch bedingten Zunahme Demenzkranker und ärztlichen Kenntnissen zur Bedeutung der Ernährung für Verlauf und Prognose der Demenz. In einer Umfrage unter amerikanischen Ärzten wurde der therapeutische Nutzen der Ernährung bei fortgeschrittener Demenz enorm überschätzt und die 30-Tage-Sterblichkeit unterschätzt [11]. Die enterale Sondenernährung, auch mittels PEG, kann im fortgeschrittenen Demenzstadium weder das Auftreten von Aspirationspneumonien verhindern [12], noch Dekubitalgeschwüre zur Abheilung bringen, noch das Überleben verlängern [13], noch den Ernährungszustand verbessern [14]. Ernüchternd sind die Überlebensraten von 54 % (1-Monats-Überleben) und 46 % (6-Monats-Überleben) [12,15]. Neue prospektiv erhobene Daten bestätigen die klinische Beobachtung, dass im Krankheitsverlauf der Demenz das Interesse am Essen typischerweise als letztes aus dem Alltagsleben schwindet und das Auftreten von Essensproblemen und das Einstellen von Essen und Trinken, oft als

„Nahrungsverweigerung" fehlinterpretiert, recht verlässlich das nahende Ende anzeigen [16]. In dieser Untersuchung lag die 6-Monats-Sterblichkeit bei Auftreten von Essensproblemen bei 39 % und damit nur geringfügig niedriger als nach der ersten Pneumonie (47 %). Im Gegensatz zu anderen fortgeschrittenen Erkrankungen wie Tumorleiden, Herzinsuffizienz oder COPD, zeigt der Krankheitsverlauf der Demenz eine gut vorhersehbare stetige Progredienz einer langdauernden, progredienten hochgradigen Pflegebedürftigkeit [17].

Merke: Für den fortgeschritten Demenzkranken, der im Krankheitsverlauf aufhört zu essen und zu trinken, kann durch die künstliche Ernährung mit der PEG kein Zugewinn erreicht werden.

In diesem Krankheitsstadium kann die Anlage der PEG daher nicht empfohlen werden [5,18,19]. Dagegen kann in früheren Demenzstadien eine künstliche Ernährung für eine begrenzte Zeit eingesetzt werden, wenn andere nicht-invasive Maßnahmen nicht ausreichen oder nicht angemessen sind, um eine Akutsituation mit unzureichender Nahrungsaufnahme zu überwinden [5].

23.5 Bedeutung von Familie und Angehörigen

Dem Bestreben, dem Patienten belastende Eingriffe und Maßnahmen in seinen letzten Monaten zu ersparen, können neben Hindernissen auf Seiten der medizinischen Versorgung auch Hindernisse auf Seiten der Angehörigen oder der Familie im Wege stehen. Das Wissen der Angehörigen um Schwere der Erkrankung und Kürze der Lebenserwartung beeinflusst in erheblichem Maß die Rate belastender medizinischer Eingriffe in den letzten Lebensmonaten [16]. In dieser Untersuchung litten Demenzkranke in ihren letzten 3 Lebensmonaten in hohem Maße an Atemnot, Schmerz, Dekubiti, Aspiration oder Agitiertheit. Diese Symptome führten bei 41 % in den letzten 3 Lebensmonaten zur Vorstellung in der Notfallambulanz mit Infusionstherapie und Sondenernährung. Die Vorstellung in der Notaufnahme erfolgte umso häufiger, je weniger die Angehörigen das klinische Krankheitsbild verstanden und um die schlechte Prognose wussten. Demenzkranke mit informierten und verständigen Angehörigen hatten demgegenüber ein fast 90 % niedrigeres Risiko, unangebrachten medizinischen Maßnahmen wie Notarzteinsatz und Einweisung ins Krankenhaus ausgesetzt zu sein.

23.6 Empfehlungen in der Nussschale

- Bei fortgeschrittener, aber nicht mehr kurativ behandelbarer Krankheit sollte auch in Fragen der Ernährung gemeinsam mit dem Patienten die optimale Kombination von wirksamer Symptomkontrolle und bestmöglichem Erhalt physiologischer Funktionen gesucht werden.
- Die angemessene Ernährungsform kann aus dem Spektrum von Wunschkost bis häuslicher parenteraler Ernährung ausgewählt werden. Die Ernährungstherapie sollte konsequent und ohne Verzug realisiert werden.
- Im terminalen Krankheitsstadium steht die Begleitung des Sterbenden im Vordergrund und der Arzt und sein Team müssen von jetzt nicht mehr angemessenen Therapiezielen abrücken.
- In dieser Phase gehören die Gabe von Flüssigkeit und Nahrung per os nach dem Wunsch des Patienten und das Stillen von Hunger und Durst zur Basisbetreuung, nicht aber die künstliche Nahrungs- und Flüssigkeitszufuhr über Sonde oder als Infusion.
- Bei fortgeschrittener Demenz zeigt das Auftreten von Essensproblemen das nahende Ende an. Es ist nicht bewiesen, dass eine künstliche Ernährung, beispielsweise über eine PEG, dem Demenzkranken in dieser Krankheitsphase nützt.
- In der Zusammenarbeit mit informierten und verständnisvollen Angehörigen können dem fortgeschritten Kranken unnötige belastende Eingriffe und Maßnahmen am Lebensende erspart werden.

Literatur

[1] Bundesärztekammer – Grundsätze zur ärztlichen Sterbebegleitung. Dtsch Ärztebl. 2011;108: A346-A348.
[2] Oehmichen F, Ballmer PE, Druml C, et al. Leitlinie der Deutschen Gesellschaft für Ernährungsmedizin (DGEM). Ethische und rechtliche Gesichtspunkte der Künstlichen Ernährung. Aktuel Ernahrungsmed. 2013;38:112–117.
[3] McCann RM, Hall WJ, Groth-Juncker A. Comfort care for terminally ill patients. The appropriate use of nutrition and hydration. JAMA. 1984;272:1263–1266.
[4] Weber M, Stiehl M, Reiter J, Rittner C. Ethische Entscheidungen am Ende des Lebens Sorgsames Abwägen der jeweiligen Situation. Dtsch Ärztebl. 2001;98:A3184-8.
[5] Volkert D, Bauer JM, Frühwald T, et al. Leitlinie der Deutschen Gesellschaft für Ernährungsmedizin (DGEM) in Zusammenarbeit mit der GESKES, der AKE und der DGG. Klinische Ernährung in der Geriatrie. Aktuel Ernahrungsmed. 2013;38:e1–e48.
[6] Priepke S. Lebensmittelpräferenzen bei Patienten mit gastrointestinalen Tumoren. Dissertation, Humboldt-Universität zu Berlin, Medizinische Fakultät – Universitätsklinikum Charité 2006.
[7] Löser C. Praktische Umsetzung im Krankenhaus – „Kasseler Modell". In: Löser C (Hrsg) Unter- und Mangelernährung. Thieme, Stuttgart: 2011, 164–176.
[8] Arends J, Bertz H, Bischoff SC, et al. S3-Leitlinie der Deutschen Gesellschaft für Ernährungsmedizin. Klinische Ernährung in der Onkologie. Aktuel Ernahrungsmed. 2015;40:e1-e74.
[9] Arends J. Onkologie, Tumorpatienten. In: Löser C (Hrsg) Unter- und Mangelernährung. Thieme, Stuttgart: 2011, 266–278.

[10] Bischoff SC, Arends J, Dörje F, et al. S3-Leitlinie der Deutschen Gesellschaft für Ernährungs-medizin (DGEM) in Zusammenarbeit mit der GESKES und der AKE. Künstliche Ernährung im ambulanten Bereich. Aktuel Ernahrungsmed. 2013;38:e101–e154.

[11] Shega JW, Hougham GW, Stocking CB, Cox-Hayley D, Sachs GA. Barriers to limiting the practice of feeding tube placement in advanced dementia. J Palliat Med. 2003;6:885–93.

[12] Ciocon JO, Silverstone FA, Graver LM, Foley CJ. Tube feedings in elderly patients. Indications, benefits, and complications. Arch Intern Med. 1988;148:429–433.

[13] Meier DE, Ahronheim JC, Morris J, Baskin-Lyons S, Morrison RS. High short-term mortality in hospitalized patients with advanced dementia: lack of benefit of tube feeding. Arch Intern Med. 2001;161:594–599.

[14] Niv Y, Abuksis G. Indications for percutaneous endoscopic gastrostomy insertion: ethical aspects. Dig Dis. 2002;20:253–256.

[15] Sanders DS, Carter MJ, D'Silva J, et al. Survival analysis in percutaneous endoscopic gastrostomy feeding: a worse outcome in patients with dementia. Am J Gastroenterol. 2000;95:1472–5.

[16] Mitchell SL, Teno JM, Kielyet DK, et al. The clinical course of advanced dementia. N Engl J Med. 2009;361:1529–38.

[17] Gill TM, Gahbauer EA, Han L, Allore HG. Trajectories of disability in the last year of life. N Eng J Med. 2010;362:1173–1180.

[18] Gillick MR. Rethinking the role of tube feeding in patients with advanced dementia. N Engl J Med. 2000;342:206–10.

[19] Löser C. Ernährung am Lebensende – Palliativmedizin, das „PEG-Dilemma". In: Löser C (Hrsg) Unter- und Mangelernährung. Thieme, Stuttgart: 2011, 341–353.

24 Entlassungsmanagement und Praxis der häuslichen medizinischen Ernährungstherapie

Diana Rubin

24.1 Einleitung und gesetzliche Grundlagen

Qualitative Ernährungstherapie, welche im Krankenhaus begonnen wurde, endet häufig mit der Entlassung der Patienten. Entlassungen geschehen für die Patienten oft unerwartet, so dass sie und ihre Angehörige sich nicht ausreichend auf die Rückkehr nach Hause vorbereiten können. Bei der Überleitung vom stationären in den ambulanten Sektor können Versorgungslücken entstehen, welche sich nachteilig für den Patienten auswirken können. Dies führt häufig dazu, dass Patienten für ihre ambulante Weiterbehandlung, beispielsweise eine Chemotherapie, nicht kräftig genug sind und kurzfristig rehospitalisiert werden [1].

Um intersektorale Versorgungslücken zu schließen, wurde das GKV-Versorgungsstärkungsgesetz 2015 reformiert. Der am 1.10.2017 in Kraft getretene Rahmenvertrag Entlassungsmanagement zwischen den Kostenträgern der kassenärztlichen Bundesvereinigung und der Deutschen Krankenhausgesellschaft regelt die Umsetzung.

Im SGB V § 39 Abs. 1a ist verankert, dass Krankenhäuser im Zuge des Entlassungsmanagements dazu verpflichtet sind, einen nahtlosen Übergang in die ambulante Versorgung zu gewährleisten. Das strukturierte Entlassungsmanagement betrifft verschiedene Bereiche der Patientenversorgung und soll eine sektorenübergreifende Versorgung der Versicherten beim Übergang in die Versorgung nach Krankenhausbehandlung sicherstellen (§ 11 Abs. 4). Das Krankenhaus kann vereinbaren, dass ein ambulanter Leistungserbringer nach § 95 Abs. 1 Aufgaben des Entlassungsmanagements wahrnimmt, soweit dies für die Versorgung des Versicherten unmittelbar nach der Entlassung erforderlich ist. Im Zuge dessen können die Krankenhäuser die in § 92 Abs. 1 Satz 2 Nr. 6 genannten Leistungen verordnen. Bei der Verordnung von Arzneimitteln können Krankenhäuser eine Packung mit den kleinsten Packungsgrößen verordnen. Im Übrigen können die Leistungen für die Versorgung in einem Zeitraum von bis zu sieben Tagen verordnet werden [2].

Merke: Patienten haben Anspruch auf ein Versorgungsmanagement, insbesondere zur Lösung von Problemen beim Übergang in die verschiedenen Versorgungsbereiche.

Die beteiligten Leistungserbringer sorgen für eine sachgerechte Anschlussversorgung des Patienten und übermitteln sich gegenseitig die erforderlichen Informationen. Die Vorbereitung der Entlassung, dazu gehört auch die frühzeitige Planung des Entlassungstermins, erfolgt interdisziplinär. Die Versorgung mit einer bedarfsdeckenden Ernährung, ggf. auch einer medizinischen Ernährungstherapie, ist ein essenzieller

https://doi.org/10.1515/9783110632699-024

Bestandteil des Entlassungsmanagements und bedarf standardisierter Strukturen und Prozesse, um eine nahtlose intersektorale Versorgung zu gewährleisten.

Interdisziplinarität in der Ernährungsmedizin bedeutet, dass Ärzte, Pflegekräfte, Ernährungsfachkräfte und der Sozialdienst von Anbeginn der Krankenhausbehandlung gemeinsam ein Ernährungskonzept erarbeiten, umsetzen und mit der Entlassung in den ambulanten Bereich überführen (Abb. 24.1).

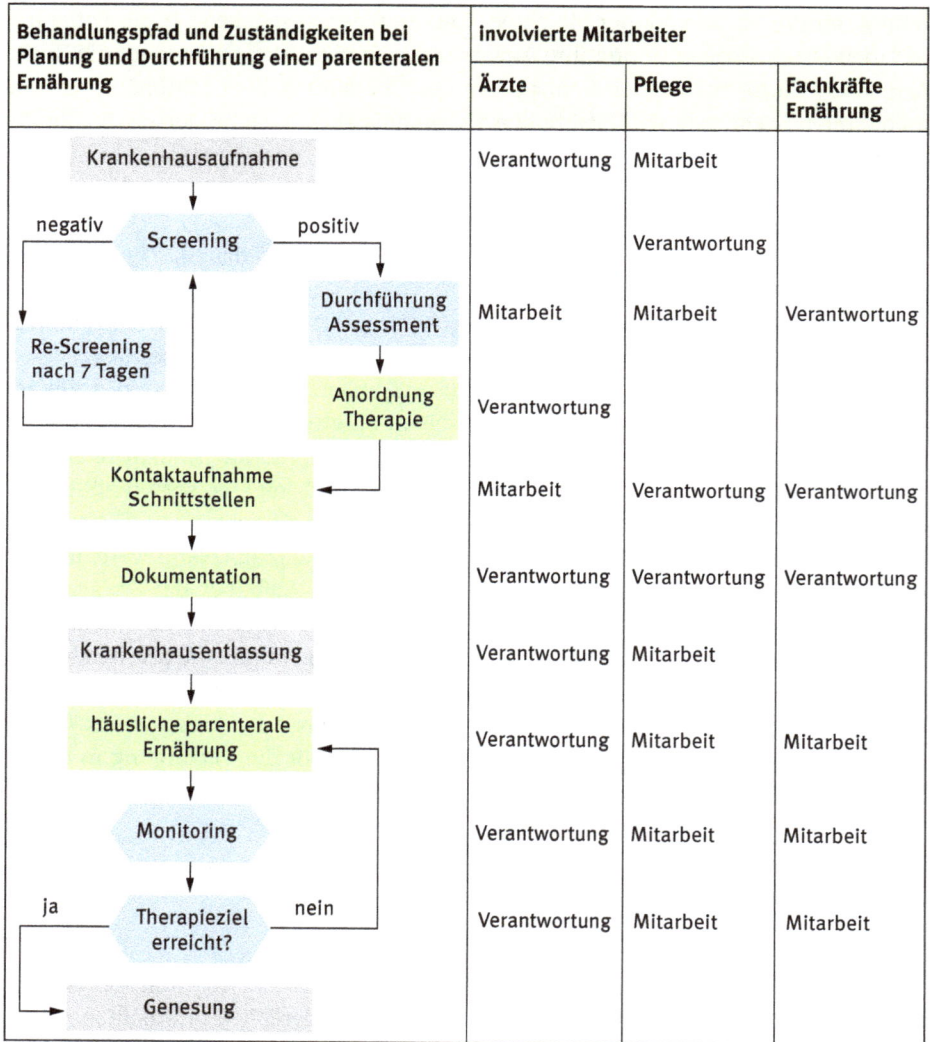

Behandlungspfad und Zuständigkeiten bei Planung und Durchführung einer parenteralen Ernährung	involvierte Mitarbeiter		
	Ärzte	Pflege	Fachkräfte Ernährung
Krankenhausaufnahme	Verantwortung	Mitarbeit	
Screening (negativ / positiv)		Verantwortung	
Durchführung Assessment	Mitarbeit	Mitarbeit	Verantwortung
Re-Screening nach 7 Tagen			
Anordnung Therapie	Verantwortung		
Kontaktaufnahme Schnittstellen	Mitarbeit	Verantwortung	Verantwortung
Dokumentation	Verantwortung	Verantwortung	Verantwortung
Krankenhausentlassung	Verantwortung	Mitarbeit	
häusliche parenterale Ernährung	Verantwortung	Mitarbeit	Mitarbeit
Monitoring	Verantwortung	Mitarbeit	Mitarbeit
Therapieziel erreicht? (ja / nein)	Verantwortung	Mitarbeit	Mitarbeit
Genesung			

Abb. 24.1: Behandlungspfad Ernährungstherapie und Überleitung in häusliche parenterale Ernährung (HPE).

Merke: Ein gut funktionierendes Entlassungsmanagement trägt dazu bei, Probleme beim Übergang in die ambulante Weiterversorgung zu minimieren oder gar zu vermeiden.

Mit Hilfe von frühzeitigen Assessments soll der Bedarf der Patienten ermittelt werden und ein lückenloser Übergang in die anstehende Versorgung sichergestellt werden.

24.2 Behandlungspfad und Netzwerkbildung

Das Krankenhaus muss das Entlassungsmanagement verantwortlich koordinieren. Daher ist es in Akutkliniken unabdingbar, ein strukturiertes Entlassungsmanagement zu etablieren. Idealerweise liegt die Koordination einer über den Klinikaufenthalt hinausgehenden Ernährungstherapie in den Händen des im Krankenhaus vorhandenen Ernährungsteams. Das Ernährungsteam ist ein multiprofessionelles Team mit diätologischer, pflegerischer, pharmazeutischer und ärztlicher Expertise, das die ernährungsmedizinischen Maßnahmen umsetzt oder überwacht [3]. Die minimale personelle Anforderung an ein Ernährungsteam ist die aktive Mitarbeit (von mindestens) einer ärztlichen Fachkraft, einer Pflegeperson und einer diätetischen oder ernährungswissenschaftlichen Fachkraft. Pflegekräfte, die im Ernährungsteam tätig sind, können sich in einem DGEM-zertifizierten Curriculum zum Pflegeexperten Ernährungsmanagement fortbilden. Eine pharmazeutische Fachkraft sollte als Kontaktpartner festgelegt oder in das Ernährungsteam integriert werden.

Merke: Das Ernährungsteam ist ein integraler Bestand der ernährungsmedizinischen Versorgungsstruktur.

Sind die Voraussetzungen erfüllt, dann können ernährungstherapeutische Maßnahmen während des Krankenhausaufenthaltes seit dem 01.01.2019 im Rahmen einer ernährungsmedizinischen Komplexbehandlung (OPS 8-98j) erfolgen und kodiert werden.
   Mindestkriterien der ernährungsmedizinischen Komplexbehandlung (OPS 8-98j):
– Ernährungsteam bestehend aus einer fachärztlichen Leitung mit der strukturierten curricularen Fortbildung oder Zusatzweiterbildung „Ernährungsmedizin" und einem Diätassistenten oder Ökotrophologen
– werktags mindestens 7-stündige Verfügbarkeit des Ernährungsteams
– standardisiertes Screening des Ernährungsstatus innerhalb von 48 h nach stationärer Aufnahme
– standardisiertes ernährungsmedizinisches Basis-Assessment zu Beginn der Behandlung durch ein Mitglied des Ernährungsteams, bestehend aus:
  – Ernährungsanamnese inkl. aktueller Nahrungsaufnahme
  – Handkraftmessung

- – Bestimmung der Körperzusammensetzung mittels Bioimpedanzanalyse oder Bestimmung des Energieumsatzes mittels indirekter Kalorimetrie
  – Energie- und Nährstoff-Bedarfsermittlung
– Erstellung eines individuellen Behandlungsplanes zu Beginn der Behandlung
– mindestens zweimal pro vollständiger Woche Verlaufs- und Zielkontrolle der dokumentierten Nahrungsaufnahme, davon einmal mit Durchführung folgender Verfahren:
  – Handkraftmessung oder Bioimpedanzanalyse oder indirekte Kalorimetrie
  – Erfassung von Gewicht/Body-Mass-Index
– wöchentliche Teambesprechung
– Untersuchungen wie z. B. Body-Mass-Index oder Handkraftmessungen sind entbehrlich, wenn sie aus medizinischen Gründen nicht durchführbar sind
– indikationsabhängige Empfehlungen für den weiterversorgenden Arzt und/oder Homecare-Dienstleister

24.3 Verordnung einer ambulanten medizinischen Ernährungstherapie

Nachdem alle Patienten während ihres Klinikaufenthaltes auf Mangelernährung gescreent worden sind und solche mit einem positiven Screening ein Assessment und ggf. eine Ernährungsintervention erhalten haben (vgl. Kap. 2), benötigen Patienten häufig eine Fortsetzung der medizinischen Ernährungstherapie über den stationären Aufenthalt hinaus. Dieses ist von wachsender Bedeutung, da sich die Verweildauern in deutschen Krankenhäusern seit Einführung des DRG Systems stetig verkürzen [4].

Merke: Sobald die Notwendigkeit einer poststationären medizinischen Ernährungstherapie erkannt ist, werden die Abläufe des Entlassungsmanagements durch das Ernährungsteam bzw. Pflegekräfte in Gang gesetzt (Tab. 24.1).

Tab. 24.1: Essenzielle Maßnahmen für das ernährungsmedizinische Entlassungsmanagement.

Was müssen Ärzte beachten?	Was müssen Pflegekräfte beachten?	Was müssen Patienten und Angehörige beachten?
1. Entlassungstermin planen 2. Information an das Behandlungsteam inkl. Ernährungsteam und Patienten (ggf. Angehörige) 3. Ernährungsmedizinische Anamnese, Diagnose und Therapie und Monitoringempfehlung müssen im Arztbrief erscheinen 4. Formulare vorbereiten (z. B. Überleitungsformulare, Delegationsvereinbarung bei Übergabe an ambulanten Versorger) 5. ggf. Verordnung der ambulanten Ernährungstherapie 6. ggf. Ausstellung einer Ärztlichen Notwendigkeitsbescheinigung für die ambulante Ernährungsberatung	1. Klärung des ambulanten Versorgungsbedarfes mit Patient und Angehörigen 2. Informationen zum Ernährungszustand (z. B. aktuelles Gewicht) und zum pflegerischen Interventionsbedarf beim Ernährungsmanagement im Pflegeverlegungsbrief vermerken	1. Aktive Beteiligung im Entlassungsprozess 2. Frühzeitige Entscheidung für ein Homecare-Unternehmen 3. Vereinbarung von Schulungsterminen und ggf. Erstbesuch durch Homecare-Unternehmen 4. Abschlussgespräch suchen (mit Arzt und Pflege) 5. Rezepte beim weiterbehandelnden Arzt besorgen

Eine ambulante medizinische Ernährungstherapie soll immer dann erfolgen, wenn eine Mangelernährung bereits nachgewiesen ist bzw. droht, oder wenn die spontane orale Nahrungsaufnahme in solchem Maße eingeschränkt ist, dass es innerhalb der zu erwartenden Lebenszeit des Patienten zu einer Verschlechterung des Ernährungszustands, der Prognose oder der Lebensqualität kommt und dieser Zustand nicht durch andere Maßnahmen (z. B. Behandlung der Grunderkrankung) behoben werden kann. Die Indikation muss von einem Arzt gestellt werden [5].

Merke: Wenn Patienten eine ambulante medizinische Ernährungstherapie benötigen, müssen sie (und ihre nächsten Angehörigen) zunächst angemessen über die Indikation, mögliche Risiken, Behandlungsziel und Ablauf der geplanten Maßnahmen aufgeklärt werden.

Stimmen die Patienten der Überleitung mit einer ambulanten medizinischen Ernährungstherapie zu, sollten sie vor allen weiteren organisatorischen Maßnahmen mit Dritten eine Einwilligung zur Datenübermittlung unterzeichnen.

Die Komplexität des Entlassungsmanagements hängt von der Art der verordneten Ernährungstherapie ab. Die häusliche parenterale Ernährung weist dabei den höchsten Komplexitätsgrad auf und muss rechtzeitig und mit besonderer Sorgfalt geplant werden. Hierfür können die standardisierten Formulare der DGEM eine Hilfestellung bieten [7].

> **Merke:** Mindestens 36–48 h vor der geplanten Entlassung werden Informationen zur verordneten Ernährungstherapie, zum Ernährungszustand und zu ernährungsrelevanten Erkrankungen an den weiterbehandelnden Arzt, das beauftragte Homecare-Unternehmen und den ambulanten Pflegedienst übermittelt. Diese Informationen müssen auch im Arztbrief und im Pflegeverlegungsbrief enthalten sein.

Checkliste zum ernährungsmedizinischen Entlassungsmanagement:
- Wann ist die Entlassung geplant?
- Was ist das Energieziel? Welcher Proteinbedarf besteht und welches Präparat soll in welcher Menge verordnet werden?
- Welche Versorgung benötigt der Patient, welche Unterstützung die Angehörigen nach der Entlassung?
- Wer wird den Patienten versorgen und schulen?
- Wer ist Ansprechpartner im Notfall und bei Fragen zum Ernährungsmanagement?
- Ist der weiterbehandelnde Arzt informiert?
- Sind die erforderlichen apparativen Voraussetzungen vor Ort und einsatzbereit (Ernährungspumpen, Infusionspumpen, Infusionsständer, etc.)?
- Ist die zeitgerechte Versorgung mit den verordneten Nährlösungen sichergestellt?
- Wie und durch wen soll die Therapie überwacht werden (Monitoring)?

Aber auch andere ambulante Ernährungsformen bedürfen der Planung. Beispielsweise sollte auch die Weiterversorgung mit oral bilanzierten Diäten (Trinknahrung) oder eine Ernährungsberatung im ambulanten Bereich gut geplant werden. Für eine sichere Überleitung zu diesen Leistungen hat es sich bewährt, wenn bereits in der Klinik eine Ärztliche Notwendigkeitsbescheinigung (ambulante Ernährungsberatung) und/oder ein Formular mit der Prüfung und Dokumentation alternativer Maßnahmen zur enteralen Ernährung (rechtliche Voraussetzung vor Verordnung von Trinknahrung) ausgefüllt wird und ggf. eine Erstverordnung erfolgt. Die einschlägigen Formulare finden sich auf der Website der DGEM; dort kann auch eine Rezeptierhilfe eingesehen werden [7].

> **Merke:** Bei der Auswahl eines Homecare-Unternehmens für die häusliche parenterale Ernährung empfiehlt es sich, wegen des nicht unbeträchtlichen Komplikationspotentials, insbesondere durch Katheterinfektionen, hohe Qualitätskriterien anzulegen (vgl. Kap. 24.4).

Von Bedeutung sind dabei vor allem Ausbildung und Erfahrung sowie eine penible Hygienepraxis der versorgenden Mitarbeiter bis hin zum Vorhandensein einer Hygienefachkraft. In einzelnen Fällen sollte eine Nachschulung der Mitarbeiter des ambulanten Leistungserbringers durch das Ernährungsteam der Klinik erfolgen. Als Orientierungshilfe sei auf die umfangreiche Checkliste auf der DGEM Internetseite verwiesen [7].

Patienten mit enteraler und parenteraler Ernährung und ihre nächsten Angehörigen sollten bereits vor der Entlassung in der Anwendung von Nährlösungen und der Handhabung der benötigten medizinischen Geräte wie Ernährungssonden oder Sondenpumpen angemessen geschult werden. Das Ernährungsteam wird dabei Maßnahmen und Abläufe für Zubereitung der Nährlösung, Bedienung der Technik, Hygiene, Auftreten von Problemen, etc. erläutern, mit den Betroffenen üben und den Schulungserfolg überprüfen.

Vor Entlassung in eine Pflegeeinrichtung sollte vom Ernährungsteam des Krankenhauses geklärt werden, ob standardisierte Handlungsanweisungen zur sicheren Durchführung einer medizinischen Ernährungstherapie vorliegen, und ob die Verantwortlichkeiten für diese klar geregelt sind. Andernfalls sollte zusätzlich ein Homecare-Unternehmen eingeschaltet werden.

Die ärztliche Verordnung einer ambulanten medizinischen Ernährungstherapie obliegt in der Regel dem Hausarzt bzw. dem weiterbehandelnden Facharzt (z. B. Onkologe). Wie oben beschrieben, liegen inzwischen die rechtlichen Rahmenbedingungen vor, die eine Erstverordnung von bis zu 7 Tagen durch das entlassende Krankenhaus erlauben. Ansonsten sind die Richtlinien der KBV oder der jeweiligen Landes-KV zu beachten, als Beispiel sei die bayerische Richtlinie genannt [6]. Für die Verordnung sollte die medizinische Notwendigkeit gut dokumentiert werden. Hierfür stehen standardisierte Formulare der DGEM zur Verfügung [7].

24.4 Einbindung von Homecare-Unternehmen und weiterbehandelndem Arzt

Für die ambulante Fortführung einer medizinischen Ernährungstherapie muss die entlassende Klinik mit dem niedergelassenen Arzt, einem Pflegedienst und häufig einem Homecare-Unternehmen Kontakt aufnehmen. Homecare-Unternehmen fungieren als Bindeglied an zentraler Stelle zwischen Patient, Klinik, Hausarzt und Pflegedienst und sollten deshalb sorgfältig ausgewählt werden. Die Patienten können sich das Homecare-Unternehmen auswählen und sollten deshalb über die Möglichkeiten der verschiedenen Anbieter informiert werden. Meistens bitten aber die Patienten ihre Ärzte oder das Ernährungsteam um eine Empfehlung. Bei der Auswahl eines geeigneten Homecare-Unternehmens kann die Abfrage von Qualitätskriterien vorteilhaft sein [7]. Wenn diese Wahl getroffen ist, müssen die Kontakte mit dem ambulant weiterbehandelnden Arzt, in der Regel dem Hausarzt, dem Homecare-Unternehmen und einem ambulanten Pflegedienst hergestellt werden.

Merke: Die Beauftragung des ambulanten Ernährungsteams erfolgt meist durch den entlassenden Krankenhausarzt, kann aber auch durch den ambulant weiterbehandelnden Arzt erfolgen und sollte in Abstimmung mit dem Hausarzt des Patienten geschehen [5].

24.4.1 Umgang mit Patientendaten und Informationsweitergabe

Für die Übermittlung der Patientendaten sollte ein standardisiertes Patientenstammblatt genutzt werden, welches an alle Beteiligten auf verschlüsseltem Weg zu versenden ist. Dafür sollen geeignete IT-Protokolle genutzt werden, die den Vorgaben der Datenschutzgrundverordnung genügen. Sobald die notwendigen Informationen übermittelt wurden, kann bereits vor der Entlassung die ambulante Weiterbehandlung organisiert und vorbereitet werden. Die verordnete medizinische Ernährungstherapie bzw. die Ernährungsempfehlungen sollten im Arztbrief mitgeteilt werden.

24.4.2 Mögliche Herausforderungen

Wichtig ist die Rückmeldung des Homecare-Unternehmens an die Klinik, ob die Weiterleitung und die praktische Umsetzung erfolgreich war oder ob es Probleme gab und wenn ja, welche. Dies sollte in internen Statistiken zur Qualitätssicherung und Ablaufoptimierung erfasst werden. Bei der Verordnung von Trinknahrung scheitert die praktische Umsetzung nicht selten an einem hohen organisatorischen Aufwand für die weiter verordnenden niedergelassenen Ärzte oder deren Bedenken bezüglich möglicher Regressansprüche.

Merke: Zur besseren Bewältigung des administrativen Hürdenlaufs bei der Verschreibung medizinischer Ernährungstherapie hat die DGEM auf ihrer Website alle für die Verordnung benötigten Dokumente bereitgestellt [7].

Ergänzend bieten manche kassenärztlichen Vereinigungen in Zusammenarbeit mit Kostenträgern industrieneutrale Berechnungsinstrumente für die parenterale Ernährung an, um so kostengünstige Verordnungen zu erleichtern [8].

24.5 Verordnung von ambulanter Ernährungsberatung

Neben der Verordnung einer medizinischen Ernährungstherapie benötigen die Patienten häufig auch eine Ernährungsberatung, welche die Kliniken aus personeller Ressourcenknappheit immer seltener leisten können. Für eine ambulante Ernährungsberatung durch niedergelassene Ernährungsfachkräfte werden die Kosten zum größten Teil von den meisten Krankenkassen übernommen. Eine Voraussetzung dafür ist die ärztliche Notwendigkeitsbescheinigung, die deshalb schon vom entlassenden Krankenhausarzt ausgestellt werden sollte [7]. Mit dieser können sich die Patienten dann an eine Ernährungsfachkraft wenden, welche einen Kostenvoranschlag erstellt, den der Patient dann gemeinsam mit der ärztlichen Notwendigkeitsbescheinigung bei seiner Krankenkasse einreichen kann. Die Krankenkasse gibt dann Bescheid, zu welchem Anteil sie die Kosten der Ernährungsberatung übernimmt. Die ärztliche Notwendigkeitsbescheinigung kann auch vom ambulant behandelnden Arzt ausgestellt werden.

Qualitätsgesicherte Ernährungsfachkräfte haben eine dreijährige Ausbildung zum Diätassistenten oder ein Studium der Ernährungswissenschaften bzw. der Ökotrophologie und einen Zertifikatslehrgang Ernährungsberatung der Deutschen Gesellschaft für Ernährung (DGE) absolviert. Derart qualifizierte und nach spezifischer Fachkompetenz und nach Region (Postleitzahlen) geordnete Ernährungsberater können von den Internetseiten der Deutschen Gesellschaft für Ernährung (DGE), des Verbands der Diätassistenten – Deutscher Bundesverband (VDD) oder des Berufsverband Oecotrophologie (VDOE) abgerufen werden [9].

24.6 Monitoring nach Entlassung

Insbesondere die häusliche parenterale Ernährungstherapie erfordert ein ambulantes Monitoring. Die Intervalle zwischen den Verlaufskontrollen können bei stabilen ambulant enteral oder parenteral ernährten Patienten im ersten Quartal wöchentlich erfolgen, danach mindestens alle 3 Monate. Bei metabolisch instabilen Patienten sollten kürzere Intervalle gewählt werden. Ernährungsanamnese, Körpergewicht, Sonden- bzw. Kathetereintrittstelle, Hydratationszustand und basale metabolische Kenngrößen wie Glukose, Elektrolyte, CRP, Nieren- und Leberwerte sollten mindestens quartalsweise als Verlaufskontrolle erhoben werden [5].

24.7 Entlassungsmanagement – die DGEM-Anwendungshilfen

Eine in der Klinik begonnene Ernährungstherapie ist erst dann nachhaltig erfolgreich, wenn sie konsequent in der ambulanten Versorgung fortgesetzt wird. Dies bedeutet die Sicherung von Transfer, Nachhaltigkeit und Persistenz und Vermeidung von typischen Problemen.

Häufige Probleme beim Entlassungsprozess:
- Schnittstellenprobleme durch fehlende, zu späte oder unzureichende Informationen an die weiterbehandelnden Ärzte, Pflegedienst und Homecare-Unternehmen
- unsystematische Vorbereitung der Entlassung

– Angaben zur Ernährungstherapie als medizinisch notwendige Maßnahme sind im Arztbrief und/oder im Pflegeverlegungsbrief unzureichend oder fehlen vollständig

Aufgrund der stetig kürzer werdenden Krankenhausverweildauer von Patienten fällt dem Überleitungs- und Schnittstellenmanagement in den ambulanten Bereichen eine entscheidende Bedeutung zu.

Für den Bereich *Entlassungsmanagement und Praxis der häuslichen künstlichen Ernährung* bietet die Deutsche Gesellschaft für Ernährungsmedizin (DGEM) seit Oktober 2019 unterstützende Dokumente auf ihrer Online-Plattform an (https://www.dgem.de/Entlassungsmanagement), welche die Weiterleitung in die Häuslichkeit mit Ernährung vereinfachen und standardisieren soll. Hier können interessierte Personen industrieneutrale Formulare online ausfüllen und ausdrucken, um diese für das individuelle Entlassungsmanagement zu nutzen.

24.8 Leitlinienempfehlungen in der Nussschale

– Das Ernährungsteam ist ein integraler Bestand der ernährungsmedizinischen Versorgungsstruktur.
– Durch frühzeitiges interdisziplinäres Assessment soll der ernährungsmedizinische Bedarf der Patienten ermittelt und ein lückenloser Übergang in die ambulante Versorgung sichergestellt werden.
– Für ein erfolgreiches Entlassungsmanagement ist eine rechtzeitige (36–48 h vor Entlassung) Kommunikation mit allen an der ambulanten medizinischen Ernährungstherapie beteiligten Akteuren unabdingbar.
– Standardisierte Formulare (DGEM-Formulare Entlassungsmanagement) und Prozesse erleichtern eine zielführende Kommunikation unter den beteiligten Akteuren.
– Bei der Auswahl eines Homecare-Unternehmens für die häusliche parenterale Ernährung empfiehlt es sich, wegen des nicht unbeträchtlichen Komplikationspotentials, insbesondere durch Katheterinfektionen, hohe Qualitätskriterien anzulegen.

Literatur

[1] Gariballa S, Forster S, Walters S, et al. A randomized, double-blind, placebo-controlled trial of nutritional supplementation during acute illness. Am J Med. 2006;119:693–699.
[2] https://www.gkv-spitzenverband.de/media/dokumente/krankenversicherung_1/krankenhaeuser/Entlassungsmanagement/KH_Rahmenvertrag_Entlassungsmanagement_Lesefassung_i_d_F_2._AendVb_12.12.2018.pdf [abgerufen am 23.09.2019].
[3] Valentini L, Volkert D, Schütz T, et al. Leitlinie der Deutschen Gesellschaft für Ernährungsmedizin (DGEM) DGEM-Terminologie in der Klinischen Ernährung. Aktuel Ernahrungsmed. 2013;38:97–111.

[4]   https://www.aerzteblatt.de/nachrichten/97833/Immer-weniger-Krankenhaeuser-mit-immer-weniger-Betten [abgerufen am 23.09.2019].

[5]   Bischoff SC, Arends J, Dörje F, et al. S3-Leitlinie der Deutschen Gesellschaft für Ernährungs-medizin (DGEM) in Zusammenarbeit mit der GESKES und der AKE Künstliche Ernährung im ambulanten Bereich. Aktuel Ernahrungsmed. 2013;38:e101–e154.

[6]   https://www.kvb.de/fileadmin/kvb/dokumente/Praxis/Verordnung/VO-aktuell/2017/KVB-VA-170612-WIS-Parenterale-Ernaehrung.pdf [abgerufen am 23.09.2019].

[7]   https://www.dgem.de/Entlassungsmanagement [abgerufen am 23.09.2019].

[8]   https://www.kvno.de/10praxis/40verordnungen/10arzneimittel/a_z/caresolution/index.html [abgerufen am 23.09.2019].

[9]   https://www.dge.de/service/ernaehrungsberater-dge/ [abgerufen am 23.09.2019], https://www.vdd.de/diaetassistenten/umkreissuche/, https://www.vdoe.de/expertenpool.html

Stichwortverzeichnis

www.ingramcontent.com/pod-product-compliance
Lightning Source LLC
Chambersburg PA
CBHW081502190326
41458CB00015B/5313